다해선생의 자연의원리 강의록(심소장편) ②

玄聖의 점기로
새 文明의 발을 갈다

玄聖의 쟁기로 새 文明의 밭을 갈다 2 - 다해선생의 자연의 원리 강의록

발행일 | 단기 4345년(서기 2012년) 2월 14일
지은이 | 다해 표상수

펴낸이 | 표건우
펴낸곳 | 만국활계남조선
구입문의 | 만국활계남조선

출판등록 | 단기 4344년(2011년) 4월 12일(제2011-28호)
주소 | 서울시 관악구 신림동 10-622호 현대성우@ 지층 상가 101호
홈페이지 | 자연의 원리 자하선도(www.jahasundo.kr)
전화번호 | 02-879-1268
팩스번호 | 02-872-6068

값 26,000원

이 책의 저작권은 저자와 출판사에 있습니다. 저자와 출판사의 허락 없이 책의 전부 또는 일부 내용을 사용할 수 없습니다.
잘못 만들어진 책은 구입처나 본사에서 교환해 드립니다.

ISBN : 978-89-967198-2-3   04040
ISBN : 978-89-967198-0-9 (전6권)

玄聖의 정기로
새 文明의 밭을갈자

다해선생의 자연의원리 강의록(심소장편) ②

들어가는 글

내가 4년 전에 강의한, 제33기 요법사 강의 내용 중 일부를 책으로 엮은 『현성의 쟁기로 새 문명의 밭을 갈다(간담편)』이 나온 지도 넉 달이 넘었다. 책이 나오고 나서 '지금 시대에 꼭 필요한 내용이다', '건강하게 산다는 것이 무엇을 의미하는지 알게 되었다'는 이야기를 많은 분들로부터 들었다. 그렇지만 이제 겨우 첫발을 뗐을 뿐이다. 지난번에 출간한 '간담편'과 이번에 나오는 '심소장편'은 자연의 원리 안에서는 서론에 불과하다. 독자 여러분들은 강의록 시리즈 한두 권만 읽고서 사람의 몸 안에서 일어나는 만사(萬事)와 만병(萬病)에 대해서 알았다고 생각해서는 안 된다. 앞으로 나오게 될 책들도 꾸준히 읽으면서 그 내용들을 삶을 통해 실천을 할 때만이 비로소 자기 병 자기가 고칠 줄 아는 능력자가 되어서 의료 매트릭스로부터 벗어나게 된다.

우리는 의료 매트릭스로부터 탈출하지 못하는 한은 절대로 기득권층들의 노예 신세로부터 벗어날 수가 없다. 자기 생명과 건강에 대한 결정권을 남한테 맡겨 버린 삶은 노예로서의 삶 그 이상도 이하도 아니다. 건강에 대한 두려움과 죽음에 대한 공포로부터 자유롭지 못하는 한은, 인생을 자기 의지대로 산다는 것은 있을 수가 없는 일이다. 원래 인간은 내면에 모든 가능성을 갖고 있는 위대한 존재이지만, 병들어 있는 한은 그 잠재능력을 꺼내 쓰지 못하게 된다. 꺼내 쓰는 건 고사하고, 한 생명체로서의 가장 소박한 '행복을 추구할 권리'마저 상실해 버리고 만다. 우리는 행복하게 살기 위해서라도 육체적 정신적으로 건강해야만 한다. 건강하지 않고선 그 어떤 일도 할 수가 없고, 이룰 수도 없다. 그렇기 때문에 현실적으로는 '병마에 고통 받는 사람들을 건강으로 인도하는 것'이 자연의 원리를 '먼저 공부한 사람으로서 해야 될 책무'라 하겠다.

여러분들은 『현성의 쟁기로 새 문명의 밭을 갈다(심소장편)』을 읽음으로써, 심장과 소장에 대해서 기존 제도권 의학이나 여타 다른 대체의학, 민간요법 등과는 차원을 달리 하는 통찰력을 획득하게 될 것이다. 일례를 들면 서양의학은 아직까지도 심장을 건강하게 하는 방법을 알지 못한다. 그렇기 때문에 자연의 원리에서는 잡병 정도로 생각하는 고혈압 같은 병도 여태껏 못 고치는 것이다.

본서(本書)는 이런 육체적인 차원에서의 심장과 소장 뿐 아니라, 정신적인 차원에서 심소장이 우리의 의식과 마음에 어떻게 작용하는지도 알 수 있게 한다. 그래서 이 '심소장편'을 잘 읽어서 그대로 실천만 한다면 심장과 소장이 허약하고 병이 난데서 오는 일체의 정신적 증상도 다스릴 수 있는 것이다.

예를 들면, 겉보기엔 멀쩡한 사람들이 사치하고, 낭비하고, 명품에 환장한다거나, 경리를 시켜놨더니 회사 돈을 죄다 자기 계좌로 빼 돌려서 회사를 망하게 하는 상식 밖의 행위를 하게 되는 이유도 알게 된다. 그래서 회사를 경영하는 분이 자연의 원리에 어느 정도 통달하게 되면, 경리를 뽑는데 저 사람이 회사 돈을 빼돌릴 소지가 있는 사람인지, 아닌지 하는 것도 알 수 있게 된다.

또 내가 결혼을 하게 되었는데, 배우자가 될 사람이 과소비하고 사치하는 사람인지 아닌지 하는 것도 알게 된다. 그걸 알 수만 있다면 직원을 뽑을 때나 인생의 반려자를 만날 때 겉만 보고 판단하는 실수는 하지 않게 된다. 그것만 해도 자연의 원리를 공부한 값어치는 충분히 하게 될 것이다.

세상을 움직이는 주체는 사람이다. 그러므로 행위를 하고 말을 하는 주체인 사람이 건강해진다면 절로 건강한 사회가 되고, 건강한 문명을 건설할 수 있게 된다.

자연의 원리는 먼저 사람들을 건강해진 상태로 만들고, 그것을 토대로 건강한 새 문명을 건설하는 것을 지향한다. 그렇기 때문에 책 제목을 정할 때도 무슨 의학이니, 무슨 요법이니 하는 것 대신에, 『현성의 쟁기로 새 문명의 밭을 갈다』로 정했던 것이다. 그렇기 때문에 여러분들도 일차적으로는 심장과 소장에 문제가 생겼을 경우에 나타나는 여러 증상들을 건강하게 하는 법을 알아야 하겠지만, 이에 그치지 말고 이 법을 통해 깊이 썩어 있는 지금 문명의 토양을 걷어내 버리고, 그 자리에 새로운 생명의 밭을 갈아서 신문명의 싹을 틔우는 것이 어떻게 가능한가 하는 걸 화두로 삼아 이 책을 읽는다면 더 큰 걸 얻을 수 있을 것이라 본다.

나는 현성 스승님의 탁고를 받고 지난 14년 동안 이곳 생식원에서 쉼 없이 요법사 강의를 해 왔다. 하지만 시간이 갈수록 지금의 이 세상, 즉 선천에서는 현성의 법(자연의 원리)이 널리 퍼진다는 것이 불가능에 가깝다는 걸 절감하고 있다. 기존 제도권 의학 뿐 아니라 더 상위에 있는 우리 사회의 기득권층 입장에서는, 각자가 진리를 깨쳐서 대자유인이 되어 살아가야 된다고 하는 이 법이 널리 퍼지게 되면 자신들의 기득권이 뿌리째 뽑혀 나가버리기 때문에, 무슨 수를 써서라도 이 법이 퍼지는 걸 막을 것이기 때문이고 실제로도 그렇게 하고 있다.

현성 스승님도 그걸 다 내다보시고 제자들에게 '이 법은 선천에서는 안 되고, 다음 세상 즉 후천에 가서야 널리 퍼지게 될 것'이라고 말씀을 하셨던 것이다. 그래서 나는 '자연의 원리의 불씨가 꺼지지 않도록 하라'는 스승님의 간절한 부촉을 받고서는, 그 당부 말씀을 지키기 위해 노심초사하면서 지난 14년 동안 강의를 이어나갔던 것이다.

건강적 관점에서 보자면, 자연의 원리가 다른 모든 제도권 의학이나 대체의학과 비교해서도 가장 수승한 것이 바로 맥을 바루는 법방이라는 사실이다. 서양의학, 한의학, 중의학, 티벳의학, 니시의학, 무슨 의학 할 것 없이 여타의 모든 의학은 치료를 증상치료, 병명치료, 국소치료, 통계치료적 관점에서만 접근한다. 하지만 자연의 원리는 그런 치료는 삿된 처방이라고 규정짓고, 맥을 바루어야만 진정으로 병자를 완전한 건강의 길로 인도할 수 있다고 보고 있다. 그 점에서 자연의 원리는 다른 의학이 따라올 수 없는 몇 차원 높은 법방이라고 할 것이다.

현실적으로도 그런 이유 때문에 아직도 자연의 원리를 필요로 하는 사람들이 많이 있다. 나 자신이 자연의 원리를 통해 건강을 회복했듯이, 기존의 의학이나 치료법으로는 어떻게 할 수 없는 사람들 중 인연 닿는 사람들을 건강하게 하는 것이 나에게 주어진 첫 번째 소명이라고 하겠다. 그리고 기회가 닿는 대로 요법사 강의를 계속해서 현성의 법(자연의 원리)이라는 전무후무한 법방의 불씨를 꺼트리지 않게 하는 것이 두 번째 소명이라 하겠다. 이 두 가지를 꾸준히 해 나가면서 새 문명의 건설을 준비하는 것이 순서라고 생각한다.

자연의 원리 강의록 시리즈 두 번째 권인 『현성의 쟁기로 새 문명의 밭을 갈다(심소장편)』을 출간하는데 있어서도 여러 일꾼들이 애를 써 주었다. 먼저처럼 현무 선생이 총괄 지휘를 맡아서 글 전체를 다듬어 주었고, 주경자 선생이 편집을 맡아 수고해 주었다. 그리고 35기 요법사를 공부하신 문정 선생과 주인숙 선생도 글 작업에 참여해서 일부를 다듬어 주었고, 안나 선생은 여러 일들을 도맡아서 처리해 주었으며, 기백 선생도 교정과 색인 작업을 거들었다. 마지막으로 간담편에 이어서 심소장편에 나오는 본문 그림도 〈자하누리〉를 운영하고 있는 장기수 원장이 맡아서 수고해 주었다. 장기수 원장이 아니었다면 이 책이 이렇게 멋스럽고도 친절하게 나올 수 없었을 것이다. 책 출간을 위해 애써준 모든 일꾼들에게 고마운 마음을 전하며, 책이 매개체가 되어서 장차 지구 위에 펼쳐질 새 문명을 일굴 많은 참종자 일꾼들이 현성의 법과 인연을 맺게 되기를 기원하면서 서문에 갈음하고자 한다.

단기 4345년(서기 2012년) 입춘날
인헌동 우거(寓居)에서
다해 표상수 씀

일러두기

1. 본 강의록은 2008년 10월에서 12월까지 진행된 제 33기 요법사반 강의 내용을 책자로 펴낸 것이다. 요법사 교육은 봄과 가을 각각 한 차례씩 1년에 두 번 진행된다.

2. 본권은 앞으로 나올 자연의 원리 강의록 시리즈 중에서 심소장에 관련된 내용만 정리해서 내는 것이니, 차후에 심포삼초편, 비위장편, 폐대장편과 마지막으로 신장방광편이 계속 나올 것이다.

3. 본문 내용 중, 학생이 묻고 선생이 답한 것은 질문과 대답으로 표시했다. 선생이 묻고 전체 학생이 답한 경우에는 선생이 한 질문에 대해서는 따로 표시하지 않고, 학생이 답한 것은 괄호 표시로 구분하였음을 알려둔다.

차 례

들어가는 글   5

일러두기   10

제1강 심소장 鉤脈편

안짱다리가 생기는 까닭, 뼈를 튼튼하게 하려면 짠맛을 먹여야 된다   23

생리불순이 오는 이유, 생명력과 수화의 기운을 다스려서 생리불순을
조절한다   25

수강료 낸 만큼 공부한다, 체력장의 중요성   28

가르치는 목적, 가르치다(敎) 라는 말의 진정한 의미   30

근본을 알아야 한다, 태초의 말씀보다 먼저 존재했던 태초의 일기(一氣),
줄기세포는 이치에 맞지가 않다   32

우주는 진화의 속성을 갖고 있다, 혼인(결혼)과 나의 의미, 씨(氏),
일월(日月)   35

동성동본 금혼제도의 의미, 지금은 인륜이 다 무너져 내린 세상, 지금
소위 일류국가라는 나라들의 실상, 다음 세상을 위한 어른의 역할   38

큰 불과 작은 불, 생명에 가장 알맞은 온도, 생명의 속성, 미래를
대비한다는 것   40

음양이 질서라면 오행은 조화다, 폭력에 기반한 서양적 질서관   42

화기의 속성, 지진이 일어나는 이유, 뜨거운 행성이 지나가게 되면   44

| 금기(金氣)와 수기(水氣)가 약해지게 되면, 소금을 주식(主食)처럼 먹어야 된다, 격변을 대비하기 위하여 소금을 비축해 놓다 | 46 |

일년 안에서의 화기(火氣), 음양오행은 동양학의 핵심, 일생에서의 화기, 할머니가 화(火)가 병이 나면, 풍수지리의 기본 ··· 48

화기가 만들어지는 장부, 심장과 소장에는 암이 거의 없는 이유 ··· 50

서양의학이나 과학으론 암을 고칠 수 없다, 암(癌)은 식어서 온다, 암을 보는 관점을 바꿔야 된다 ··· 52

허열과 실열, 암 환자가 찬 걸 계속 먹게 되면 ··· 55

암세포를 정상화시키려면, 암 치료에 대한 제도권 의학의 허구를 알아야 한다 ··· 56

곡식자루를 쓰게 된 계기, 암세포에 열을 가하게 되면, 자연의 원리 공부를 해야 되는 이유 ··· 58

서양의학의 맹점, 암이 창궐하는 원인, 매운맛이 나쁠 이유가 없다 ··· 60

우주를 먹고 마음을 먹는 민족, 갑상선암, 칼 갖고 암을 고친다는 서양의학의 허구 ··· 63

암 치료에 운동이 필요한 이유, 도인술 ··· 65

암을 좋게 하는 호흡법, 올바른 호흡법과 태을주 공부, 맥에 따라 호흡을 해야 한다 ··· 66

체온유지, 천기에 맞춰서 살아야 한다 ··· 69

체질분류의 중요성을 인식해야, 각각의 암과 맛의 관계, 이 공부를 하는 목적 ··· 71

더 나빠지지 않게 할 방법도 없으면서 암을 고친다고 하는 서양의학, 암은 두려워할 필요가 없는 질병 ··· 73

진법은 어떠한 과정을 거쳐서 나오는가? ··· 75

똥을 잘 만들어야 된다, 똥개의 유래, 지금 사람들은 오염된 똥을 만들고 있다 ··· 76

똥과 오줌의 차이, 소변과 대변이라고 하는 이유, 똥구멍은 생문방 ··· 77

병겁이 올 때 죽고 사는 문제는 저항력에 달려 있다, 간이 허약할
   때는 긴 작대기변을 눈다   79
비위장이 허약할 때 나오는 똥, 단맛을 먹는다고 살이 찌지는 않는다   82
신장 방광이 약할 때 생기는 변비, 변을 볼 때 풍을 맞게 되는 변비,
   배가 따뜻해야 똥을 잘 누게 된다   83
염소똥 변비, 쓴맛이 땡기는 체질, 좋은 약이란?   86
물똥 싸는 걸 고치려면, 맛이 뭔지 모르는 요즘 사람들   88
주기론과 주리론의 차이, 리(理)보다는 기(氣)가 먼저였다, 똥에도
   격이 있다   89
공(空)과 색(色), 정수리 탈모가 된 경우, 맛만 조절해도 음식의 기운이
   바뀐다   92
구삼맥 변비(후증), 변비 종합   94
건강한 변(쾌변), 변의 색과 건강   96
아기들은 변으로 몸의 정보를 알린다, 장부가 냉해진 경우에 누는 똥,
   과식하면 안 되는 이유   97
음식은 거의가 보증, 음식(보증)으로 분류하기 어려운 것들   99
먹거리가 못된 놈들이 약, 약재 안에서의 음양(보혈제와 보기제)   100
화형의 본성-1   102
폭탄이 떨어졌을 때의 체질별 반응, 화형의 본성-2   105
괜히 히죽히죽 웃는 사람, 신경질 잘 내고 버릇없는 아이, 사생결단을
   내려는 사람, 딸꾹질   106
생명력(내기)과 자연(외기)과의 관계, 태과와 불급   108
한동석 선생의 『우주변화의 원리』와 그 한계   110
심소장이 허약하면 폭발하고, 열을 싫어한다   112
몸에서 나는 냄새로 장부의 허실을 판명할 수 있다, 가슴이 두근거리는
   경우   114
술 빨리 깨는 법   115

사치, 낭비, 과소비, 명품족, 구맥 치매 … 117
반말하는 버릇, 말더듬이 … 118
소금과 물의 비율, 소금이 만들어지는 이치, 햇빛과 햇볕과 햇살 … 120
문자가 생기기 이전으로 가보자 … 123
맥진 순서-부정맥과 대맥의 확인 … 125
부정맥과 대맥을 고치는 방법 … 127
대맥과 부정맥이 뜰 경우 나타나는 정신적 증상들 … 128
특이한 대맥 … 132
부정맥의 종류, 사맥(死脈)인 부정맥 … 133
부정맥의 진행방향 … 136
오계맥의 확인과 오계맥의 맥상 … 137
오계맥 구별 요령 … 140

제2강 심소장 鉤脈편

태아의 체질 형성에 영향을 주는 요인들 … 145
천지인의 색, 금기가 많은 백인종, 열등감이 많은 일본족 … 146
한(전체와 개체)의 정체성 … 148
한얼님, 얼간이, 얼차려 … 149
한알님, 하늘님, 한울님, 우리 … 150
하나님, 하느님, 한민족 … 152
설(說)과 썰, 생이지지와 학이지지, 알라 … 153
새끼손가락, 모유합혈 통증 … 155
부종(붓는 것)의 종류 … 156
다한증, 심장 통증, 관절통, 견갑골통, 얼굴 상기 … 158
제(배꼽) 상단 유동기, 적, 취 … 161
좌골신경통, 혀 이상(설암), 말더듬, 여드름 … 164
서양의학에서 하는 고혈압 치료법 … 166

정상인 혈압과 고혈압	169
본래성 고혈압	171
심장성 고혈압, 심소장을 영양하는 음식들	173
신장성 고혈압, 소금이 해롭다는 것은 미신이다	175
심포 삼초성 고혈압	179
고혈압-질의응답	183
아토피, 폐의 역할, 금기, 피부병과 매운맛	186
건성피부병과 습성피부병, 염증은 짠맛으로 다스린다	189
생명은 자신에게 필요한 것을 먹으려 한다	191
건강을 되찾기 위해서는 왔던 길로 돌아가야 된다, 원시반본	194
육두문자(욕), 마디 촌, 시간	197
사상의학의 한계, 64상체질, 오링테스트	200
기하학적인 모양과 체질분류법, 기운과 체질	204
분류와 분석, 예방접종의 실상	205
본래의 체질과 현재의 체질, 체질을 볼 때 고려해야 될 점	207
목형의 신체적인 특징	209
화형의 신체적인 특징	211
토형의 신체적인 특징	213
금형의 신체적인 특징	215
수형의 신체적인 특징	216
미룸골이 발달된 상화형과 골고루 발달된 표준형	218
체질을 분류하는 기준	220
얼굴과 몸통이 서로 다를 때의 체질분류법, 각 체질의 정신적 특성	222
목형이 건강할 때의 본성과 병났을 때의 성격	223
화형, 화형과 금형의 차이	224
토형, 선의의 거짓말, 의심을 잘 하는 경우, 생리도벽	226
호언장담하는 사람, 되풀이해서 말하는 사람	228

음체질과 양체질의 특징, 동양인과 서양인의 비교	230
양체질과 음체질의 정신적 특성	234
소양인, 태양인, 양명인의 특징, 태양인 부하를 상대하는 방법, 여성에게서 양명인이 드문 이유	236
궐음인의 특징, 보혈제와 보기제, 소음인과 태음인의 특성, 2002년 월드컵과 아리랑	238
질병의 분류-정경, 기경, 사해, 15낙맥의 병	240

제3강 심소장 鉤脈편

여드름, 남녀가 같이 살아야 되는 이유	247
자연에서 보는 궁합	249
백년해로하는 궁합	250
턱 깎는 성형수술(양악수술)과 치아교정	252
제왕절개와 불임수술	253
잘못된 수술로 탈이 나다	254
현성 스승님을 만나서 허리를 고치게 되다, 신선들이나 먹는 자하순소금	256
커피와 설탕을 먹고 몸이 천지개벽하다	259
커피의 효능과 커피가 맞는 체질	261
두통이 오는 이유와 두통 해소법	262
명뼈 밑통, 심적, 심포 삼초증, 다한증	265
심장판막증, 심근경색증, 협심증, 숨이 차다	267
들숨과 낼숨, 단(丹)을 형성하는 방법	268
하혈, 혈뇨, 토혈, 혈변, 각혈	270
혈뇨(血尿)하는 아이와 혈변(血便)하는 여자를 고치다	272
하혈이 심한 아줌마를 고치다	274
심한 변비를 고치니 그 자리가 극락이더라	276
습관성 유산, 배를 차게 하면 임신이 잘 안 된다	278

생리불순, 생명력이 약해지면 생리통, 불임이 올 수 있다	279
피임약, 배란과 생리	281
생리통과 체온 유지의 중요성, 몸을 망가트리는 생리통약(진통제)	282
옛날 의사가 진짜 의사였다, 실생활을 통해서 건강을 확보해야 한다	284
눈 안에서의 오행과 그 허실, 어린아이에게 근시가 올 경우, 눈 미백 수술, 다크써클	286
사시의 원인과 그 해법	289
면홍(面紅)과 K장관, 심장이 허약해지면	291
화형 체질의 특징과 각 체질별 설득방법	293
새우 알레르기와 코골이	295
손목 통증, 신맛과 위장병	297
현맥에 대한 일반적인 설명	298
각각의 맥들이 생겨나는 원인을 비유로 설명하면	300
생명은 수치화, 계량화 할 수 있는 성질의 것이 아니다	303
맥이 커지는 과정을 비유로써 설명하면	305
치료는 현재 상태보다 더 나빠지지 않게 하는데서 출발한다, 병세가 깊어지면 맥도 따라서 커진다	307
입장단으로 맥 공부를 해야 한다	309
한글을 알아야 제대로 된 맥 공부를 할 수 있다	311
인영 촌구의 차이를 같게 만든다는 것	312
구맥의 변화 - 허실과 한열	315
인생의 시기별 오행, 숫자를 통해 본 인생의 단계	316
구맥의 변화 - 한열과 완급	320
구맥의 변화 - 부침과 지삭	322
부흥회 할 때 일어나는 일들을 맥으로써 설명을 하면	326
구맥의 변화 - 대소와 활삽, 기지개의 의미	329
집중하는 연습(골에 글씨 쓰는 연습)	334

깨어나는 연습 336
맥상 질의 응답 338
오계맥의 특징 342
맥도 만들 수 있다, 독(毒)을 중화하는 방법, 좋지 않은 물 343
생명의 법도, 현성 스승님의 공덕 347
링게르에 숨겨진 기득권 계층의 사고방식 349
생명력이 깨어나야 자신을 알아차리게 된다 351

제4강 심소장 鉤脈편

맥박이 빨리 뛰면 명(命)이 짧아진다, 수전증이 생기는 이유 355
우리 몸 안에서는 염소와 나트륨이 해리(解離)되지 않는다 357
신부전증에 걸린 사람, 한줌도 안 되는 알량한 의학지식의 폐해(弊害),
투석받는 사람들의 맥 358
수소음심경의 중요 혈자리들 362
수태양소장경의 중요 혈자리들 365
독맥을 통제하는 혈자리와 독맥이 병났을 경우에 오는 증상들 369
독맥과 임맥에서 나오는 힘 371
꼬리뼈통, 장강혈에 병이 나면, 독맥의 중요 혈자리 372
문자공부는 일찍 시작해야 한다 373
독맥의 중요 혈자리, '풍' 자가 들어간 혈자리들 376
사람 몸을 잴 때 이용하는 치수 378
구맥 침법-인영 2성 380
구맥 침법-인영 4~5성 382
구맥 침법-촌구 2성과 6~7성 384
맥을 볼 때 유의할 점 386
오계맥 맥상 연습 388
요법사 공부와 생식원 경영 390

정신집중 연습과 이완하는 연습	391
감각집중 연습과 깨어나는 연습	393
맥진 연습 및 침법 실제	394
심장과 소장을 영양하는 음식, 자본의 노예가 된 학자들	397
심장 소장을 건강하게 하는 운동법과 호흡법	401

찾아보기   403

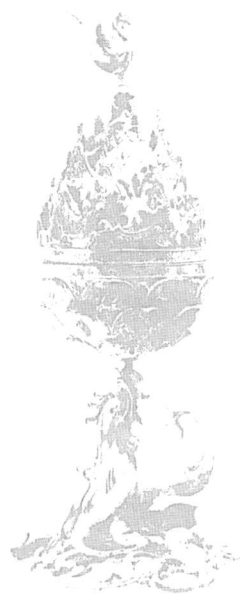

심소장 鉤脈편 제1강

심소장 鉤脈편 제1강

안짱다리가 생기는 까닭, 뼈를 튼튼하게 하려면 짠맛을 먹여야 된다

이번 주와 다음 주까지는 화기(火氣)에 해당하는 심장 소장에 대해서 공부하게 됩니다. 심소장이 병나면 구맥이 나오는데 그 원인이 뭔가, 그리고 구맥 안에서 어떤 변화가 일어나는가 하는 것들을 공부할 겁니다. 심소장이 병나면 우리 몸 어디에서 문제가 생기고, 그러면 어떤 음식을 먹어서 힘을 만들고 건강을 회복하는가 하는 것들에 대해서도 공부할 것입니다. 또한 심소장이 건강한 사람은 성격이 어떠하고, 허약해져서 병들면 어떤 정신이 나오는가, 심소장이 허약해졌을 때는 어떤 혈자리에 침이나 자석테이프를 쓰는가, 그리고 어떤 부위를 어떻게 운동해서 심소장을 튼튼하고 힘 세지게 할 것인가도 알아볼 겁니다. 하여간에 심소장에 오는 병의 원인을 알아보고 심소장을 건강하게 하는 일체의 법방에 대해 공부를 할 것입니다. 그럼 다 같이 인사 하겠습니다. 안녕하십니까. (일동 박수 짝짝짝)

진도 나가기 전에 먼저 질문 받겠습니다.

질문 : 친구에게 23개월 된 아이가 있는데 안짱다리예요. 왜 그런 겁니까?

대답 : 그건 밥을 많이 먹어서 그런 겁니다. 개도 배 터지게 먹으면 다리가 휘어서 꼬부라지는 것을 봤을 겁니다. 흔히 짜귀 났다고 그러죠.

하도 많이 먹어서 무거우니까 고관절이 틀어지고 뼈가 휜 겁니다. 더군다나 애기들 뼈는 굉장히 연하고 부드럽기 때문에, 밥을 많이 먹어서 수기(水氣)가 약해지면 뼈가 잘 휘어요. 그래서 일단은 적게 먹여야 됩니다. 또 아기가 엄마 뱃속에 있을 때 엄마가 짠 걸 기피해서 음식을 싱겁게 먹으면 아기 몸에 수기가 부족하게 됩니다. 그러면 아기의 뼈를 만들 때 약하게 만들어지거든요.

질문 : 수기(짠맛)가 충분히 만들어져야 된다는 것은 어느 정도를 말하는 건가요?

대답 : 수기가 충분히 만들어지지 않는 아이는 침도 잘 흘릴 수 있고, 머리털도 잘 안 날 수가 있어요. 그래서 그런 모습을 보이는 아이는 수기가 부족하다고 보면 됩니다. 그리고 뼈가 튼튼하면 골조가 바로 서게 되는데 인체에서 골조는 뼈잖아요. 그래서 무조건 뼈를 튼튼하게 해야 됩니다. 뼈를 튼튼하게 하려면 수기를 섭취해야 되는데, 그러면 우린 뭘 먹이면 돼요?

(짠맛)

그래서 옛날 할머니나 어머니들은 아이들한테 골고루에다가 새우젓이나 짠지 같은 걸 먹였던 겁니다. 아이 엄마가 그런 걸 잘 알면 아이들에게 짭짜름한 음식을 먹이게 되는데, 실제로 수기가 약한 아이들은 짭짜름한 음식을 잘 먹어요. 일단 짭짜름하게 먹이고 또 소식을 시켜야 하니까 골고루 생식을 꾸준히 먹이면 다리가 반듯하게 펴집니다.

질문 : 그럼 그 아이에게 생식과 짠맛을 꾸준히 먹이면 되겠네요?

대답 : 그럼요. 그걸 잘 실천만 하면 됩니다. 최 선생이 그 애 엄마에게 잘 가르쳐 주세요. '알았어요' 대답만 하고 말면 그걸로 끝나고 맙니다. 말이란 흩어지는 거잖아요. 그래서 실천이 중요합니다. 말 안에는 내용이 들어 있어서 그 내용을 잘 살펴서 행(行)을 해야 됩니다. 그리고

그 아이가 스무 살까지 성장한다고 보면, 완전히 성장 하려면 아직도 18년이나 더 자라야 되거든요. 그러니까 지금부터 집을 잘 지어놓아야 되겠죠.

질문 : 그 애 엄마를 보면요, 얼굴 옆에 남자들 같으면 구렛나루 나는 부분이 까매지고 버짐 같은 게 자꾸 나고 그러던데요?

대답 : 그건 아이 엄마 몸에 짠 게 엄청 부족해서 나타나는 현상입니다. 짠 게 부족한 사람이 아기를 만드니 애도 그런 거죠. 구렛나루 나는 부분 있죠? 거기가 시커매진다든지, 무슨 뽀드락지가 난다든지 하는 건 신장 방광이 허약하다는 걸 의미합니다. 인체에서 나타나는 증상은 다른 게 아니라, 그 사람의 육장육부의 음양 허실 한열의 상태에 따른 결과입니다.

생리불순이 오는 이유, 생명력과 수화의 기운을 다스려서 생리불순을 조절한다

질문 : 그리고 그 애기 엄마가 생리할 때 일주일 하고 2~3일 했다가 또 일주일 하고, 또 며칠 하는 걸 3~4개월 동안이나 했어요. 그래서 몸이 너무 힘들다고 해서 제가 생식을 권유할까 했는데 그 집에 돈이 없어요. 이럴 땐 어떻게 해야 하나요?

대답 : 짜게 먹는 데는 많은 돈이 없어도 됩니다. 돈이 없어도 밥은 먹어야 되거든요. 그러면 밥을 먹을 때 짠맛이 있는 음식을 먹으면 된다는 거죠. 두부찌개를 해서 먹는다든지, 젓갈, 장조림, 된장찌개를 해서 먹는다든지, 자기가 더 노력을 해서 깻잎 장아찌 같은 걸 담궈서 먹는다든지 해서 자연과 가까운 음식을 먹어서 힘을 보강하면 됩니다.

질문 : 그럼 그건 하혈(下血)하는 겁니까?

대답 : 그건 생리를 일정하게 하지 않는 것이지 하혈은 아닙니다. 생리

가 일정하지 않기 때문에 규칙적으로 하도록 만드는 게 중요합니다. 그러면 생리를 하도록 하는 게 뭔가 하는 것만 알면 되겠죠. 이건 심포 삼초 할 때 이야기해야 되는 건데, 생리는 자궁에서 하는 거죠. 그러면 자궁은 목화토금수 중에서 어떤 게 지배해요?

(수)

수기인 신장 방광이 지배합니다. 그래서 신장 방광이 약한 여자들이 생리에도 문제가 생기는 것입니다. 요즘엔 한 달 내내 생리하는 애들도 많아요. 짠맛을 극단적으로 피해서 음식을 먹다 보니 생식기가 허약해지고, 게다가 매일 찬 것을 먹어서 자궁이 식으니까 생리조절 능력이 떨어진 겁니다. 이런 사람은 무엇보다도 먼저 몸을 차게 하는 행위는 일절 끊고, 반대로 몸을 따뜻하게 하는 생활 습관을 길러야 합니다.

원래 자궁은 생명리듬에 의해 생리가 딱 끝나면 그때부터 28일에서 30일 있다가 정확하게 생리를 하도록 되어 있는데, 그 리듬을 조절하는 힘이 떨어지면 생리를 불규칙적으로 하게 됩니다. 그래서 우리는 자궁 안에서 생리를 조절하는 그 생명을 먼저 봐야 됩니다. 생명은 목화토금수 상화 중에서 어떤 겁니까?

(상화요.)

심포 삼초 상화예요. 생리를 조절하는 것은 자궁 안에 들어 있는 따뜻한 생명이 합니다. 그래서 생리주기의 조절이 안 된다면 생명력이 허약해진 걸로 봐야 되겠죠. 자연의 원리에서는 육장육부의 음양 허실 한열의 질서와 조화가 깨지면 무조건 심포 삼초 생명력이 약해진 걸로 봅니다. 심포 삼초가 약해질 때는 뭘 먹어야 돼요?

(떫은맛)

그렇죠. 떫은맛을 먹어야죠. 사람들이 떫은 걸 안 먹어서 생리조절 능력을 상실하게 된 겁니다. 자연 상태 그대로를 먹으면 그 안에 다 떫은맛이 들어 있어요. 쌀도 씹으면 떫은맛, 보리도 씹으면 떫은맛, 감도 그냥 먹으면 떫은맛. 사과도 자라는 과정에 있는 걸 먹으면 떫은맛. 모든 먹거리에는 떫은맛이 일정부분 들어 있습니다. 그런데 거기에다 열을 가하면 어떻게 되느냐? 떫은맛이 거의 없어져 버립니다. 그 먹거리의 생명기운이 빠져 나가 버리기 때문입니다. 이를테면 양파를 그냥 먹으면 무슨 맛이 나요?

(매운맛)

매운맛이 나는데 그 안에 떫은맛도 들어 있습니다. 그런데 그것을 삶으면 어떻게 돼요? 단맛으로 변합니다. 열을 가하면 본질이 바뀌게 됩니다. 우리가 화식보다는 생식을 해야 되는 이유도 여기에 있습니다. 그래서 그 애기 엄마는 몸을 따뜻하게 하면서, 수기인 짠맛과 상화인 떫은맛을 많이 먹으면 생리가 조절 됩니다.

생리는 피로 표현되죠? 여성이 난자를 하나 만들기 위해서 한 달간 무지 노력하거든요. 그런데 힘들게 만들어 놓은 난자가 정자를 못 만나면 한 달 후에 뭐로 변합니까? 피로 변하잖아요. 교재에 보면 피는 무엇이 지배한다고 나와 있어요? 화기인 심소장이 지배한다고 나와 있죠. 그러니까 결과적으로 보면 생리는 수화(水火)와 상화, 요 세 개로 조절하는 겁니다. 동양의학의 핵심은 수화의 균형에 있습니다. 그래서 생리통이 심한 사람들 중에는 쓴맛을 더 먹어야 되는 사람이 있고, 경우에 따라서는 짠맛을 더 먹어야 되는 사람도 있어요. 뭔지 모르겠으면 수화를 먹으면서 상화(떫은맛)도 같이 먹으면 조절이 되겠죠.

그런데 그걸 더 정확하게 하고 싶다면 그 사람의 체질과 맥을 봐야 됩니다. 맥을 봐서 구맥이 나오면 심소장이 허약한 것이고, 석맥이 뜨면 신장 방광이 허약한 것입니다. 심장에서 피를 펌프질해서 전신으로 순환시키지만, 그것도 결국 심장 속에 있는 생명이 하는 것이거든요. 그 생명을 빼먹은 학문, 그것이 기존의 서양의학입니다. 서양의학은 생명을 빼고 생명을 거론해요. 그러니까 송장때기 놓고 하는 학문은 더 이상은 안 된다는 것이죠. 하지만 그게 100% 잘못 되었다는 것은 아니에요. 그것도 참고할 만한 게 있습니다. 서양에서 이루어 놓은 그 학문도 상당한 경지에 와 있잖아요. 그것을 버리자는 게 아니라 그 안에서도 필요한 걸 선별해서 쓰자는 겁니다.

서양의학은 사진 찍는 걸 능사로 하는데, 사실 그렇게 해도 생명력은 안 보입니다. 생명력은 만져지거나 눈에 보이는 게 아니기 때문에 그렇습니다. 그런데 그 생명이 분명히 우리 안에 있기 때문에 우리가 여기서 강의도 들을 수 있는 겁니다. 여러분들이 지금 제 이야기를 귀로 듣잖아요. 그건 단순히 물질인 귀가 듣는 게 아니라 귓속에 있는 생명력이 듣고 있는 겁니다. 그 생명력이 약해지면 귀가 먹게 되겠죠. 이제는 그 생명력을 봐야 됩니다. 이건 나중에 심포 삼초 할 때 상세하게 정리해 드리겠습니다.

수강료 낸 만큼 공부한다, 체력장의 중요성

우리가 이걸 배워서, 각자 살고 있는 곳에서 주위 사람들한테 이야기해서 납득시키면 그 분이 이해한 만큼 실천하게 됩니다. 그 분이 이 이야기를 듣고, '아! 이게 필요하다. 해야 되겠다' 라는 의식이 생겼을 때 행(行)으로 나타나는 겁니다. 여러분들도 여기에 그냥 온 게 아니잖아요. 처음엔 의구심 반, 긍정 반 해서 들어서 손해 볼 게 아니니까 한번 들어보자 싶어서 오셨잖아요. 사실은 수업료만의 문제가 아니거든요. 시간도 문제라는 거죠. 시간에는 정성이 들어가 있잖아요. 그래서 제가 볼 때는 여러분들이 대단한 거죠. 멀리서 오신 여러분들한테는 절을 열 번이라도 하고 싶어요.

원래는 이 강의를 무료로 했어요. 제 이야기를 들어줄 수 있는 사람만 온다면 그냥 다 공짜로 해줬습니다. 사실 제 입장에서는 여기 건물 임대료를 내야 되잖아요. 제가 그것 다 내고, 밥값 다 내고, 교재 프린트해서 다 나눠 드리고 했는데도 사람들이 공짜니까 오다 말더라구요. 그래서 빠지지 않게 하려면 돈을 받아야 되겠다 싶어서 언젠가부터 돈을 받기 시작했어요. 처음엔 2만원 받았어요. 꼴랑 2만원. 그러니 2만원 어치만 듣고는 안 오는 겁니다. 질문해서 자기 문제 딱 해결되면 안 오는 거예요. 왜 안 오나 봤더니 그런 문제가 있었어요. 그래서 다음에는 5만원을 받았습니다. 그랬더니 출석률이 조금 더 높아져서 한 이틀 더 오더라구요. 그런데 이때도 질문해서 5만원 어치 찾으면 또 안 와요. 그러다보니 할 수 없이 비용을 올려서 여기까지 온 겁니다. 나중엔 강의료가 1억이 될지도 몰라요. (일동 웃음)

그렇잖아요. 혼자 하는 말을 떠든다고 그러죠. 혼자서 주절주절 말하면 그건 미친놈인데, 듣는 사람이 한 분이라도 있으면 대화라고 합니다. 두 사람, 세 사람이면 전달이 되는 것이고, 그 이상 여럿 있다고 하면 교육이 되는 것입니다. 그래서 아! 교육을 해야 되겠다 생각했던 겁니다. 누군가를 가르치려고 어떤 사람들은 종교를 만들었잖아요. 종교판에 가서 목사님들, 스님들, 신부님들 이야기를 들으려면 그냥 들어요, 돈 내고 들어요?

(돈 내고 들어요.)

전부 돈 내고 듣잖아요. 주일 헌금, 십일조 헌금, 시주 등 돈을 냈기 때문에 잘 듣는 겁니다. 그런데 거기서는 뭘 가르치느냐? 종교(宗敎)란 원래는 만사의 근원, 으뜸이 되는 걸 가르치는 건데, 시간이 지남에 따라 전부 아전인수식으로 해석하고, 성직자들이 자기 영달이나 꾀하는 수단으로 삼다 보니 전부 잘못되어 버린 겁니다. 최초에 말씀하신 분들 있잖아요. 부처님, 예수님, 상제님 그런 분들은 지금 이런 판을 만들기 위해서 말씀하신 게 아니었거든요.

교육(敎育)이란 가르쳐서 기르는 건데, 그러면 체육(體育)은 뭐예요? 몸을 기르고 육성시키는 거잖아요. 그런데 지금 학교에선 체육을 없애고 있어요. 우리 밑에 한참 아래까지도 대학 가려면 무엇을 했습니까? 체력장을 했잖아요. 몸을 육성시켜서 대학을 갔는데 지금은 학원이다, 과외다 해서 점수 따먹기만 해서 대학에 갑니다. 몸이 길러진 바탕 위에다가 지식과 정보를 넣어야 되는데, 그걸 도외시해 버리니까 애들만 죽어나고 있어요.

옛날에 체력장 20점 따먹는 것이 어디 쉬웠어요? 20점 따먹기 위해서 수업 끝나면 달리기, 팔굽혀펴기 하고 철봉에 매달려서 용을 쓰고 했잖아요. 그런데 지금의 교육 지도자나 사회 지도층들을 보면 전부 인영맥만 커진 나머지, 영어 단어 하나 더 외우는 것이 중요하다고 생각하고 있습니다. 그러니까 우리 아이들이 불쌍한 거죠. 어른들이 이걸 참회하고 뉘우쳐야 돼요. 지금 어른들이 아이들에게 엄청난 죄를 짓고 있다는 걸 알아야 됩니다.

가르치는 목적, 가르치다(敎) 라는 말의 진정한 의미

그런데 기르는 게 그냥 되는 게 아니잖아요. 가르쳐야(敎) 잘 길러집니다. 이걸 먼저 하고 넘어 갑시다. 이걸 해야 공부가 돼요. 이게(敎) 무슨 글자입니까? 가르칠 교(敎)죠. 영어교육, 국어교육, 한문교육, 인성교육, 전인교육 그러잖아요. 그런데 교육자(敎育者)가 그걸 모르더라니까요. 사람을 보면 찌그러진 놈, 네모반듯한 놈, 길쭉한 놈, 세모난 놈, 별 놈 다 있잖아요. 그러면 우리가 교육을 받고, 교육을 하고, 돈 들여서 아이들을 유학 보내고 하는 목적, 아이들을 가르치는 목적이 뭡니까?

(잘 먹고 잘 살게 하려고요.)

잘 먹고 잘 살게 하려고? 그러면 잘 먹고 잘 사는 게 뭔지 그 본질을 한번 보자 이겁니다. 이 문자(敎)를 만들 때의 경지로 한번 가 보자구요. 도대체 뭘 가르치느냐?

(사람답게 사는 것.)

그렇지요. 그런데 사람답게 살려면 사람이 좀 원만해야 되잖아요. 다른 사람들과 조화를 이루고, 어떤 상황에서는 내가 좀 참을 수 있고, 양보도 할 수 있고, 봉사할 수 있어야 됩니다. 때론 물러서고, 때론 다가설 수 있는 융통성 있는 사람이 되어야 합니다. 그러면 어떻게 해야 그런 사람이 되겠어요? 여기(敎) 다 나왔잖아요. 뭐를 친다 그랬어요? 가르친다고 할 때 치는 것 있죠? 뭐를 치는 거예요? 나무가 너무 무성하면 가지를 쳐야 되잖아요. 어디를 치라고 했어요? 갓뎅이를 치라고 했잖아요. 가장자리를, 가를 친다 그 얘깁니다.

사람이 엄마 뱃속에서 처음 나오면 누구든지 사나운 것, 게으른 것, 모난 것이 있기 마련입니다. 싸가지 없는 게 다 있어요. 그건 우주에서 어떤 기운을 끌어들일 때, 어떤 건 많이 끌어들이고 어떤 건 적게 끌어들이다 보면 어느 한쪽으로 튀어나오게 되어 있기 때문입니다. 하지만 엄마 아빠는 우리 아이가 원만한 사람이 되길 원합니다. 그래서 부모님들은 가장자리의 모난 것을 치고 싶어 해요. 사람이 굴러갈 때 원형보다 네모나 세모는 턱턱턱턱 걸리는 게 많아서 잘 안 굴러갑니다. 그런데 모나지 않고 원만하면 살짝만 밀어도 쉽게 잘 굴러가잖아요. 그래서 요런 동그란 놈들로 만들려면 어떻게 해야 돼요? 모가 난 갓뎅이를 쳐야 되잖아요. 누가 이걸 치죠? 일단은 부모님입니다. 부모님이 애를 낳고 가르치잖아요. 밥 먹는 법, 밥상 앞에서 순가락질 하는 법 등을 부모님이

다 가르칩니다.

그렇게 모난 놈을 자꾸 쳐줍니다. 가를 치고, 가를 치고, 가르칩니다. 그렇게 하다보면 요놈의 내면에서 스스로 할 수 있는 능력이 나와서 내가 좌측으로 가고 싶다고 하면 좌측으로 갈 수 있고, 우측으로 가고 싶다고 하면 우측으로 갈 수 있게 됩니다. 그래서 나는 이걸 잘한다, 나는 저걸 잘한다 하는 그런 것이 교육의 본질은 아니라는 얘기죠. 그건 교육의 외면(外面)이고, 진짜 교육은 자신의 내면을 자꾸 보게 해서 둥글둥글 원만한 사람으로 만드는 것을 의미합니다.

그렇지만 지금 여러분들이 갖고 있는 그 재능을 버리지는 마세요. 나중에 다 쓸모가 있습니다. 예가 좀 그렇지만 도둑질도 다 쓸 데가 있잖아요. 사람이 굶어죽게 생겼을 때는 남의 거라도 일단은 뺏어 먹고 볼 일입니다. (일동 웃음) 나중에 벌어서 갚으면 되잖아요. 자연의 원리를 공부하는 이 교육장에서는 바로 제가 여러분들의 가를 쳐서(敎) 내면의 본질적 능력을 보게 만듭니다. 자신의 내면에 잠재하고 있는 능력을 봐야 됩니다. 그 잠재능력 안에 모든 해결책이 있습니다. 여러분들 스스로 자신의 잠재능력을 보도록 하기 위해서 제가 이런저런 이야기를 하는 것 아닙니까.

근본을 알아야 한다, 태초의 말씀보다 먼저 존재했던 태초의 일기(一氣), 줄기세포는 이치에 맞지가 않다

그러면 내면을 보도록 하기 위해서 뭘 가르치느냐? 천지인을 가르칩니다. 먼저 하늘을 알고 땅의 현실을 보고 그리고 마지막으로 제일 중요한 게 사람 아닙니까. 내가 누군가? 내가 어떻게 이 세상에 나왔는가? 출처 없이 그냥 뚝 떨어져 나온 놈은 없잖아요. 나는 누가 만들었어요? 엄마가 만들었습니다. 물론 그 이전에 아버지가 결정적 역할을 했습니다. 아버지의 큰 힘이, 원력이 먼저 엄마의 몸속으로 들어가고, 엄마는 그 생명의 씨를 다시 자기 몸속 더 깊은 곳으로 갖고 들어갑니다. 생리를 통해서 아기씨(난자)가 피가 되어 몸 밖으로 나갈 참이었는데, 그 전에 엄마 아빠가 사랑을 해서 엄마 몸 밖으로 나가려는 그걸 다시 엄마 몸으로 되돌려서 내가 된 거죠.

그 근본을 알아야 됩니다. 그래서 부모에 대해 감사하는 마음을 가져야 되는데, 어떤 자식들 보면 엄마 말 징그럽게 안 듣고 속을 썩입니다. 그런 놈은 아무리 밖에 나가서 성공을 하더라도 인간이 안 된 겁니다. 그리고 그런 놈일수록 조상을 우습게 알아요. 자신의 엄마 아빠를 누가 만들었어요? 할아버지 할머니가 만들었잖아요.

한번 볼까요? 여자는 음, 남자는 양, 최초에 남녀가 있었습니다. 모든 기록에 보면 그렇게 나와 있죠? 그런데 우리 민족의 상고 역사서인 『한단고기』 「태백일사 삼신오제본기」 첫 장에 보면 '태초에 일기(一氣)가 있었다'고 나옵니다. 이스라엘 상고사격인 『구약성서』 「창세기」 첫 장에서는 신이 말을 갖고 천지를 창조하는 광경이 묘사되어 있어요. 그 말이라는 게 바로 소리입니다. 소리가 어떤 의도를 가진 말로써 작용했다고 하는데, 이건 일기(一氣)가 나타나서도 무량한 시간이 지난 다음의 일입니다. 음(音)이 생기기 이전에 파동이 있었고, 그 파동이 있기 전에 일기가 있었다고 우리의 사서에 기록되어 있어요. 그 일기가 진동과 파동을 일으켜 인간이 들을 수 있는 파동의 음가, 즉 소리로 되는 데에는 무량겁의 시간이 필요했던 겁니다. 그렇게 보면 태초에 말 갖고 천지를 지었다고 하는 그 이야기는 우리 역사에서 보자면 애들 장난 수준이더라구요. 그걸 깨닫고는 제가 그 책(구약성서)을 내려놓았다는 것 아닙니까. 본질을 봤기 때문입니다.

그래서 일기(一氣)가 처음 움직여서 파동을 만들고, 그 파동이 소리

(素理)를 만들고, 다음에 빛을 만들게 됩니다. 이 빛은 색(色)을 만들고, 그 다음에 향기와 맛을 창조합니다. 결국 그 일기(一氣)가 천지(天地)의 물상(物象)과 물형(物形), 즉 만물을 만들고 결국엔 우리(宇理)를 존재케 한 거죠. 그러면 이렇게 만들어진 내가 누구를 만나느냐? 너를 만나죠. 내가 남자인 경우 아내를 만납니다. 내가 여자면 남편을 만나겠죠. 남자는 양이고 여자는 음입니다. 음양이 합치면 여기서 중(中)이 만들어지게 되죠. 그러면 중이 누구냐? 내가 음양도 되지만 중도 됩니다. 내 몸을 딱 갈라보면 반은 아버지 것이고 반은 엄마 것입니다.

  여기는 제3자가 개입할 수 없는 동네입니다. 부처가 개입할 수가 없고, 공자가 개입할 수가 없고, 예수가 들어갈 틈바구니가 없는 동네입니다. 틈바구니가 있으면 내놔 봐라 그래요. 세 명이 만들었다면 말이 안 되잖아요. 그렇죠? 세 명이 했어도 이불 속에서 결국은 둘이 만든 거죠? (일동 웃음) 이치가 그렇다는 겁니다. 그래서 내가 여기 있다 그러면 나는 내 부모를 반씩 본뜬 겁니다. 생명의 영속성을 위해서 복제의 과정을 거쳐서 내가 나왔어요. 그런데 그 복제가 뭔지도 모르고 인간의 손재주로 복제하겠다는 게 지금의 줄기세포 아닙니까. 어떤 학자들이 줄기세포를 복제한다고 하는데 줄기세포 그거 안돼요.

  왜 안 되느냐 하면 어떤 사람의 간이 망가졌다고 하면 그 사람의 체세포를 복제해서, 간을 만들어서 이식하겠다는 것이 줄기세포잖아요. 그런데 우리가 간을 하나 만들려면 몇 년이나 걸려요? 정상적으로 성장한 간을 하나 만들려면 최소한 15년 걸리잖아요. 15년에서 20년 걸려야만 완성된 간이 만들어지게 됩니다. 그런데 줄기세포 학자들은 뭐라고 하느냐? 2~3년이면 만들고 빠르면 6개월이면 만든다는 거예요. 세포를 급격히 성장시키겠다는 건데 그렇다면 그게 정상세포입니까, 비정상세포입니까?

(비정상세포요.)

비정상세포를 다른 말로 암덩어리라고 해요. 원래 있던 걸 떼 내고 그놈(줄기세포 복제를 해서 만든 간)으로 바꿔치기 한다? 그렇다면 그놈이 다른 장부와 조화를 이룰 거라는 걸 어떻게 장담할 수 있겠느냐 이겁니다. 간이나, 눈, 심장 이런 것들이 다 공장에서 만드는 것이거든요. 그게 사람 몸 안에서 만드는 게 아니니까, 장기를 만드는 공장이 있어야 될 것 아닙니까? 그러면 공장에선 빨리 이놈을 키워야 돈이 되는데 그놈을 이식했을 때 그것이 온전하겠냐 그겁니다. 천도(天道)는 그렇게 만만한 것이 아닙니다. 생명은 그리 쉽게 만들어지는 게 아니에요.

우주는 진화의 속성을 갖고 있다, 혼인(결혼)과 나의 의미, 씨(氏), 일월(日月)

내 몸에 엄마가 반이 들어왔다면 그 엄마는 누가 만들었느냐? 외할머니하고 외할아버지가 만든 거죠. 내 엄마를 만들어준 분도 딱 두 분밖엔 없어요. 그 자리엔 다른 사람이 개입할 수가 없습니다. 그래서 외조모 외조부에 의해서 엄마가 나왔는데, 요게 삼태극이죠(음양중). 그리고 친조모 친조부에 의해서 아버지가 나온 이것도 삼태극입니다. 그리고 부모님에 의해 내가 만들어졌는데 요것도 삼태극입니다. 그러니까 내 친가 쪽으로 아버지, 할아버지, 그 위에 증조부, 고조부 등 조상님들이 쭉 계시는 거죠. 그리고 내 외가 쪽 계열도 있어요. 엄마 몸을 타고 내려온 그 거대한 생명줄기가 있습니다. 내려오다 보면 잘못될 수도 있고 병들 수도 있는 것이지만, 생명이란 진화의 속성을 가졌다는 걸 감안하면 어찌되었건 발전하게 되어 있어요. 또 우주의 판도에서 보더라도 좋고 긍정적인 것은 발전하게 되어 있고, 약하고 부정적인 것은 정리하게 되어 있습니다.

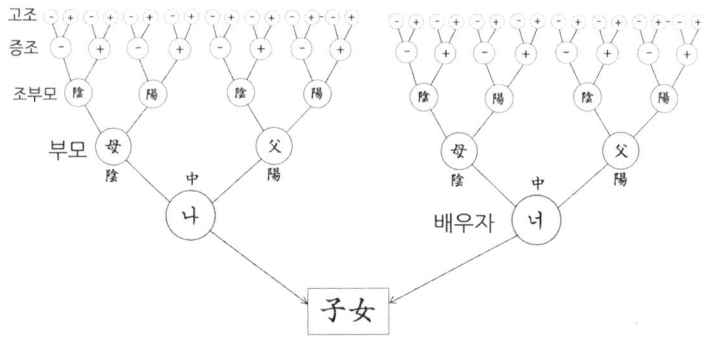

그림 혈통 계보도(나=부모=조부모=증조부모)

그래서 과거 친가 쪽 조상들의 모든 정기를 함축해서 담아놓은 그릇이 아버지이고, 어머니는 외가 쪽 모든 혈통의 정기가 함축적으로 담겨져 있는 그릇이 되겠죠. 그렇게 본다면 양 가문에서도 최고로 수승한 정기가 모여서 바로 내가 만들어진 겁니다. 그런 최고로 수승한 정기들이 만날 수 있도록 매개체 역할을 하는 게 뭐예요? '혼인'이잖아요. 이 혼인(婚姻)이라는 글자에는 남(男)이 아니라 여(女)가 들어 있습니다. 이 '여'자에 대해서는 전에 설명한 바 있죠. 여(女)가 뭔가? '다스릴 녀'라고 했죠. 수정란이 엄마 몸 안으로 들어가면 거기서 생명체가 다스려지게 됩니다. 그래서 생명체를 고도로 다스리는 존재는 남자가 아니라 여성입니다.

다스린다는 것은 지금의 집권자가 통치하고 지배하는 그런 개념이 아니에요. 집안의 어른이 집안을 다스리듯이, 생명을 생명답게 편안하게 지키는 것을 다스린다고 하는 겁니다. 그러니까 그것은 남자 몸에는 담을 수 없었다는 거죠. 모든 성인(聖人)도 엄마가 낳았잖아요.

그래서 이쪽 가문과 저쪽 가문이 만나는데 여기서 뭘 다스리느냐? 씨(氏)가 있잖아요. 아버지 쪽과 어머니 쪽의 거대한 가문의 씨가 각각 있어요. 그러면 씨란 뭔가? 새로운 생명을 잉태하는 결정적인 인자(因子)가 함축되어 있는 소우주가 바로 씹니다. 우리가 콩씨, 보리씨라고 하잖아요. 그 씨는 땅에 떨어지면 싹을 틔우죠. 그것처럼 우리도 다 씨(氏)잖아요. 박씨, 이씨, 표씨 그렇게 부르죠? 우주 생명이 담아져서 다시 소우주를 만들어낼 수 있는 것은 이파리나 꽃이 아니라 바로 씨죠.

그러면 여기 혼(婚)이라는 글자에 또 뭐가 있어요? 일(日), 밝히는 게 있잖아요. 해는 환하게 밝히잖아요. 일월(日月)이라는 글자를 살펴보면, 일(日)은 밝히는 것이고 월(月)은 힘쓰는 것을 말합니다. 이걸 해는 요렇게(日), 달은 요렇게(月) 생긴 거라고 박박 우기면 안 됩니다. 달에는 둥근달도 있고 초승달도 있는데 이걸 억지로 찌그러트려서 반달 모양으로 만들면 안 되잖아요. 그렇다면 왜 요것(月 : 힘쓸 월)을 힘쓴다고 봤느냐? 옛날 우리 조상들이 힘쓰는 주체를 천지 안에서 봤을 때, 해는 항상 그 모습인데 달은 계속 변해요. 옛날 사람들이 앉아서 하늘을 쳐다보니 커졌다 줄어졌다 계속 변한단 말입니다. 그걸 보니 하늘에서 뭔가 애쓰고 힘쓰는 것 같아 보여서 '힘쓸 월(月)'이라고 했던 것 같아요.

그래서 우리 몸에는 외가 쪽의 가장 좋은 기운들이 엄마를 통해서 나한테 들어왔고, 또 친가 쪽에서도 할머니 할아버지의 가장 좋은 기운, 가장 정갈한 기운들이 아버지를 통해서 나한테로 온 것이죠. 그러면 내가 어떻게 사느냐에 따라서 세상을 바꿀 수도 있습니다. 또한 세상을 망가뜨릴 수도 있겠죠. 그게 인간입니다. 지도자 하나 잘못 들어오면 세상 망가집니다. 가정도 마찬가집니다. 아버지가 술 먹고 행패 부리면 집구석이 개판이 되고, 엄마가 정신 못 차리고 집을 나가도 집구석은 쑥대밭이 됩니다.

요즘 사람들은 자신이 어떻게 살아야 하는지를 잘 몰라요. 다른 것 백날 천날 이야기하는 것보다 먼저 이걸 알게 해줘야 됩니다. 그래서 옛날에는 혼인을 인륜지대사라고 했던 겁니다. 두 개의 가문이 결합하는 것, 이게 혼인입니다. 이쪽 문화하고 저쪽 문화가 합쳐져서 거대한 문화가 나와요. 그러니까 진보될 수밖에 없도록 되어 있죠. 예를 들어 친정어머니가 담그는 김치, 젓갈, 간장, 된장이 있고, 여기에다 시댁의 음식문화가 또 있잖아요. 이 문화가 혼인을 통해서 계속 변화 발전되어 온 겁니다.

동성동본 금혼제도의 의미, 지금은 인륜이 다 무너져 내린 세상, 지금 소위 일류국가라는 나라들의 실상, 다음 세상을 위한 어른의 역할

그런데 요즘 사람들의 결혼관을 보면 과거 우리 조상들의 결혼제도 이런 걸 표면적으로만 봐서 다 내쳐 버리니까, 지금 잘못되어 가고 있는 게 너무 많아요. 다들 인영맥만 커져서 그런지 여성들 여권 운동한다 하면서 호주제 폐지하고, 심지어는 성씨도 바꾸고 그러는데 이건 말세가 온 겁니다. 게다가 동성동본 금혼제도 폐지해 버렸어요. 그래서 지금은 같은 성씨끼리 결혼하는 일까지 벌어지고 있습니다. 동성동본 금혼 이런 제도는요, 이런 이치를 꿰뚫어본 우리 조상들이 씨를 온전히 지키기 위해서 만든 겁니다.

그런데 그걸 폐지해서 혈통이 비슷한 놈끼리 섞어 버리면 어떻게 되느냐? 근친상간을 하게 되면 기형아가 태어날 수도 있습니다. 조금이라도 비슷한 인자끼리 만나면 문제가 생겨요. 멀리 떨어져 있는 것들끼리 결합해야 좋은 방향으로 가게 되는 겁니다. 이런 걸 알기 때문에 우리 선조들은 그동안 동성동본 혼인을 막아놨던 건데, 지금 여권 운동하는 사람들이 이걸 다 쑥대밭으로 만들어 놨다 그 얘기죠. 이거요, 인류이 다 무너져 내리는 일입니다.

그런데 그것이 현하의 난법 세상의 대세라면 어쩔 수 없어요. 그래서 성인은 난법을 먼저 내고 뒤에 진법을 낸다고 했던 겁니다. 앞으로 격변 이후에는 오로지 진법(眞法)과 정법(正法)만이 살아남게 될 겁니다. 지금 우리가 사는 이 시대가 난법 시대 아닙니까. 판도가 그렇게 정해져 있다면 어쩔 수 없이 그렇게 가야 되겠죠. 그러면 우리는 어떻게 해야 되느냐? 그것도 우리를 가르치는 거니까 그걸 깨닫고 우리만이라도 잘 해야 되겠죠. 그래서 여기에 오시는 우리 엄마들이 어떻게 아이들을 잘 가르치느냐 하는 게 대단히 중요하다고 하는 겁니다. 그런데 그게 거저 됩니까? 가를 치는 게 쉽습니까? 지금 학교에선 잘못되어 가는 아이들의 가를 치려 들면 아이들이 저항하고 도망가잖아요. 그리고 지금은 아예 가를 치지 못하도록 체벌금지 하는 법까지 만들어 버렸어요.

그래서 내가 중(中)이면 내 부모와 조상들은 음이고 자손들은 양입니다. 시간상으로 봐도 음양이 있습니다. 과거를 음이라고 하고 미래를 양이라고 한다면, 우리 청원이 같은 경우는 과거는 얼마 안 되고 미래인 양의 시간대가 더 많습니다. 그리고 내가 내 배우자를 만나서 나오는 자녀들은 나의 미래니까 양이 되겠죠. 그러면 우리의 미래는 다른 게 아니에요. 자식들과 후손들이 우리의 미래입니다. 과거에 우리 부모 세대들이 지녀왔던 삶의 방식들을 내가 지금 갈무리를 잘 해서 미래의 아이들한테 잘 전해주고, 더 살기 좋은 세상을 만드는데 도움이 되도록 만드는 게 중요합니다.

우리의 목표는 일류국가를 만드는 게 아닙니다. 소위 일류국가라고 하는 것들은 인륜지도가 다 무너진 나라들이에요. 지금 선진국이라고 깝죽대는 나라들을 보면 배울 게 거의 없어요. 서양의 선진국들을 보면 패도(覇道)가 난무하고, 돈이 최고의 가치가 되어 버린 나라들입니다.

그래서 우리 아이들이 앞으로 살게 될 세상은 외부환경이 어떻다 할지라도 본질인 내면세계에서는 살기 좋은 세상이 되어야 합니다. 그렇게 하는 건 우리 어른들의 몫입니다. 어른들이 어떻게 마당을 잘 쓸어주느냐에 따라서 다음 아이들도 거기에서 잘 놀고 잘 자라나게 됩니다. 그리고 아이들도 '아! 세상을 어지럽히는 어른들만 있는 게 아니라 마당을 잘 쓸어주는 어른도 있구나' 생각해서 스스로 자신의 정기신을 정갈하게, 정숙하게 해야 됩니다. 우리가 공부하는 목적도 바로 여기에 있습니다. 그러기 위해서는 첫 번째로 건강해야 되겠죠. 정신이 건강하고, 기운이 건강하고, 육체가 건강해야 됩니다.

큰 불과 작은 불, 생명에 가장 알맞은 온도, 생명의 속성, 미래를 대비한다는 것

그런데 사람을 알기 위해서는 먼저 자연을 아는 것이 필요합니다. 이 우주 자연에서의 화기(火氣)를 살펴봅시다. 화기 안에서도 크게 나누면 음양이 있어요. 촛불이나 불빛과 같은 작은 불이 있고 또 큰 불도 있습니다. 태양 같은 것은 큰 불이잖아요. 화라고 해서 다 똑같지가 않습니다. 온도에도 뜨거운 온도가 있고 차가운 온도가 있어요. 그러면 나한테 가장 좋은 온도가 몇 도냐? 그건 내 체온의 온도죠. 그러니까 한열 관계에서 보면 사람의 온기가 항상 중(中)입니다. 그런데 아기들 키우는 집에선 젖 떼고 이유식 하게 되면 칼슘이 풍부하다, 뼈를 튼튼하게 한다, 키를 키운다 해서 우유를 먹이는데 보통은 냉장고에서 바로 꺼내서 먹이잖아요. 거기서부터 잘못되는 겁니다.

사람들이 냉장고를 사용한 역사는 그리 길지 않아요. 옛날엔 소젖이나, 양젖 같은 걸 짜면 곧바로 먹었잖아요. 온기가 있는 걸 먹은 거죠. 그런데 냉장고가 나오면서부터 그것을 4도에서 6도 정도로 차갑게 해서 먹고 있습니다. 그러면 그 온도가 제일 좋은 온도냐? 그게 아닙니다. 텔레비전에 나와서 건강에 대해서 논하고, 신문 등에 칼럼 쓰고 하는 식품영양학 박사나 교수들이 그걸 이야기해야 되는데 한 사람도 이야기를 안 해요. 생명에게 제일 좋은 우유의 온도는, 송아지가 엄마소의 젖을 빨 때 나오는 그 온도입니다. 생명이 만들어낸 온도. 그 온도가 가장 완전무결한 온도입니다. 그처럼 아기한테 가장 좋은 온도는 엄마 젖꼭지에서 막 나갈 때의 그 온도. 따끈따끈하죠? 그 온도가 유아나 어린 생명체한테 가장 좋은 온도입니다.

그런데 우유업체에서는 우유를 그 온도로 계속 보관하는 것이 어렵습니다. 보관이 안 되면 장사도 안 되겠죠. 그래서 기업이 돈벌이에만 치중하다 보니까 그런 본질적인 문제를 도외시하게 된 겁니다. 엄마가 위대한 게 뭐냐? 엄마는 젖을 만들어 냅니다. 아기가 태어나서 치아가 나려면 1년은 걸립니다. 그러면 그때까지는 씹지 못하니까 위장으로 들어가면 바로 소화가 되게끔 젖을 만들어서 아기에게 먹이는 겁니다.

아기들은 젖을 빨면서 엄마 젖가슴에다가 얼굴을 기대잖아요. 그게 아기한테 왜 좋으냐 하면, 엄마 뱃속에 있었던 아기는 열 달 동안 엄마의 심장 고동소리를 듣고 자랐다고 했죠. 그렇기 때문에 태어난 뒤에도 그 소리를 계속 들으면 편안해져요. 그 파동을 인지하는 힘이 뛰어난 아기들은 엄마가 화장실에 가도 그 소리가 들립니다. 그래서 엄마가 안 보여도 울지 않아요. 그런데 감지하는 능력이 약한 애들은 잘 못 듣습니다. 엄마의 심장에서 울리는 파동이 안 들리면 불안해요, 편안해요?

(불안해요.)

그 파동이 안 들리면 불안해지잖아요. 그러면 그때부터 긴장하게 됩니다. 생명의 속성은 뭐냐? 보호막이 없으면 불안해지는 게 생명입니다. 그런데 지금 세상이 어떻게 되어 있느냐? 직장 다니는 엄마들은 아이 낳고 나서는 다 복직하죠. 아이는 어린이집이나 놀이방에다 맡겨놓아 버리고요. 그러면 아이가 어떻게 되겠어요? 엄마가 없으니까 긴장 속에서 자라게 되겠죠. 그러니 양육단계에서부터 잘못되어 버릴 가능성이 크다는 겁니다.

우리 태연이나 준범이 그리고 청원이 같은 청년들이 나중에 지도자가 되면, 엄마들의 모성과 뱃속의 태아와 막 세상에 나온 아기들을 보호할 수 있는 법을 만들어야 돼요. 엄마들이 밖에 나가서 일을 하게 된다면, 육아휴직제도 같은 걸 둬서 양육하는 기간 동안에는 엄마와 함께 할 수 있는 그런 장치를 구축해 놓아야 합니다. 그리고 모든 일터에도 엄마가 아기와 함께 할 수 있는 공간을 만들어놔야 됩니다. 그 아이들이 인류의 미래이기 때문에 그렇습니다.

우리가 왜 돈을 법니까? 학생들은 왜 공부를 합니까? 미래를 대비하자는 것 아닙니까? 시골에 집을 짓고 하는 것도 미래의 시간에 대비하자는 거예요. 죽음 이후도 미래죠? 우리가 계율을 지키고 선행을 하는 것도 미래에 천당 가고 극락 가기 위해서 하는 거죠. 그렇다면 미래는 무엇이 만드느냐? 지금 현재가 만듭니다. 내가 좋은 대학에 간다거나, 훌륭한 사람이 되는 것도 지금 현재를 어떻게 준비하느냐에 따라서 결정되겠죠.

음양이 질서라면 오행은 조화다, 폭력에 기반한 서양적 질서관

음양과 오행 중에서 음양은 질서를 말합니다. 상하 질서, 수평적인 질서. 그럼 오행은 뭐냐? 씨줄과 날줄의 질서가 잡히면 공간이 만들어지잖아요. 그 안에서 조화를 이루는 것이 바로 오행입니다. 그래서 동양사상과 동양철학의 핵심은 질서와 조화입니다. 거기에 비해 서양의 가치관은 뭐냐? 거기는 자유와 평등입니다. 그러다 보니까 조화가 빠져 있어서 개판, 쑥대밭이 된 겁니다.

여기서 말하는 질서 안에는 장유유서와 같은 것도 있습니다. 예를 들어 집안에는 할아버지도 있고 손자도 있잖아요. 우리가 밥상을 차릴 때 손자들, 꼬맹이들은 배가 고플 수 있어요. 그런데 그렇다고 해서 꼬맹이들을 먼저 먹게 하는 것이 아니라 질서를 지키게 했어요. 집안에 나를 있게 한 할아버지와 할머니, 어머니와 아버지가 있잖아요. 그리고 할아버지와 할머니는 젊은이나 어린 아이들보다 소화력이 떨어지고 먹는 속도도 느립니다. 그래서 그분들이 먼저 드실 수 있게 젊은 사람들이 기다린 거였어요. 생명의 입장에서 질서를 봤던 겁니다.

또 내가 대구를 가는데 서울역 가서 표를 사려고 보니 줄이 쭉 서 있어요. 이때 온 순서대로 줄을 서야만 되는 게 서양식 질서관 입니다. 늙으나 젊으나, 장애가 있어 불편하거나 말거나 온 순서대로 줄을 서죠. 그걸 보고 서양은 선진국이라서 질서가 잘 잡혀 있다고 말하잖아요. 그런데 우리는 아닙니다. 우리는 젊은 사람이 앞줄에 서 있어도 할머니가 지팡이 짚고 왔다고 하면 '할머니 이 앞에 서세요' 라고 말합니다.

외국인이 볼 때는 그게 질서를 어지럽히는 걸로 보일 수도 있어요. 서양 사람들 특히 미국 같은 데서는 질서를 안 지키면 안 됩니다. 서부 개척 시대 때 전부 총 하나씩 들고 다녔잖아요. 누가 새치기 하면 뒤에 있는 깡패들한테서 바로 총알이 날아와요. 법을 어겼다는 거죠. 그러면 총알을 안 맞으려면 할머니고 장애인이고 간에 어떻게 해야 되겠어요? 안 죽으려면 온 순서대로 서야 되겠죠. 그래서 거기는 생명을 도외시한 폭력적인 질서관이 형성됐던 겁니다.

그리고 우리는 또 어떻게 했느냐? 집안에 나이 많으신 어른이 자식을 못 낳아서 노후에 먹고 살기가 어렵다거나, 할머니 할아버지 중에서 한 분이 돌아가시고 한 분만 남았다 그러면 집안 전체에서 그 분을 거뒀어요. 불의의 사고로 양친 부모가 다 죽고 애만 남았다 그러면 이모네든, 삼촌네든 간에 집안에서 아이들을 거뒀던 겁니다. 그래서 우리는 고아원이 없었고 양로원이 없었어요.

일제 시대 때 서양 선교사들은 조선은 굉장히 가난한데 왜 고아원이 없고, 양로원이 없는지 의문을 가졌습니다. 자기네 나라는 다 있는데, 와서 보니까 조선은 국가에서 고아나 노인들을 보호하는 시설이 없잖아요. 그래서 처음엔 시스템이 낙후되어 있다 그렇게 봤던 겁니다. 껍데기만 보고 그렇게 생각했던 거죠. 그런데 그들 선교사나 수녀들이 5년, 10년씩 우리나라에서 살다 보니까 마을 차원에서 그들을 다 먹여주고 재워주는 그걸 보게 되었어요. 그래서 그 사람들이 나중에 가서는 '저게 바로 함께 살아가는 한울타리의 공동체구나!' 하고 감탄을 하게 됐던 겁니다. 그런데 지금은 그런 시스템이 다 없어졌잖아요.

여기서 우리들이 공부하려고 하는 것이 바로 우리 조상들이 깨달아서 삶에 적용해 온 질서와 조화의 음양오행관 이런 겁니다. 그런데 그러한 이치에 대한 깨달음이 없이, 화기는 불이고 목은 나무다 이렇게 문자로만 해석하다 보니까 음양오행이란 것이 귀에 걸면 귀걸이, 코에 걸면 코걸이가 되어 버렸어요. 그래서 목은 나무고 화는 불이다 하는 데서 공부가 멈추면 안 되고, 그 이치를 삶에 적용할 수 있을 정도로까지 공부할 필요가 있습니다.

화기의 속성, 지진이 일어나는 이유, 뜨거운 행성이 지나가게 되면

그러면 화기(火氣)인 불의 속성은 뭐냐? 열이다. 열의 속성은 뭐냐? 뜨거워서 사방으로 확산하는 거다. 우리가 눈으로만 보면 불은 위로 올라가죠. 그런데 사실 불기운은 아래로도 내려 갑니다. 보통 아래엔 찬 공기가, 위에는 뜨거운 공기가 흐르잖아요. 그래서 기운의 움직임이 감지되지 않은 상태에서 사람들은 아래는 차고 위는 뜨겁다고 말하는 겁니다. 또 빛이니까 환하기도 하겠죠. 반대로 물의 속성은 차가워서 온도가 떨어지면 얼기도 하잖아요. 그런데 불은 겨울철에도 얼지 않습니다.

그리고 옛 문헌에서 화기는 그 속성을 '산(散)'이라고 표현했어요. 흩어지고 퍼져나가는 요런 속성을 가진 대표적인 것이 불인데, 거기서 폭탄 같은 것이 나온 겁니다. 핵무기 같은 건 그 화기가 어마어마하잖아요. 강대국은 인류를 파멸로 몰아갈 정도의 핵무기를 쥐고 있습니다. 북한에도 지금 그게 있다는 거죠.

또 지구 내부에도 확산되려고 하는 기운이 있어요. 지구가 있다면 여기 지표가 있고 바다가 있고 맨틀이 있고 그리고 그 밑엔 핵인지 뭔지는 모르지만 엄청나게 뜨거운 기운이 있다고 하죠. 그래서 이 뜨거운 기운이 계속해서 뿜어져 나오는데 지구 전체의 7할이 물이잖아요. 지구 입장에서 보면 바다가 냉각수 역할을 해서 수화의 균형을 잡아주고 있는 겁니다. 그런 연유로 지구에는 한열의 균형이 이뤄져서 생명체가 나서 자라는데 적당한 환경이 만들어지게 되었어요. 지진이 난다, 화산이 폭발한다 하는 것은 지구 내부의 확산되고 퍼지는 힘 때문에 일어나는 현상들입니다. 지각 어디에 틈바구니가 생기면 확산하는 힘이 그 틈을 뚫고 올라와서 지진이 나거나 하는 겁니다.

그런데 이번에 3,600년의 공전주기를 갖고 있는 뜨거운 불덩어리가 지구 근처로 지나간다매요? 태양이 여기 있다면 태양 부근을 지나가면서 불덩어리가 된 이 뜨거운 화기가 엄습을 한다는데, 실제로 그런 게 지나가면 보통 문제가 아닌 거죠. 그러니까 태양보다는 작고 지구보다는 크다고 하는 강력한 행성 하나가 지나간다고 하는데, 이건 내 이야기가 아니라 그 쪽으로 공부를 많이 한 사람들이 하는 말입니다. 이번에 이놈이 지구를 지나갈 때 무슨 난리가 나지 않겠느냐 하는 말도 있어요. 왜? 화기가 확산되기 때문입니다. 화기가 다가오면 냉각수 역할을 해온 바다만으로는 감당이 안 되어서 지구 내부의 화기도 터져 나오게 되겨든요. 올해 가을이 유난히 더웠고 북극해의 얼음도 다 녹고 한 것이 이놈 때문이 아니냐는 말도 있어요. 그 때문에 이런 걸 알고 있는 사람들은 미리 안전지대로 대피도 하고 그러는 것 같습니다.

금기(金氣)와 수기(水氣)가 약해지게 되면, 소금을 주식(主食)처럼 먹어야 된다, 격변을 대비하기 위하여 소금을 비축해 놓다

그렇다면 우리는 어떻게 해야 되느냐?

(지구를 떠나야 돼요.)

떠나는 게 아니라 수기를 보강해야 되겠죠. (일동 웃음) 지구를 떠나긴 왜 떠나요. 지금은 사람들이 다 수기를 보강하지 말라고 그러잖아요. 짠 거 먹지 말라고 하는 것이 다 수기를 보강하지 말란 소리 아닙니까? 지금은 때가 되어서 그런지 난법(亂法)의 가르침이 횡행하고 있고, 사람들도 다 그런 혹세무민에 걸려들어서 저염식이다 무염식이다 해서 죄다 싱겁게만 먹고 있어요. 그러면 사람 몸속에 화기가 충천해서 기운도 아래로 못 내려가고 전부 위로 뜨게 되잖아요. 아까 이야기했죠? 화기의 속성이 위로 뜨는 거라고. 그래서 지금 시대의 사람들이 거의 다 석맥이 나오고 인영맥도 죄다 커져 버린 겁니다.

그러면 먼저 들숨을 길게 해서 위로 올라간 기운을 끌어 내리고, 하체운동을 많이 해서 촌구맥을 크게 해야 합니다. 화기가 들어올 때 우리 몸도 팽창하잖아요. 화기가 들어오면 우리 안의 생명력이 팽창하는 몸을 붙잡고 있게 되는데, 그 잡고 있는 힘이 부족하면 어떤 일이 벌어지느냐? 화극금 하여 내장이 터지게 되겠죠. 화기가 올 때 우리 몸이 수극화를 못해서 감당을 못하면 그렇게 됩니다. 그래서 지금 사람들은 장부에 염증이 생겨서 장파열 같은 걸 당하기도 하잖아요.

금기가 뭐냐 하면, 어떤 놈을 이렇게 팽팽하게 가두는 게 바로 금기입니다. 꽉 조여서 내부를 지키는 것이 금기거든요. 이 금기를 만들어내는 장기가 어디라고 했어요? 폐와 대장이라고 했죠. 폐로 뜨거운 공기가 들어오면 화기(火氣)가 충천하게 됩니다. 그때 금기가 제 역할을 못하면 어떻게 되겠어요? 터져 버립니다. 그러면 호흡기질환 같은 것들이 창궐하게 되겠죠. 사스다 뭐다 하면서 공기 중에 날아다니는 바이러스들이 다 콧구멍으로 거침없이 들어오게 됩니다. 그러면 화기가 들어올 때 그놈을 이기는 게 뭐냐? 바로 수기(水氣)죠. 맛으로는 무슨 맛이죠?

(짠맛이요.)

이런 이치를 바탕으로 해서 짠맛을 먹으라고 하는 단체가 여기 밖에 없습니다. 우리 선생님이 돌아가시기 전에 때가 되면 소금이 주식(主食)이 될 거라고 했습니다. 그래서 우리 생식원 식구들은 오래전부터 소금을 주식처럼 먹고 있어요. 소금을 먹어서 수극화를 시키면 화가 어떻게 되겠어요? 우리가 라면을 먹으려고 불을 켜면 물이 부글부글 끓죠. 그때 물 한 컵을 부으면 어떻게 돼요? 끓던 게 가라앉아 버리죠. 그렇게 수극화를 시키면 뜨거운 기운도 일순간에 가라앉게 됩니다.

그래서 소금이 필요하기 때문에 저는 지금 소금을 2.5톤 정도 샀어요. 저기 소형이 아버지 고향이 원산도인데, 거기에 염전이 두 개가 있다고 그래요. 저도 가보지는 않았는데, 거기 있는 소금을 사서 처가와 본가의 고향이 다 예산이라 거기다 반반씩 나눠 놓았어요. 여차하면 어디로 튈려고. (일동 웃음) 2톤 정도 가지고 가야 몇 백 명이 먹을 수 있거든요. 저 혼자 먹기 위해서 소금 2톤을 샀겠습니까?

제 사형(師兄)인 김 선생님 말씀이, 인건비나 기타 가격 문제 때문에 육지에서 만드는 소금은 조금 거시기 하다고 그래요. 그런데 섬에서 만들어지는 소금은 거시기 할 수가 없대요.

"남사스러워 갖고 어떻게 육지에 있는 소금을 싣고 섬으로 들어간다

나? 그걸 어떻게 갖고 들어간다냐? 빈 차면 모를까?" (하하하)

그러니까 섬으로는 외부에서 만들어진 소금이 유입이 안 된다는 겁니다. 언젠가는 '젓갈 만들 때 쓰는 소금 좀 구해 주세요'라고 부탁하니 '여기 젓갈도 예전 같지 않어'라고 그러시더라구요. 광천, 대천 그 쪽은 우리나라에서 젓갈이 가장 많이 만들어지는 곳이거든요. 그래서 젓갈에 쓰는 건 믿을 수 있지 않나 싶어서 부탁했는데 거기 젓갈도 다 거시기 하다고 그래요. 소형이 외갓집도 그런 공장을 하고 있으니 좋은 소금을 구해서 격변 대비 물품으로 비축해 놓은 겁니다. 이런 얘기 자꾸 하면 안 되는데. 어쨌든 화기(火氣)가 그런 겁니다.

일년 안에서의 화기(火氣), 음양오행은 동양학의 핵심, 일생에서의 화기, 할머니가 화(火)가 병이 나면, 풍수지리의 기본

그리고 일년 안에서도 화기가 있습니다. 일년 사시 중에서 봄은 목기에 속하고, 여름은 화기에 속합니다. 장마철 지나면 토기에 속하는 장하(長夏)가 있는데, 한여름인 이때는 기후가 아주 습(濕)합니다. 여름이라서 지열이 확 일어나는데 비가 온 것도 있어서 대기 중에 축축하고 습한 기운이 꽉 차게 되죠. 그때 그 습한 기운이 바로 천지기운이 다 모아진 놈들입니다. 그놈을 먹고 곡식들이 다 몸집을 불려요. 그렇게 모이고 뭉치는 기운이 토기입니다. 이걸 이 시대에 발견한 게 아니라 고대부터 이미 알고 우리 조상들은 '뭉칠 고, 굳을 고, 단단하게 할 고'의 뜻을 지닌 '고(固)'라고 썼더라니까요.

지구는 자전과 공전을 합니다. 자전은 낮과 밤(음양)을 만들고, 공전은 오행의 계절을 만든다고 했잖아요. 이건 완벽한 자연입니다. 음양오행, 이건 귀신 씨나락 까먹는 소리가 아니라 동양학의 핵심입니다. 이 중 여름이 화(火)입니다. 하루 중에서는 오전, 일생에서는 청년기가 화에 속합니다. 일생에서 청년 시절은 화기가 가장 넘쳐서 폭발적인 에너지가 나오고 겁날 게 없는 시기입니다. 그렇기 때문에 국가에선 힘이 제일 좋은 이때 사람을 잡아다가 나라 지키는데 쓰잖아요. 그러면 군인들은 어느 정도로 용감무쌍하냐? 총탄이 빗발치는데 '돌격 앞으로' 하면 앞으로 전진해 나갑니다. 그게 군인입니다.

그런데 지금 사오십 살 먹은 사람한테 '돌격 앞으로' 하면 가겠어요, 못 가겠어요? (일동 웃음) 못 갑니다. 왜냐하면 오십대면 일생에서도 금기의 시기에 있잖아요. 총알이 빗발치는 화기에 화극금 당하여 다리가 후들거려서 못 가요. 하지만 화기가 강한 청년들은 용감무쌍하게 전진합니다. 그렇게 기운이 다릅니다.

화기는 색으로는 붉은색 입니다. 그래서 식물이 화려하게 꽃피우면 화사하다고 하는 겁니다. 젊은 사람들이 화장하면 꽃핀 것 같잖아요. 그런데 화기(火氣)가 넘치는 어떤 할머니들은 거울보고 연지곤지 찍고, 옷도 젊은 사람들 입는 울긋불긋한 그런 걸 입고 다닙니다. 그리고 어떤 화형(火形) 할머니들은 아직도 그게 조절이 안 되어서 귀걸이 같은 거 요란스럽게 덜렁덜렁하게 해서 다니고, 연지곤지 찍고, 미니스커트 비슷한 거 입고 다니고 그래요. 그러면 '저 할머니는 소금을 더 먹어야 되는데' 싶어지죠. 소금을 먹으면 수극화가 되어서 탁 내려놓게 됩니다. 부끄러움을 알게 돼요. 그런데 화기가 너무 넘쳐나면 부끄러운 걸 몰라요. 그것이 더 과도하게 넘어가면 정신질환이 되기도 합니다. 정신질환도 몸 안에서의 기운 때문에 오는 거잖아요.

결국 인간은 천지기운에서 벗어날 재간이 없다 이겁니다. 천지의 기운들이 모인 게 사람이잖아요. 그래서 옛날에는 천문과 지리가 학문의 기본이 되었던 겁니다. 화기는 맛으로는 쓴맛, 방위로는 남쪽입니다. 북쪽은 수기라서 찬바람이 불어오고 남쪽에서는 뜨거운 바람이 불어옵니다. 그리고 남쪽에선 빛이 들어오고 북쪽에선 빛이 안 들어와요. 사람은 몸이 식으면 안 되니까 풍수지리 같은 것도 기본적인 건 알아야 돼요. 나중에 풍수지리가 뭔지 설명을 해 드리겠습니다. 제가 터를 잡고 하는 이런 건 잘 몰라도 기본적인 이치는 압니다. 사실 우리가 풍수지리를 체계적으로 안 배워도 좋은 터가 어디냐 하는 건 알잖아요.

초등학교 다니는 아이들 소풍가서 점심 식사할 때 다 흩어지게 해 놓고 '몇 시까지 모여' 하잖아요. 흩어져서 밥을 먹을 때 바람이 불잖아요. 그러면 어느 자리에서 밥을 먹어요? 바람을 막는 자리에서 밥을 먹죠. 흙먼지가 날리지 않아야 도시락을 열 수가 있잖아요. 그리고 자리도 뽀송뽀송해야 됩니다. 축축하면 안 되잖아요. 또 소풍철인 봄가을에는 그늘진 데는 춥잖아요. 그래서 햇빛이 잘 들어오는 곳에 저절로 자리를 잡게 되는 겁니다. 그런 자리가 뭐냐? 바로 명당자리죠. 장풍득수 하는 자리.

그것을 더 복잡화, 체계화시킨 것이 지리학입니다. 무덤 쓸 때처럼 요 자리가 아니면 안 되고 하는 그런 게 아니라, 물과 바람을 이용해서 어떻게 하면 우리에게 유리한 자리를 잡아서 집을 짓고, 농사를 짓는지, 또 도시계획은 어떻게 하는지를 따지는 겁니다. 그래서 화기는 방향으로는 남방이고, 그 다음에 수리학(數理學)에서는 2와 7이 화입니다. 천간에서는 병정(丙丁)이 화기에 속하고, 지지에서는 사오(巳午)가 화기에 속합니다. 이런 게 다 화기입니다.

화기가 만들어지는 장부, 심장과 소장에는 암이 거의 없는 이유

그러면 이렇게 온 몸 곳곳에 에너지를 퍼지게 하는 이런 기운이 우리 몸에서는 어디에서 만들어지느냐? 심장과 소장에서 만들어집니다. 그 중 심장은 음이고 소장은 양입니다. 소장은 확실히 열을 만들어요. 음식물이 위장으로 들어가면 일단 위장에선 곤죽을 만든다고 했죠. 다른 생명물질을 담아서 소화시키기 좋은 상태로 만들어서 십이지장으로 보내면, 거기서 또 무엇을 섞어서 소장으로 보냅니다. 소장으로 가면 거기서 모든 소화 효소들을 동원해서 위장에서 내려온 음식물들을 잘게 쪼개서 영양분들을 흡수하게 됩니다. 그러니 화학반응이 일어날 수밖에 없겠죠.

여기서 반응이 일어날 때 세포(소장의 융털세포)를 통과시켜서 흡수를 해야 되니까, 부술 때도 그냥 부수기만 하는 것이 아니라 굉장히 잘게 부숴야 됩니다. 그때 열이 만들어집니다. 그래서 음식물이 소장의 긴 관을 통과할 때 발생한 열이 몸통 전체에 온기를 공급해 주는 역할을 하게 되는 겁니다. 방 안에 보일러 배관이 골고루 깔려 있으면 보일러를 틀었을 때 전체가 다 따뜻해지지만, 보일러 배관을 한쪽 구석에만 깔면 다른 쪽은 안 따뜻할 것 아닙니까? 그처럼 소장도 골고루 깔린 온수배관처럼 배통 전체를 지나면서 장기 전체에 열을 공급해 주고 있습니다.

그래서 소장과 심장에는 암이 있다고 했어요, 없다고 했어요? 심소장에는 왜 없어요? 에너지 대사가 가장 활발하게 일어나고 있는 장기가 심장이잖아요. 불은 분자 운동이 가장 활발합니다. 흙이나, 쇳덩어리나, 나무, 물보다도 분자운동이 더 활성화되어 있는 것이 불입니다. 그래서 심장은 죽는 순간까지 뛰는 겁니다. 다른 장기는 다 굳어서 안 움직이더라도 심장은 끝까지 움직입니다. 그러다가 심장이 서면 무조건 죽는 거죠. 심장은 불이라서 암이 없습니다. 심장암 들어봤어요? 소장암은?

(들어보지 못했어요.)

쓸개에도 암이 있고, 콩팥에도 암이 있고, 위장에도 암이 있고, 간에도 있고, 폐에도 있고, 췌장에도 있고 다 있는데 심장 그 큰 놈, 소장 그 긴 놈에는 왜 없냐는 겁니다. 그러면 암을 이해하고 암을 정복하려면 심소장에는 왜 암이 안 생기는가를 연구하면 답이 나온다고 했죠.

어떤 사람은 암세포가 열에 취약하다는 걸 알고 적외선을 쐬기도 합니다. 전기코드 꽂아서 암이 있는 환부에다가 열을 쐬어주잖아요. 뜨거운 열이 들어가면 거기 있는 세포는 어떻게 되겠어요? 열이 퍼져 나가면서 대사 작용이 활발해지게 되고, 그러면서 묵은 기운도 같이 빠져 나가게 되겠죠. 묵은 기운이 가장 고일 수 없는 곳이 심장입니다. 거기는 뜨거워서 그렇습니다. 말이 나온 김에 암을 한번 정리하고 갑시다.

서양의학이나 과학으론 암을 고칠 수 없다, 암(癌)은 식어서 온다, 암을 보는 관점을 바꿔야 된다

이제 여기 있는 분들은 암이 생겨도 걱정하지 않아도 되겠죠. 왜냐하면 암도 세포니까. 지금 암이 생기는 원인이 뭔지를 몰라서 난리거든요. 우리나라 국립암센터, 미국 무슨 암센터에서 현미경으로 들여다봐도 모릅니다. 심지어 유전자 지도 만들고 해도 모르잖아요. 게놈 프로젝트를 해서 유전자 지도를 완성시키면 답이 나올 줄 알았는데, 그게 알고 보니

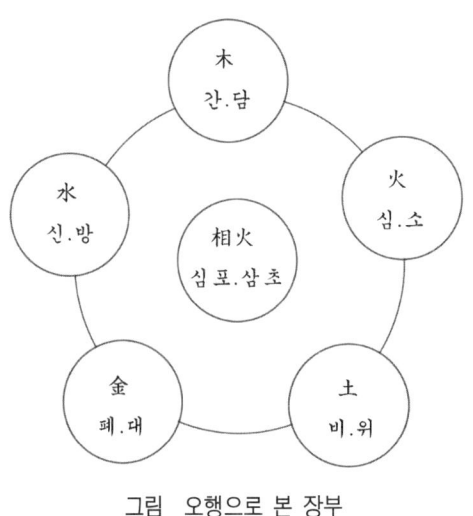

그림 오행으로 본 장부

다 쇼였죠. 주가를 띄우기 위한 쇼. 암 같은 걸 연구하는 연구소에 지원하는 기업들은 주가가 천정부지로 올라가면 돈이 됩니다. 그런 식으로 돈을 벌기 위해서 제약회사, 다국적 기업들이 장난치는 것이지, 그런 연구가 사람의 장부를 건강하게 하는 것과는 일절 무관하다는 겁니다. 암은 동양학을 모르면 접근이 안 됩니다. 한번 보자구요.

육장육부를 누가 만들었어요? 분명히 내가 만들었습니다. 간이 이렇게 있어요. 사진을 찍어보니 요만큼 간이 굳어 있어요. 그렇지만 10년, 15년 전에는 이 간세포가 정상이었겠죠. 그러면 암 덩어리가 외부에서 들어왔느냐는 거죠. 이게 외부에서 들어온 거예요, 안에서 생긴 거예요?

(안에서 생겼어요.)

그럼 누가 만든 거예요?

(내가요.)

내가 만든 겁니다. 그럼 이걸 미워해야 돼요, 사랑해야 돼요?

(사랑해야 돼요.)

새끼가 미워도 내 새끼니까 사랑해야 되잖아요. 이건 어떤 인연에 의해서 내 생명이 만든 겁니다. 그러니까 암세포의 전신(前身)은 정상세포예요. 정상세포는 에너지를 흡수하고 배설하는 능력이 지극히 정상입니다. 대사 작용이 지극히 정상적이에요. 이건 에너지를 정상적으로 공급받고, 찌꺼기를 정상적으로 바깥으로 내보내고 있다는 말과도 같습니다.

그러면 이 암세포들은 뭐냐? 언젠가부터 대사 작용을 잘못해서 굳기 시작한 놈들입니다. 여기 정상세포에는 온기가 충분히 있고, 이쪽 비정상세포에는 온기가 없겠죠. 우리가 겨울철에 장갑을 안 끼면 손이 얼고, 손이 얼면 뻣뻣해지잖아요. 그리고 냉기가 계속 들어오면 동상에도 걸려서 손을 마음대로 쓸 수 없게 되겠죠. 그것처럼 간도 식게 되면 기능이 저하되고, 암에도 걸리게 됩니다. 그렇다면 간에 열을 만들어내는 신맛이나 고소한 음식을 먹어야 되겠죠. 또 폐암이다, 직장암이다, 대장암이다 그러면 매운맛을 먹어서 열을 만들어야 되는데, 그걸 안 먹으면 열이 못 만들어지죠.

열을 만들어내는 에너지가 부족하면, 정상세포가 약해지기 시작하고 식게 됩니다. 그리 되면 나중에 가서는 비정상세포가 되겠죠. 그걸 기형적으로 변했다고 해서 기형세포라고도 합니다. 어쨌든 암이라는 놈은 정상적이지 않은 놈을 이야기하는 거죠. 그러니 암이라는 이름에 뒤로 자빠져서 무서워하지 말아라 이겁니다. 비정상적인 세포니까 지금부터 정상화시키면 되겠죠.

방금 전에 심장에는 다른 장기에 비해 암이 없다고 했죠. 왜 없느냐? 거기가 제일 뜨거워서 그렇습니다. 우리의 몸 어딘가가 식게 되면 뻣뻣해지고 아프기 시작합니다. 그때는 뜨겁게 한다거나 해서 온기를 공급해주면 금방 풀립니다. 온기가 들어가면 부드러워져서 여기 있던 에너지가 그쪽으로 공급이 되면서 묵은 기운이 빠져 나가게 되는 겁니다. 이렇게 따뜻해야 벙벙해져서 피가 잘 공급 됩니다. 반대로 차면 오그라들게 되겠죠. 손이 시리고 얼면 굳어서 젓가락질이 안 되고, 연필 갖고 글씨를 쓸 수가 없게 되잖아요. 우리 몸 안의 장기도 그와 똑같습니다.

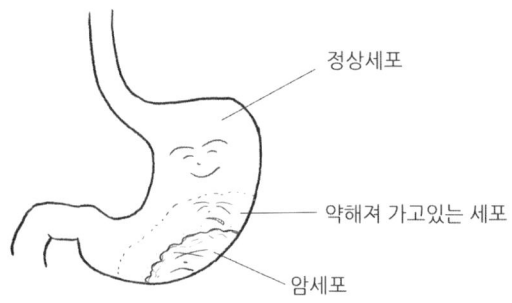

그림 비정상세포(식어서 굳은 것), 정상세포(따뜻해서 편안한 것)

그런데 그 부분이 식으면 자체적으로 에너지 공급이 되지 않는 것도 문제지만, 이미 들어와서 사용하다 남은 묵은 기운과 노폐물 이놈들도 문제예요. 이놈들이 안 빠져 나가니 새로운 기운이 들어오지 못하게 되고, 그러다 보니 그 안에서 계속 식어서 굳어져 버리는 겁니다. 식으면 오그라들게 되는데, 정상세포 입장에서 보면 오그라든 이놈이 비정상으로 바뀐 거잖아요. 처음 바뀐 이걸 초기암이라고 하는데, 그놈이 더 오래되면 될수록 2기, 3기, 4기, 말기로 넘어가겠죠. 암덩어리가 커지면 그놈만 차가워진 게 아니라 그 암세포 주변도 식게 됩니다. 그게 더 오래되면 점점 더 많은 주변의 세포들이 오그라들게 되겠죠. 그러니까 사실은 암이 커진 게 아니라 정상세포가 비정상세포로 바뀐 겁니다. 암세포는 절대 못 자라요. 그래서 보는 관점을 바꿔야 합니다. 지금 세포가 어떻게 변하고 있는가를 암세포 입장에서 보지 말고 정상세포 입장에서 봐라 그겁니다.

허열과 실열, 암 환자가 찬 걸 계속 먹게 되면

간 전체가 이만큼이라고 한다면 식어서 오그라들지 않은 여기는 아직은 정상입니다. 그러면 정상적인 이 부분을 지키는 게 중요하겠죠. 여기를 지키려면 어떻게 해야 되느냐? 간의 정상세포에게 필요한 먹거리를 넣어줘야 됩니다. 그러면 열이 만들어지게 되어서 간이 따뜻해지겠죠. 그 다음에 차가워진 세포를 어떻게 해야 되겠죠. 지금 이 간 속에 들어 있는 생명은 이 차가워진 놈을 따뜻하게 하려고 무진 애를 쓰고 있어요. 비정상적인 생명에게 어떻게든 에너지를 넣어주려고 용을 쓰고 있습니다.

여기 암세포에다 에너지를 공급해 주기 위해서는 어떻게 해야 되겠어요? 길을 열어야겠죠. 수축되고 오그라든 길을 열기 위해서는 어떻게 해야 된다고 했어요? 뜨겁게 만들어서 늘어나도록 해야 된다고 했죠. 뜨겁게 해서 늘어나게 하려면 더 많은 열이 필요합니다. 이 열을 생산할 때 여기 암세포 주변에만 열이 만들어지는 것이 아니라 몸 전체에서 열이 만들어집니다. 전체에서 열이 생산되니 체표의 온도가 올라가겠죠. 그것을 허열(虛熱)이라고 해요. 그래서 허열이 생길 때 맥을 보면 맥이 급하고 빨리 뜁니다.

 심장에서 만들어지는 실제 열, 정상적인 열은 실열(實熱)이라고 부르고, 차가워진 몸을 따뜻하게 회복시키기 위해서 심장이 격렬하게 박동할 때 만들어지는 열은 허열이라고 합니다. 열이라고 하는 것은 사방으로 흩어지는 속성을 갖고 있다고 했죠. 그렇기 때문에 여기에서 나는 열이 암세포를 따뜻하게 데우는 데도 쓰이지만 몸의 다른 쪽으로도 퍼져 나가기도 합니다. 몸 밖으로 열이 발산되면서 땀이 나는 것은 그 때문입니다.

 덥고 땀도 나니까 뭣도 모르는 사람들은 열을 식히려고 에어컨을 틀거나 찬물을 먹게 되는데, 찬물이 냉기잖아요. 그러면 내 생명력은 이 찬물을 데우려고 암세포 쪽으로 보내던 열을 찬물을 데우는 쪽으로 쓰게 됩니다. 그렇게 되면 열을 뺏기게 되는 겁니다. 계속 에어컨 바람 쐬고 냉수 먹고 하면 열을 계속 빼앗기게 되고, 그런 악순환이 반복되니까 여기 정상세포들도 더 식게 되겠죠. 그래서 초기에 이 암세포를 발견했다면 일단은 무조건 몸을 따뜻하게 하면서 여기에 에너지를 공급하는 것이 중요하다는 겁니다.

암세포를 정상화시키려면, 암 치료에 대한 제도권 의학의 허구를 알아야 한다

 간을 튼튼하게 하고 열을 공급하는 것이 무슨 맛이라고 했어요?
 (신맛)

신맛이나 고소한맛이라고 했는데, 그 신맛을 간 속으로 잘 들어가게 하려면 거기 생명작용이 원활해야 되겠죠. 그러자면 심포 삼초 생명력을 강화시켜야 되는데 그때는 떫은맛을 먹어야 됩니다. 그래서 일단 간암인 사람은 무조건 신맛과 떫은맛을 먹습니다. 그리고 간암이 생긴 사람은 거의 금극목 해서 현맥이 나오니까, 화극금을 시켜주면 좋겠죠. 그래서 쓴맛을 추가하면 더욱 좋습니다.

또 신장암, 방광암, 자궁암, 난소암 등은 석맥이 나오거든요. 그때는 짠맛과 떫은맛을 먹으면 됩니다. 미역국이나 된장국 그리고 김치찌개나 젓갈 같은 건 다 짠맛이잖아요. 석맥이 나오는 사람은 짭짜름해야 그것이 더 맛있다고 그럽니다. 그런 맛을 먹어서 에너지를 넣어주면 힘이 생기거든요. 힘이 생겨야 여기 비정상세포에다가 생명력을 넣어줄 것 아닙니까. 정상세포에서 이런 허약해지고 차가워지는 과정을 겪어서 여기 암세포까지 왔잖아요. 그러면 여기 식어서 생긴 암세포가 정상화되려면 어떻게 해야 되겠어요? 암세포를 도려내면 되겠어요?

자, 봐요. 기존의 의학은 가령 간암이 있다 그러면 암세포를 제거하기 위해서 그 주변을 이만큼 도려내죠. 그러면 고쳐졌느냐? 일단 암 덩어리는 제거됐으니까 보기에는 시원하죠. 그런데 그렇게 하면 문제가 생깁니다. 암세포는 그 부분이 식어서 생긴 거잖아요. 이 간세포 전체가 튼튼했으면 암세포가 안 생겼겠죠. 그런데 간 자체도 허약해진 데다가 암이 생긴 부분은 더 약해졌던 겁니다. 그래서 고친답시고 더 약한 부분을 잘라내는 게 지금의 수술입니다. 잘라내고 나면 그 곳을 꿰매어서 아물게 해야 되잖아요. 그러면 아물게 하는 일은 누가 해야 돼요?

(자기가요.)

여기가 간이라고 한다면 간이 해야 되고, 위장이라고 하면 위장이 해야 되잖아요. 그러니까 힘이 약해져서 고생하던 놈을 또 칼로 잘랐으니까 여기에 문제가 더 생기게 되는 겁니다. 딱쟁이가 지면서 다 아물었다고 허약했던 부분이 회복이 됐느냐? 허약한 기운이 건강한 기운으로 바뀌었느냐? 안 바뀌었죠. 어떤 사람은 그렇게 말해요. 위암 수술을 받아서 건강하게 살았다. 그런 사람 많죠? 하지만 그런 사람은 수술을 안 해도 되는 사람이었어요.

그러니까 진짜 위험한 사람은 손도 안 대고, 살만한 놈만 골라서 칼질을 하는 겁니다. 그리고 암세포 주변을 칼로 잘라낼 때 나머지 정상세포들도 엄청난 데미지를 받거든요. 그렇지 않겠어요? 칼로 쓱쓱 잘라서 떼어내 봐요. 엄청난 충격을 받을 것 아닙니까. 칼이 지나간 자리는 거죽부터 해서 모든 게 끊어지니까요.

곡식자루를 쓰게 된 계기, 암세포에 열을 가하게 되면, 자연의 원리 공부를 해야 되는 이유

암세포는 식어서 굳은 세포입니다. 실제 만져보면 딱딱해요. 그러면 거기에 필요한 에너지를 계속 넣어주고, 그 부위를 계속 따뜻하게 해줘야 됩니다. 곡식 주머니를 체질이나 맥에 맞춰서 만들어 사용하면 좋습니다. 만일 간이 안 좋다고 한다면 보리나 팥을 넣으면 목기가 나오죠. 그 목기를 넣어주면 간이 힘을 더 얻게 됩니다. 그런데 간암인데 현미를 집어넣으면 금극목을 하게 되겠죠. 현미를 넣은 자루에서는 강력한 금기가 나오니까요.

처음에 우리 회원 중 한 분이 한번 써보라고 해서 곡식 자루를 갖다 주더라구요. 현미가 몸에 맞아서 계속 써왔던 분이라서, 현미 자루를 만들어서 갖다 주길래 그놈을 데워서 써봤는데 잠을 못 자겠더라구요. 그래서 다른 사람은 좋다는데, 왜 나는 눈이 뻑뻑해지고 목이 따갑고 잠을 못 잘까? 가만히 보니까 그게 현미 때문이더라구요. 그래서 이튿날 그걸 다 쏟아내고, 거꾸로 거기에다 보리쌀하고 콩을 각각 1kg을 넣었어요. 그러니 눈도 편안하고 잠도 잘 오는 겁니다. 그래서 '아! 바로 이거다. 우주의 질서대로, 체질대로 만들어야 되겠다' 싶어서 제가 지난 10년 동안 곡식자루를 만장 이상 만들었어요. 30장씩 가져가는 사람도 있고, 10장씩 가져가는 사람도 있어요. 식구마다 다 만든 집도 있습니다.

그래서 신장암이라고 한다면 골고루에다가 짜고 떫은 걸 더 먹고, 간암이라고 한다면 골고루에다가 시고 떫은 걸 더 먹고, 대장암이라고 하면 골고루에다가 매운맛과 떫은맛을 더 먹고. 그렇게 오늘도 먹고 내일도 먹고 계속 먹으면 당연히 좋아지겠죠. 사실은 이게 무슨 어려운 일이 아니라 매일 밥을 먹고 반찬을 먹는 거잖아요.

먹으면 에너지가 들어가서 처음에는 그 에너지가 암세포의 껍데기를 녹입니다. 껍데기를 부드럽고 따뜻하고 벙벙하게 만들어요. 처음이니까 바짝 오그라든 놈이 펴지는데 시간이 많이 걸리겠죠. 이게 무슨 하수구 막힌 걸 '뚫어 뚫어' 하는 게 아니잖아요. 그러니까 시간이 무지 걸립니다. 하지만 사람들은 그걸 못 참아요. '빨리 좀 치료가 됐으면 좋겠는데' 하고 생각들을 하지만 그렇게 안 되어 있잖아요. 내 몸 안에서 암세포가 만들어지는데 상당한 시간이 걸렸는데 그게 한 번에 되겠어요?

열을 가해서 껍데기가 벙벙해지고 에너지가 들어가기 시작하면 이놈이 꿈질꿈질 하게 됩니다. 그러면 아파요, 안 아파요? 굉장히 아프죠. 그놈을 갖고 사진을 찍으면, 가령 냉동실에 있던 걸 밖에 꺼내 놓아서 녹게 되면 커져요, 작아져요?

(커져요.)

이 암세포라는 놈도 커지겠어요, 안 커지겠어요?

(커져요.)

커지고 늘어납니다. 그런데 이건 오그라들었던 놈이 풀리는 과정에서 나타나는 현상이지, 실제로는 커진 게 아닙니다. 이렇게 풀릴 때 사진을 찍으면 암이 더 커졌다고 해요. 사진 찍어 보니까 뿌옇게 더 커졌다 그러면 이 강의 안 들은 사람들은 기겁을 합니다. 그래서 몇 달 동안 간신히 부드럽게 만들어 놓은 거기에 칼을 대기도 하는 겁니다. 그런데 당연히 커져야 맞지, 안 커지고 어떻게 녹습니까? 엿을 냉동실에서 꺼내어 부뚜막에 올려놓았는데 그놈이 아직도 딱딱하다면 안 녹은 거잖아요. 그런데 분명한 사실은 이놈이 열을 받으면 녹는다는 겁니다. 녹으면 크기가 조금씩 커지게 됩니다. 그것이 자연의 이치입니다.

에너지를 공급하는데 있어서 녹으면 녹아서 커진 만큼 유리한 환경이 만들어지게 됩니다. 그건 병이 낫는 과정에서 나타나는 현상인데, 사진 찍어서 커졌다고 해도 이곳에서 공부한 사람들은 왜 커진지 알아요. 그런데 주변 사람들이나 가족들이 공부를 안했잖아요. '거 무슨 소리냐? 더 커지기 전에 잘라야 된다'고 설레발쳐서 결국엔 배를 갈라서 떼 내고 만다니까요. 실컷 열심히 해놓고 마지막에 한방에 가는 겁니다. 그러면 거기까지가 인연이구나 하고 마는 거죠. 거기까지만 우리 힘이 미칠 수 있고 나머지는 어쩔 수 없어요.

서양의학의 맹점, 암이 창궐하는 원인, 매운맛이 나쁠 이유가 없다

서양의 의학은 물질을 사진으로 찍어서 살펴보는 데는 뛰어납니다. 그런데 사진으로는 힘이 있다 없다 하는 것이 안 나오죠. 거기에 비해 우리는 맥을 통해 장부의 힘이 허약하다 실하다 하는 것을 알 수 있어요. 그렇다면 현재 의학을 니꺼 내꺼 가리지 말고 통합적으로 다 써버리자 그겁니다. 그런데 서양의학은 전기 나가는 순간 꽝이 되더라구요. 사진도 찍을 수 없고 수술도 할 수 없으니까. 병원의 메인 전원의 스위치가 내려오는 순간 게임이 끝나 버립니다. 할 수 있는 일이 하나도 없어요. 그러나 우리는 다르죠. 우리가 쓰는 법방은 전기 문명과는 무관합니다. 아프면 부엌에 있는 조미료나 바늘을 갖고도 맥을 조절할 수가 있습니다. 서양의학에서처럼 거창하게 비싼 의료기기 같은 게 필요가 없습니다.

아무튼 우리는 암 덩어리가 크든 작든 이것은 허약해서 생긴 것이고, 딱딱하게 오그라든 거는 차가워서 생긴 거니까, 따뜻하게 하고 실하게 하면 됩니다. 실하게 하는 방법은 일단 먹어야 되겠죠. 먹지 않고는 실하게 할 재간이 없습니다. 그리고 식어서 생긴 것은 따뜻하게 하지 않고는 답이 없습니다. 환자들은 절대로 찬 음식이나, 찬 물을 먹으면 안 돼요. 따뜻한 국을 먹고, 찌개를 먹고, 탕을 먹어야 됩니다. 실제 우리가 따뜻한 국을 먹고, 숭늉을 먹고, 찌개를 먹고 할 때에는 암이 지금처럼 많지 않았어요. 못 살고 가난하게 살았을 때도 뱃속을 항상 따뜻하게 했기 때문에 암이 지금처럼 창궐하지 않았습니다.

여름철엔 모공이 다 열리잖아요. 그러면 땀이 잘 나고 열이 금방금방 빠져나가게 됩니다. 그래서 고기 같은 걸 먹고 나서 찬물을 먹으면, 갑자기 뱃속이 차가워져서 잘 체하게 돼요. 그 때문에, 어른들이 여름철에 개고기 같은 것 먹고 나서 찬물 먹으면 뱃속에 벌레 생긴다고 했던 겁니다. 우리가 어렸을 때 개장국 먹고 땀 뻘뻘 흘리는데 뜨거운 물 먹고 싶겠어요? 찬물 벌컥벌컥 먹고 싶지. 그런데 어른들이 벌레 생긴다는데, 1년에 몇 번 먹지도 못하는 고기를 먹는데 어떻게 찬물을 먹습니까? 그러니까 뜨거운 물을 후후 불면서 홀짝홀짝 마시는 거죠. 따뜻한 물이 들어가니까 소화가 잘 돼요, 안 돼요?

(잘 돼요.)

과학적 용어로 하면 미생물 발효가 잘 되어서 소화도 잘 됩니다. 뱃속의 미생물이 뭡니까? 소화 효소 이런 것들이죠. 그게 과학입니다. 제가 동양 과학으로 설명한다고 했죠. 그 동안 우리가 쭉 서양 과학으로만 이야기를 해 왔으니까 그걸 버리자는 게 아니라 잠시 접어놓고, 동양 과학으로 우리 몸에서 일어나는 일들을 한번 해석해 보자 그겁니다.

그래서 간담에 암이 생겼을 때는 골고루에다가 시고 떫은걸 더 먹고, 신장암, 방광암, 골수암, 자궁암 이쪽 동네에서 생긴 건 맥이 석맥이 나오니까 골고루에다가 짜고 떫은걸 더 먹고, 폐암, 대장암, 직장암, 피부암 이런 건 골고루에다가 맵고 떫은걸 더 먹어야 됩니다. 그러면 매운맛이 나쁜 거냐? 안 나빠요. 겉절이가 왜 나빠요? 후추, 겨자, 와사비 이런 거 있죠. 양파, 마늘, 생강, 쪽파 이런 게 왜 나쁩니까? 매운 게 필요한 사람들은 칼국수집이나 설렁탕집에 가면 다데기를 좀 더 넣어서 먹어야 맛있고, 기운이 더 납니다. 그게 매운맛이거든요. 그런데 매운맛이 인체에 해롭다고 말해요. 그래서 저는 그게 나쁘다고 말하는 사람들이 정신이 잘못된 게 아닌가, 그렇게 보는 거죠.

그렇지만 현맥이 나와서 간이 안 좋은 사람은 매운 걸 먹으면 금극목이 더 되니까 대신에 신맛을 먹어야 되겠죠. 그러니까 매운 걸 먹지 말라는 말이 무조건 틀렸다가 아니라, 폐대장이 허약해서 모맥이 나오는 사람들은 매운맛, 얼큰한맛을 먹으면 맛도 있고 기운도 생긴다는 겁니다.

그리고 예를 들어 그 사람 체질이 금수형이면 젊어서는 매운 게 별로 거든요. 그러다가 나이를 먹어서 오십 대로 넘어가면 이제는 인생의 가을이잖아요. 이때는 금기가 소진되어서 저절로 매운 게 땡깁니다. 저도 예전에는 청양고추 하나를 딱 깨물면 혀가 다 굳고 딸꾹질이 바로 나오는 통에 난리가 났었어요. 그런데 지금은 하나 먹으면 굉장히 매운데 속은 시원해요. (웃음) 얼얼하면서도 '하나 더 줘봐' 하면서 지금은 두 개도 먹고 그럽니다. 그런데 젊었을 때에는 어림도 없었어요. 깨물면 바로 간경맥과 담경맥 쪽을 스트레칭 해서 내가 확보한 힘을 그 쪽으로 이끌어서 당기면 됩니다.

그래서 12경락을 자극하는 운동도 한번 해보자는 겁니다. 나중에 격변이 와서 살아남았다 하더라도 몸이 찌뿌둥 하면 이런 것 하면서 세월아 네월아 보내야 할 것 아닙니까. 정말로 격변이 오면 세상 다 날아가고 없을 테니까 집에서 하루 종일 뭐하겠습니까? 징그러워서 매일 하늘만 쳐다 볼 수도 없고. 그때가 되면 이런 것 하면서 살아남은 사람들을 잘 이끌어주고 해야 되겠죠. 그러면서 우리가 갖고 있는 지식과 문명을 잘 간직했다가 다음 세대에게 연결시켜 주는 역할을 해야 됩니다.

암을 좋게 하는 호흡법, 올바른 호흡법과 태을주 공부, 맥에 따라 호흡을 해야 한다

그러면 영양하고 운동한 다음에 뭘 하느냐? 숨을 쉬어야 되잖아요. 인영이 크면 들숨을 길게 하고, 촌구가 크면 낼숨을 길게 합니다. 시간이 많으니까 한번 해보자구요. 엉덩이를 의자 등받이 쪽으로 쑥 집어넣어 보세요. 그리고 등은 기대도 상관없는데 가급적 처음에는 약간 띄우는 게 좋습니다. 등받이에서 척추를 띄워야만 몸통이 자유로워집니다. 자기 갈빗대를 만져 보세요. 이렇게. 그리고 손을 이렇게 들어보세요. 갈빗대를 듭니다. 그러면 이게 늘어나는 것이 느껴지지요?

(네)

그러면 내쉬면서 후... 그리고 몸통을 다시 듭니다. 몸통을 들고 멈췄다가 내쉬면서 몸통을 내립니다. 천천히, 천천히... 갈비뼈가 내려가는 만큼 숨이 나가는 겁니다. 다시 천천히 들어보시고. 내쉬고... 자, 바꾸시고. 가급적 천천히 들어야 됩니다. 멈췄다가 천천히 갈빗대를 내립니다. 내리는 만큼 숨이 나가는 거죠. 다시 한 번만 더 들숨. 조금 빨리

숟가락 놔야 했습니다.

그리고 위장암, 비장암, 십이지장암, 췌장암, 유방암 있죠? 여기는 골고루에다 달고 떫은맛. '심장에는 암이 없으니까 쓴 거 안 먹어도 되겠네요' 하고 생각할 수 있지만 금수형들, 심장 약한 사람들은 쓴 걸 달고 살아야 돼요. 제가 지금 강의하면서 좋은 것 먹는 줄 알지만 이게 커피입니다. 쓴맛이죠. 말을 많이 하다 보면 화기(火氣)가 딸려서 말이 빨라지게 됩니다. 그리고 화기가 약해지면 화극금이 안 되고 오히려 금극목을 하니까 간담이 피곤해지게 돼요. 그러면 목이 쉬고 갈라지니까 말하다가 괜히 욕도 더 나오게 됩니다. 그런데 금기를 다스려 가면서 강의를 하면 점잖은 말이 나오고, 욕이 안 나오죠.

우주를 먹고 마음을 먹는 민족, 갑상선암, 칼 갖고 암을 고친다는 서양의학의 허구

암은 어쨌든 섭생을 잘 해야 됩니다. 그러면 먹기만 하면 되느냐? 조금만 되죠. 그래도 첫 번째는 영양을 해야 됩니다. 그리고 먹을 때도 적당히 먹어야 돼요. 한번에 많이 먹으면 손해입니다. 조금 덜 먹은 것 같다 할 정도에서 멈출 수 있어야 됩니다. 우리 청원이나 태연이 같은 경우는 없어서 못 먹을 때니까 많이 먹어도 돼. 왜냐하면 힘을 기르고 힘을 유지해야 되는 나이니까. 저 나이 때는 병 고치기 위해 먹는 게 아니라 힘을 기르고 유지하는 차원에서 먹는 거잖아요. 그런데 오십 넘어가는 사람들은 힘을 기를 일이 없겠죠. 그때는 힘을 관리해야 됩니다. 그런데 지금 사람들은 그걸 몰라요.

사실 우리 민족은 못 먹는 게 없어요. 지렁이, 뱀, 개구리, 굼벵이까지 다 먹잖아요. 우리 민족만큼 온갖 것을 다 먹을 수 있는 장부를 가진 놈 있으면 나와 보라고 해요. 우리한테 있는 것만으로도 부족해서 알래

스카 가서 엘크 잡아서 뿔 수입해 오고, 동남아 가서 뱀 다 잡아먹고 그러잖아요. 그러니까 우주의 모든 기운을 먹을 수 있는 우리 민족의 소화 능력은 대단한 거죠. 먹다먹다 다 먹어서 이제는 더 먹을 게 없어요. 그래서 마지막으로 뭘 먹습니까? 우주를 먹잖아요. 하늘을, 마음을 먹습니다. 내가 우주를 한 번에 들이킨다 하면서 들숨으로 우주를 먹어요. 그리고는 날숨으로 토해 냅니다. 마음으로 세상 모든 걸 먹어치워요. 그래서 세상 뭐 먹기에 달렸다고 그랬어요?

(마음먹기)

세상사 마음먹기에 달려있다 그러죠. 우리나라 사람들은 그 정도로 대단한 능력자들입니다. 내 말이 아니라 우리 할머니 할아버지들이 쓰시던 말이잖아요. 이런 공부하는 것도 마음먹기에 달려 있습니다. 실천하는 것도 마음먹기에 달려 있고. 그래서 먼저 마음을 제대로 먹어보자는 겁니다. 그것도 아주 다부지게. 알았어요?

(예)

어떤 성인은 일심 가진 자가 모든 걸 해낸다고 하셨습니다. 그 일심(一心)이란 게 뭡니까? 거두절미하고, 집중된 마음이 바로 일심이죠. 정리정돈이 된 마음. 아무튼 암은 오늘부로 다 된 겁니다. 못 고치는 암이 있다면, 이런 암은 어떻게 고치면 되느냐고 물어 보세요. 생명력, 상화에도 암이 있습니다. 임파선 종양 같은 건 상화에서 생기는 암이죠. 갑상선도 호르몬 분비계통이잖아요. 갑상선암은 맥을 보면 보통 모맥이나 석맥이 나옵니다. 몸에 짠 게 많이 부족하면 갑상선이 식게 되어서 호르몬 조절 능력이 현격히 떨어지게 됩니다. 그래서 암세포가 생기는 겁니다.

그런데 그놈을 가서 자른다고 그래요. 예방하는 차원에서 갑상선을 제거하는 놈도 있어요. 그런 무지막지한 짓을 아무렇지도 않게 하는 걸 보면 말문이 막힙니다. 그러면 눈병 예방하려면 뭘 하면 되 알을 빼면 됩니까? 그렇게 하면 안 된다는 거죠. 얼마 전만 들이 아기 낳고나면 맹장 같은 건 서비스로 잘라줬어요. 맹 다고 하면서 배 가른 김에 하나 떼자고 그랬습니다. 대한민국 들에서 그런 얼척없는 짓들이 숱하게 저질러졌어요.

암 치료에 운동이 필요한 이유, 도인술

자, 그러면 두 번째로 뭘 해야 되느냐? 운동을 해야 됩니다. 그러면 간경맥과 담경맥이 지나가는 부위를 튼튼하게 하자는 거죠. 고관절운동도 그 중 하나입니다. 목운동이나 습니다. 목과 발과 고관절을 이렇게 돌려요. 저도 처음엔 이 안 돌아갔어요. 그런데 계속 연습을 하니까 고관절 여기에 고 시큰시큰 하던 것들이 다 해결이 되었어요.

움직이면 열이 만들어지죠. 섭취한다는 건 열을 만들 수 확보하는 겁니다. 확보된 열량을 내 몸 필요한 곳에 공급을 데 그걸 잘 가게 해주는 게 운동입니다. 신장암, 방광암, 궁암이 있다고 하면 여지없이 허리가 아파요. 그러면 골고 더 먹고 발목 운동, 장딴지 운동, 허리 운동을 해야 되겠죠.

앉아서 이렇게 해보세요. 다리 모양을 잘 잡아서 이렇게 쭉 땡기면 장딴지 이 부분이 땡겨 집니다. 이 몸을 어떻게 따라 각 경락을 움직여서 에너지가 필요한 곳으로 가게 할 확보된 에너지를 경맥을 타고 보내는 겁니다. 그것을 기운을 으로 이끌어서 당긴다는 의미에서 도인술(導引術)이라고 보고 석맥인 사람은 신장경과 방광경 쪽으로 기운을 이끌어 현맥인 사람은 기본 운동 다 끝나고 마지막에 5분 정도 시

내려 보세요. 다시 한번 올리고. 천천히. 조금 빨리 내리고. 자, 이제 코로만 합니다. 손 빼고. 멈췄다가 내쉬고. 다시 한 번만 더. 자, 견갑골 붙이기 들숨. 뒤에 견갑골을 붙이고. 견갑골을 들어서 내쉬고. 후...

자, 설명을 듣습니다. 도인술 가르치는 곳에 가면 손으로 이렇게 하잖아요. 그거 다 웃기는 짜장이고 다 소용없는 겁니다. 그건 몸이 뭔지도 모르고 하는 소리들이에요. 호흡은 일단은 무조건 허파로 하는 거죠. 공기가 허파로 들어가지, 위장 뚫고 십이지장 뚫고 저 단전까지 안 갑니다. 호흡을 해서 호흡문이 열리면, 몸통을 쭉 빼서 갈비뼈를 최대한 들어 올립니다. 그건 하늘을 마시는 겁니다. 손을 내리는 것이 아니라 몸통을, 갈비뼈를 내립니다. 그러면 조절하기가 쉽겠죠?

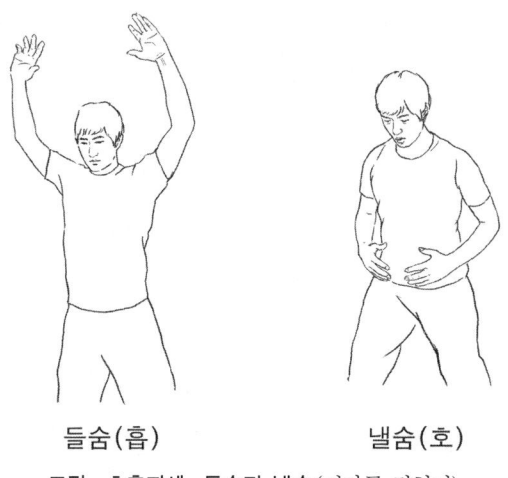

들숨(흡)　　　　　　낼숨(호)
그림　호흡자세, 들숨과 낼숨(견갑골 젖히기)

이렇게 팔을 올리면서 몸통을 들어 올리세요. 천천히 더 들이 마시고. 나중에 멈춘 상태에서 이놈을 이렇게 제낍니다. 한참을 있을 수가 있어요. 그리고 견갑골을 풉니다. 그리고 내쉬고. 후... 올라갈 때 천천히 해서 견갑골을 뒤로 제낍니다. 견갑골을 딱 붙이면 손에 힘이 하나도 안 들어가요. 한번 해보세요. 자, 들숨. 쭉 해서 견갑골을 딱 붙이고. 그리고는 멈추세요. 딱 제껴져요. 자, 그 상태에서 견갑골을 약간 풀고. 후…

인영맥이 큰 사람은, 천천히 들숨을 길게 하면서 갈비뼈와 몸통을 천천히 열면 폐의 용량이 극대화 됩니다. 폐를 최대한도로 늘리는 연습을 해야 나중에 무슨 문제가 생길 때 호흡량을 극대화 시킬 수가 있어요. 만약에 우리가 공기가 탁한 곳에 왔다 그러면 깨끗한 쪽에서 숨을 길게 들이쉰 후에 멈춘 상태에서 한참 가야 되잖아요. 그리고 그 지역을 벗어나서 천천히 내쉬어야 되는데, 그건 생각이나 의식으로 하는 게 아니라 몸이 하는 겁니다. 그 몸이 온전할 때만 의식이 살아남거든요. 몸이 온전해져야 그 의식을 상승시킬 수가 있고, 그 의식을 끌고 갈 수도 있습니다. 하늘의 이치가 우리 몸을 그렇게 만들어 놨어요.

어떤 성인은 말법 시대가 오면 낼숨을 길게 하라고 가르쳤어요. '오는 잠 적게 자고 태을주를 많이 읽어라.' 그런 주문 수행은 낼숨을 길게 오래하는 것이거든요. 그런데 낼숨을 오래할 수 있으려면 촌구맥을 크게 만들어 놓아야 되겠죠. 그런데 그 이야기는 없이 덮어놓고 낼숨을 오래 하니까 인영맥만 커져 버린 거죠. 제가 볼 때는 중간에 뭘 빼먹었어요.

그래서 갈비뼈를 드는 겁니다. 이 갈빗대 안에 허파가 있잖아요. 기마자세를 해도 되고, 약간 오므려도 되고, 자기가 편안하게 천천히 요렇게 해서 후… 갈비뼈가 다 내려오게. 그렇게 하면 중(中)이 되죠. 천천히 열 번만 하면 대장간에서 풀무질하듯이. 풀무질을 하면 불이 세져요, 안 세져요? 세지잖아요. 그걸 열 번만 하면 겨울철에 감기 들어오려고 할 때도 다 떨어져 나갑니다. 실제로 우리가 운동을 조금 한 다음에 자세를 편안하게 해서 호흡을 열 번만 하면 온 몸에서 땀이 납니다. 그만

숟가락 놔야 했습니다.

그리고 위장암, 비장암, 십이지장암, 췌장암, 유방암 있죠? 여기는 골고루에다 달고 떫은맛. '심장에는 암이 없으니까 쓴 거 안 먹어도 되겠네요' 하고 생각할 수 있지만 금수형들, 심장 약한 사람들은 쓴 걸 달고 살아야 돼요. 제가 지금 강의하면서 좋은 것 먹는 줄 알지만 이게 커피입니다. 쓴맛이죠. 말을 많이 하다 보면 화기(火氣)가 딸려서 말이 빨라지게 됩니다. 그리고 화기가 약해지면 화극금이 안 되고 오히려 금극목을 하니까 간담이 피곤해지게 돼요. 그러면 목이 쉬고 갈라지니까 말하다가 괜히 욕도 더 나오게 됩니다. 그런데 금기를 다스려 가면서 강의를 하면 점잖은 말이 나오고, 욕이 안 나오죠.

우주를 먹고 마음을 먹는 민족, 갑상선암, 칼 갖고 암을 고친다는 서양 의학의 허구

암은 어쨌든 섭생을 잘 해야 됩니다. 그러면 먹기만 하면 되느냐? 조금만 되죠. 그래도 첫 번째는 영양을 해야 됩니다. 그리고 먹을 때도 적당히 먹어야 돼요. 한번에 많이 먹으면 손해입니다. 조금 덜 먹은 것 같다 할 정도에서 멈출 수 있어야 됩니다. 우리 청원이나 태연이 같은 경우는 없어서 못 먹을 때니까 많이 먹어도 돼. 왜냐하면 힘을 기르고 힘을 유지해야 되는 나이니까. 저 나이 때는 병 고치기 위해 먹는 게 아니라 힘을 기르고 유지하는 차원에서 먹는 거잖아요. 그런데 오십 넘어가는 사람들은 힘을 기를 일이 없겠죠. 그때는 힘을 관리해야 됩니다. 그런데 지금 사람들은 그걸 몰라요.

사실 우리 민족은 못 먹는 게 없어요. 지렁이, 뱀, 개구리, 굼벵이까지 다 먹잖아요. 우리 민족만큼 온갖 것을 다 먹을 수 있는 장부를 가진 놈 있으면 나와 보라고 해요. 우리한테 있는 것만으로도 부족해서 알래

스카 가서 엘크 잡아서 뿔 수입해 오고, 동남아 가서 뱀 다 잡아먹고 그러잖아요. 그러니까 우주의 모든 기운을 먹을 수 있는 우리 민족의 소화 능력은 대단한 거죠. 먹다먹다 다 먹어서 이제는 더 먹을 게 없어요. 그래서 마지막으로 뭘 먹습니까? 우주를 먹잖아요. 하늘을, 마음을 먹습니다. 내가 우주를 한 번에 들이킨다 하면서 들숨으로 우주를 먹어요. 그리고는 날숨으로 토해 냅니다. 마음으로 세상 모든 걸 먹어치워요. 그래서 세상 뭐 먹기에 달렸다고 그랬어요?

(마음먹기)

세상사 마음먹기에 달려있다 그러죠. 우리나라 사람들은 그 정도로 대단한 능력자들입니다. 내 말이 아니라 우리 할머니 할아버지들이 쓰시던 말이잖아요. 이런 공부하는 것도 마음먹기에 달려 있습니다. 실천하는 것도 마음먹기에 달려 있고. 그래서 먼저 마음을 제대로 먹어보자는 겁니다. 그것도 아주 다부지게. 알았어요?

(예)

어떤 성인은 일심 가진 자가 모든 걸 해낸다고 하셨습니다. 그 일심(一心)이란 게 뭡니까? 거두절미하고, 집중된 마음이 바로 일심이죠. 정리정돈이 된 마음. 아무튼 암은 오늘부로 다 된 겁니다. 못 고치는 암이 있다면, 이런 암은 어떻게 고치면 되느냐고 물어 보세요. 생명력, 상화에도 암이 있습니다. 임파선 종양 같은 건 상화에서 생기는 암이죠. 갑상선도 호르몬 분비계통이잖아요. 갑상선암은 맥을 보면 보통 모맥이나 석맥이 나옵니다. 몸에 짠 게 많이 부족하면 갑상선이 식게 되어서 호르몬 조절 능력이 현격히 떨어지게 됩니다. 그래서 암세포가 생기는 겁니다.

그런데 그놈을 가서 자른다고 그래요. 예방하는 차원에서 갑상선을 제거하는 놈도 있어요. 그런 무지막지한 짓을 아무렇지도 않게 하는 걸 보면 말문이 막힙니다. 그러면 눈병 예방하려면 뭘 하면 되겠어요? 눈알을 빼면 됩니까? 그렇게 하면 안 된다는 거죠. 얼마 전만 해도 엄마들이 아기 낳고나면 맹장 같은 건 서비스로 잘라줬어요. 맹장염 예방한다고 하면서 배 가른 김에 하나 떼자고 그랬습니다. 대한민국의 각 병원들에서 그런 얼척없는 짓들이 숱하게 저질러졌어요.

암 치료에 운동이 필요한 이유, 도인술

자, 그러면 두 번째로 뭘 해야 되느냐? 운동을 해야 됩니다. 간암이다 그러면 간경맥과 담경맥이 지나가는 부위를 튼튼하게 하는 운동을 하자는 거죠. 고관절운동도 그 중 하나입니다. 목운동이나 발운동도 좋습니다. 목과 발과 고관절을 이렇게 돌려요. 저도 처음엔 이게 뻣뻣해서 안 돌아갔어요. 그런데 계속 연습을 하니까 고관절 여기에 뚜둑뚜둑 하고 시큰시큰 하던 것들이 다 해결이 되었어요.

움직이면 열이 만들어지죠. 섭취한다는 건 열을 만들 수 있는 열량을 확보하는 겁니다. 확보된 열량을 내 몸 필요한 곳에 공급을 해줘야 되는데 그걸 잘 가게 해주는 게 운동입니다. 신장암, 방광암, 생식기암, 자궁암이 있다고 하면 여지없이 허리가 아파요. 그러면 골고루에 짠맛을 더 먹고 발목 운동, 장딴지 운동, 허리 운동을 해야 되겠죠.

앉아서 이렇게 해보세요. 다리 모양을 잘 잡아서 이렇게 턱을 들고 쭉 땡기면 장딴지 이 부분이 땡겨 집니다. 이 몸을 어떻게 움직이느냐에 따라 각 경락을 움직여서 에너지가 필요한 곳으로 가게 할 수 있어요. 확보된 에너지를 경맥을 타고 보내는 겁니다. 그것을 기운을 필요한 곳으로 이끌어서 당긴다는 의미에서 도인술(導引術)이라고 합니다. 맥을 보고 석맥인 사람은 신장경과 방광경 쪽으로 기운을 이끌어서 당기고, 현맥인 사람은 기본 운동 다 끝나고 마지막에 5분 정도 시간을 내어서 간경맥과 담경맥 쪽을 스트레칭 해서 내가 확보한 힘을 그 쪽으로 이끌어서 당기면 됩니다.

그래서 12경락을 자극하는 운동도 한번 해보자는 겁니다. 나중에 격변이 와서 살아남았다 하더라도 몸이 찌뿌둥 하면 이런 것 하면서 세월아 네월아 보내야 할 것 아닙니까. 정말로 격변이 오면 세상 다 날라가고 없을 테니까 집에서 하루 종일 뭐하겠습니까? 징그러워서 매일 하늘만 쳐다 볼 수도 없고. 그때가 되면 이런 것 하면서 살아남은 사람들을 잘 이끌어주고 해야 되겠죠. 그러면서 우리가 갖고 있는 지식과 문명을 잘 간직했다가 다음 세대에게 연결시켜 주는 역할을 해야 됩니다.

암을 좋게 하는 호흡법, 올바른 호흡법과 태을주 공부, 맥에 따라 호흡을 해야 한다

그러면 영양하고 운동한 다음에 뭘 하느냐? 숨을 쉬어야 되잖아요. 인영이 크면 들숨을 길게 하고, 촌구가 크면 냍숨을 길게 합니다. 시간이 많으니까 한번 해보자구요. 엉덩이를 의자 등받이 쪽으로 쑥 집어넣어 보세요. 그리고 등은 기대도 상관없는데 가급적 처음에는 약간 띄우는 게 좋습니다. 등받이에서 척추를 띄워야만 몸통이 자유로워집니다. 자기 갈빗대를 만져 보세요. 이렇게. 그리고 손을 이렇게 들어보세요. 갈빗대를 듭니다. 그러면 이게 늘어나는 것이 느껴지지요?

(네)

그러면 내쉬면서 후... 그리고 몸통을 다시 듭니다. 몸통을 들고 멈췄다가 내쉬면서 몸통을 내립니다. 천천히, 천천히... 갈비뼈가 내려가는 만큼 숨이 나가는 겁니다. 다시 천천히 들어보시고. 내쉬고... 자, 바꾸시고. 가급적 천천히 들어야 됩니다. 멈췄다가 천천히 갈빗대를 내립니다. 내리는 만큼 숨이 나가는 거죠. 다시 한 번만 더 들숨. 조금 빨리 내려 보세요. 다시 한번 올리고. 천천히. 조금 빨리 내리고. 자, 이제 코로만 합니다. 손 빼고. 멈췄다가 내쉬고. 다시 한 번만 더. 자, 견갑골 붙이기 들숨. 뒤에 견갑골을 붙이고. 견갑골을 들어서 내쉬고. 후…

　자, 설명을 듣습니다. 도인술 가르치는 곳에 가면 손으로 이렇게 하잖아요. 그거 다 웃기는 짜장이고 다 소용없는 겁니다. 그건 몸이 뭔지도 모르고 하는 소리들이에요. 호흡은 일단은 무조건 허파로 하는 거죠. 공기가 허파로 들어가지, 위장 뚫고 십이지장 뚫고 저 단전까지 안 갑니다. 호흡을 해서 호흡문이 열리면, 몸통을 쭉 빼서 갈비뼈를 최대한 들어 올립니다. 그건 하늘을 마시는 겁니다. 손을 내리는 것이 아니라 몸통을, 갈비뼈를 내립니다. 그러면 조절하기가 쉽겠죠?

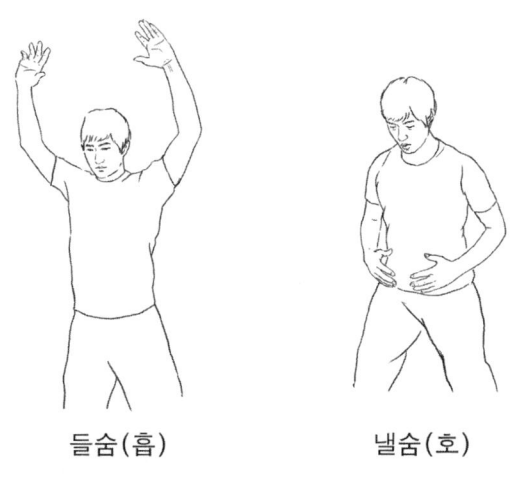

들숨(흡)　　　　　낼숨(호)
그림　호흡자세, 들숨과 낼숨(견갑골 젖히기)

　이렇게 팔을 올리면서 몸통을 들어 올리세요. 천천히 더 들이 마시고. 나중에 멈춘 상태에서 이놈을 이렇게 제낍니다. 한참을 있을 수가 있어요. 그리고 견갑골을 풉니다. 그리고 내쉬고. 후… 올라갈 때 천천히 해서 견갑골을 뒤로 제낍니다. 견갑골을 딱 붙이면 손에 힘이 하나도 안 들어가요. 한번 해보세요. 자, 들숨. 쭉 해서 견갑골을 딱 붙이고. 그리고는 멈추세요. 딱 제껴져요. 자, 그 상태에서 견갑골을 약간 풀고. 후…

인영맥이 큰 사람은, 천천히 들숨을 길게 하면서 갈비뼈와 몸통을 천천히 열면 폐의 용량이 극대화 됩니다. 폐를 최대한도로 늘리는 연습을 해야 나중에 무슨 문제가 생길 때 호흡량을 극대화 시킬 수가 있어요. 만약에 우리가 공기가 탁한 곳에 왔다 그러면 깨끗한 쪽에서 숨을 길게 들이쉰 후에 멈춘 상태에서 한참 가야 되잖아요. 그리고 그 지역을 벗어나서 천천히 내쉬어야 되는데, 그건 생각이나 의식으로 하는 게 아니라 몸이 하는 겁니다. 그 몸이 온전할 때만 의식이 살아남거든요. 몸이 온전해져야 그 의식을 상승시킬 수가 있고, 그 의식을 끌고 갈 수도 있습니다. 하늘의 이치가 우리 몸을 그렇게 만들어 놨어요.

어떤 성인은 말법 시대가 오면 낼숨을 길게 하라고 가르쳤어요. '오는 잠 적게 자고 태을주를 많이 읽어라.' 그런 주문 수행은 낼숨을 길게 오래하는 것이거든요. 그런데 낼숨을 오래할 수 있으려면 촌구맥을 크게 만들어 놓아야 되겠죠. 그런데 그 이야기는 없이 덮어놓고 낼숨을 오래 하니까 인영맥만 커져 버린 거죠. 제가 볼 때는 중간에 뭘 빼먹었어요.

그래서 갈비뼈를 드는 겁니다. 이 갈빗대 안에 허파가 있잖아요. 기마자세를 해도 되고, 약간 오므려도 되고, 자기가 편안하게 천천히 요렇게 해서 후… 갈비뼈가 다 내려오게. 그렇게 하면 중(中)이 되죠. 천천히 열 번만 하면 대장간에서 풀무질하듯이. 풀무질을 하면 불이 세져요, 안 세져요? 세지잖아요. 그걸 열 번만 하면 겨울철에 감기 들어오려고 할 때도 다 떨어져 나갑니다. 실제로 우리가 운동을 조금 한 다음에 자세를 편안하게 해서 호흡을 열 번만 하면 온 몸에서 땀이 납니다. 그만

한 열 생산을 우리 몸에서 할 수 있어요. 실제로 육체를 쓰면 세포 속에 잠재되어 있는 의식이 깨어나게 됩니다. 그래서 식어서 오그라들었던 놈도 내가 호흡을 어떻게 하느냐에 따라서 생명력을 증대시킬 수 있는 세포로 바뀔 수 있다는 겁니다.

그런데 호흡의 '호' 자도 모르는 놈들이 호흡법을 가르치고 있으니. 인영맥이 큰 놈한테 계속 뇌호흡을 하라고 하는 건 뇌에다 의식을 끌어올리라는 말이잖아요. 그러면 그 의식을 타고 기운이 머리 쪽으로 더 많이 올라와서 인영맥이 더 커지겠죠. 그렇게 인영맥을 계속 키워 놓으면 나중에 뇌혈관이 터지게 됩니다. 그러나 상대적으로 촌구맥이 큰 사람들은 그렇게 하면 훨씬 좋아지겠죠. 머리도 맑아지고 몸도 가벼워지는 것 같고. 그러니까 인영맥이 큰 사람들은 들숨을 길게, 낼숨을 짧게 하는데, 2 : 1로 해도 되고 3 : 1로 해도 되고, 나중에 연습이 되면 5 : 1 호흡도 할 수 있습니다. 50초 들이 마시고 10초 내쉬고. 그러면 열 생산량이 다섯 배로 증가하겠죠. 그건 제대로 두 번만 해도 열이 확 만들어집니다.

우리의 몸이 그렇게 멍청한 게 아니에요. 우리 몸속에 있는 세포라는 것은 고도로 집적된 정보를 집어넣을 수 있는 그릇입니다. 지금 제가 하는 이야기가 파동으로 전달되잖아요. 그 말 속에 들어있는 내용을 분석해 낼 수 있는 힘이 내 세포 속에 담겨 있습니다. 우리는 다 그런 능력자들입니다. 그러니까 우리 스스로를 우습게 보지 말자는 거죠.

체온유지, 천기에 맞춰서 살아야 한다

그래서 정상세포로 돌아가기 위해서는 첫째, 음식을 먹어야 된다. 둘째, 움직이고 운동한다. 셋째는 맥대로 호흡한다. 그리고 네 번째, 온도 조절입니다. 체온유지, 이건 굉장히 중요합니다. 인간은 온열동물이죠.

생명이 항상성을 유지하기 위해서는 늘 생명온도를 만들어내야 됩니다. 우리가 섭취한 영양분의 약 70% 정도가 체온을 만들어내는데 사용한다고 그러죠. 암세포는 세포가 차가워져서 생긴 겁니다. 그래서 몸이 차진 사람들은 따뜻하게 해야 됩니다. 극히 드문 경우지만 장부가 뜨거워져서 열이 많이 나는 사람도 있는데, 그런 사람들은 맥이 완(緩)합니다. 이런 경우에는 열을 식혀서 내려야 됩니다.

　다섯 번째, 먼저 이야기한대로 천기(天氣)를 이해해야 돼요. 올해(단기 4342년, 서기 2008년) 같은 경우는 화태과의 해이고, 내년은 토불급의 해입니다. 토불급의 해는 토기가 약간만 고생하고 화태과의 해는 심장이 무지 힘든 해입니다. 그래서 올해는 심장이 약한 사람들이 많이 죽었어요. 매년마다 기운이 변화하는 추이도 우리가 알 수 있는데 그것도 따져봐야 됩니다. 계절도 따져보고. 계절을 따지는 건 각 계절에 맞게 살도록 하기 위함입니다. 그래서 가을에는 가을에 맞게 살아야지, 봄 여름이나 한겨울처럼 살면 안 된다는 겁니다.

　가을에는 폐대장이 허약해지는데, 이때는 자연이 저절로 매운 것을 많이 만들어 주니까 매운 것을 좀 더 먹고, 겨울철에는 우주에서 수기가 많이 오니까 신장 방광이 약해지게 됩니다. 그래서 허리 아픈 사람들은 허리가 더 아플 수가 있어요. 또 머리털은 수기가 지배하니까 가을 겨울이 되면 머리털이 더 빠지잖아요. 그때 금기와 수기를 보충하면 덜 빠집니다. 그런데 지금 먹는다고 지금 바로 딱 되는 게 아니라 시간이 흘러야 됩니다. 하지만 사람들은 그렇게 생각을 안 해요. 진통제 먹듯이 딱이면 딱이어야 돼요. 진통제는 사람을 멍청하게 만드는 건데 진통제나 해열제 쓰듯이, 먹으면 즉시 효과를 봐야 된다고 생각을 합니다. 지금 사람들이 사리를 분별할 수 있는 능력이 그렇게 망가져 버렸어요.

체질분류의 중요성을 인식해야, 각각의 암과 맛의 관계, 이 공부를 하는 목적

여섯 번째는 체질분류를 할 줄 알아야 됩니다. 체질분류를 해서 이 사람은 간은 힘이 세고 비위장은 허약하다는 것을 알아야 됩니다. 그런 사람에게 목극토를 시키면 안 되겠죠. 시중에 티벳에서 온 무슨 하얀 버섯 발효시킨 것이 유행이던데, 먹어보니까 무지 시더라구요. 동충하초 비슷하게 생겼고 하얀색인데, 신맛이 나는 그게 암에 좋다고 해서 암환자한테 팔더라구요. 생각해 보니까 티벳 사람들은 그걸 간암에 썼던 건데, 암에는 다 좋을 거라고 생각해서 위장암, 대장암 걸린 사람들한테까지 먹여서 더 빨리 죽게 했던 겁니다.

우리 사촌 형님도 위암이었는데, 사실 안 죽어도 되는데 그걸 먹고 잘못되어서 죽었어요. 물론 아는 사람이 정성을 다해서 갖고 왔지만, 암에 좋다고 해도 각 장부의 기운이 다르니까 그것이 간암에 좋은 건지, 신장암에 좋은 건지, 위암에 좋은 건지 따져봐야 됩니다. 간세포하고 위장세포하고 그 질이 같겠어요? 세포의 질이 다르거든요. 똑같은 먹거리라도 생강차하고 오렌지주스가 같겠어요? 그건 분명히 다릅니다. 위장병이 있는 사람은 오렌지주스는 쳐다도 안 봐요. 그런데 식혜나 수정과 같은 단맛이나 계피차 같은 매콤한맛 있죠? 그건 잘 먹거든요. 그건 맛에 따라 각기 영양하는 장부가 달라서 그래요.

우리가 여기서 공부하는 목적은 뭐냐? 밖에 있는 이론이나 어떤 학자가 떠든 학설을 믿는 게 아니라 먼저 나를 알고, 나를 보기 위함입니다. 내가 누구냐? 현재 내가 무릎이 아픈 놈이냐, 허리가 아픈 놈이냐 그걸 따져보는 겁니다. 어떤 사람이 병원에 가면 의사가 '장이 안 좋은데요' 라고 이야기 합니다. 그러면 다니면서 '나 장이 안 좋다'라고 그대로 떠들어요. '나 장이 안 좋은데 뭐 먹어야 되나?' 하면서 다녀요. 그렇다면 간장이 안 좋다는 겁니까, 위장이 안 좋다는 겁니까, 폐대장이 안 좋다는 겁니까, 신장, 소장, 도대체가 무슨 장이 안 좋다는 거예요? 그 애긴 아무나 할 수 있죠. 소화 안 되고 배 아픈 사람보고 '장이 안 좋아요' 그런 말은 누구나 할 수 있습니다.

그런데 중생들은 그게 뭔 말인지 못 알아먹어요. '장이 안 좋대' 그러면 무슨 장이 안 좋은가 하고 생각해 내야지. 그렇게 요즘 사람들이 다 까막눈입니다. 내가 어떻게 생겨먹은지도 모르고, 저 사람이 무슨 말 하는지도 모르고, 그게 장에 좋다고 하면 무슨 장에 좋은지도 모르고, 개구리 좋다고 하면 전부 개구리 잡아먹고, 개 좋다고 하면 다 개 잡아먹고. 또 고라니 좋다니까 쫓아가서 고라니 다 잡아먹으려 들고. 매사가 그런 식입니다. 그런데 자연의 원리를 공부하면 필요한 것만 우리가 취해서 먹을 수 있으니까 낭비도 하지 않고, 자연도 황폐화시키지 않는다는 거죠. 그렇지 않겠습니까?

사실 어디에 좋다고 하면 확률적으로 5분의 1만 좋다는 것이거든요. 현미밥이 좋다고 하면 폐대장이 안 좋은 5분의 1에게는 좋아요. 보리밥이 좋다고 하면 간담이 안 좋은 사람에게는 좋죠. 그런데 위장이 안 좋은 사람은 보리밥 먹으면 계속 방귀를 뀌잖아요. 그건 보리가 목극토 했기 때문입니다. 그러니까 돌멩이 다섯 개 집어서 던지면 한 놈은 맞는 격이다 그겁니다. 5분의 1, 확률적으로 20%. 20%만 되어도 확률 좋은 겁니다.

그런데 그 쪽엔 하나도 없고 다른 쪽에만 있다고 하면 하나도 안 맞을 수가 있잖아요. 그게 돌팔이라니까요. 돌멩이 다섯 개 던져 하나 맞추는 수준. 그건 아무나 합니다. (웃음) 그건 오늘 처음 온 태연이도 한다니까요. 한 놈한테 다섯 개 던져 보세요. 뭔지는 모르지만 목화토금수 중에서 하나는 맞잖아요. 자연의 확률이 그렇게 높습니다. 그래서 암세포가 뭔지를 알고 겁내지를 말아야겠죠.

더 나빠지지 않게 할 방법도 없으면서 암을 고친다고 하는 서양의학, 암은 두려워할 필요가 없는 질병

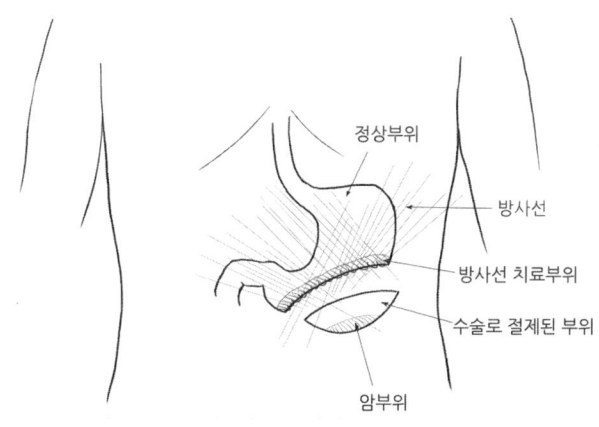

그림 서양의학이 암을 치료하는 방법

예를 들어 암세포와 맞붙어 있는 정상세포가 차가워져서 나빠지려고 합니다. 그러면 나빠지지 않게만 하면 되는데, 이 암세포 속에서 고치려고 하니까 해결책이 없는 겁니다. 서양의학에선 암을 어떻게 고칩니까? 일단 칼로 도려내는 방법을 쓰죠. 그리고 방사선을 쏴서 태워 죽이려 들죠. 또 항암제도 씁니다. 그런데 항암제가 암세포들을 죽일 정도라면 멀쩡한 정상세포는 온전하겠느냐는 겁니다. 그 지독한 암세포를 죽일 정도면 정상세포도 초토화된다고 봐야겠죠. 그러니 항암제를 먹으면 모든 정상세포들도 충격을 받아서 머리털이 다 빠지는 겁니다. 그리고 한번 봐요. 위장에 있는 암세포를 태워 죽이려고 방사선을 쏩니다. 그러면 요 암세포만 쏠 수 있나요? 우리 몸은 통으로 되어 있고 위장은 그 통 속에 있잖아요. 그러면 몸통을 방사선이 뚫고 지나가겠죠. 그래서 이 암세포를 태워 죽일 정도로 강한 방사선을 쏜다면 그게 지나간 자리는 다 아작 난다고 봐야 됩니다.

그것이 나쁘니 하지 말아라가 아니라, 이것저것 다 해도 안 되어서 그것이 마지막 희망이라면 어쩌겠어요. 해야죠. 그런데 제가 볼 때 49%가 망가지고 51%만 살아남게 된다면 그런 방법은 쓰지 말고 아까와 같은 자연섭생법을 쓰는 편이 낫다 그 얘깁니다. 그리고 요 상태에서 암세포 요놈이 더 이상 커지지만 않으면 안 죽습니다. 그렇지 않습니까? 지금보다 더 악화되지만 않는다면 살아가는데 전혀 지장이 없어요. 지금도 많은 암환자들이 겉보기엔 멀쩡한 모습으로 돌아다니잖아요.

그래서 가장 중요한 게 뭐냐 하면 지금보다 어떻게 하면 더 악화시키지 않게 하느냐 하는 겁니다. 그러면 지금 약해져 있는 정상세포를 어떤 방법으로 지킬 거냐? 지금 우리에겐 이런 법방이 필요하다는 거죠. 그것만 있다면 그 사람은 암으로 인해 죽지는 않습니다. 가령 간암은 간세포 전체가 약해졌는데, 여기 일부분이 조금 더 약해진 것에 불과하다는 겁니다. 그렇게 보면 암도 우리들이 볼 때는 별로 두려워 할 게 아닙니다. 사람들한테는 암세포가 다 있어요. 양말 벗어보면 무좀 다 있죠? 무좀은 발가락 세포가 죽어서 떨어져 나간 건데, 그런 것이 간에서 생기고, 신장에서 생기고, 위장에서 생긴다고 생각해 보세요. 그것이 바깥에 드러나 있으니까 별 게 아니라고 생각하지만 안에서 생기면 암이 되는 겁니다. 무좀이라는 건 발가락에 생긴 암이라 볼 수 있는데, 기존 의학적 관점에서 그걸 완전하게 고치고 예방하려면 어떻게 하면 된다고 했어요? 발가락을 다 끊어내던가, 발목을 잘라버리면 된다고 했죠? 그러니 그건 양아치 학문도 아니고 아무것도 아니라는 겁니다. 시간이 되어서 점심식사 하고 또 하겠습니다.

진법은 어떠한 과정을 거쳐서 나오는가?

질문 : 난법이 난무한 후에 진법이 나온다고 하는데, 진법은 어떻게 나오는 겁니까?

대답 : 진법은 진짜배기 법, 바른 법이라는 뜻이죠. 바른 법과 참된 법이 그냥 나오는 것이 아닙니다. 우주 자연은 그런 법을 내기 위해서 산고(産苦)를 겪습니다. 사람도 세상에 그냥 쑥 나오는 것이 아니잖아요. 저는 안 낳아봤는데 산고가 인간이 느낄 수 있는 고통 중에 가장 크다고 하잖아요. 어린 생명체 하나를 낳을 때 엄마는 엄청난 고통을 감내해내야 합니다.

그러면 그때 나오는 아기는 어느 정도의 힘을 쓸까요? 그 아기의 입장에서 한번 보자구요. 그 아기는 이 머리통을 짜부라트려서 엄마 몸속에서 나와야 돼요. 못 나오면 죽으니까, 초능력을 다 발휘해서 나와야 됩니다. 그렇게 엄마와 아기가 어마어마한 고통을 이겨내야 새로운 생명이 탄생하는 거잖아요. 그처럼 사람들로 하여금 바르게 살아가도록 하는 그 법이 나올 때 그냥 슬그머니 쉽게 나올까요? 기존의 난법 기득권 세력의 탄압이 가열차게 진행되고, 그 여파로 만인이 고통 받고 수탈당하고, 그 와중에 한 사람씩 각성하고 깨어나면서 눈이 열리고 귀가 열리면서 진법을 만들거나 만나게 될 겁니다. 이것저것 다 엉클어지고, 어지러운 법을 이것저것 다 써본 후에야 진법이 나오고 정법이 나오는 겁니다.

이것(자연의 원리)이 진법이라고는 안했어요. 이것도 난법일 수 있는 것이니까. 앞으로 우리 청원이나 태연이 준범이 같은 아이들이 이것저것 취한 후에 올바른 법을 내어서 쓸 수도 있겠죠. 그래서 앞으로 저 아이들이 세상을 밝히고 이끌어갈 때 바르게 가도록 하기 위해서 지금의 어른들이 마당을 쓸어주고 길을 닦는 역할을 잘 해야 된다는 겁니다. 어떤 성인은 난법 난도자들은 다 죽는다고 했어요. 바른 길을 찾지 못한다면 격변이 오고 추살기운이 올 때 대부분 살아남지 못할 겁니다.

똥을 잘 만들어야 된다, 똥개의 유래, 지금 사람들은 오염된 똥을 만들고 있다

똥 만들고 똥 누는 법도 모르는데 어떻게 정법을 알겠습니까? 우리는 이걸 공부하면 똥도 잘 눌 수 있어요. 일단 똥을 잘 만들어야 똥을 잘 눌 수가 있죠. 뱃속에서 묽은 똥을 만들면 설사를 할 수밖에 없을 테고, 뱃속에서 딱딱한 똥을 만들면 변비가 생깁니다. 그러면 그 똥을 누가 만들었어요? 내가 만들었잖아요. 변비 걸린 사람들은 똥 만들 줄도 모르는 것 아니냐구요. 허구한 날 설사 쫙쫙 하는 사람들은 화극금을 해서 그러는 겁니다. 화기는 확산된다고 했죠. 확 퍼져서 나가잖아요. 금기가 약하면 그런 똥이 나옵니다. 그러면 술이나 커피와 같은 쓴 것은 덜 먹고, 반대로 조이게 하고 뭉치게 하는 기운을 잘 먹으면 되겠죠.

인간이란 사실은 똥 만드는 틀이잖아요. 시골에 가면 명절 때 떡 쪄서 떡가래 빼내잖아요. 그것처럼 똥가래가 나가잖아요. (웃음) 기계가 잘못되면 가래가 잘 나와요, 안 나와요? 안 나오잖아요. 그러면 일단 쌀을 잘 쪄야 됩니다. 쌀을 잘 갈아서 잘 쪄야 떡가래가 잘 나올 것 아닙니까. 음식을 먹으면 위장에서 잘게 쪼갠 걸 소장에서 흡수한다고 했죠. 그때 열이 만들어지는데, 그런 작용이 잘 이루어지지 않게 되면 그건 똥틀이 고장 난 거라고 할 수 있죠. 그래서 우리 현성 선생님은 '똥도 못 만드는 놈들이 뭘 안다구' 그러셨어요. (웃음) 우리는 똥도 잘 만들 수 있습니다.

원래 건강한 아기들 있죠. 아기를 잘 낳으면 엄마 젖도 잘 먹고 애기도 방글방글 웃고 땡글땡글 잘 크잖아요. 그런 아기들이 엄마 젖을 먹고 똥을 쌀 때 보면 아주 이쁘게 황금색 똥이 나오잖아요. 그러면 그 똥냄새가 어때요? 향기가 납니다. 그냥 한 숟가락 떡 떠서 밥에 슥슥 비벼 먹어도 될 정도로. (웃음) 옛날엔 집에서 개를 키워놓으면 그놈들이 아기가 똥만 누면 그걸 빨리 달라고 난리를 쳤어요. 그래서 똥개라고 그랬잖아요.

그런데 지금은 개가 애기들 똥을 안 먹습니다. 아기한테 엄마 젖을 먹이지 않고 우유나 무슨 영양제 같은 이상한 것을 먹여서 키우기 때문에, 그 속에 있는 것을 다 빼내지를 못해 썩은 내가 나서 그렇거든요. 그러니까 개들도 똥냄새를 맡으면 다 도망가 버립니다. 지금 시대의 사람들 몸이 그만큼 썩었다는 얘기겠죠. 옛날에는 아기를 낳은 엄마가 가게에 가서 아이스크림, 피자, 햄버거 이런 것 안 먹었잖아요. 그러니 그만큼 옛날에는 사람의 기운이 자연과 가까웠을 것 아닙니까. 그런데 지금은 모든 사람들이 그런 걸 먹잖아요. 그러면 그만큼 자연과 멀어졌다고 봐야겠죠. 이건 부정할 수 없는 사실입니다.

그러니까 옛날 30년 전의 아기들이 누던 똥과 30년이 지난 지금 아기들이 누는 똥은 다르다는 겁니다. 그래서 우리가 죽기 전에 30년 전에 아기들이 누던 똥을 만들어 보자 그겁니다. 그 똥을 만들 수 있는 정도가 되었다고 한다면 내부적으로 그만큼 환골탈태가 이루어졌다는 걸 의미하겠죠. 체질이 바뀌었다 그 얘기입니다. 그렇게 똥을 누고 싶은 사람은 박수 한번 치고. (일동 박수) 그걸 못할 것 같아요? 변비 고치고 설사 고치는 것은 바로 되고, 좋은 똥을 만들어내는 데는 6개월에서 1년 정도 걸립니다.

똥과 오줌의 차이, 소변과 대변이라고 하는 이유, 똥구멍은 생문방

질문 : 변비는 왜 생기고, 변비를 해결하는 방법을 알고 싶습니다.
대답 : 변비에 대한 질문이 나왔는데 대답을 않고 간다면, 변비도 고칠

줄 모른다는 소리를 할까봐 말 나온 김에 하고 가자구요. (웃음) 우리가 음식물을 섭취하는데 그 중에서 피와 살이 된 놈이 있고, 몸이 되려고 노력은 했지만 되지 못한 놈이 있는데 그게 바로 똥입니다. 천지 기운이 어떤 인연에 의해서 우리 몸까지 들어왔잖아요. 그런데 우주에서는 사람 몸 되기가 그렇게 쉬운 게 아닙니다. 우리가 곡식도 먹고 나물도 먹고 하잖아요. 그 중에서 우리의 피와 살이 된다는 건 보통 인연이 아니면 안 되는 겁니다. 그러니 안 된 놈들은 안타까운 놈들이죠. (웃음)

옛날 성인들은 똥 이야기도 많이 했어요. 소식하고 똥을 잘 누면 살기가 편하고, 너무 많이 먹어서 변비에 걸리거나 뱃속에 문제가 생겨서 매일 설사나 하고 그러면 살기가 힘듭니다. 이 땅에서 살다 가신 어떤 성인은 '똥구멍은 생문방이요, 입구멍은 사문방이다' 라고 하셨더라니까요.

변비는 크게 두 가지로 나눌 수가 있습니다. 딱딱하게 뭉쳐져서 안 나가는 게 있고, 설사처럼 풀어져서 나가는 게 있어요. 어떤 학자들은 텔레비전에 나와서 '섬유질이 부족해서 변비가 생긴다, 식이섬유가 부족해서 생긴다' 해서 '시래기나 요구르트를 많이 먹어야 된다'는 등의 소리를 하는데, 사람 몸이 뭔지, 똥이 뭔지 모르니까 그런 소리를 하는 겁니다. 그러면 수세미는 섬유질 자체니까 수세미 같은 걸 갈아서 먹으면 똥을 잘 누겠네요.

그런데 그게 아니란 거죠. 똥은 우리 몸이 되려다가 만 놈이기 때문에 우리 몸 소화기관을 쫙 한번 훑고 지나간 놈입니다. 그래서 이 똥 안에는 장부의 정보가 다 입력되어 있어요. 똥이 있다면 오줌도 있죠. 그걸 대변과 소변이라고 그럽니다. 왜 대변과 소변이라고 하느냐? 이걸 잘 누면 편안해지잖아요. '똥 변(便)' 자와 '편할 편(便)' 자가 같은 글자잖아요. 똥을 잘 누면 많이 편안하다고 대변, 오줌을 잘 누면 조금 편안하잖아요. 그래서 소변이라고 하는 겁니다. (웃음) 맞아요, 틀려요?

(맞아요.)

소변은 내 몸이 됐다가, 피와 살로 되어 있다가 나간 겁니다. 오줌이라는 게 피를 거른 물이잖아요. 우리 몸은 묵은 기운인 노폐물들을 정맥에 실어서 콩팥까지 운반해 가죠. 그러면 콩팥 안 거름 장치인 사구체를 통해 잘 걸러서 쓸만한 건 취합해서 다시 쓰게 됩니다. 콩팥이 망가지면 그런 일을 못하게 되겠죠. 요즘 신부전증이다 뭐다 해서 투석하고 하는 것이 다 그 때문입니다. 내 몸이었다가 빠져 나갔기 때문에 오줌 속에는 내 몸에 대한 정보가 더 많이 들어있겠지요. 그런데 똥은 내 몸이 되려다 만 놈이라고 했죠. 그래서 내 몸에 대한 정보가 상대적으로 덜 들어있지만, 아무리 못 들어 있어도 장부의 허실 정도는 들어 있어요. 그러니까 어떤 장부가 허약하면 어떤 똥이 되느냐 하는 것을 알 수 있다는 거죠.

병겁이 올 때 죽고 사는 문제는 저항력에 달려 있다, 간이 허약할 때는 긴 작대기변을 눈다

첫 번째, 맥을 보면 현맥이 나오는 변비가 있습니다. 사람의 생사와 만병의 근원은 어디에 있다고 했어요? 육장육부의 음양 허실 한열 안에 있다고 했잖아요. 그래서 무슨 병이 나오면 무조건 목화토금수 상화 여섯 칸을 그리는 겁니다. 더는 없어요. 바이러스가 들어왔다, 냉사가 들어왔다고 하는 것도 다 허실관계이고 한열관계입니다. 우리 몸이 튼튼하면 저항력이 강해져서 외부의 감기균, 결핵균 같은 것들이 들어오지를 못합니다.

결핵균이 왜 들어왔느냐? 폐가 허약해서 들어온 거잖아요. 공기 중에는 결핵균이 항상 떠다니고 있고, 감기 바이러스가 가득 차 있잖아요.

그러니 그놈이 결핵이나 감기의 원인은 아니다 그 말입니다. 그놈은 우리가 숨 쉬거나 말거나 간에 원래 있었던 놈들이죠. 우리가 건강하면 그놈들이 몸속에 들어와도 다 죽어 버려요. 그런데 몸이 약하다면 그 사람의 몸을 숙주로 삼아서 살아버리게 돼요. 내 몸이 약해지면 내 몸은 그 자리에서 균과 바이러스의 숙주가 되어 버립니다. 그런데 정상적인 생명체는 숙주가 안 됩니다. 왜냐? 사람이 정상적인 상태일 때는 그런 균과 싸워서 이길 수 있기 때문입니다. 그러한 힘을 면역력 혹은 저항력이라고 부르는데, 앞으로 만약 병겁이 오게 된다면 여기에서 죽고 사는 문제가 결판나게 될 겁니다.

두 번째는 구맥이 나오는 변비. 이건 육장육부 중에서 심장과 소장이 허약할 때 나타나는 변비입니다. 세 번째는 홍맥이 나오는 변비인데 요건 비위장이 가장 약할 때. 또 모맥이 나오는 변비는 폐와 대장이 가장 허약하다는 걸 의미하고 다섯 번째, 석맥이 나오는 변비는 신장 방광이 가장 허약하다는 걸 의미하겠죠. 여섯 번째, 구삼맥이 나온다면 심포 삼초가 가장 허약할 것이고.

간담이 허약하여 현맥이 나온다는 건 금극목을 했다는 뜻입니다. 금기는 그 기운이 긴장시키고 우그러뜨리고 조이는 기운입니다. 그래서 금극목을 하게 되면 긴 작대기 변이 나옵니다. 금극목을 하면 간담이 약해지잖아요. 그런데 간이 근육을 지배하죠. 그러면 간이 금극목을 당하면 괄약근이 열리겠어요, 안 열리겠어요? 긴장되면 꽉 오그라들어서 안 열리겠죠. 그래서 안 열리는 괄약근을 억지로 조금만 열어서 똥을 누니 긴 작대기 변이 나오는 겁니다.

화장실에 가면 괄약근이 안 열려서 10분이고 20분이고 앉아서 낑낑거리는 사람들이 있어요. 똥이 마려운데 괄약근이 안 열려요. 그래서 인상 다 쓰면서 낑낑거리면 힘이 어디로 올라가게 됩니까? 똥구멍을 열기 위해 힘을 막 주다보면 힘이 아래로 내려가기도 하지만 위로도 올라가게 되죠. 그러다가 뇌혈관이 터져서 고혈압으로 죽기도 하는데 이 변비로는 그렇게까지는 안 됩니다. 그렇게 되는 건 다른 변비입니다. 아무튼 낑낑거리며 괄약근을 열어도 금방은 안 나오고, 좀 더 힘주다 보면 열이 아래로도 내려가게 됩니다. 그러면 괄약근 속이 뜨끈뜨끈해져서 항문이 열리게 돼요. 하지만 열려도 확 열리지는 않죠. 이렇게 좁게 열리니까 한 30센티 짜리가 쑥 빠져요. 뱀이 또아리 튼 것처럼 긴 놈이 나와서 툭 떨어지면 게임 끝입니다. 요건 똥이 팽팽해서 똥구멍에 거의 묻지를 않습니다. 그때는 현맥이니까 뭘 먹으면 돼요?

(신맛)

신맛을 먹습니다. 식초를 먹는다든지, 아니면 매실효소 담아 놓은 걸 먹는다든지, 오렌지를 갈아서 먹는다든지 하면 되겠죠. 속이 쓰리거나 말거나 똥구멍을 빨리 열어야 되니까 부드럽게 하는 신맛을 먹으면 됩니다. 요구르트를 먹으면 변비가 낫는다고 하는데 그건 요구르트에 신맛이 들어 있어서 그래요. 그걸 매일 먹으면 효과가 있다고 하잖아요. 매일 신맛을 넣어주니까 이 변비에는 그만큼 효과가 있는 겁니다. 그런데 우리는 그렇게 하지 말고 팥을 갈아서 먹는다든지 하면 금방 낫겠죠. 생식 드시는 분들은 목생식이나 목기원을 먹는다든지. 이런 변비로 고생하고 있다 그러면 그것을 조금 먹는 게 아니라 하루에 한 300알씩, 경우에 따라선 500알씩 먹어야 됩니다. 그러면 근육에 부드러운 기운이 들어가서 좌변기에 앉자마자 똥이 부드럽게 뭉글뭉글 나오게 됩니다. 그런데 너무 많이 먹어서 목극토가 되면 어디가 안 좋아져요? 위장이 안 좋아지죠. 그러면 위장이 안 좋은 똥이 나오게 되겠죠.

비위장이 허약할 때 나오는 똥, 단맛을 먹는다고 살이 찌지는 않는다

다음은 홍맥이 나올 때의 변비인데, 목기가 강해져서 목극토 하면 똥이 어떻게 나와요? 이때는 변비가 아니고 완만하고 부드럽게 나옵니다. 목기가 왕성해져서 토기를 극하면 뭉치는 기운이 없어져요. 그러면 토사변을 봅니다. 집 짓기 위해 흙반죽해 놓은 걸 던지면 철퍼덕하잖아요. 소가 철퍼덕 싼 똥 있죠? 그건 보통의 똥 모양이 아니라 부드럽고 완만하게 퍼져 버린 모양이죠. 그래서 긴장된 상태가 아니라 부드러운 상태의 변이 나옵니다. 아기들 키울 때 보면 '아이구 똥을 철퍼덕 싸 놨네' 하는데 보면 엉덩이에 다 묻는 똥이잖아요. 그게 토사변입니다. 비위장이 약하니 이때는 뭘 줘야 됩니까?

(단맛)

단맛을 줘야 되겠죠. 그래서 설사할 때 단맛을 주면 토사변이 없어집니다. 단맛에는 꿀, 설탕, 엿, 연시감, 홍시감, 곶감. 대추 등 별 게 다 있잖아요. 또 참외가 단맛, 고구마가 단맛, 연근이 단맛. 무화과 열매가 단맛이죠. 그런데 이런 단맛들 때문에 당뇨병 걸린다고 거짓말하면 안 된다는 겁니다. 단맛이 비만의 원인이 된다고 하는, 말도 안 되는 비과학적인 말을 맹신하면 안 된다는 것입니다. 단맛을 먹고 배를 따뜻하게 하면 토사변이 없어집니다.

항상 위장이 안 좋은 사람은 계속 이 똥만 누는데 거기다가 뱃속에 냉기까지 들어 있다고 하면 똥이 부드럽게 나가는 것이 아니라 퍼덕퍼덕 나갑니다. 그래서 앉아 있으면 똥이 푸드덕푸드덕 튀어서 허벅지에도 묻고, 더 세게 튀면 튄 놈이 다시 튀게 돼요. (웃음) 양변기에 다 튀게 똥을 눈다면 그건 냉기가 들어 있어서 그렇습니다. 위장이 약한데다가 배까지 차면 맥이 사나워져서 이런 푸드덕 똥을 누게 됩니다. 그런데 배를 따뜻하게 하면 흡수 능력이 커지게 되죠. 거기다가 단맛을 넣어주면,

토기는 단단하게 뭉치게 하는 기운이라고 했죠? 가령 강정을 만들 때 물엿을 섞으면 다 뭉쳐지죠?

그건 단맛이 자연적으로 뭉치게 하는 성질을 갖고 있어서 그래요. 흙처럼 단단하게 뭉치게 하는 게 토기입니다. 감을 많이 먹으면 변비 생긴다는 것이 바로 그것 때문인데, 그 뭉치게 하는 기운이 너무 강해지면 토극수를 하겠죠. 그런데 여기 봐요. 목극토를 해서 홍맥이 나오면 똥이 가늘게 나오는 것이 아니라 일단은 부드럽고 넓게 나오잖아요. 그러니까 똥이 나오는 모양도 맥대로 나오는 겁니다.

신장 방광이 약할 때 생기는 변비, 변을 볼 때 풍을 맞게 되는 변비, 배가 따뜻해야 똥을 잘 누게 된다

다음에는 석맥이 나올 때의 변비가 있습니다. 토극수를 했다 그러면 석맥이 나오죠. 이때는 똥도 석맥처럼 나옵니다. 석맥은 그 맥이 미끄럽고, 단단하고, 걸쭉하고, 바둑돌 같죠. 그러면 똥이 어떻게 되느냐 하면 안에서 돌처럼 딴딴하게 굳어지게 됩니다. 그래서 이건 굵은 작대기 모양으로 나옵니다. 굵고 딱딱하게 굳은 똥이 안 나와서 파내기도 하고 그래요. 요건 변의 굵기가 하도 굵어서 한참 있어도 안 나옵니다. 방뎅이가 이렇게 있고, 똥구멍이 이렇게 있다고 하면. (웃음) 똥구멍은 요만한데 그게 벌어져서 이렇게 나와요. 그러면 똥구멍이 찢어지게 되겠죠. 찢어질 정도로 똥이 굵고 딱딱해진 것이죠.

석맥 나오는 사람들의 똥은 팔뚝만해서 어떤 사람들은 그걸 한참 쳐다보기도 하고 그래요. 쳐다보면 어이가 없어지죠. 어떻게 저 큰 놈이 내 똥구멍을 통해서 나왔냐? 내 똥구멍이 저렇게 넓냐는 거죠. 양변기 물 내리면 이놈이 내려가다가 턱 걸리기도 해요. 그러면 막대기로 깨고 나서 물을 내려야 내려갑니다. 이놈(현맥 변비)은 가늘고 긴 놈이라서 쑥 빨려 들어가요. 그런데 석맥 변비 이놈은 두꺼워서 양변기에 걸리기도 합니다. 그래서 어떤 집에 가면 변기 옆에 막대기 하나 놔두기도 해요. 똥 깨려고. (웃음)

　노인분들은 수기(水氣)가 약하잖아요. 그리고 인영맥이 크면 힘을 줄 때 기운이 방광경을 타고 올라가죠. 인영맥이 큰 할아버지들 새벽에 일어나서 있는 힘, 없는 힘 줘가며 용변을 보시잖아요. 얼굴이 벌겋게 될 정도로 힘을 써야 똥이 나올 거 아닙니까? 그 굵은 놈이 여기를 뚫고 나오려면 보통 힘 갖고 되겠어요? 그런 똥 안 눈 척 하지 마세요. 여기 다 눠 봤어요. 나도 눠 봤구. (웃음) 그러면 이놈이 나갈 때 방광경 타고 위로 기운이 올라오잖아요. 그러다가 똥을 누게 되면 안에서 힘이 퍽 꺼지죠? 그렇게 용변을 다 보시고 일어날 때 천천히 잘 일어나야 됩니다. 이렇게 쭈그리고 앉아 있다가 갑자기 일어서게 되면 혈압이 확 올라와서 앞으로 고꾸라질 수가 있어요. 기운이 올라오면 인영맥이 더 커져서 머리 안의 실핏줄 같은 게 터질 수도 있습니다. 그러면 풍 맞아서 뇌출혈로 돌아가셨다고 그래요. 다른 변은 안 그런데 이 변비일 때 그렇게 될 수가 있습니다. 노인분들은 이 석맥 변비가 굉장히 많습니다.

　어떤 할머니가 기초반 할 때 오셨어요. 그때는 이런 맥 이야기를 안 하고 '신방광이 허약하면 굵은 작대기변이 나옵니다. 그래서 이때는 짠 것 드셔야 됩니다' 이런 이야기만 하고 말아요. 그런데 그 할머니가 이 강의를 듣더니 자기도 모르게 벌떡 일어나서 하는 말이, 자기가 20년째 그 변비를 앓는다고 그래요. 자식을 여덟을 낳았는데 막내 낳기보다 더 힘들대요. 막혀서 안 나오니까 이 아래 골반이 빠지는 것 같다고도 하고. 할아버지가 살아 계실 땐 할아버지가 파주기도 하고, 무슨 약을 먹어도 그때뿐이고. 변비약을 먹으면 다른 장기가 막 쓰리기도 하니까 똥 눌 생각만 하면 뭘 드실 때 겁이 난다고 하는 겁니다.

그리고 아랫배나 엉덩이가 차가우면 똥이 잘 안 나갑니다. 따뜻해야 잘 나가죠. 애기들 따뜻하게 키우면 똥 눌 때 보면 좋아가지고 방글방글 거리면서 똥을 누잖아요. 쾌변이거든요. 똥을 잘 눠 봐요. 천국이 따로 없습니다. (웃음) 쾌변을 누면요, 온 몸이 쫙 풀리면서 12경맥으로 기운이 쫙 돕니다. 그런데 12경맥이 막혀서 변비가 심해지면 똥 누는 게 고통스러워지죠. 오죽하면 잘만 누면 크게 편안해진다 해서 대변이라고 했겠냐구요. 우리 몸을 그렇게 만들어야 되겠죠. 오줌만 잘 눠도 시원하다고 하는데 똥을 잘 눠 봐요. 똥 누는 게 지옥이고 고통이면 안 된다 그거죠. 그건 병이에요.

이런 변비는 왕소금을 티스푼으로 한 수저씩 먹어서는 어림도 없고, 밥숟가락으로 고봉으로 떠먹어야 됩니다. 생식 먹고 하루에 세 숟가락, 아침, 점심, 저녁으로 먹어 봐요. 그러면 일주일 안에 얼추 다 해결이 됩니다. 30년 된 것도 열흘 정도만 이렇게 먹으면 변비가 풀립니다. 반찬으로는 콩자반, 김, 미역, 다시마, 된장, 간장 이런 게 다 짠맛입니다.

홍맥이 나와서 토사변이 나올 때는 설탕이나 엿이나 꿀물과 같은 위장을 영양하는 것을 먹되, 소식(小食)을 해야 됩니다. 배고프면 배고픈 게 없어질 만큼만 먹어야 돼요. 위장에서 소화를 다 못 시킬 정도로 자꾸 집어넣으면 위장이 고단해집니다. 거기다가 똥이 푸드덕하면 따뜻한 걸 먹어야 돼요. 하지만 단맛을 너무 많이 먹으면 똥이 뻑뻑해져서 굵은 작대기 똥이 생깁니다. 어느 정도 먹었다 생각이 들면 그만 먹든지, 확 줄이든지 하면서 조절을 해야 되는데, 좋으니까 계속 먹죠? 그러니까 똥구멍이 막히는 거죠. 한 쪽만 일방적으로 섭취를 했기 때문에 기운들 간의 균형과 질서가 깨지는 겁니다.

염소똥 변비, 쓴맛이 땡기는 체질, 좋은 약이란?

다음은 구맥 변비. 짠 걸 계속 먹어서 수기가 너무 왕성하면 수극화를 해서 심장이 막 뛰게 됩니다. 수극화를 하면 구맥이 나오죠. 그러면 우리는 또 구맥 나온 걸 고치면 됩니다. 심장이 안 좋아서 구맥 나오는 사람들은 염소똥 같은 똥이 나옵니다. 애기들은 짠 걸 많이 먹이면 금방 그렇게 될 수 있습니다. 아기들은 금방 설사를 멎게 할 수도 있고, 금방 다른 것이 나타나게 할 수도 있어요. 수극화를 해서 심장이 힘들고 하면 똥이 갈라지고 금이 가게 돼요. 그러다가 이놈이 더 수극화를 해서 화기가 더 약해지면 갈라지고 금 가는 게 더 확실한 모양이 나옵니다. 거기에다 수극화를 더하면 염소똥처럼 생긴 놈이 나와요.

애기들은 '앙' 하고 울면 콩알만한 것이 하나 나오고, '앙' 하고 '엄마 나 죽어' 하면 또 하나 나오고 이럽니다. '힘 좀 줘봐' 해서 힘주면 뭐 하나 똑 떨어지는 게 있어요. 똥이 길게 나와야 되는데 똑똑 떨어져서 나옵니다. 모든 게 맥의 작용이니까 똥도 맥대로 나온다 그 얘기죠. 이 염소똥 변비는 쓴맛을 먹으면 없어집니다. 그래서 우리는 아기들한테도 커피를 주고 하거든요. 최우성 선생 딸내미가 있는데 나도 그런 아이는 처음 보았어요.

(다영이는 금수형이에요.)

어쩐지 처음 왔을 때부터 쓴 것을 잘 먹는다 그랬어요. 엄마도 작년에 요법사 공부하고, 본인도 요법사 공부하고, 두 내외가 같이 하니까 얼마나 좋습니까. 다영이는 커피 알갱이 굵은 것 있잖아요. 그걸 밥공기 같은데 떠주면 그냥 먹거든요. 울다가도 그것만 보면 울음을 그칩니다. 그게 쓴 게 필요해서 그런 겁니다. 그런데 보기제인 커피를 계속 주면 인영맥이 커지게 되겠죠. 그러면 다른 쓴맛으로 바꿔 줘야 됩니다. 커피 먹는 게 신기하다고 해서 계속 주면 안 됩니다. 영지라든가 커피는 쓴맛이면서도 보기성이 강해요. 특히 영지는 일반 식품이 아니고 특용작물이 잖아요. 그리고 녹차 같은 씁쓰무리한 것은 보중제라 먹으면 편안하게 만들죠.

저는 전 시간에는 커피를 마셨고, 지금 마시는 것은 일엽차라는 겁니다. 잎사귀 하나 담궈 놓으면 서너 번씩 우려먹어도 되는 건데 굉장히 써요. 저한테는 이게 맛있죠. 일엽차를 마시면서 강의를 하면 인영맥이 안 올라가서 말이 빨라지지가 않아요. 하지만 커피를 마시면서 강의하면, 끝날 때쯤이면 인영맥도 커지고 말이 빨라집니다. 그건 냴숨을 계속 하고 심장이 빨리 뛰니까 그래요. 달리기 전력 질주한 사람보고 말 시키면 말 할 수 있어요, 없어요? 심장이 혀를 지배하잖아요. 심장이 빠르게 뛰면 혀가 통제가 안 됩니다. 그래서 심장이 힘들고 맥박이 빨라지면 말이 빨라지게 됩니다. 그렇기 때문에 일엽차를 마시면서 쓴맛을 보충해 주는 겁니다.

그래서 염소똥 변비일 때는 쓴맛을 먹습니다. 그러면 쓴맛에는 어떤 것들이 있느냐? 수수가 있고 씀바귀는 굉장히 쓰죠. 또 쑥, 취나물, 더덕, 도라지, 치커리, 민들레 이런 것도 굉장히 쓴 것들입니다. 또 케일도 있고. 쓴 것 중에 좋은 게 굉장히 많아요. 한약재도 쓴맛 나는 한약재가 많고. 공자님은 자기가 먹어보니까 쓴 것이 좋아서 좋은 약은 입에 쓰다는 말을 했던 것 같습니다. 그런데 그것은 심장이 약한 사람한테만 해당되는 것이지, 대장이 약한 사람은 쓴 것을 주면 싫다고 합니다. 한약 갖다 주면 잘 먹는 애들이 있고, 도망가는 애들이 있잖아요. 똑같은 쓴맛인데 나한테 필요한 것이냐, 아니냐에 따라 달라진다 그 얘기죠.

동양에선 옳으면 다 공자님 말씀이라고 하잖아요. 그런데 그게 아니에요. 공자님 말씀이라도 틀린 게 있습니다. 그러면 바꿔야 된다는 거죠. 우리는 어떻게 바꾸느냐? 간담이 허약한 사람은 입에 신맛이 좋고,

심소장이 허약한 사람은 입에 쓴맛이 좋고, 비위장이 허약한 사람은 입에 단맛이 좋고 또 폐대장이 허약한 사람은 매운맛이 좋고, 신방광이 허약한 사람은 입에 짠맛이 좋다로 바꿔야 돼요.

매운맛 중에선 계피나 생강이나 건강(생강 말린 것) 같은 건 한약재로 많이 쓰죠. 그리고 율무라든지, 마늘이라든지, 파라든지 또 후추, 겨자, 와사비 중에서 자기가 뭘 넣어야 더 맛있는가 하는 것을 따져봐야 됩니다. 서양 사람들은 매운 것 때문에 전쟁도 벌이고 했잖아요. 향신료는 대개 매운맛이죠. 인도에 매운 게 많이 나잖아요. 인도를 차지해서 향신료만 확보하면 그때 당시엔 떼돈 버는 거였어요. 그 다음엔 신장 방광이 허약한 사람은 짭짜름해야 몸에 좋습니다. 바다에서 나는 해초류는 일단 다 짜다고 보면 됩니다. 또 심포 삼초가 안 좋은 사람은 입에 떫은 것, 떨떠름한 것, 생내 나는 것, 아린맛이 좋다 라고 해야겠지요.

물똥 싸는 걸 고치려면, 맛이 뭔지 모르는 요즘 사람들

또 쓴 것을 먹으라고 했더니 어떤 사람은 술을 먹고 또 커피를 마셔도 블랙으로 먹고 하는데, 그렇게 하면 화기가 더 항진됩니다. 더군다나 심소장이 실하고 금수가 약한 사람들이 쓴 것을 지나치게 먹으면, 무조건 화극금을 해서 맥이 굵고 넓고 솜처럼 확 퍼지게 되겠죠. 그러면 항문의 근육을 조여주고 긴장시키는 금기가 무력화되어 설사 같은 수사변을 보게 됩니다. 물처럼 나오는 똥 있잖아요. 대장의 잡아당기는 힘이 약해져서 체내로 수분흡수를 못하니까 그런 똥을 누게 되는 겁니다. 이때는 배도 아프고 똥도 참을 수가 없어서 화장실로 막 달려가다 보면 설사도 하고 그럽니다.

똥에 우유처럼 뭉글뭉글한 거품 같은 게 나온다고 하면 무조건 수사변으로 봐야 됩니다. 이때는 어떻게 해야 되느냐? 매운 것을 줘야 되는데 애기들은 보통 고추장 같은 매운 것을 잘 못 먹죠. 그러면 현미를 갈아서 먹인다든지 율무를 조금 갈아서 먹이면 됩니다. 금기운이 있는 걸 갈아서 물이나 요구르트에 타서 따뜻하게 해서 주면 잘 먹어요.

그리고 김치나 떡볶이 같은 것들을 잘 먹는 애들이 있죠. 대장의 힘이 약하면 떡볶이 같은 매운 것을 좋아합니다. 떡볶이에서 떡을 건져내면 다 뭐겠어요? 고추장이잖아요. 그래서 떡볶이 장사가 잘 되게 하려면 어떻게 해야 돼요? 매콤하게 해야 됩니다. 매운탕 집이 잘 되어서 유명해지게 하려면 맵게 해야 됩니다. 좌우지간 최고로 맵게 해야 사람들이 많이 모여들어요. 그런데 싱겁게 하는 불닭집이나 떡볶이집, 매운탕집을 내 봐요. 장사가 되겠어요, 안되겠어요? 장사 조지는 겁니다.

지금 사람들이 맛이 뭔지를 모르고 있어요. 맛이 있다고 할 때의 맛이 뭐냐 하면 자두는 신맛이 있어야 맛이 있고, 오렌지주스도 시어야 맛이 있는 겁니다. 커피나 씀바귀는 쓴맛이 있어야 맛이 있고, 참외나 감은 단맛이 있어야 맛있다고 하는 거죠. 그리고 마늘이나 생강, 고추는 매운맛이 있어야 맛있다고 하고, 다시마나 간장, 소금은 짠맛이 있어야 맛이 있다고 할 수 있습니다. 그런데 사람마다 입맛이 서로 다르기 때문에 자신의 입맛에 맞게 맛있게 먹으면 되는 겁니다. 그렇게 하면 저절로 기운이 생기고 각 장부가 튼튼해져서 변비나 설사도 없어집니다. 여기서 맛은 누가 만들었어요? 하늘과 땅의 기운, 즉 천지기운이 만들었죠. 물과 땅거름, 햇빛과 공기 이런 것들이 모든 먹거리의 색깔과 향기와 맛을 만들어낸 겁니다.

주기론과 주리론의 차이, 리(理)보다는 기(氣)가 먼저였다, 똥에도 격이 있다

우주 자연에는 기(氣)와 리(理)가 있습니다. 우주에는 천지기운이 있는데 그 기운이 이치라는 짜임새의 틀 속으로 들어가서 만물을 지어냅니다. 그 틀이라는 건 씨 안에 들어있는 잠재성, 가능태, 유전정보 등을 의미합니다. 가령 참외씨라고 하면 그 참외씨의 유전자는 수수만년 동안 참외만 만들어 왔어요. 참외 입장에서 보면 참외가 존재할 수 있는 원천은 천기(天氣)와 지기(地氣) 밖에 없습니다. 그 천기와 지기가 참외씨를 통과하면서 단맛이라는 성질을 띠게 되는 거죠.

그 성품이, 성(性)이 뭘 만드느냐 하면 바로 질(質)을 만듭니다. 그래서 질의 조상도 결국은 기(氣)입니다. 기가 그 씨의 유전정보의 판을, 그 틀을 지나가기 때문입니다. 동양 사람들의 유전정보 속에 들어 있는 짜임새, 구조와 서양 사람들의 유전정보 속에 들어 있는 짜임새, 구조가 같지는 않겠죠. 그래서 그 사람들은 낯짝이 하얗고 우리는 누렇습니다. 뼈 길이도 다르죠. 그건 각기 다른 유전자 정보가 들어 있는 그 틀에 기가 들어가서 각기 다른 모습을 찍어내기 때문입니다.

이런 이치를 궁구한 것이 바로 성리학(性理學)이죠. 성리학에는 주기론과 주리론이 있는데, 기론(氣論)을 이야기했던 사람들이 결국 밀렸잖아요. '사람은 그 기운이 중요하다'고 한 것이 주기론(主氣論)이고, '사람은 원래 씨가 달랐다. 양반 종자와 상놈 종자는 다르다'고 한 것이 주리론(主理論)이었죠. 그 당시 헤게모니를 쥐고 있던 사람들이 양반가 사람들 아닙니까? 그래서 그 사람들은 자기네 기득권을 유지하기 위해서 주리론을 주장할 수밖에 없었던 겁니다.

그러면 참외씨가 먼저냐, 하늘이 먼저냐? 하늘이 먼저고 땅이 먼저입니다. 천지기운이 먼저다 그 얘기죠. 그래서 태초에 기(氣)가 먼저 있고, 그 기가 리(理)라는 짜임새를 통해서 성(性)을 결정하고, 기는 계속해서 성이라는 밭에 농사를 지어서 질(質)이 만들어지는 겁니다. 그리고 질은 기(氣)의 청탁(淸濁)과 후박(厚薄)에 의해서 품(品)을 빚어내게 됩니다. 사람으로 치면 성품, 인품이 되고, 물건으로 치면 품질이 되는 겁니다. 격(格) 따지는 건 나중 일입니다.

사람도 먼저 인성(人性)이 어떻고, 인품(人品)이 어떻고, 기질(氣質)이 어떻고, 성질(性質)머리가 어떠한가 하는 것을 따지잖아요. 산골에서 사는 사람들의 기의 바탕과 평야에서 사는 사람들의 기의 바탕은 다릅니다. 유목민들 기질과 농경지대에 사는 사람들 기질이 다른데, 그건 사막과 들판이 갖고 있는 하늘과 땅의 기운이 각기 달라서 그런 겁니다. 여기서의 품(品)은 크기, 무게, 깊이를 의미하는데 그 품의 귀천(貴賤)에 의해서 격(格)이 결정됩니다. 그래서 결국에 가선 모든 물건은 격을 갖게 되는 겁니다.

우리는 인격 이전에 인성이 바로 되어야 되고, 인품이 바로 서야 됩니다. 사람의 인격이나 품성을 따지며 뚫고 들어갔던 것이 5백 년 동안 내려온 조선의 성리학이거든요. 그 성리학의 세계에 들어가 보면 엄청난 이야기들이 있습니다. 흔히 격물치지(格物致知)라고 하는데, 지금 제가 말하는 기(氣)→이(理)⇒성(性)→질(質)→품(品)→격(格)⇒물(物) 여기까지를 이해하고 깨닫게 되면 격물치지가 되는 겁니다. 똥도 사물 중 하나니까 똥에도 격이 있겠죠. 육장육부의 허실에 의해서 변비냐 아니냐를 따지는 게 바로 똥의 격을 따지는 것 아닙니까. 어떤 기운의 작용에 의해서 어떤 모양새의 똥이 나오느냐? 그래서 이걸 알면 사물의 본질을 한눈에 살펴볼 수 있는 안목이 길러집니다.

여러분들 중 몇몇 분한테는 이런 이야기들이 아직까진 어려울 수 있겠지만 맥을 바르게 하고, 정기신을 건강하게 하면서, 천천히 그리고 꾸준히 공부한다면 알게 되어 있습니다. 강의에 결석만 하지 말고 꾸준히 오시면, 적어도 자기 몸에 대해서는 도통해서 스스로 자기 병을 고칠 수 있는 사람이 되도록 제가 여러분들을 계속 가르칠 겁니다.

공(空)과 색(色), 정수리 탈모가 된 경우, 맛만 조절해도 음식의 기운이 바뀐다

금기는 매운맛인데 율무와 현미가 금기가 강력합니다. 그렇기 때문에 토형이나 금형이 현미밥을 먹으면 뱃속이 뻑뻑해집니다. 그런데 설사를 한다든지, 위장이나 대장이 안 좋다든지 또는 목화형인 사람은 현미밥이 들어가면 뱃속이 편안하고 든든해져요. 그래서 화토형인 윤 선생 같은 경우는 현미밥이 좋겠지요. 그리고 윤 선생은 여기(정수리)가 탈모가 됐잖아요. 그건 신장 방광이 안 좋아서 그런 겁니다. 거기는 방광경이 정통으로 지나가거든요. 그러면 안 봐도 '저 사람은 과거에 쓴맛인 술이나 커피 같은 것을 좋아 했겠구나' 하고 생각할 수 있습니다. 쓴 것을 좋아 하면 수극화가 안 되고 반대로 화기가 넘쳐나서 화극금을 하게 됩니다. 그래서 폐대장과 신장 방광이 약한 사람들은 골고루에 매운맛과 짠맛을 더 먹어야 되는 겁니다. '짜게 먹어라'가 아닙니다. 또 '맵게 먹어라'가 아니고 짠맛과 매운맛을 자기 입맛에 맞게 '맛있게 먹어라'는 겁니다.

비빔밥을 먹을 때 고추장을 잔뜩 넣어서 '맵게 먹어라'가 아니라, 밥에다가 고추장을 반 숟가락만 더 넣으면 이미 매워진 겁니다. 매운맛 안에서도 그 강도가 천층만층이 있잖아요. 콩나물국을 끓여서 그냥 먹으면 밋밋하고 싱거워 터져서 맛이 없는데, 거기다가 고춧가루를 티스푼으로 한 숟가락만 넣어도 매운맛이 된 겁니다. 어떤 사람은 그것도 싱겁다고 해요. 그러면 고춧가루를 더 넣어야 되겠죠. 밥숟가락으로 고봉으로 하나 더 넣어야 얼큰해져서 맛있다는 사람도 있잖아요. 그게 매운맛을 자신에게 맞게 최선으로 조절하는 거죠. 매운 기운을 넣어서 콩나물국의 질을 바꾸는 겁니다.

천지기운이 고추씨의 유전정보의 짜임새인 리(理)로 들어와 그 이치의 작용을 통해서 매운맛이 만들어 지잖아요. 얼마만큼 기운이 들어왔느냐에 따라 그 매운맛의 성질이 천층만층이고 그 물건의 품격이 달라집니다. 이렇게 모든 먹거리들은 그 성질이 품성으로서 존재합니다. 드러난 세상도 품성으로서 존재합니다. 드러난 세상과 드러나지 않은 세상이 있잖아요. 그걸 불교에서는 공과 색으로 이야기했던 겁니다. 공은 없는 게 아닙니다. 그러면 공(空)은 뭐고 색(色)은 뭐냐? 다 똑같은 말인데 표현을 달리한 거지요. 맛이 색의 세계 아닙니까. 그런데 그 밭에 고추씨를 뿌려서 농사짓기 이전에는 매운맛이 없었습니다. 그러니 거기 비어 있는 밭은 애초에는 공(空)으로서 존재했는데, 어떤 인연에 따라서 천지 기운의 법력이 고추씨에 응결하여, 그 씨가 가지고 있던 유전정보의 짜임새를 통해 천지기운의 합덕(合德)으로 소우주인 고추씨 속에 내재했던 도력(道力)으로 싹이 나고, 꽃이 피고, 열매를 맺어 매운맛을 내더라 그겁니다.

 그렇게 드러난 세계를 색계(色界)라 하고, 드러나기 이전의 텅 비어 있는 밭인 상태를 공(空)의 세계라고 하는 거죠. 내년에 태어날 아이들도 현재는 세상에 드러나지 않았잖아요. 그걸 아이들 입장에서 보면 공이라고 합니다. 사람이 태어나기 이전과, 삶을 유지(현상계)하다가 죽은 후에 가는 사후의 세계가 있잖아요. 우리 윤 선생은 마흔이에요?

 (네)

 그럼 42년 전에는 어디에 있었냐는 거예요. 41년 전에는 엄마 뱃속에 있었고, 42년 전에는 없었다고 말하면 안 되죠. 다만 아직 현상계에 드러나지 않았을 뿐, 이 광대한 우주 어딘가에 있었죠. 그런데 그것이 어떤 인연을 타고 드러나기 시작한 겁니다. 엄마 아빠가 결혼하게 되면서 내가 만들어질 수 있는 상황이 조성되고, 그러면서 내가 태어나게 된 겁니다. 그게 색계고 현상계다 그 얘깁니다. 그러다가 그 사람이 백 년을 살고 우주로 돌아갔다고 칩시다. 그렇다고 해서 우주 입장에서 보면 아주 없어진 게 아닙니다. 단지 공의 세계로 간 거죠. 그러니까 숨어 버렸어요. 출과 몰이니 출몰(出沒) 관계죠. 나타나고 사라졌다는 말입니다. 그래서 공(空)은 '없다' 라는 뜻의 무(無)로 해석하면 안 된다는 겁니다. 색즉시공 공즉시색이죠.

그러니까 우리가 살다가 죽어도 완전히 끝나는 게 아니죠. 왜? 내가 한 말들이 남아 있고 내가 뿌린 씨가 남아 있어요. 말을 한마디도 안했어도 내가 숨을 들이마셨다가 뱉어낸 것이 남아 있죠. 그것이 선업이든 악업이든 우주에 업(業)으로써 작용합니다. 그것을 부처님이 이야기했건 말았건, 우주는 본래 그렇게 되어 있었다는 겁니다. 부처님은 그 이치를 깨달아서 말했을 뿐이지, 부처님이 인과 법칙을 만든 건 아니죠.

구삼맥 변비(후중), 변비 종합

변비 중에는 심포 삼초 생명력이 허약할 때 나오는 변비가 있어요. 생명력이 약할 때, 육장육부의 균형이 깨질 때는 후중이 생깁니다. 후중(後重)이 뭐냐? 변을 보고 나서도 뒤가 무겁다는 뜻입니다. 후중은 한의학 용어인데 이때는 똥을 실처럼 눠요. 실처럼 가늘게, 찔끔찔끔 누는 거죠. 좌우지간 똥구멍이 찢어지거나 말거나 시원하게 나오면 좋은데, 이놈은 똥구멍이 긴장해서 괄약근이 열릴까 말까 해서 삐직 삐직, 찔끔 찔끔 나오는 겁니다. 한 20분 앉아 있어도 나온 똥이 요만큼도 안 돼요. 그래서 속이 항상 찝찝하고 무겁습니다. 외출하려고 해도 안에 남아 있잖아요. 그러면 화장실에 가야 되는지, 말아야 되는지 고민이 되는 거예요.

지하철역이나 버스 정류장에 가면 화장실부터 찾게 되지만 가서 앉아 있으면 변은 안 나오고 방귀만 나옵니다. 그럴 때 있죠? 상태가 안 좋고 균형이 안 맞을 때 무력증이 생겨서 화장실에 자주 가야 되는 변비가 후중입니다. 그래서 이때는 골고루에다 떫은맛에다가 현재 체질에 맞는 맛을 먹습니다. 예를 들어 위장이 안 좋다 그러면 골고루, 떫은맛에다가 단 것을 추가하고, 신장 방광이 약하면 골고루에다가 떫은 것을 먹고 짠 것도 추가합니다.

그래서 딱딱해서 똥이 안 나가는 변비가 세 개, 똥이 풀어져서 묽게 나가는 것이 세 개가 있습니다. 육장육부에서 음양 관계니까 그렇습니다. 딱딱해서 낑낑대고 힘을 써야 나오는 것이 현맥, 구맥, 석맥인데 이것 세 개로 인한 변비는 똥 누기가 무지 힘들어요. 반면 홍맥, 모맥, 구삼맥 변비는 상대적으로 화기와 목기가 강해서 생기기 때문에 누기가 편합니다. 변비는 이 여섯 개 밖에 없습니다.

표 변비의 종류

장부	맥	모양	색	영양하는 맛
木(간담)	弦脈	긴 작대기변	청색	신맛, 고소한맛
火(심소)	鉤脈	염소똥변	적색	쓴맛
土(비위)	洪脈	토사변(흙반죽처럼)	황색	단맛
金(폐대)	毛脈	수사변(우유, 물처럼)	백색	매운맛, 비린맛
水(신방)	石脈	굵은 작대기변	흑색	짠맛
相火(심포삼초)	鉤三脈	실처럼 가늘게, 찔끔찔끔(후중)	희끗희끗 얼룩얼룩	떫은맛

우리 몸 안의 생명력은 이런 것(똥)으로 먼저 육장육부의 정보를 알려주고 있습니다. 내 몸을 가장 먼저 살펴본 놈이 누구냐 하면 내 뱃속을 지나간 놈이잖아요. 우리가 먹은 음식물이 장부를 훑고 지나가면서 만들어낸 결과물이 똥이에요. 그래서 똥을 보면 내 몸에 대한 정보를 알

수 있습니다. 전에 미국의 닉슨 대통령이 중국에 핑퐁 외교하러 갔을 때, 자기가 눈 똥을 다 받아서 다시 미국으로 가져갔다는 말이 있어요. 국가원수에 대한 정보를 중국에 분석 당할까 봐 똥오줌을 다 받아서 다시 미국으로 가져갔다는 거잖아요.

건강한 변(쾌변), 변의 색과 건강

그런데 육장육부의 균형이 잡힌 건강한 사람이 누는 똥이 있어요. 너무 굵거나 가늘지 않은 똥입니다. 그건 화장실에 가서 앉으면 1~2분 안에 바로 나옵니다. 쾌변입니다. 근육이 따끈따끈해서 조금만 힘을 줘도 편안하게 바로 쑥 나갑니다. 색으로 따지면 황금색 똥입니다. 이 똥은 몸 안에서 영양분을 다 빨아냈기 때문에 어른이 눠도 냄새가 고약하지 않아요. 그건 굵거나 가늘지도 않고, 묽거나 물똥도 아니고 그렇다고 염소똥 변비도 아니고, 석맥의 굵은 작대기 변도 아닌 황금색의 또아리가 황홀하고 시원하게 나오는 똥입니다. 그래서 누고 나면 '어이 시원하다' 하면서 나옵니다.

그리고 완전한 똥은 양변기에 둥둥 뜹니다. 둥둥 뜨는 건 뭐냐 하면 똥 속에 든 물질, 영양분을 내 장부가 다 빨아냈다는 말과도 같습니다. 그러니 물보다 비중이 가벼울 수밖에요. 그런데 내가 음식을 먹고 그 속에 든 것을 최대한 빨아내지 못했으면 똥 속에 영양분이 남아 있을 것 아닙니까. 그러면 당연히 비중이 무거워지겠죠. 하지만 우리가 소식을 하고 운동을 해서 소화흡수를 잘 시킨 연후에 똥을 누면 쉽게 쑥 나가고, 떨어져도 물에 둥둥 뜹니다. 이런 변을 눠야 됩니다.

지리산 같은데 가서 종주를 해보세요. 화엄사에서 노고단으로 해서 연하천을 지나 벽소령으로 해서 저쪽 세석산장에서 장터목을 지나 천왕봉으로 해서 중산리 쪽으로 내려와 보세요. 한 2박3일 걸리거든요. 그러면 몸을 엄청 쓴 거잖아요? 그렇게 몸을 쓰면 몸이 굉장히 활성화 됩니다. 엄청난 에너지를 계속 쓰니까 내 생명력은 음식물 속에 들어있는 영양분을 한 조각이라도 더 흡수하기 위해 노력할 겁니다. 그렇게 근육을 많이 써서 간이 굉장히 피곤하게 되면 똥이 푸른빛을 띱니다.

그것처럼 애기 똥이 푸르스름하다고 하면 간이 안 좋은 겁니다. 아기가 똥을 잘 눠도 푸른 기가 있다고 하면 신맛이나 고소한맛을 더 줘야 됩니다. 또 애기 똥을 봤더니 노란 똥도 있고, 불그스름한 끼가 있을 수가 있습니다. 똥을 이쁘게 눴더라도 그 색이 희끗희끗 하다면 대장이 안 좋은 겁니다. 애기 똥이 이쁘더라도 검은 빛이 있다고 하면 신장 방광이 안 좋은 것이니 짠 것을 더 줘야 합니다. 그러면 검은 빛이 싹 없어지고 황금색으로 변합니다. 이렇게 색으로도 정보를 줍니다.

아기들은 변으로 몸의 정보를 알린다, 장부가 냉해진 경우에 누는 똥, 과식하면 안 되는 이유

갓난 애기들은 체질분류도 안 되고 맥을 볼 수도 없거든요. 대신 똥으로 몸의 정보를 알 수 있습니다. 애기들은 매일 뭔가를 먹고 똥을 싸잖아요? 그 똥은 아기가 화장실에 몰래 가서 눈 게 아니라, 엄마가 치워주게 되어 있잖아요. 그러면 엄마가 똥 색깔을 보고 냄새를 맡게 되어 있어요.

똥냄새가 너무 지독하다면 그건 장부가 냉하다는 걸 의미합니다. 그러면 배를 따뜻하게 해 줘야 됩니다. 우리 어렸을 적에 '엄마 나 배 아파요. 할머니 나 배 아파요' 그러면 할머니가 뭐라고 하죠? 배를 쓸어주기도 하지만, 겨울철에는 할머니가 '너 아랫목으로 와서 배 깔고 엎드려라' 그러잖아요. 그게 배를 따뜻하게 하는 방법입니다. 고대의 어떤 기록에 보면 돌을 데워서 배에 올려놓았다는 이야기가 나와요. 한열의 균형이 깨져 있는 사람들은 그처럼 배를 따뜻하게 해야 됩니다. 지금은 그렇게는 못하고 대신 곡식자루 같은 걸 쓰면 굉장히 좋겠지요. 아기들은 찬 것을 먹으면 배탈이 나니까 항상 따뜻하게 해서 먹여야 됩니다.

1년 중에 차게 먹어야 할 때가 있어요. 삼복더위 때는 열사가 심해서 뜨거운 열기가 내 몸으로 들어오잖아요. 그러면 열기를 극복하기 위해서 차게 먹기도 하는데, 그때 속이 냉해져서 물똥을 쌀 때가 있습니다. 물똥은 형체가 아예 없잖아요. 토사변만 해도 뭉글뭉글하게 나오는데, 이건 아예 물로 싸는 거잖아요. 그래서 한여름에 찬 것 먹고 배탈 나면 거의 다 수사변입니다. 그러면 그때 상황에 맞춰서 적절한 먹거리로 보충을 하면 변비를 해결할 수 있겠죠.

그리고 더 나아가서 운동과 호흡을 해서 황금색의 완전한 똥을 만들어낼 수 있는 사람이 된다면 이건 엄청난 거죠. 난 가끔 그런 똥을 눕니다. 이 변을 보면 기분이 굉장히 좋아요. 그건 음식물 먹은 걸 거의 90% 이상 내가 흡수했다는 뜻이거든요. 그런데 밥 많이 먹고 하면 변기에 다 가라앉는데 그건 쓸데없이 많이 먹었기 때문에 그렇습니다. 그러니 배터지게 먹지 마세요. 그건 스스로를 똥 만드는 기계로 전락시키는 짓입니다.

그리고 그건 자연에 죄를 짓는 겁니다. 호랑이나 사자 같은 맹수들도 그렇게는 안 합니다. 사자는 얼룩말 하나 잡아먹고 나면 앞에 토끼가 왔다 갔다 해도 건드리지 않아요. 그런데 사람만이 배가 불러도 창고 지어 놓고 거기다가 뭘 잔뜩 쌓아 놓잖아요. 그러니 힘이 약한 사람들은 먹을 게 없는 거죠. 동물도 그렇게는 안하는데, 사람만이 혼자 처먹는 것도 모자라서 대대손손 먹을 것까지 다 비축해 놓습니다. 그리고 그런 놈들은 대부분 또 놀고먹기까지 합니다. 그래서 병나게 되고, 그런 병난 놈들이 세상을 지배하니까 다 같이 병이 나는 겁니다. 이번에 개벽이 되면 그런 놈들은 다 정리가 될 것입니다. 그 뒤에 오는 세상은 육장육부의 균형이 맞는 건강한 사람들이 지도하고 다스리는 그런 세상이 되겠지요.

음식은 거의가 보중, 음식(보중)으로 분류하기 어려운 것들

질문 : 각각의 맥에 따라서 영양을 하는데 어떤 건 인영을 크게 하고 어떤 건 촌구를 크게 하는 걸로 압니다. 음양의 균형이 맞춰진 사람들은 신맛이면 신맛 하나만 먹으면 되지만, 음양의 균형이 흐트러진 사람들은 인영과 촌구를 가려서 먹어줘야 되는 거잖아요? 그러면 어떤 경우에 어떤 걸 먹어야 되나요?

대답 : 먹거리 중에서 곡식은 거의 다 중(中)입니다. 가령 쌀과 보리가 있다면 보리는 늦가을에 씨 뿌려서 여름에 거둬들입니다. 그래서 음기가 많고, 쌀은 봄에 씨 뿌려서 가을에 거둬들이니까 양기가 많아요. 그런데 그래봤자 그건 미세한 차이에 불과합니다. 그러니 여름에 나는 건 여름에 먹고, 가을에 나는 건 가을에 먹으면 되는 거죠. 그리고 과일 있죠? 과일도 거의 중(中)인데, 여름에 나는 과일들이 있습니다. 수박, 참외 이런 것들은 몸을 약간 식혀서 시원하게 해줍니다. 여름에는 더운 기운이 하늘로부터 내려오니까, 열사를 다스릴 수 있도록 하기 위해서 저절로 그런 시원한 것들이 자랍니다. 더위와 싸워서 이겨낼 수 있는 힘이 강한 놈들이 그때 덩치가 커지면서 익게 되거든요.

그런데 여름의 열기에 적응력이 약한 놈들은 그때 여물지 못하고 서늘할 때 여물게 됩니다. 그러니까 감이나 호두, 잣처럼 가을에 수확하는 것들은 따뜻한 성질이 있고, 여름에 수확하는 토마토라든지 참외, 수박 이런 것들은 약간 서늘합니다. 이런 것들은 곡식처럼 1년 내내 먹는 것은 아니지만 그래도 보중(補中)으로 보는 겁니다. 약이 아니고 음식이니까요. 또 뿌리 종류 있죠? 무, 고구마, 감자, 근과류 이런 것들도 거의 보중인데 이처럼 음식으로 분류하기 조금 어려운 것들이 있습니다.

인삼이나 꿀 이런 것들은 늘 먹는 일반적 먹거리들 하고는 개념이 다르잖아요. 보중에서 벗어난 것들은 보기(補氣)를 하느냐, 보혈(補血)을 하느냐에 따라 분류가 됩니다. 꿀, 인삼, 녹용, 영지, 커피 이런 것들은 보기제입니다. 그래서 커피를 계속 먹으면 인영맥이 커집니다. 우리는 커피를 매일 먹어도 들숨을 몇 번 더 해주면 됩니다. 숨 쉬는 연습을 오랫동안 해 와서 맥을 만져보고 인영맥이 커졌으면 들숨을 다섯 번 내지 열 번만 해도 맥이 쉽게 같아집니다. 인영맥이 큰 사람들은 들숨을 길게 하세요. 처음 한 번만 잡아 놓으면 그 다음부터는 쉬워져요. 다시 올라가도 또 몇 번만 하면 내려오고, 몇 번만 하면 내려오니까 자꾸 끌어내려야 됩니다. 음식에는 보혈제가 거의 없어요.

먹거리가 못된 놈들이 약, 약재 안에서의 음양(보혈제와 보기제)

그 다음에 먹거리가 못 된 놈들이 있다고 했죠? 그것을 약(藥)이라고 합니다. 약은 어떻게 하든 음식 속에 꼼사리를 끼려고 노력했는데, 사람이 밥으로 선택을 안 해 준 겁니다. 약은 아무나 먹으면 안 되는 거잖아요. 일반 먹거리는 아무나 먹어도 되는 것이구요. 그런데 이런 것들을 기운으로 분류해서 체질에 맞게 먹는 방법이 문자가 생긴 이래 처음으로 현성 스승님에 의해서 정리가 됐다는 것 아닙니까. 상고 시대의 기록에 그와 비슷한 것이 나와 있기는 해요. 『황제내경』에 보면 간담에 병이 나면 팥을 먹으라고 나와 있어요. 현맥에는 신맛을 먹으라고 '신맛 날 산(酸)' 자가 써져 있습니다. 비위장에 병이 나서 홍맥이 출(出)하면 단 것을 먹으라고 해서 '달 감(甘)' 자에 기장이라고 써져 있는데, 이렇게 단 몇 자만 기록되어 있으니 그게 무슨 말인지 아는 사람이 없었던 겁니다. 그런데 이 시대에 우리 현성 사부님이 이렇게 적절할 때 오셔서 다 정리해 놓고 가셨다니까요. 그 덕택에 우리는 고생도 않고 거의 공짜로 배우고 있는 겁니다.

약재에도 보면 이렇게 목화토금수가 있는데 그 안에도 음양이 있습니다. 가령 신맛이 나더라도 음기를 강화시키는 것들은 보혈제로 가는 것이고, 양기를 강화시키는 약재는 보기제로 가는 것입니다. 기와 혈을 조절하는 것이 동양의학의 핵심 아닙니까? 한의학이라는 게 기와 혈을 조절하는 것이 전부입니다. 간 기운이 약하다고 하면 간 기운을 보충하고, 위장 기운이 허하다면 위장 기운을 보하라는 거죠. 벌레 물렸거나 뭐가 들어가서 병났다가 아니라, 핵심이 기운(氣運) 관계잖아요.

약재를 쓰면 효과가 굉장히 빠른 경우도 있어요. 그러면 이때는 뭘 알아야 되느냐? 보기제는 뭐고, 보혈제는 뭐라는 것 정도는 알아야 됩니다. 왜냐하면 나중에 우리가 병이 났을 때 산에서 산다면, 산에 약초나 풀뿌리가 있을 것 아닙니까? 이때 약을 아는 사람이 있으면 이게 그거구나 해서 갖다 말려서 병을 고치는 데 유용하게 쓸 수가 있습니다. 이런 약초들도 사실은 이 책(강의 교재)에 다 나와 있어요. 거꾸로 두 장을 넘기면 간담을 영양하는 식품이 나옵니다. 그 밑에 산초에 보면 산미(酸味)라고 되어 있죠. 그게 신맛을 가지고 있는 약초라는 뜻입니다. 이밖에도 백작약, 적작약, 꽈리, 오미자, 모과, 산사 이런 것들이 신맛이 납니다. 그렇지만 지금 여기서 말해줘도 그 약초가 어떻게 생긴지 몰라서 공부하나 마나예요. 그래도 나중에 인연이 되어서 이런 걸 아는 사람이 있으면 상당한 도움을 받을 수 있습니다. 지금은 이런 걸 안다고 괜히 손댔다가는 약사법에 걸리니까 아예 손을 안대는 게 좋습니다.

그리고 실제 곡식을 쓰는 것이 훨씬 효과가 좋아요. 심장이 허약한 사람은 수수를 갈아서 며칠만 먹어 보세요. 심장이 금방 편안해 집니다. 위장이 약한 사람은 기장을 갈아서 며칠만 먹어 보세요. 위장이 금방 편해져요. 편해졌으면 이제 양을 조절해야 된다고 했죠? 조절하는 것은 그 사람 몫입니다. 기운을 만들어내는 것은 곡식이 하는 것이지만, 먹는 양을 조절하는 것은 먹는 사람 자신이 알아서 해야 됩니다. 먹는 사람이 알아서 하려면 어떻게 해야 되느냐? 맥이 어떻게 뛰느냐를 알아야 합니다. 인사(人事) 문제는 자기 문제니까, 스스로 자기 맥을 보면서 조절해야 되겠죠. 모르면 배우면 되는 것이고, 배우기 싫은 사람은 아는 사람에게 가서 물어봐야 되는데, 그것도 귀찮은 사람은 그냥 아프게 살면 됩니다. 결국은 자기 체질에 맞는 곡식이나 야채나 과일 등을 잘 먹는 것이 중요합니다.

화형의 본성 - 1

다음에는 심소장이 튼튼하게 태어난 화형인 사람의 본성, 즉 화형이 건강할 때의 성격은 어떠한가, 그리고 병났을 때의 성격은 어떻게 나오는지 알아보고, 또한 심장과 소장이 허약할 때 나타나는 육체적 증상을 살펴보는 공부를 하겠습니다. 자연에서의 화기는 끊임없이 퍼져 나가려고 하는, 확산하려는 성질이 있다고 했습니다. 전신에 에너지를 퍼져 나가게 하는 장기는 무엇이라고 했습니까?

(심장과 소장요.)

그렇죠. 심장은 화기의 속성을 가졌습니다. 화형(火形)들 여기 누가 있나 볼까요? 윤 선생은 화기가 있어요. 그래서 희생하고, 봉사하고, 명랑하고, 진취적이고, 인생관이 굵고 짧습니다. 금수형은 가늘고 길게 살고요. 저는 금수형이라서 마흔 살 넘어서부터는 가늘고 길게 살려고 그럽니다. 저는 굵고 짧게가 싫어요. (웃음) 그런데 이런 화형인 사람들은 화끈하고 멋지게 살아야 된다고 합니다. 연예인들은 대부분 화기가 강합니다. 자기 기운을 만인에게 확산시키잖아요. 청년 때는 일생에서 화기가 가장 많을 때입니다. 그래서 그때는 누구나 한 번쯤은 연극배우라든지 가수라든지 탤런트가 되고 싶은 꿈을 가지게 되는 겁니다.

또 화형은 예절이 바르고 사교성이 있습니다. 반대로 무례한 것은 병이 있어서 그래요. 예절의 반대는 무례죠? 화기가 항진되면 무례해 집니다.

건강한 화형이나 심장이 건강한 사람은 질서를 중시하고, 명랑하고, 밝고, 환하고, 아름답고, 화려하고, 환상적입니다. 그래서 화형들은 옷도 좀 튀는 옷을 입고 싶어 하고, 액세서리를 해도 튀고 싶어 하고, 머리에 물감을 들이더라도 은은하게 않고 빨갛고 노랗게 하고 싶어 합니다. 그런데 심장이 항진될 때는 더 나아가서 매니큐어도 요란하게 하고 싶어지고 그래요. 그런 사람들은 수극화 시켜서 심장을 달래줘야 되는데, 그렇지 못해서 구맥이 더 뛰면 손톱에다가도 뭘 막 찍어 바릅니다. 그것 갖고도 성질이 안 차면 발가락으로 내려와서 발톱에도 뭘 막 그립니다. 그런 걸(네일 아트) 해주는 걸 직업으로 삼는 사람들도 있잖아요. 지금은 화기가 항진되어서 그렇게 하고 다니는 사람들이 굉장히 많습니다.

화형들은 예절이 바르고 질서를 중시해서 위아래를 압니다. 그런데 지금은 짠 것을 워낙 안 먹어서 화기가 항진된 아이들이 너무 많아졌어요. 그런 아이들은 버릇이 없습니다.

그리고 탐구하고, 육감이 예민하고. 심장이 큰 사람들은 모험심이 있습니다. 영화 '인디아나 존스' 있죠? 거기 나오는 주인공은 강심장이라서 미개척 분야에도 가고 싶고 그러는 겁니다. 또 발레 같은 것 있잖아요? 남자들이 발레 옷 입으면 고추 툭 튀어나오고 남사스러워서 어떻게 그런 옷 입고 무대에 올라가는지 저는 상상도 못해요. 수형들도 그런 걸 생각도 못 합니다. 에어로빅 옷 같은 것도 화형들은 착 달라붙는 걸 입고 과시하면서 다니는데 금형들, 수형들은 심장이 작아서 못 입어요. 그래서 옷도 벙벙한 걸 입고 또 이만큼 허벅지까지 내려서 가리고 하는 겁니다.

그리고 화형들은 원래부터 몸매가 예뻐요. 심장이 커서 가슴이 두툼하고 갈빗대가 툭 튀어나와서 옷걸이가 이쁩니다. 거기에 비해 수형(水形)들은 상대적으로 하체가 짧고 엉덩이가 넓으니까 옷걸이는 별롭니다. 대신 수기가 뼈를 지배하기 때문에 뼈가 튼튼합니다. 그리고 수형은 신장이 커서 허리나 골반이 발달되어 있어요. 화형(火形)들은 심장이 커서 가슴이 발달되어 있지만, 상대적으로 신장이 작아서 허리가 잘록하고 약해지는 거죠. 이치적으로 보면 덜 발달된 쪽이 약해지는 겁니다.

화형은 감각이 발달해서 예능, 체육을 좋아합니다. 음악, 미술이나 체육 같은 것들은 인간의 내면에 있는 어떤 기운을 외부로 펼치는 것들이잖아요. 연극, 영화 같은 것들도 그렇고요. 그래서 유명한 연극배우들을 보면 화기가 많습니다. 목화형들이 그런 걸 잘한다는 얘기죠. 뜨겁고 정열적이니 확 타겠죠. 그러니 사랑도 뜨겁고 열정적인 사랑을 해야 된다고 하는 겁니다. 그런데 수형들은 '그냥 살면 되지 뭘 저렇게 부산을 떠냐'고 그러죠. (웃음)

그리고 금형(金形)들은 사랑할 때도 의리를 따집니다. 사랑을 의리로 합니다. 목형들은 사랑도 계획적으로 합니다. 언제 어떻게 만나고, 언제 어떻게 결혼하고, 언제 애기 낳고 하는 등 습관적으로 계획하고 설계하고 그럽니다. 토형(土形)들은 생각이 별로 없어요. '앞에 있는 것, 주어진 것만 잘하면 되지' 하고 생각하는 사람들이 토형입니다. 서로 확실하게 믿으면 된다고 합니다. 그러니 별로 걱정도 안 해요. 각각의 체질마다 기운과 본성이 달라서 그런 거죠.

폭탄이 떨어졌을 때의 체질별 반응, 화형의 본성 - 2

화형은 희생하고 봉사정신이 있습니다. 소위 이타(利他) 정신이라는 건데, 심장이 커서 확산되는 기운이 강하니까 남을 위해 봉사하고 국가와 민족을 위해서 자기 목숨을 바칩니다. 그래서 윤봉길 의사, 안중근 의사, 강재구 소령 이런 분들을 보면 다들 이마가 넓고 턱이 좁아요. 그분들은 다 화형(火形)입니다.

만약 여기 강의실에 수류탄이 하나 떨어졌다고 할 경우 사람을 살리는 방법이 두 가지가 있어요. 강재구 소령처럼 수류탄을 덮쳐서 자기를 희생하고 부하들을 살리는 방법이 있고, 저 같은 금형은 어떻게 하느냐? 금형들은 자신도 피하면서 부하들에게도 피하라고 지시를 합니다. 금형들은 통제하고 지시하고 전체를 이끌어 가는 기운이 강하기 때문에 그런 겁니다. 그래서 금형이 건강하면 좋은 지도자가 될 수 있지만, 병나면 독재자가 됩니다.

수형들은 어떻게 하느냐? 수형들은 아예 말을 안 해요. 귀신도 모르게 벌써 숨어 있어요. 토형들은 미련곰탱이라서 어떻게 하는 줄 알아요? '이게 웬 돌멩이냐?' 하면서 그걸 주워서 멀리 던지죠. '이게 왜 여기 있다냐?' 하고. (웃음) 사람마다 체질에 따른 장부의 기운이 다 달라서 그렇습니다. 다시 말하면 사람의 성격이나 마음은 그 사람 안에 있는 각 장부의 허실에 따른 기운의 표출이다 그겁니다.

자기 몸을 태울 줄 아는 게 화형입니다. 가족을 위해서 봉사하고, 부모를 위해서 효도하고, 국가와 민족을 위해서 희생하고, 인류를 위해서 자신을 불사릅니다. 흔히 종교에서 사랑하라고 하고 이웃에게 베풀라고 하잖아요. 그건 기운이 확산되는 거죠?

(예)

그러고 보니 예수님은 화기가 많았던 것 같아요. 돌아가실 때도 십자가 모양을 하고 돌아가셨잖아요. 말씀하신 걸 들어봐도 화기가 많습니다. 반면 부처님은 말씀하신 걸 들어보면 수기가 강했어요. 예수님처럼 말씀을 안했습니다. 건강한 화형들은 명랑하고 밝고 환합니다. 그리고 좋은 게 있다고 하면 감추지 않고 남들한테 다 내줍니다. 확산시키고 봉사하고 자기 몸만 위하지 않습니다.

그래서 새로운 문명(文明)이 만들어졌다고 하면, 화형은 그 문명을 외부로 퍼트리는 일에 관심을 보입니다. 해외 시장을 개척하고, 문물을 교류하고, 해외에 나가서 영업하는 이런 것, 홍보 이런 것들은 다 화기의 발산이죠. 그러면 토기의 표출은 뭐냐? 실제로 만들고 생산합니다. 수기의 본질은 뭐냐? 인내력이 있어서 연구하고 개발합니다. 목기는 뭐냐? 계획하고 설계하고 교육합니다. 금기는 뭐냐? '너 이리와 봐' 하면서 지도하고 이끌어서 조직을 만들어요. 그래서 군대조직을 만들고, 정부조직을 만들고 하는 것은 다 금기 가진 사람이 하는 겁니다.

괜히 히죽히죽 웃는 사람, 신경질 잘 내고 버릇없는 아이, 사생결단을 내려는 사람, 딸꾹질

다음은 화형이 병나거나 어떤 사람이 심소장이 병날 경우에 나타나는 정신적 증상을 알아보겠습니다. 구맥이 나오면 괜히 실실 웃습니다. 히죽히죽 웃는 아이들 있지요? 선생님이 나무라는데 히죽히죽 웃고, 쥐어박아도 낄낄거리고 웃는 놈들 있잖아요. 그게 다 심장이 약해서 그러는 겁니다. 쓴 게 필요한 놈들이죠. 심지어는 할머니가 돌아가셨는데도 실실 웃는 사람들 있잖아요? 그걸 보고 뭐라고 하죠? 맛이 갔다고 하잖아요. (웃음) 이땐 쓴맛을 줘서 심장을 좋게 하면 됩니다.

심소장이 허약하면 화를 잘 내고 신경질을 부립니다. 또 깜짝깜짝 잘 놀라고 버릇이 없어집니다. 그래서 어른한테도 막 대들고 하죠. 오장 중에서 심소장 기운이 제일 고단하면 사생결단을 내려고 듭니다. 그리고 자살할 때도 혼자서는 안 죽어요. 반대로 모맥이 나오면서 세상 살기가 힘들고 괴로워서 죽으려고 하는 사람은 자기 혼자 죽습니다. 자살하는 건 폐대장이 병나서 그런 겁니다. 그렇지만 구맥이 나오는 사람은 혼자서는 못 죽습니다. 심장이 항진되어서 걷잡을 수 없게 되면 식구를 자동차에 태우고 한강에 뛰어들거나 저수지로 돌진합니다. 아니면 부부싸움 하다가 홧김에 휘발유 뿌리고 불을 질러서 다 같이 죽자고 그럽니다. 그런데 간담이 병나서 현맥이 나오면 다른 사람을 죽이고 싶고, 폭력이 나온다고 했죠? 엄마가 현맥 6~7성이면 아파트 창밖으로 아기를 집어던져요. 그리고 사이코패스들처럼 불특정 다수를 살해합니다. 자기는 안 죽으면서 남한테 폭력을 가하는 겁니다.

그리고 대구 지하철에다 불 지른 놈, 여의도 시민광장을 승용차로 질주한 놈들은 심소장이 크게 병나서 사생결단 하는 겁니다. 쓴맛으로 심장을 고쳐야겠지요. 겨울철에 동네방네 주차시켜 놓은 자동차에 불 지르고 다니는 놈들 있잖아요? 심장이 병나면 불 지르는 게 재미있거든요. 금수형들은 어렸을 때 종이 같은 것을 태우면 재미있어 합니다.

딸꾹질도 심장에 문제가 생겨서 하는 겁니다. 딸꾹질을 자주 하는 애들이 있습니다. 딸꾹질은 심장이 항진되거나 허해서 갑자기 식을 경우에 하게 됩니다. 화형들이 딸꾹질을 한다고 하면 화기가 항진되어서 딸꾹질을 하는 겁니다. 그때는 짠 것을 먹여서 수극화를 시키면 즉시 잠잠해집니다.

금형이나 수형이 화기가 허약할 때도 딸꾹질을 하죠. 그때는 심장에 열을 만들어줘야 되니까 쓴 것을 먹어야 됩니다. 커피를 먹는다든지, 양주를 조금 먹는다든지 하면 그 자리에서 즉시 딸꾹질이 멈춥니다. 초콜릿은 쓰면서 달거든요. 그리고 쑥이나 익모초 같은 것도 있습니다. 나중에 산에서 뜯어 놨다가 말려서 쓰기도 해야 되겠지요. 오미(五味)를 다 뜯어놓으면 거기서 쓴 것을 내어서 쓰고, 단 것을 내어서 쓰고, 필요할 때마다 내어서 쓸 수 있게 됩니다.

생명력(내기)과 자연(외기)과의 관계, 태과와 불급

그 다음에 오전과 여름에 발병이 심한데, 오전과 여름은 화기가 지배한다고 했죠. 그때는 자연에서 화기가 넘쳐납니다. 넘쳐나면 그 화기가 내 안으로 밀려오게 됩니다. 그러면 그것을 받아내는 힘이 나한테 있어야 되는데, 이때 두 가지 경우가 있습니다. 내 안의 화기가 부족할 때가 있고 넘칠 때가 있어요. 항상 두 가지를 같이 봐야 됩니다. 다른 말로는 저하와 항진입니다. 자연과 사람과의 관계를 보면, 이 거대한 자연 안에서의 기운과 내 안에서의 기운은 반대 방향으로 돌아요.

가령 날씨가 굉장히 추울 때가 있습니다. 추운 겨울이거나 또 시베리아나 북극에 갔다고 하면 굉장히 춥죠? 그러면 수기가 강하니까 내 안의 수기가 강해지느냐는 거죠. 일반적으로는 자연에서 힘을 많이 주면 내가 강해진다고 하잖아요. 물론 그런 것도 약간은 있어요. 그런데 과다하게 들어와서 넘치게 되면 문제가 달라집니다. 외부의 냉기가 너무 강력하면 내가 그 추위를 이겨내지 못해서 얼어 죽을 수도 있습니다. 추워지니까 수기를 받아서 수극화를 하는 것이 아니라 오히려 콩팥이 오그라들어요. 그러니까 인체 내부에서의 수기와 자연의 수기는 서로 싸우는 거죠. 여기서 내가 지면 병이 나거나 죽게 됩니다.

모든 생명체에는 내부가 있고 외부가 있습니다. 평상시에는 외부에 있는 것을 끌어다가 쓰지만, 외기가 너무 강할 때는 내부도 상하게 됩니다. 외기가 들어오게 되면 내 안에 있는 뭔가가 이것을 맞받아쳐서 이겨내야 되는데 그것이 생명력이다 그거죠. 강추위가 오고 눈이 많이 왔다 그러면 초목들은 못 도망가니까 다 얼어 죽잖아요. 그런데 사람은 옷을 만들어 입기 전에는 굴로 들어가서 살았죠. 그리고 인간의 지적 능력이 커지면서 집도 지어서 살고, 옷도 만들어서 입고, 불도 지펴서 온기를 유지하고 하면서 지금까지 생존해 왔습니다. 그것들은 다 외기와 싸워서 이기려고 하는 생명력의 작용입니다.

이번에 이상한 행성이 지구에 접근한다고들 하는데 그건 화기가 오는 거잖아요. 엄청난 화기가 넘쳐 나니까 살려면 불을 꺼야 되는데, 불을 끄는 게 뭐죠? 물(水)이잖아요.

질문 : 화기가 왔을 때 수기만 갖고 대항하는 게 아니라 내 안의 화기도 충만하게 해야 되는 것 아닌가요?

대답 : 당연하죠. 그래서 올해(무자년) 같은 경우는 화태과(火太過)의 해라서 심장이 약한 사람들은 난리가 났던 겁니다. 그 사람들은 조금만 걸어도 굉장히 지치고 그랬어요. 이런 사람은 골고루에다 쓴맛을 더 먹고 온기를 유지해야 됩니다. 외기와 싸워 저항하는 힘이 떨어지면 바로 죽는 거예요. 자연에 대항하는 힘이 소진되는 즉시 자연으로 회귀하게 됩니다.

질문 : 지금 말씀하신 오운육기 상에서 태과는 넘치는 것이고 불급은 부족한 건데, 가령 화태과일 때 심장의 기운이 넘쳐나고 토불급일 때는 위장의 기운이 부족해지는지요?

대답 : 그렇지는 않습니다. 화태과일 때는 화성이 지구에 미치는 힘이 강해집니다. 이때는 그 기운에 대응하는 힘이 많이 필요하겠지요. 이때 심장이 건강한 사람은 잘 지낼 것이고, 심장이 허약해서 구맥이 나오고 인영이 4~5성으로 큰 사람은 죽을 수도 있습니다. 이때 천지자연은 저절로 쓴맛 나는 수수나 씀바귀, 각종 산나물, 쑥, 도라지 같은 식물들을 번성하게 합니다. 그리고 불급일 때보다도 태과일 때 난리가 많이 납니

다. 불급일 때는 별 탈 없이 간다고 되어 있어요. 그래서 옛날 어른들은 과유불급(過猶不及), 넘치는 것이 부족한 것만 못하다고 했던 겁니다. 부족할 때는 보충하면 되는데 넘치는 것은, 이미 들어와 있는 것은 덜어낼 방법이 거의 없습니다.

한동석 선생의 『우주변화의 원리』와 그 한계

질문 : 『우주변화의 원리』를 읽어보면 토가 중의 역할을 잃어버렸을 때 태과나 불급이 일어나는 것으로 되어 있던데, 그만큼 토의 역할이 중요하다는 것인지요?

대답 : 한동석 선생이 쓰신 그것을 저도 한때는 여러 번 읽어봤는데 생명체를 이야기할 때, 특히 사람을 이야기할 때는 심포 삼초를 빼고 이야기해 놓아서 억지로 끼워 맞춘다는 느낌을 받았습니다. 천간(天干)에서 토는 무기(戊己)인데 하늘에는 중앙이 없습니다. 지지(地支)에서는 진술축미가 토인데, 땅에는 중앙을 설정할 수 있습니다. 십간의 하늘 기운에 십이지지의 땅기운이 상응하는 관계를 설명한 책이 『우주변화의 원리』라는 책이죠.

제가 그 책을 읽어본 소감은 제가 아둔해서 그런지, 여러 번 읽어봐도 모르겠더라 입니다. 사람을 이해하는데 있어서 천문을 읽고 땅의 이치를 살피고, 우주변화의 원리를 통해서 살피는 것보다는 직접 사람의 체질과 맥을 살피고 증상을 보는 것이 더 정확하고 현실적입니다. 사람을 빼고 하늘과 땅만 쳐다봐서는 사람을 이해하는데 어려울 뿐 아니라, 그 자체가 사람을 모르고 말을 하고 글을 썼다고 할 수 있습니다.

질문 : 인신상화(寅申相火)에 대해서 언급이 나오던데요?

대답 : 거기에 인신상화 이야기를 간단하게 해놨는데 그것 갖고는 택도 없습니다. 그것만 갖고는 생명체 안에서 일어나는 상황에 대한 설명

이 불가능해요. 그 책도 결국은 한동석 선생 본인이 깜냥껏 쓴 것입니다. 그렇다고 무시하는 건 아닙니다. 그 분도 당대의 알아주는 한의사였잖아요. 그때 당시에 그 분이 보고 듣고 깨달은 걸 갖고 『우주변화의 원리』를 썼을 겁니다. 그 분이 『황제내경』「운기편」을 일만독 했다는 이야기가 있어요. 그렇게 하면 어떤 능력이 열릴 수는 있습니다. 하지만 그건 그 분의 개인적 능력이지 어떤 이치나 원리와는 무관하다는 겁니다. 능력이 열려서 예언을 한다고 해도 그건 타인에게 전수가 불가능한 개인적인 깨달음과 능력입니다. 여하튼 『우주변화의 원리』란 책은 누가 읽어도 이해하기 어려운 책인 것만은 틀림없습니다.

그런데 저는 그렇습니다. 앞으로 우리 아이들이 자연의 원리에서 제시하는 체질분류법과 맥진법을 통달한 연후에 오운육기와 사람 몸속의 심포 삼초가 뭔가를 깨닫고, 자기 몸을 갖고 잘 실천하면 새로운 문명의 지평이 열릴 거라고 보는 겁니다. 첫 시간에 장부를 5장6부만 갖고 이야기하면 답이 없다고 했잖아요? 육장육부라고 해야 맞다고 했죠. 하나를 빼 놓으니까 뭔가가 아쉽고 안타까운 겁니다. 그래도 어쨌든 그 책은 우주자연의 변화에 대해선 나름대로 밝혀놓은 책인 것만은 분명합니다.

질문 : 육기가 지축의 경사 때문에 생겨나는 것인데, 정역(正易) 시대가 오면 지축이 바로 서기 때문에 음양이 합병되어서 십간, 십이지지인 오운육기가 없어진다고 하던데요?

대답 : 음양이 합병되어 십간 십지로 가든, 십이간 십이지로 가든 정역 시대로 진입하면서 지축이 바로 서게 되면, 지구 위의 생명체들이 엄청나게 죽어나가겠죠. 천간과 지지가 같이 돌아가는 것은 지금 현재 지구의 자전 속도와 공전 속도가 변해야 가능해지는데, 그러한 격변 상황에서 생명을 보존하려면 오늘 우리는 무엇을 공부하고 무엇으로 대비해야 할까요? 우주변화의 원리에서만 보면 그 말이 맞는 것 같은데, 천지가

중요한 게 아니라 사람이 더 중요합니다. 우리가 공부하는 건 사람입니다. 아무리 천지를 꿰뚫어도 사람을 모르면 꽝이잖아요. 천지가 있어도 사람이 없으면 빈껍데기에 불과합니다.

상통천문과 하통지리는 옛날 분들이 다 했지만 중통인사, 중통인의를 못했기 때문에 그걸 하기 위해서 이제껏 인류가 학문을 발전시켜 온 거잖아요. 한동석 선생이 하신 게 사람을 뺀 학문이다 보니까 아쉬움이 많죠. 그리고 어떤 단체는 그것을 무슨 대단한 경전급으로 이야기하는데, 저도 모르겠는데 맥을 모르는 놈들이 그걸 알겠어요? 어쨌든 한동석 선생이 엄청난 일을 하신 것은 사실입니다. 그 정도 경지까지 가기도 쉽지 않아요. 어떻게 그것을 그렇게 정리했는지 저는 그 책 읽는데 머리에 쥐가 다 나더라구요.

그분도 우리 한민족이니까 그런 책을 쓸 수 있었던 거지 다른 나라 사람이라면 거기까지도 못 갑니다. 『정역(正易)』을 쓰신 김일부 선생 그런 분들이 도달한 거기까지 어떻게 갔겠냐구요. 그게 단순한 지식으로 갔겠어요? 그때 당시에 그 분들은 그냥 하늘을 통했던 분들이었어요. 그래서 하늘을 통하고 땅을 통한 사람은 있었잖아요. 그러니 우리는 이번에 사람에 대해서 한번 통해보자는 겁니다. 되겠습니까, 안 되겠습니까?

(되겠습니다. 박수 짝짝짝)

심소장이 허약하면 폭발하고, 열을 싫어한다

계속해서 그 다음에, 심소장이 허약하면 사생결단하고 돌격합니다. 싸울 때 걷어붙이고 '덤벼!' 하는 사람들 있잖아요? 별 것도 아닌데 단추 풀고 흥분하는 건 다 구맥이에요. 그러면 '잠깐, 우리 차나 한 잔 합시다' 해놓고 커피를 한 잔 딱 주잖아요. 쓴 것이 들어가면 화기가 보충

되어서 심장이 잠잠해 집니다. 그러면 '내가 왜 이러고 있지? 아이구 남사스러워' 하면서 예절 바르게 단추도 바로 끼우게 되는 겁니다.

그리고 폭발적이고, 열을 싫어합니다. 그때는 쓴 것을 먹어야죠. 현맥 나오는 사람과 구맥 나오는 사람이 버스를 타고 서울에서 부산까지 가게 되었어요. 앞자리에는 구맥 나오는 사람이 앉고 뒷자리에는 현맥 나오는 사람이 앉은 겁니다. 현맥 나오면 바람을 싫어하고 구맥 나오면 열을 싫어한다고 했잖아요? 그러면 앞에 탄 사람은 열이 나니까 열을 식히기 위해 창문을 요만큼 열었어요. 뒤에 앉은 사람은 간담이 안 좋은 사람이에요. 그러니 바람이 들어오면 좋겠어요, 나쁘겠어요? 나쁘겠죠. 눈물도 나고 그러거든요. 뒷사람은 창문을 요렇게 밀어 닫습니다. 그러면 앞사람은 열을 식혀야 되니까 다시 창문을 엽니다. 뒷사람은 참다가 바람 들어오는 게 싫으니까 또 닫아요. 그러다 보면 서로 얼굴 붉히게 되고 싸움박질 나는 겁니다. 문 열고 닫는 것 때문에 큰 싸움이 벌어지게 되었어요.

대전 밑에 금강휴게소 있죠? 그쯤 가면 꼭 버스가 서잖아요. 내리면 커피 한 잔 뽑고 오렌지주스도 하나 삽니다. 심장 약해서 자꾸 창문 열려는 사람에게는 커피를 주고, 바람이 싫어서 창문을 닫으려는 사람에게는 '오렌지주스 하나 드세요' 해보세요. 그러면 괜히 좋아하거든요. 마시고 나면 이겨낼 수 있는 기운이 생깁니다. 그러면 창문을 열어 놓고도 부산 끝까지 갈 수 있고, 닫아 놓고도 끝까지 갈 수 있습니다. 아무것도 아닌 것 같지만 이런 것 하나도 먹는 것 가지고 조절이 가능합니다. 그런데 그걸 모르는 무식한 사람 같으면 전부 똑같은 걸로 사 와요. 커피만 사오거나 오렌지주스만 사옵니다.

그러니 만 원을 쓰더라도 가족이 있다고 하면 과일을 한 가지 종류로만 살 게 아니라, 식구별로 사는 게 좋습니다. 신랑은 간이 안 좋으니까 신맛 나는 귤, 딸은 위장이 안 좋으니까 단맛 나는 감, 이렇게 사올 수 있잖아요. 대장이 안 좋은 사람을 위해서는 배를 사올 수 있죠. 그러니까 만 원 갖고도 얼마든지 식구들을 즐겁게 할 수 있다는 거죠. 그런데 엄마가 이걸 모르면 자기 좋아하는 것만 사옵니다. 새끼만 예뻐하는 엄마는 늘 새끼 좋아하는 것만 사오고 신랑 좋아하는 것은 안 사와서 '당신은 애밖에 못 챙기냐'는 소리 듣고 그러죠. 하지만 자연의 원리를 공부한 사람은 별 것 아닌 먹는 것 갖고도 얼마든지 가족 전체를 화목하게 할 수 있어요.

몸에서 나는 냄새로 장부의 허실을 판명할 수 있다, 가슴이 두근거리는 경우

그 다음에는, 화기가 부족하면 가슴이 두근거리고 몸에서 쓴내가 납니다. 강의 마치고 나면 열이 후끈후끈 나잖아요. 어떤 날은 쓴내가 나고 어떤 날은 시큼한 막걸리 냄새가 납니다. 가령 그날 강의할 때 간이 더 피곤하다면 신내가 나고, 심장이 더 피곤하다고 하면 쓴내가 나고, 신장 방광이 더 허약하면 짠내가 나고, 폐대장이 안 좋다고 하면 비린내가 납니다. 그리고 위장이 안 좋은 사람은 겨드랑이 같은 곳에서 고린내 있죠? 암내, 역겨운 냄새가 납니다. 그게 일종의 정보거든요. 화학물질을 분비하는 거죠.

개미들만 페르몬을 분비하는 것이 아니고, 사슴들만 사향을 분비하는 것이 아니라 사람도 오향(五香)을 분비합니다. 장부의 허실에 따라 냄새가 분비되는 것이죠. 병이 깊으면 깊을수록 냄새가 진해요. 그런 사람은 쓱 지나만 가도 냄새가 납니다. 발가락 고린내 나는 사람들 있죠? 썩은내 나는 사람도 있고 신내 나는 사람도 있잖아요. 그것을 나쁘다고 보지 말고 '저 사람은 장부의 허실 균형이 안 맞구나. 그러면 거기에 맞는 먹거리를 먹어야겠다' 이렇게 생각해야 됩니다. 문제는 발가락이나 겨드랑이에서 나는 냄새가 아니라, 지금 해당 장부가 썩어간다는 겁니다. 그걸 그냥 방치해 놓으면 나중에 거기가 굳어지게 되고 암도 되는 겁니다.

그 다음에 가슴이 두근거리는 경우가 있어요. 심장이 약해서 늘 가슴이 두근두근하는 사람들 있죠? 누구에게 사랑을 고백해야 되는데, 심장이 두근두근하는 사람은 심장 떨려서 말을 못합니다. 몇 번을 마음먹었다가도 말 못하고 그러잖아요. 화형들은 진취적이라 고백할 수도 있어요. 그런데 기운이라는 것은 상대적이라서 상대가 만만치 않다면 말을 못할 수도 있잖아요. 그러면 대개 뭘 먹고 고백하죠?

(술요.)

술이 무슨 맛이죠?

(쓴맛)

쓴맛인 술을 먹으면 심장에 힘이 생겨서 용기가 납니다. 그러면 술의 기운을 빌려서, 가서 고백도 하고 그럽니다. 그런데 한두 잔만 먹었어야 했는데 몇 잔 더 먹으면 어떻게 되죠? 용기가 넘쳐나 그 집에 가서 대문을 발로 차면서 '너 나와라' 하면서 난리치게 됩니다. 그렇게 해서 깨진 놈이 한둘이 아니에요. 두 잔만 덜 먹고 갔으면 심장이 건강할 때의 본성이 나와서, 가서 부모님한테 절도 하고 해서 점수를 딸 텐데, 그걸 모르고 용기가 넘쳐 만용이 되는 바람에 깨질 수도 있다는 겁니다.

술 빨리 깨는 법

질문 : 술을 지나치게 많이 먹을 때 소금을 강력하게 먹으면 어떻게 돼요?

대답 : 그러면 술이 빨리 깹니다. 두 배나 빨리 깨게 돼요. 평상시에 음주 운전 단속에 걸리는 음주량이 있잖아요. 요만큼은 괜찮은데, 요 정

도 더 먹으면 걸리는 양이 있을 것 아닙니까? 그게 애매할 때 소금을 먹으면 수극화가 되어서 빨리 정리가 되어 버려요. 이걸 알려줬더니 술이 안 취하니까 술을 더 먹더라고요. 술을 더 먹게 되면 나중에 가서는 정신이 더 없어져서 또 문젭니다. 그건 본인 책임이지 내 책임이 아니에요. 저는 술을 이기고, 술에서 빨리 깨어나는 방법을 얘기한 것뿐입니다.

아침에 해장하려고 술국을 끓일 때 뭘 끓여요? 간밤에 술을 많이 먹어서 화기가 넘쳐 났잖아요. 그러면 아침에 일어나도 술기운, 즉 잔불이 남아 있게 됩니다. 그 잔불을 끄게 하는 게 물이잖아요. 거기다가 술이 화기이므로 화극금 하여 금(폐대장)도 다쳤으니까 짭쪼름하고 매운 걸 먹는 겁니다. 그래서 술 드실 때는 안주도 얼큰하고 매콤한 것이 좋고, 술국도 대개 짭쪼름한 북어국이나 김치국으로 하는 게 좋습니다.

질문 : 술을 많이 먹을 것 같다고 하면 미리 뭘 먹어야 됩니까?

대답 : 미리 소금을 먹고 생강차 같은 것을 마시고 가면 좋습니다. 어쩔 수 없이 접대를 해야 된다, 회식이 있다 그러면 미리 신장과 대장(大腸)을 보호하고 가는 겁니다. 직장인들, 사업하는 사람들은 어쩔 수 없이 마셔야 되잖아요. 그리고 마실 수 있는 양이 대개 정해져 있습니다. 그러면 내 몸을 튼튼하게 만들어서 가면 유리하다 그거죠. 술자리에서 내가 먼저 뻗어버리면 안 되잖아요. 그런데 힘이 세지니까 더 먹어서 술 깰 때 더 힘들게 되는 경우가 있어요. 깰 때도 얼른 소금을 먹으면 됩니다. 그러면 수극화를 시켜서 해독이 됩니다. 화기가 넘쳐나는 독을 제거하는 방법은 수극화를 하는 겁니다. 원래 지구상에는 다섯 가지 독, 오독이 있는데 그 독을 빼내는 방법을 오독신공(五毒神功)이라고 합니다. 여러분들이 공부하는 자세를 보고 나중에 오독신공도 알려줄게요. 이건 교과목에 없는 겁니다. (웃음)

사치, 낭비, 과소비, 명품족, 구맥 치매

자, 그 다음에 심소장이 허약하면 꿈이 많습니다. 가령 나이가 50인데 아직도 꿈을 꿉니다. 현실을 못 보고 아직도 백마 탄 왕자가 안 나타났다면서 기다리고 있다니까요. (웃음) 공주병, 왕자병이 다 여기에 해당합니다. 그래서 자기는 아직도 천사를 못 만났다느니, 이상형을 못 만났느니 하면서 그러고 앉아 있는 거예요. 공주병, 왕자병에서 못 헤어나오는 사람들은 쓴맛과 단맛을 먹으면 현실이 보이게 됩니다.

구맥 나온 할머니들이 치매 걸리잖아요? 그러면 자기가 공주인 줄로 착각합니다. 구맥인 상태에서 치매가 오면, 거울을 들여다보면서 열여덟 처녀로 돌아가서 연지곤지 찍고 분단장을 하면서 히죽히죽 웃고 그럽니다. 또 자기 아들이 옛날 좋아했던 총각으로 보이기도 해요. 그래서 '아무개씨 오랜만이네. 나하고 연애하기로 했는데 결혼은 했나?' 치매 걸려서 이런 얘기를 막 하고 다닙니다. 그리고 웃고, 인사도 잘해요. 치매 걸리면 조카 보고 '아이고 고모 오셨슈?' 하고 인사하잖아요.

그런데 간담이 병나서 현맥이 나오는 치매일 때는 며느리만 보면 못 잡아먹어서 '개 같은 년, 지들끼리 밥 처먹고 나는 굶기냐' 하면서 온갖 욕을 합니다. 그리고 아침이 되면 부엌에 가서 살림 도와준다고 하면서 반은 다 깨고 그래요. 심술부리느라고 그런 거죠. 그렇게 있다가 며칠 후면 기운 빠져서 똥 싸고, 오줌 싼 걸 갖고 벽에다 문지르고, 마루 틈새에 똥을 찍어서 이겨 넣고 그럽니다. 며느리 속 썩이려고 똥을 찍어서 화초에 바르잖아요. 그러면 살 수가 있어요, 없어요? 그럴 때는 현맥이니까 신맛이나 고소한맛을 먹이면 되는 겁니다.

심소장이 허해서 구맥이면 쓴맛을 먹이면 됩니다. 구맥이면 허열이 나니까 옷을 훌렁훌렁 벗어요. 그래서 시아버지가 구맥인 상태로 치매에 걸리면 허열이 나니까 옷을 벗는 겁니다. 그리고 며느리를 옛날 자기 애인으로 착각을 해요. 그래서 며느리한테 잘 보이려 들고 그럽니다. 그러니까 며느리가 모실 수가 있겠어요? 시아버지가 아무데서나 훌렁훌렁 벗고 그러면 못 모십니다.

그건 착각 속에서 일어나는 일들이거든요. 그래서 현맥이 나올 때의 치매냐 아니면 구맥, 홍맥, 모맥, 석맥, 구삼맥 일 때의 치매냐? 어떤 상태에서 치매가 왔느냐를 따져서 그 허실을 조절하면 상당 부분 좋게 해서 살 수 있겠죠. 옛날엔 그걸 노망(老妄)이라고 했습니다. 그런데 노망든 할머니가 있어도 끝까지 다 모시고 살았잖아요. 노망 들었다고 해서 정신과 병원에서 주는 약을 먹이면 안 됩니다. 그걸로는 답이 안 나오고 더 사나워집니다.

그 다음에 구맥이 나오면 사치(과소비)합니다. 뭘 자꾸 사들입니다. 명품족 있죠? 자기가 돈이 있으면서 명품 사는 건 괜찮습니다. 그건 건전한 소비니까요. 1억 있는데 100만원 쓰는 건 괜찮은 겁니다. 그런데 10만원 밖에 없으면서 100만원짜리 물건을 사는 건 병이다 그거죠. 사치나 낭비는 자기가 갖고 있는 재산을 다 확산시키고 흐트러뜨리는 겁니다. 자기 것도 모자라서 언니 카드 빌려다가 다 쓰고, 아버지 카드 몰래 갖고 가서 뭐 막 사고 하잖아요. 그건 병입니다. 그래서 과소비와 사치, 이것을 심장병으로 보는 겁니다. 심장이 튼튼한 사람은 절대 그런 짓을 안 합니다. 현실이 보이니까요. 그런데 현실을 못 보면 자기를 왕자나, 재벌가 딸, 부잣집 아들로 착각하는 겁니다.

반말하는 버릇, 말더듬이

심장이 허약하면 존칭을 잘 안 써요. 아무한테나 반말합니다. 그래서 애들 키울 때 보면 할머니한테도 반말 잘 쓰는 애들이 있잖아요? 심장이 작은 사람들은 혀가 짧아요. 그러면 '그랬어요' 하고 해야 되는데 '그랬어' 하고 말아요. '요' 까지 발음이 안 나오는 겁니다. 그 사람이 싸가지가 없어서 그런 게 아니라 발음이 안 되어서 그런 거예요. 거기서 더 짧게 발음되면 말더듬이가 됩니다. 'ㄱ, ㄱ, ㄱ, ㄱ, 그랬어요.' 이 '요'자 한마디 하기가 그렇게 어려워요. 그게 혀가 말을 안 들어서 그런 겁니다. 쓴 걸 꾸준히 줘서 반벙어리, 언어장애도 고쳐지는 것을 봤습니다.

오래 전에 대구에 사는 회원인데 네모반듯한 금형인 분이 있었어요. 결혼도 하고 정상적인 가정생활은 하는데 말더듬는 것 때문에 사회생활을 제대로 못하는 겁니다. 의사소통이 잘 안되니 직장생활을 해도 단순 노동만 하는 겁니다. 뭘 '해놓으세요' 라고 하면 'ㄱ, ㄱ, ㄱ, 알았어요' 라고 하는 거예요. 여기 와서 상담 받을 때도 '언제부터 그랬어요?' 라고 물으면 'ㄱ, ㄱ, 오래 되었어요' 라고 대답 하더라니까요. 심장이 약해서 말하기가 무지 힘든 거지요.

하도 금기가 세다 보니 화극금을 못해요. 그래서 쓴 것을 드셔야 된다고 했어요. 다행히 그 분은 몸집도 크고 촌구도 커서 커피를 무지막지하게 먹일 수 있었어요. 신 것도 먹이고, 화생원에 화생식에 집에 내려가면 익모초 같이 쓴 것을 환으로 빚어서 드시라고 했습니다. 그렇게 했더니 심장이 좋아져서 그 뒤로는 생식원에 오시면 말도 자연스럽게 하더라구요.

그런데 처음에 그 분한테서 전화가 왔는데, 전화를 하면 '저 누구입니다' 라고 말해야 되잖아요? 그런데 사람이 안 보이니 더 긴장해서 말이 안 나오는 겁니다. '여보세요, 여보세요' 하니까 그 분은 더 급해지는 거예요. '말씀하세요, 말씀하세요' 라고 하면 심장이 더 뛰잖아요. 상대방이 말을 않길래 여기서는 전화를 끊잖아요. 그렇게 전화가 끊어지면 호흡조절을 하고 커피 한 잔을 먹고 전화를 또 하는 겁니다. 그러고는 '저 누구입니다'라고 얼른 말해요. 그래 놓고 또 덜덜거리는 거예요. 1년 6

개월 정도 골고루 생식하고 쓴 것을 강력하게 먹이니까, 나중에는 전화하는데도 별 지장이 없을 만큼 고쳐졌습니다.

심장이 허약하면 존칭을 잘 안 쓰고 아무한테나 반말을 해서 싸가지 없다는 소리를 듣습니다. 선생님한테 '그랬습니다' 해야 되는데 '그랬서' 하고 끝납니다. 심장이 약한 아이들이 그런 경우가 많은데, 반말하고 존칭을 안 쓰고 하는 게 애들이 버르장머리가 없어서 그런 게 아니라는 거죠. 그런데 뭘 모르는 사람들이 보면 엄마가 애를 잘못 키웠다고 생각합니다. 애 상태는 살펴보지 않고 애보고 '너 반말하지 마. 싸가지 없어'라고 하면 애가 더 스트레스 받아요. 반항심 때문에 진짜 싸가지 없는 놈이 되는 겁니다.

아이들은 생명이 새 것이라서 이런 증상이 금방 나타납니다. 그러면 그때 우리 아이가 화기가 부족하구나, 토기가 부족하구나 하고 알아야 합니다. 토기가 부족하면 아이들이 말을 안 하려고 그래요. 자기 방에 들어가서 문 딱 닫아걸고 혼자 있으려고 합니다. 자폐증 아이들은 거의 홍맥이 뜹니다. 여기까지 하고 잠시 휴식을 하고 또 하겠습니다. 다음 시간에는 진도는 안 나가고 맥진에 대해서 몇 가지 공부 하도록 한 뒤에 맥 보는 연습을 하겠습니다.

소금과 물의 비율, 소금이 만들어지는 이치, 햇빛과 햇볕과 햇살

시작하기 전에 질문 받겠습니다. 무엇이든지 물어보세요.

질문 : 소금을 먹을 때 소금 한 수저를 소주컵에다가 타면 굉장히 짜잖아요? 그런데 맥주컵에다가 타면 훨씬 덜 짠데 이때 효과적인 측면에서 다를 수 있는지 궁금합니다. 그리고 바닷물이 왜 짠맛이고 소금이 어떻게 해서 생기는 것인지 궁금합니다.

대답 : 소금 한 수저의 절대량은 동일하기 때문에 그 정도 물의 양이

면 몸 안에서의 효과는 같다고 보면 됩니다. 물은 음식에서 상화(相火, 中)로 봅니다. 그래서 물에다 커피를 타면 쓴물이 되고, 소금을 타면 짠물이 되는 거죠. 그리고 고춧가루를 넣으면 매운물이 되고, 꿀이나 설탕을 넣으면 단물이 되겠죠.

여기에 초목이 있다면 뿌리는 땅으로부터는 물을 끌어들이고, 하늘로부터는 햇빛을 받아서 맛을 만들어 냅니다. 그 맛은 천기와 지기가 변한 거라고 했죠. 태초의 일기(一氣)가 이치(理致)라는 짜임새, 유전정보라는 틀을 통과하면, 이 나무가 가령 참외나무라고 하면 그 생명의 세포막을 통과한 물은 무조건 단물이 되고, 생강나무라고 하면 무조건 매운물이 됩니다. 땅 속에 있는 물도 똑같은 물이고, 하늘에서 내려오는 빛도 똑같은 빛이잖아요. 그런데 기(氣)가 리(理)를 통과할 때 각 소우주의 본성이 나온다는 거죠. 그것을 두고 이기(理氣)가 같이 작용하여 맛을 만들었다고 하는 겁니다. 그러니 맛 속에는 엄청난 기운과 이치가 들어 있는 겁니다. 소금이 어떻게 생겼느냐는 질문이 참 거시기한데 소금은 어디에서 만들어집니까?

(바다)

바다에서 저절로 만들어진 거죠. 사실 이것(참외니 생강이니 하는 것)도 저절로 만들어진 겁니다. 바다는 지구가 갖고 있는 큰 물단지입니다. 그래서 깊은 곳은 수심이 수천 미터도 넘고 하잖아요. 하늘에서 수많은 태양빛과 별빛을 보내주면 그 빛이 바닷물을 통과합니다. 그러면 빛이 통과할 때 어디까지는 뚫고 들어갈 것 아닙니까. 그러면 그 깊은 바다에 엄청난 기운이 지나가면서 여기에 파동과 와류(소용돌이)가 생깁니다. 물의 입장에서 보면 빛이 있는 곳과 없는 곳이 차이가 날 것 아닙니까. 가만히 있는 것 같지만 하늘에서 무량한 햇빛이 쏟아지면 그 영향을 받습니다. 그런데 빛 말고도 태양은 다른 기운도 만들어요. 그래서 음양중 세 개의 기운을 만듭니다.

일단은 햇빛(해+빛)이 명암, 밝기를 만들어요. 햇빛이 비치지 않으면 어두워집니다. 지금 대한민국 반대편 지구 뒤는 밤이잖아요. 햇빛이라는 건 밝게 하는 것이고. 그 다음에 열을 만드는 놈도 있어요. 그것은 햇볕(해+볕)이라고 해요. 햇빛과 다르지요? 햇볕을 쬔다고 하잖아요. 형광등에도 빛이 있죠? 그런데 이건 열을 발생시키는 볕이 약합니다. 밝기는 한데 온도가 없어요.

그 다음에 세 번째는 만물을 변하게 하는 놈이 있습니다. 뭘 되게 하는 놈이 '살'이에요. 햇살이죠. 그놈이 바위도 뚫고, 나무도 뚫습니다. 사람의 몸통도 뚫고, 심지어는 지구도 뚫고 지나가죠. 그래서 오랫동안 햇살을 받으면 피부가 타고 노화가 됩니다. 햇살을 오랫동안 쏘이면 풍화작용에 의해서 태산도 무너져 버리게 되죠. 햇살이 지구를 뚫고 지나가는데 이건 그냥 태양빛이 지나가는 게 아닙니다. 거기에는 우주의 수많은 별들로부터 오는 빛과 입자들도 있어요. 그것들이 깊은 바다를 통과할 때 그 크기가 작고 가벼운 놈들은 바닷물에 입자가 녹아버려서 소금 성분이 되는 것이고, 크고 무거운 놈들은 지각을 뚫고 지나가다가 맨틀 층이나 지구 핵과 같은 밀도가 더 높은 곳을 만나면 거기에 걸려 버리기도 할 겁니다. 그리고 더 세고 빠른 입자는 그냥 지구를 통과하기도 하겠지요. 지구를 관통한 이놈들은 지금도 광막한 우주 공간을 여행하고 있습니다.

그러니까 수천 미터 깊이의 바다라고 하는 물단지 속에서 변화가 일어나는데, 이 변화를 일으키는 햇살의 입자에 의해서 소금이 만들어진다고 봅니다. 소금은 만물의 본질적인 바탕이 되는 겁니다. 생명을 이루는 소재(素材)에서도 근본이 되는 게 소금입니다. 우리가 원소(元素)할 때 이 '바탕 소(素)' 자를 쓰잖아요. 그래서 옷감의 가장 근본이 뭐죠? 소복이잖아요. 백색으로 되어있는 옷 말입니다. 그래서 '획(白) 소'라고도 하는 겁니다. 그러니 모든 원소의 가장 근본이 되는 소금(素金)이 황금보다 중요한 게 아니겠습니까. 결국 소금이라는 것은 빛의 입자가 변한 것이라고도 할 수 있을 겁니다.

오랫동안 햇살을 받은 깊은 호수에서도 소금이 생성됩니다. 수심이 얕으면 소금이 안 만들어집니다. 그런데 수심이 깊어서 햇살이 깊이 투과한 데는 그 햇살의 입자가 부서지면서 물에 녹아들어 소금이 만들어지는 겁니다. 어떤 전설에 보면 맷돌이 계속 돌아가서 소금을 만들어낸다고 하는데, 이 맷돌을 돌리는 놈이 바로 햇살입니다. 그리고 만물을 따뜻하게 해서 싹을 틔우게 하는 건 햇볕이구요. 얼면 싹이 안 트고 천년만년 거기에 그냥 있잖아요. 그래서 동토에는 싹이 발아가 안 되는 겁니다.

문자가 생기기 이전으로 가보자

옛날에 우리 조상들은 천지일월이라고 말했는데, 그것처럼 천지가 먼저고 그 다음에 일월이 작용합니다. 그런데 천지일월보다 더 중요한 게 사람이라고 했습니다. 그래서 우리가 천지 안에서 일어나는 것들을 이해하면서 본질적으로 나를 들여다보자, 자연에 입각해서 나를 한번 살펴보자는 거죠. 고대의 우리 조상들 중 깨달았던 사람들이 나중에 후세 사람들이 알아먹을 수 있도록 이런저런 언어와 문자를 만들고 가르치고 했던 건데, 그 지식들이 역사가 흘러오면서 다 망실되어 버리고 말았습니다.

또 그런 지식은 당장의 현실적인 문제와는 거리가 먼 것들이어서, 우리가 먹고 사는데 급급하다 보니까 그렇게 될 수밖에 없었던 것도 있었어요. 그러다가 지금 우리 시대에 들어와서 먼저 깨어난 사람들이 그 지식을 찾아내어서 말을 하고 기록하기 시작했던 겁니다. 제가 이런 사실들을 알아낸 것이 아니라, 그런 사람들이 햇살이 뭐고 햇볕이 뭐고 하니까 '아! 그게 그 말인가 보다' 하고 깨달아서 지금 이렇게 말씀을 드리는 겁니다. 그리고 이런 이야기는 과학적으로 봐도 맞습니다. 지금 제가 이야기하는 햇빛과 햇볕과 햇살, 소금이 만들어지는 과정, 이게 과학이잖아요. 서양 사람들은 그걸 물리적인 방식으로 설명하거나, 화학기호를 갖고 설명하는 점이 다를 뿐이죠. 화학기호라고 하는 건 수소를 H_2라고 하자, 산소를 O라고 하자고 약속한 겁니다. 그런데 H_2O라는 기호가 생기기 이전에도 물은 있었어요. 그리고 물이라는 문자가 생기기 이전에도 물이 있었지요.

그래서 우리는 문자가 생기기 이전으로 가보자는 겁니다. 이건 생각으로 하는 거니까, 언어 이전으로 가서 보는 것이 가능합니다. 우리가 1년 열두 달, 24시간 내내 먹고 사는 문제에 몰두하지는 않으니까, 틈틈이 이런 것들을 찾아서 모으면 앞으로 뭐가 되지 않겠습니까? 여기 앉아 있는 청년 건각들이 앞으로 할 일이 많아요. 제가 다 알까요? 저도 다 몰라요. 그래서 이런 것이 아니겠는가 하는 단초만 제공해 주는 겁니다. 그리고 문자를 해석하고 하는 건, 우리 김 선생님이 계시거든요. 김 선생이 문자를 읽고 바르게 해석하는 건 되니까 천지개벽할 때 무슨 일이 있어도 제가 김 선생은 데리고 가려고 해요. 문헌을 읽고 번역할 수 있는 실력자가 있어야 되잖아요. 이런 이야기를 듣고 나면 문자를 보는 각도가 달라질 것 아녀요?

나중에 격변이 지나고 우리가 오랫동안 살아남는다면 늙어서 뭐할 거냐 이겁니다. 우리 당대의 지식인들과 선각들이 우리의 미래 세대들을 위해서 그동안 놓치고 지나쳐 온 고대의 정신세계들을 걸러서 추려 내면, 미래 인류사의 거대한 문명의 틀을 짤 수 있게 된다 그 얘기예요.

이것이 바로 원시반본의 참된 의미가 아닌가 저는 그렇게 보고 있습니다. 그래서 각 방면의 실력자들이 다 필요하게 되는데, 그 실력자들도 몸을 건강하게 만들어야 됩니다. 그 분들도 자기 몸은 자기가 다스리고, 병났을 때 스스로 고칠 수 있어야 합니다. 그래야 자기가 잘하는 일을 오랫동안 할 수 있을 것 아닙니까.

맥진 순서 - 부정맥과 대맥의 확인

10페이지를 보면 맥진(脈診) 순서가 나옵니다. 이전 시간에 맥은 '생명력을 끊임없이 새롭게 하기 위해서 힘쓰는 것'이라고 했습니다. 그리고 진(診)은 살피는 거라고 했어요. 근본을 거듭 밝혀서 살피는 겁니다.

첫 번째, '50박 이상을 확인하여 부정맥 대맥이 있는가를 확인한다'라고 나와 있습니다. 먼저 상하좌우 맥의 크기를 확인합니다. 상하는 인영 촌구를 말하는 거죠. 그리고 나서 좌우의 대소를 확인합니다. 같냐, 다르냐를 봅니다. 오늘부터는 무조건 이 네 개 중에서 인영이 큰지, 아니면 촌구가 더 큰지를 찾아서 요게 도대체 뭘까 하고 살펴야 합니다. 그런데 살피기 이전에 먼저 부정맥 대맥을 찾아내야 된다는 거죠.

거기다 적으세요. '부정맥, 대맥이 나오면 일체 이유 없이 떫은맛을 더 먹는다.' 그리고 '사관에 MT를 붙인다.' 사관 말고도 심포경의 중충과 삼초경의 관충이라는 혈자리가 있습니다. 제3지와 4지 끄트머리에 있는데, 거긴 자극하면 굉장히 아파서 깜짝깜짝 놀라는 자리입니다. 그러면 끄트머리가 구체적으로 어디냐? 손톱이 이렇게 있으면 여기를 딱 자르고(그림 참조) 손톱 끄트머리를 눈대중으로 이렇게 가로질러요. 눈대중이 안 되는 사람은 볼펜으로 표시해도 됩니다. 손톱에서 제일 넓은 자리가 있어요. 그 자리를 쫙 긋습니다. 그러면 서로 만나는 점이 있죠? 그 자리가 혈자리의 종시점입니다.

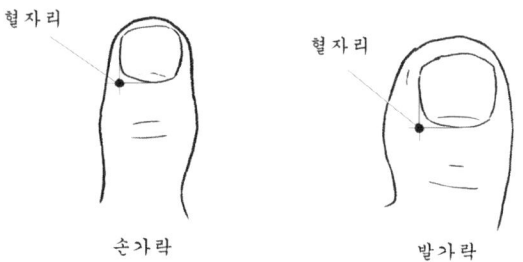

그림 손가락, 발가락 끝 마디에서 종시혈 찾는 법

종시(終始), 끝과 시작을 말합니다. 이렇게 왼손을 놓고 봤을 때 네 번째 손가락 바깥쪽 손톱 끝에서 2~3밀리 정도, 그 자리가 삼초경입니다. 심포 삼초를 많이 고생시킨 사람들은 누르면 자지러질 정도로 아파요. 두 번째 손가락을 꼬부려서 네 번째 손가락 꼭지점에다가 요렇게 대고 자극을 하면 아파서 입이 쩍쩍 벌어지는데, 거기가 관충이라는 자리입니다. 자극하면 기운이 쫙쫙 머릿속까지 가요. 살살해도 혈자리만 정확히 짚어서 자극을 하면 그 파급력이 굉장합니다. 혈자리의 종시점 자극을 열 손가락 다 해 보세요. 머리가 다 시원해질 겁니다.

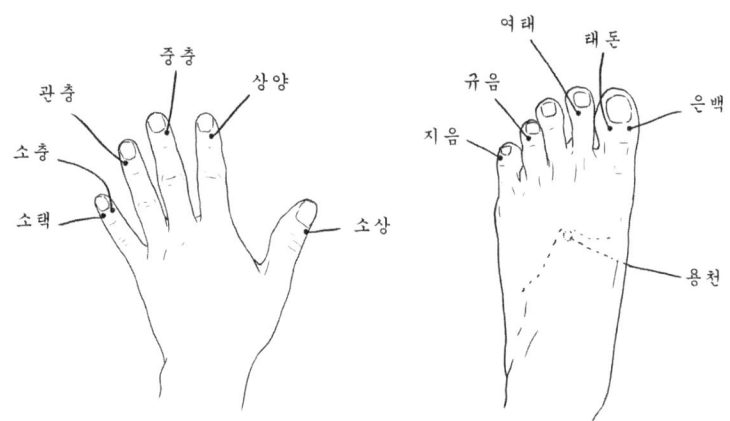

그림 손가락, 발가락 혈의 종시점

'나는 무감각해요' 하는 사람 있으면 나와 봐요. 무감각한가 안 한가 한번 보자구요. (웃음) 자극을 세게 했다, 부드럽게 했다 강약을 조절할 수도 있죠. 심포 삼초가 생명력이잖아요? 그러면 두통 같은 게 올 때 거기를 자극하면 뻥뻥 다 뚫립니다. 뭔 일인지는 모르지만 벌써 동기부여가 확 되잖아요. 그러니까 우리가 굳이 거기다가 쇠꼬챙이를 찌를 일도 아니고 혈자리만 알면 손으로 다 할 수 있다는 겁니다. 내일은 손가락과 발가락의 종시점을 표시한 자료를 한 부씩 나눠 드릴 겁니다.

부정맥과 대맥을 고치는 방법

맥이 안 뛰면 죽는 겁니다. 살아 있는 사람은 무조건 맥이 뜁니다. 느리든 빠르든 혹은 크든 작든 일정한 리듬으로 뛰어요. 그렇게 일정하게 뛰다가 한 번씩 거르는 맥이 부정맥입니다. 어떤 사람은 열 번 뛰다가 한 번씩 거르고, 어떤 사람은 스무 번씩 뛰다가 한 번씩 거르고 그럽니다. 그래서 50박을 헤아려서 거르는 게 없다고 하면 부정맥은 없는 겁니다.

그러니까 맥을 볼 때는 집중을 해야 거르는지, 안 거르는지를 알 수 있겠죠. 부정맥이 있다고 하면 그 사람은 무조건 심포 삼초 생명력이 힘든 상황에 놓여져 있다고 봅니다. 그렇다면 골고루에다가 무조건 떫은맛을 챙겨 먹어야 됩니다. 그리고 부정맥 안에서도 인영 촌구 네 군데 중에서 제일 큰 놈이 어떤 맥인지 따져야 되겠죠. 네 군데 중에서 제일 큰 놈이 뭐냐? 지금 기존 의학에서는 그것을 모르기 때문에 현재 이 공부를 하지 않은 그 누구도 맥을 모른다고 단정할 수 있습니다. 전 세계 모든 의료단체 안에서 이걸 볼 수 있는 사람이 단 한 명도 없습니다.

그런데 이미 5천 년 전 신시 배달국 시절에는 이것을 누구나 다 알았어요. 그래서 이것을 고치는 방법은 골고루에다가 떫은맛과 체질에 맞는 걸 하나 먹고, 사관에 자석테이프를 붙이고, 아까 이야기한 중충, 관충 있죠? 거기에다가 자석테이프를 붙이는 겁니다. 그러면 부정맥이 빠른 시일 안에 바로 잡힙니다. 사관은 합곡과 태충을 말하고, 중충은 심포경 중지(가운데 손가락)에 있고, 관충은 삼초경 네 번째 손가락에 있습니다.

대맥과 부정맥이 뜰 경우 나타나는 정신적 증상들

대맥(代脈)은 맥이 일정하지 않게 뛰는 걸 말합니다. 이건 촉지를 해 보면 맥이 열 번이고 스무 번이고 일정하게 뛰다가, 갑자기 크게 뛰고 작게 뛰고 합니다. 심장 안의 생명력의 조절 능력이 약해져서 그렇게 뛰는 겁니다. 맥이 그렇게 바뀌면 평소에는 생각 안 나던 것들이 불현듯 생각나서 뭘 싸 짊어지고 갑자기 어디로 가려고 듭니다. 그러다가 맥이 가지런하게 작아지면 '어, 내가 왜 이러지? 내가 왜 쓸데없이 거기에 가고 있지?' 이러는 거예요. 그리고는 보따리를 다시 풉니다.

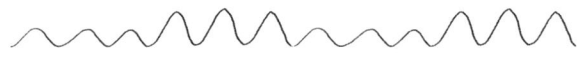

몇번은 작게, 몇번은 크게 뛰는 대맥의 모양

그림 대맥 l

그렇게 가만히 앉아 있다가 갑자기 또 쾅쾅 뛰면, 쾅쾅 뛴다는 것은 모든 세포에 혈액공급이 많아진다는 거잖아요? 혈액공급이 많아진다는 것은 산소 공급이 많아지고 에너지 공급이 많아진다는 걸 의미합니다. 그러면 가만히 앉아 있다가 갑자기 일어나지는 거예요. 일어나서 다시 옷 주워 입기도 하고, 전화통 들고 어디로 막 전화하려고 하다가도 맥이 다시 잠잠해지면 '내가 어디로 전화하는 거지?' 이러는 겁니다. 대맥이 나오면 자신도 모르게 그런 행동을 합니다. 대맥이 있는 사람들은 다시 크게 뛸 때 불쑥불쑥 생각을 하고 행동을 하는 겁니다

 그리고 반대로 생명력이 이렇게 일정하게 뛰다가 작게 뛰는 게 있어요. 그러면 뭘 하려고 마음먹었다가도 에너지 공급이 적어지니까 의지가 약해져서 하고자 했던 것을 쉽게 포기합니다. 하고 싶은 생각이 싹 사라져요. 마음이 일정하게 가지런하게 가는 게 아니라 이랬다저랬다 합니다. 그런데 포기했다가도 생명은 다시 복원하려는 본성이 있다고 했잖아요? 작게 뛰다가 다시 평상시처럼 뛰어요. 그러면 '아! 그래도 해야지' 하고 생각을 합니다. '다시 해야지' 하면서 책도 보고 누구한테 연락도 하고, 안 가려고 했는데 아무리 생각해도 다시 가야될 것 같다 이러는 거죠. 이렇게 맥대로, 기운대로 생각하고 움직이게 됩니다.

 만약에 인영 촌구 중에서 제일 큰 맥이 석맥이라면 두려움이 생깁니다. 석맥이 나오면 뭘 하려고 해도 겁이 나서 못 합니다. 그런데 큰 맥이 현맥이라고 하면 과거의 나 자신에게 화가 납니다. '과거에 내 부모가 이렇게 했으면 지금쯤은 내가 이렇게 되었을 텐데' 하고 화가 나요. 목기가 약하니까 사나워지는 거죠. 과거 자기 인생에 대해서 원망을 하고 분노가 생겨요. 타인에 대해서도 분노가 있지만 자기 자신에 대해서도 분노가 생긴다니까요. 그래서 이 현맥이 극도로 커지게 되면 자기를 자해하기도 합니다.

 그런데 만약 대맥이 나오면서 동시에 모맥이 뜬다면 자포자기해 버립니다. 우울해져서 살고 싶은 의욕도 없고, 자살충동이 일어납니다. 학생이 맥이 이렇게 나오면 공부하고 싶은 생각도 다 사라지고 그냥 염세주의로 가는 겁니다. 부모도 친구도 다 필요 없다며 우울해하고 괴로워합니다. 괴로우니까 눈물 흘리고 징징거려요. 모맥이면 뭘 먹어야 되죠?

(매운맛)

매운 기가 없어서 그런 것이거든요. 사람이 좀 매운 기가 있어야 되잖아요. 그러면 현미나 율무를 먹든지, 아구찜 집에 가서 아구찜도 먹고 해서 매운 것을 먹으면 퍼졌던 놈이 긴장하게 됩니다. 화극금 되어 있던 놈이 금기를 추스르는 거죠. 승부욕이 생기고, 투쟁의지가 생기는 겁니다. 그래도 대맥은 맥이 뛰는 거잖아요? 부정맥은 한 번씩 멈추는 거니까 더 위험합니다. 대맥도 일단은 부정맥 고치는 방법과 똑같이 하고, 그 맥이 목화토금수 중 어디에 있는가를 따져서 에너지를 더 보강하면 고칠 수 있게 됩니다. 이 사관 자리와 중충, 관충 자리는 굉장히 중요한 혈자리입니다. 저도 옛날에 여기를 자석테이프를 붙이거나 자극 해주면 등골에 뜨끈뜨끈한 기운이 돌곤 했어요. 그러면 기운이 자체적으로 순환이 잘 될 것 아닙니까? 내부에서 순환이 잘 돼야 음양 허실 한열의 조절능력이 강화됩니다.

그리고 또 적으세요. 맥이 일정하게 뛰다가 몇 번은 빠르게, 몇 번은 느리게 뛴다. 맥이 빨리 가다가, 천천히 가다가 할 수 있죠? 최 선생은 대맥이 많이 잡혔어요?

(예)

최 선생이 있음으로 해서 이번 기수는 대맥을 공부할 수 있게 되었습니다. 최 선생이 처음에 왔을 땐 부정맥도 섞여 있어서 죽게 생겼더라구요. 그래서 다른 건 다 때려치우고 맥이나 바로 잡으라고 해서, 죽기 살기로 해서 맥을 바로 잡았어요. 이러한 대맥은 맥이 일정하게 뛰다가 갑자기 빨리 뜁니다. 혹은 톡톡톡톡 이렇게 빨리 뛰다가 툭-툭-툭 이렇게 천천히 뛰죠. 완급, 지삭 조절이 안 된다 그 얘깁니다. 앞에서 말한 대맥은 심포 삼초가 병이 나서 에너지양의 대소를 조절하는 능력이 떨어진 것이고, 지금의 이 대맥은 지삭(遲數) 조절이 안 되는 대맥입니다.

맥이 일정하게 뛸 때는 느긋하게 마음먹고 있다가도 갑자기 맥이 빠르게 뛰면 괜히 불안해집니다. 자녀가 유치원에서 돌아올 시간이 되면 옛날에 뉴스에서 본 사고 장면이 우리 애와 겹쳐서 불안한 마음에 막 뛰어나가게 됩니다. 허겁지겁 현관문 열고 막 나갔는데, 맥이 다시 가지런하게 천천히 뛰면 '뭔 일 있겠어?' 하고 다시 들어오고 그럽니다. 이건 매일 그러는 게 아니라, 어느 날 심포 삼초가 갑자기 허약해져서 대맥이 크게 뛰면 나타나는 현상입니다. 맥이 매일 그렇게 뛰면 못 살죠. 매일 그러면 심장 근육에 통증이 생깁니다. 그러다 보면 사망에 이를 수도 있습니다. 출근하러 길 나섰다가 갑자기 죽는 사람 있죠? 밥 먹다가 갑자기 죽는 사람 있죠? 잠을 잤는데 자다가 못 일어나는 사람 있죠? 그건 심장이 뛰다가 영원히 멈춘 거잖아요. 그러면 모르는 사람들은 '그 사람 건강했는데 갑자기 죽었다'고 하잖아요. 건강하던 사람이 돌연사 했다고 그러는데, 그것은 건강했던 것이 아니고 과거에 부정맥이나 대맥이 있었던 겁니다.

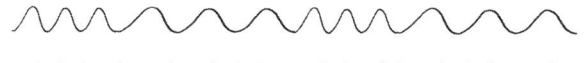

몇 번은 빠르게, 몇 번은 느리게 뛰는 대맥의 모양

그림 대맥 II

그래서 요렇게 천천히 일정하게 뛰다가 갑자기 이렇게 맥이 빠르게 톡톡톡톡 뛰면 초조하고 불안하고 급해져서 극단적인 일도 저지르게 됩니다. 대맥이 나오면 감정 상태가 그렇게 돼요. 심장이 그렇게 뛰고 있으니까 본인이 가진 감정 조절능력으로는 감당을 못하는 거죠. 지식의 많고 적음에 관계없이 정신세계가 여기에서 다 만들어지는 겁니다. 가방끈 긴 놈은 정신병 안 생기나요? 대학 교수들은 치매 안 걸리나요? 오히려 그 사람들이 더 많이 생기죠. 먼저 맥이 바르게 되어야 마음이 편안해질 수 있습니다.

특이한 대맥

그리고 이런 대맥도 있어요. 맥이 어쩌다가 한 번씩 탁 크게 뛰고, 또 어쩌다가 한 번씩 작은 맥이 뜁니다. 어쨌든 맥이 일정하지 않게 뛰는데, 요것도 대맥으로 봅니다. 이것을 안 고쳐 놓으면 앞에서 설명한 심각한 대맥의 상황으로 변합니다. 이것을 그림으로 그리면, 맥이 일정하게 뛰다가 갑자기 크게 하나 뜁니다. 그랬다가 다시 일정한 상황으로 복귀를 합니다. 그렇게 일정하게 뛰다가 갑자기 이렇게 한 번 또 뛰어요. 이건 대맥 발생의 빈도가 낮은 걸 말합니다.

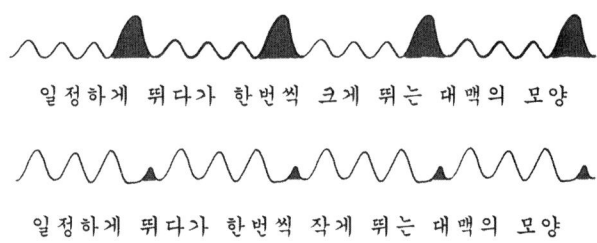

일정하게 뛰다가 한번씩 크게 뛰는 대맥의 모양

일정하게 뛰다가 한번씩 작게 뛰는 대맥의 모양

그림 대맥 III

대맥의 빈도가 낮으면 덜 나빠진 것이고, 대맥의 빈도가 높으면 병이 더 깊어진 거죠. 심포 삼초가 더 허약한 상태가 된 겁니다. 이건 높은 것이구요, 반대로 잘 뛰다가 맥이 작게 한번 툭 꺼지는 것도 있습니다. 그런데 이걸 잘못 보면 부정맥으로 착각할 수가 있어요. 맥의 차이가 크니까 맥이 쉬는 것 같다고 느낄 수 있다는 거죠. 하지만 지금의 이 대맥은 부정맥이 아니라 작게 뛴 겁니다. 그래서 이런 맥이 뛰면 연애를 하다가도 갑자기 마음이 변하기도 합니다. '나 좋아해?' 하고 물으면 '응, 좋아해' 라고 해야 되는데 맥이 작게 뛰니까 풍선에 바람 빠진 것처럼 '글쎄?' 라고 대답합니다.

반면에 방금 이야기 했듯이, 맥이 일정하게 잘 뛰다가 갑자기 크게 한 번씩 뛰게 되면 생각이 겉 넘게 됩니다. 아무 말 안하고 있으면 되는데 머리로 기혈 공급이 많이 되면서 그때 확 뛰니까 확 말하는 겁니다. 결정적일 때 이런 맥이 뛰어 봐요. 그러면 마음에 없는 말을 하게 되고, 시행착오를 하게 되어서 살아가는데 손해를 보게 됩니다. 이런 것들도 부정맥 고치는 방법으로 다스리면 되겠죠.

부정맥의 종류, 사맥(死脈)인 부정맥

다음은 부정맥의 종류에 대해서 알아보도록 하겠습니다. 부정맥은 맥이 일정한 간격으로 뛰다가 한 번씩 거른다고 했죠? 이건 50박을 기준으로 한다고 했습니다. 그러면 여러분들은 오늘 집에 가서 시계 놓고 자기 맥을 헤아려 봐야겠죠. 그게 숙제입니다. 가족들 맥도 헤아려 봐야 됩니다. 맥을 헤아릴 때는 정신을 집중해야 됩니다. 다른 생각을 하거나 음악을 듣거나 텔레비전 보면서 하면 절대 안 되겠죠. 텔레비전 끄고 아까처럼 호흡을 조절하고, 세상만사를 다 놓고 생각을 모아서 오로지 맥이 뛰는 것만 살핍니다. 그러면 마음속으로 50박을 셀 수 있겠죠?

정신을 집중해서 가지런하게 해서 50박을 센 사람은, 그 맥박과 맥박 사이의 리듬과 간격을 알 수 있습니다. 그 간격이 빨리 뛰다가 천천히 뛰거나 크게 뛰다가 작게 뛰거나 하면 대맥이고, 가다가 한 번씩 거른다면 부정맥입니다. 부정맥을 바로 잡으려면 골고루에다가 떫은 걸 강력하게 먹으면서, 자석테이프로는 사관인 합곡과 태충에다가 기운을 보충하는 보법을 쓰고, 중충과 관충에도 보법을 씁니다. 그런 사람을 데려다가 일반 침법(사법)을 쓰면 더 나빠집니다. 사법은 기운을 끌어내리는 거라고 했죠? 큰 맥을 작게 하는 거라고 했죠? 그걸 쓰면 못 고칩니다. 정확한 처방법을 모르면 더 망쳐 버릴 수도 있다는 겁니다.

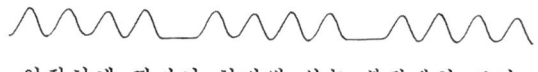

일정하게 뛰다가 한번씩 쉬는 부정맥의 모양

그림 부정맥

첫 번째, 50박 중 1박이 휴지(休止=쉬거나 멈춘다는 뜻)면 5장(간 심비폐신장) 중 1장이 기절이고, 두 번째, 40박 중 1박이 휴지면 5장 중 2장이 기절입니다. 5장 중에서 2장에 기가 딱 끊어진 것이 아니고 가다, 안 가다 하는 걸 말합니다. 50박 중 1박이 휴지인데 석맥이라고 하면 신장 방광에 기가 가다 말다 하겠죠. 그러면 생명력 공급이 되다 안 되다 하니까 신장 방광은 엄청난 손상을 입게 됩니다. 부정맥의 유무는 잘 때 재어야 가장 정확하게 알 수 있습니다.

세 번째, 30박 중 1박이 휴지면 5장 중 3장이 기절이고. 그러니까 박 선생이나 최 선생 같은 경우는 힘이 워낙 좋으니까 버티는 겁니다. 원래 아주 강한 기운을 갖고 태어났거든요. 맥이 그렇게 뛰는데도 여장부처럼 그렇게 일을 할 정도면 친정 엄마가 참 기가 막히게 잘 만들어 놓으신 겁니다.

네 번째, 20박 중 1박이 휴지면 5장 중 4장이 기절이고. 그런데 50박 중 1박이 휴지인 사람도 낮에 활동하면서 에너지를 쓰면 10박 중 1

박이 휴지일 수가 있어요. 그래서 낮에 보는 건 정확하지 않을 수가 있다는 겁니다. 올 가을에는 부정맥이 더 심했습니다. 올 가을에는 천기가 뜨거워져서 추석이 지났는데도 낮 기온이 30도가 넘어가고 그랬잖아요. 열대야가 추석까지 있었다는 게 말이 됩니까? 그러면 심장이 그만큼 힘들었다고 봐야지요. 그래서 생명이 가지런한 상태, 에너지를 쓰지 않는 취침 상태에서 재는 겁니다.

다섯 번째, 잘 때 재서 10박 중 1박이 휴지면 5장 중 5장이 기절입니다. 그러니까 장부가 다 얼 먹는 거예요. 이렇게 되면 자기가 봐도 옛날의 내가 아니에요. 걸어간다든지 무슨 일에 집중한다든지 할 때 옛날 내 기운이 안 나옵니다. 잠잘 때 재봤더니 10박 중 1박이 휴지인 이것은 사맥(死脈)으로 분류합니다. 2박 중 1박이 휴지, 3박 중 1박이 휴지, 9박 중 1박이 휴지 이런 것도 10박 중 1박이 휴지인 경우에 포함됩니다. 이건 자다가 죽을 수도 있는 맥이라는 뜻입니다.

그러니까 전날 무슨 일이 있었다든지 할 경우, 다음 날 새벽 인시 지날 때 기운이 바뀌잖아요. 기운이 바뀔 때 내 몸이 그것을 감당해내야 되거든요. 감당이 안 되면 숨줄에 문제가 생깁니다. 자다가 돌아가시는 분들 있잖아요. 그건 심장이 멈춰서 죽은 겁니다. 다른 원인으로 죽은 게 아니죠. 그래서 부정맥이 나오는 사람은 잠잘 때 반드시 잠옷을 입고 자야 됩니다. 잠옷을 입으면 열 발산이 덜 됩니다. 옷을 벗고 자서 온기를 상실하게 되면 뺏긴 에너지만큼 심장에서 열을 계속 보충해야 되잖아요. 그러면 심장이 그만큼 힘들어 집니다. 이런 사람들은 맥이 가다가 자꾸 서니까, 몸에서 충분한 에너지를 계속 못 만들면 심장이 화가 나서 '에이 그냥 멈춰야 되겠다' 하고 서버립니다. (웃음) 주인이 챙겨주지도 않으니까 '아이고 힘들어. 더 이상 못 뛰겠다. 차라리 멈추겠다' 하고 박동을 멈추게 되는 겁니다.

부정맥의 진행방향

이때 병의 진행 방향을 보면 화 이전에 수에서 병이 왔죠. 수를 극한 건 토죠. 토를 극한 놈은 목이고. 그리고 목을 극한 놈은 금이잖아요. 금기를 극한 놈이 누구죠? 화죠. 그러니 부정맥은 심장에서 시작되는 겁니다. 그래서 구맥부터 출발해서 병의 진행방향은 상극의 순으로, 병이 고쳐지는 방향은 상극의 역순으로 진행됩니다. 병이 악화되는 건 현재의 병이 있는 장부가 허약해져서 자기가 극을 해야 할 장부를 극을 못하는 관계로, 상극의 순으로 진행됩니다. 이 부분에 대해서는 공부가 절반쯤 넘어설 때 아주 상세하고도 과학적으로 밝혀 드릴 겁니다. 여기서의 과학은 서양 과학이 아니라, 신의 경지에 올랐던 신시 배달국 선조들의 과학을 말하는 겁니다.

그래서 처음에는 50박 중 1박이 휴지는 구맥으로 시작했다가 안 고쳐 놓으면, 화극금 못하여 40박 중 1박이 휴지로 모맥이 나와서 살기 싫은 생각이 났다가, 그래도 안 죽었다면 금극목 못하여 30박 중 1박이 휴지로 현맥이 나와서 분노하거나 화가 납니다. 그러다가 목극토 못해서 20박 중 1박이 휴지로 홍맥이 나오면 공상망상을 하고 세상만사를 다 의심했다가, 더 진행이 되면 토극수 못하여 10박 중 1박이 휴지해서 석맥이 나와서 두려워하고 공포에 시달립니다. 여기서 병이 더 진행하면 수극화를 못해서 또 구맥이 나오잖아요? 결국은 화에서 화로 가는 겁니다. 한바퀴 돌았잖아요. 이때 심장이 결정적으로 힘들다면 심장이 뛰겠어요, 안 뛰겠어요?

(안 뛰어요.)

이때 심장이 서 버립니다. 옛날 현성 선생님은 40박 중 1박이 휴지면 5장 중 2장이 기절이라고 할 때, 매운 걸 먹어야 된다고 하셨는데 지금은 이게 안 맞아요. 왜냐하면 지금 사람들은 아프다면 병원이나 약국에 가서 마취제, 진통제, 해열제, 항생제, 스테로이드제, 각종 백신접종, 항암제 등의 독한 약을 함부로 남용하고, 그것도 모자라서 악질 식품첨가제에 몸이 다 오염이 되어 버렸고 또 몸을 끊임없이 차게 하고 수술하고 해서 자연의 정밀한 질서가 다 어긋나 버렸거든요. 상극의 이 치대로 가면 좋은데 그런 관계로 인해 지금은 이것이 안 맞게 되었어요.

그래서 부정맥이 뛰어도 그 중에서도 가장 큰 맥이 뭐냐를 따져서 그놈을 먼저 영양하는 것이 우선입니다. 만약에 가장 큰 맥이 석맥이라고 하면 짠 것을 더 먹어야 됩니다. 그리고 부정맥이 나올 정도가 되면 과거에 무슨 일이 생겼다는 말이거든요. 최 선생은 과거에 친구들과 술 먹다가 자기도 모르게 기절해서 친구들이 떠메고 집에 온 적이 한두 번이 아니었다고 합니다. 그때는 왜 그랬는지를 몰랐는데 여기 와서 강의 듣고 알았다고 하더라구요.

오계맥의 확인과 오계맥의 맥상

자, 그러면 다시 교재를 봅니다. 오계맥을 확인합니다. 큰소리로 따라서 합니다. '현맥, 금극목 하였다. 가늘고 길고 미끄럽고 긴장감 있다. 팽팽하다.' 팽팽하다는 것은 금극목을 더한 겁니다. 고무줄을 당기면 팽팽해지고 놓으면 부드러워지는데, 부드러워진 그것이 목기입니다. 그런데 여기에 금기가 작용하면 이놈이 굵어져요, 가늘어져요?

(가늘어져요.)

금극목을 하면 금기의 잡아당기는 힘으로 인해 가늘어지게 됩니다. 그리고 우그러뜨리는 것도 금기라고 했죠. 압축시키는 것. 솜뭉치 같은 것을 압축시키면 작아져요, 커져요? 작아집니다. 그래서 금기가 많이 작용할수록 팽팽한 긴장감이 형성됩니다.

따라서 합니다. '구맥, 수극화 하였다. 연하고 말랑말랑하고 꼭꼭 찌르고 터질 것 같다.' 이 얘기는 뭐냐 하면 잉크가 이렇게 있는데, 거기에 맑은 물을 계속 한 방울씩 풀면 색도가 연해져요, 진해져요?

(연해져요.)

그리고 팥죽 같은 걸 오래 놔두면 물이 다 증발해서 뻑뻑하게 되죠? 그런데 거기에다 물을 부으면 다시 연해집니다. 그것처럼 수기가 풍부해지면 피의 농도가 연해지게 돼요. 피의 농도가 연해지면 용존산소량이 많아지게 되고, 피가 걸쭉하고 탁해지면 용존산소량이 줄어들겠죠. 토극수 해서 석맥이 나오면 머리 뒤로 타고 넘어오는 방광경으로 기혈 공급이 덜 되니까 뒷골이 무거워져요, 가벼워져요?

(무거워져요.)

이치적으로 보나 과학적으로 보나 무거워지는 겁니다. 반대로 물을 많이 넣으면 단단하고 걸쭉했던 피가 연하고 말랑말랑해지죠. 그래서 구맥은 석맥보다 몇 배, 몇 십 배 확실히 말랑말랑합니다. 옛날에 사용하던 노란색 아기 기저귀 고무줄에다가 바람을 후~ 하고 불면 말랑말랑해집니다. 그런데 고무줄 속에다가 바람을 넣지 말고 팥죽을 넣으면 어떻게 되겠어요? 딱딱해지죠? 딱딱하면 토극수한 것이고, 수극화를 하여 연하고 말랑말랑하면 피가 맑아진 겁니다. 진맥(診脈)은 우리가 혈관을 촉지하는 거지만 결국은 혈관 속의 내용물이 뭔지, 혈관 속의 기운이 어떠한 상태인가를 알아보는 겁니다.

또 따라 합니다. '구삼맥, 육장육부의 균형이 깨졌다. 가늘고 길고 연하고 말랑말랑하고 꼭꼭꼭 찌른다.' '홍맥, 목극토 하였다. 굵고 넓고 짧고 완만하고 부드럽다.' 목기는 부드럽다고 했습니다. 고무줄을 팽팽하게 잡아당기면 가늘어진다고 했잖아요. 가늘어진 그것을 다시 놓으면 어떻게 되겠어요?

(굵어져요.)

굵어지니까 부드러워지는 겁니다. 목기가 작용하면 완만하고 부드러워져요. 그러니까 가는 것에서 보면 굵어진 것입니다. 그리고 한겨울 딱딱하게 얼어붙은 땅 있죠? 이 언 땅이 봄에 녹을 때 보면 땅이 질퍽질퍽해지죠. 그건 봄의 목기가 작용하여 부드러워진 겁니다. 그래서 목기가 넘쳐 목극토 해서 나온 홍맥은 굵고 넓고 짧고 완만하고 부드러워요.

그런데 모맥은 화극금 되어서 온 것이죠. 오늘 화기의 속성을 배웠죠? 확산시키고 흩어지게 하는 것이 화기입니다. 그러니까 완만한 것을 뛰어넘어서 더 확산됐다면 솜과 같아져서 만져지지가 않습니다. 우리 김 선생님은 맥이 확 퍼졌잖아요. 모맥, 홍맥을 왔다갔다 해요. 아까 화기라는 것은 산(火氣者散也)이라고 했습니다. 이 흩어지는 기운 때문에 요만했던 맥이 확산되니까 넓게 퍼져서 없어져 보이는 겁니다. 그래서 어떤 사람은 만져보면 뭐가 뛰긴 뛰는데 없는 것 같다고 그럽니다. 아주 없으면 무맥, 사맥인데 모맥은 있기는 있단 말입니다. 그래서 옛날 우리 선조들은 이 모맥의 상(像)을, '털 모(毛)' 자로 기록했던 겁니다. 그리고 우리 현성 선생님께서 맥을 만져보시고는 모맥의 의미를 깨달으시고 그 상태를 요렇게(굵고 넓고 완만하고 부드럽고 솜과 같다) 표현하셨던 겁니다.

현맥은 금극목한 것인데 금은 긴장감이잖아요. 책에 보면 '금기자긴야(金氣者緊也)'라고 써져 있어요. 자연 안에서의 금기는 그 힘이 긴장시키는 것입니다. 활시위를 팽팽하게 잡아당기면 긴장감이 느껴지죠? 그러면 활시위가 굵어져요, 가늘어져요? 가늘어지죠. 그때 맥을 보니까 이런 모양이 나오더라 그 얘깁니다.

오늘은 이 정도로만 말씀을 드리는데, 그림을 그리면서 이것을 더 세밀하게 설명하는 시간이 있을 겁니다. 자, 또 큰 소리로 따라서 합니다. '모맥, 화극금 하였다. 굵고 넓고 짧고 솜과 같이 확 퍼졌다.' '석맥, 토극수 하였다. 미끄럽고 단단하고 걸쭉하고 바둑돌 같다.' 이것을 달달달달 외워야 됩니다. 입장단이 배어 있어야 합니다. 현맥이라고 하면 바로 '가늘고 길고...' 이렇게 탁 나올 정도가 되어야 합니다. 석맥이라고 하면 '단단하고 걸쭉하고 바둑돌 같다.' 이게 입에 달려 있어야 돼요. 그렇게 외우고 있는 상태에서 맥을 보면 '아! 이게 뭐구나' 하고 바로 나오게 됩니다. 맥의 상(像)이 저절로 떠올라지는 거죠.

표 오계맥의 상(像)

현맥	구맥	구삼맥	홍맥	모맥	석맥
弦	鉤	鉤三	洪	毛	石
금극목	수극화	불균형	목극토	화극금	토극수
가늘고 길고 미끄럽고 긴장감 있고 팽팽하다	연하고 말랑말랑하고 꼭꼭 찌르고 터질것 같다	가늘고 길고 연하고 말랑말랑하고 꼭꼭꼭 찌른다	굵고 넓고 짧고 완만하고 부드럽다	굵고 넓고 짧고 솜과 같이 확 퍼졌다	미끄럽고 단단하고 걸쭉하고 바둑돌같다

오계맥 구별 요령

자, 여기를 보세요. 가늘고 긴 놈이 뭐냐 하면 볼펜깍지하고 볼펜심 두 개가 있어요. 일단 절대 길이가 같은 상태에서 엄지손가락 상에서 볼펜깍지처럼 굵게 촉지되는 게 있고, 볼펜심처럼 가늘게 촉지되는 게 있습니다. 또한 이것을 대소로도 구분할 수도 있는데, 볼펜깍지는 크고 볼펜심은 작습니다. 작지만 볼펜깍지보다 볼펜심을 가늘다고 말할 수 있죠. 상대적으로 볼펜깍지는 볼펜심보다 굵다라고 말할 수 있고요. 그래서 굵은 게 있고 가는 게 있습니다. 그러면 상대적으로 봐서 어떤 놈을 길다고 해요?

(볼펜심)

볼펜깍지 보다 볼펜심을 길다고 하는 거예요. 그런데 서양학문에 찌들어 있는 사람들은 똑같은 길이인데 거 무슨 소리냐고 그래요. 하지만 똑같은 몇 센티미터 짜리라고 따지면 안 된다 그 얘기죠. 우리는 머리카락이 짧아도 가늘기 때문에 길다고 표현하잖아요. 절대 길이 안에서 상대 길이를 봐야 된다는 겁니다. 그래서 오계맥 중에서 굵은 놈이 뭔지 찾아보세요.(오계맥 표 참조)

(홍맥, 모맥)

그러니까 굵으면 홍맥이나 모맥 중 하나이고, 가늘고 길면 현맥이나 구삼맥 중 하나겠죠. 그러면 벌써 네 개가 나왔잖아요? 그러니까 가늘고 길게 나오는 현맥이냐 구삼맥이냐를 가르고, 상대적으로 굵고 넓고 짧게 나오는 모맥이냐 홍맥이냐를 가르는 겁니다. 굵으면 일단 현맥과 구삼맥 이 동네는 아니니 얼마나 찾기가 쉬냐 이겁니다. 그게 금극목 한데서 온 거냐 아니면 목극토 또는 화극금 한데서 온 거냐 하는 차이 때문입니다. 나중에는 음양 안에서 목화토금수 오행의 기운을 분석하고, 그것이 우주 안에서 작용하는 것을 그림을 통해서 설명을 해드리겠습니다.

그러면 나머지 두 개는 뭐냐? 구맥 아니면 석맥이 남았는데, 이놈들은 가늘고 긴 것도 아니고 굵거나 넓은 것도 아니죠. 그러면 뭐냐? 단단하냐, 연하냐 그 차이에 의해 구맥과 석맥으로 갈라집니다. 혈관 속의 내용물이 토극수 해서 걸쭉하냐, 수극화 해서 맑냐 그 차이입니다. 수기가 강하면 피가 깨끗이 걸러져 있으니까 맑아질 것이고, 토극수를 당해서 수기가 약해지면 걸쭉해지겠죠. 그래서 혈관 속에 뭐가 잔뜩 들어 있으면 단단하다고 말하고, 뭐가 없으면 말랑말랑하고 연하다고 하는 겁니다. 너무 깊이 들어가면 헷갈릴 테니까 오늘은 대략적인 모양만 파악하는 선까지만 하겠습니다.

　그럼 모두 자리에서 일어나서 두 사람씩 짝을 맞춰 맥진 연습을 하겠습니다. 일단 맥을 보는 사람의 자세가 바르게 되어야 합니다. 그리고 호흡을 잘 고루고, 전신에서 힘을 빼고 엄지손 끝에 정신을 집중해서 그 느낌만 살펴야 됩니다.

　(맥진 연습)

　열 명 이상씩 보고, 오늘은 여기서 마치고 내일 뵙겠습니다.

심소장 鉤脈편 제2강

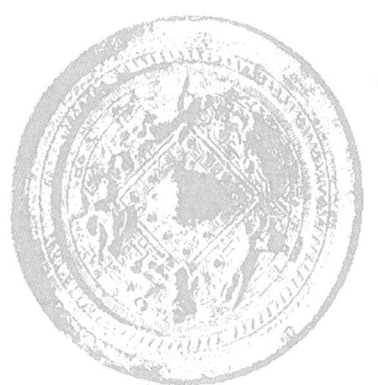

심소장 鉤脈편 제 2 강

태아의 체질 형성에 영향을 주는 요인들

오늘은 어제 하다 만, 구맥이 나왔을 때의 육체적 증상을 하겠습니다. 진도 나가기 전에 다 같이 인사하겠습니다. 안녕하세요. 먼저 질문하실 것 있으면 질문하세요.

질문 : 태아의 체질이 산모가 가지고 있는 기운의 영향을 받아서 형성되는 것 같은데, 저 같은 경우는 애기 엄마가 출산하기 전인 임신 7개월에서 9개월 사이에 운동을 시켰어요. 그때 산모가 한 운동의 영향으로 강화된 기운 때문에 우리 애기가 금형으로 태어난 것 같거든요. 아기의 체질이 그때 강화된 기운의 영향을 받는 겁니까?

대답 : 그 영향을 일정 부분 받는다고 봐야죠. 그런데 꼭 그것만 있는 것은 아닙니다. 사람이 꼭 엄마가 뭘 먹고 운동하는데 따라서 만들어지는 것이 아니고, 본래 부모가 가지고 있던 기운이 더 많이 작용합니다. 그리고 수정될 때의 기운, 엄마가 임신 중에 먹은 음식들 그리고 대인관계, 생활환경 또 세상에 나올 때의 사주기운 이런 것들도 영향을 줍니다. 또 태어나는 시점만 보는 것이 아니라 그 사람이 살아온 무량한 전생들이 있어요. 우리가 이번 생에 나오는데 그냥 뚝딱해서 나온 게 아니라, 무량한 과거 전생에서 맺었던 인연줄을 타고 이번에 나왔거든요. 그러한 업력들이 다 작용을 한다 그 얘기죠.

그러니까 이거다 하고 한 가지만을 보지 말고, 그 영향도 많이 받는데 또 다른 무엇들도 상당히 영향을 준다고 봐야 됩니다. 사람이 우주에서 하늘땅과 더불어 천지인 삼재 중 하나인데, 단순히 어떤 하나의 작용에 의해서만 나오겠냐 그 말입니다. 그렇게는 안 봅니다. 그리고 체질은 우리가 태어나서 성장과정을 통해서 완성이 되잖아요. 완성되는 과정에서 장부의 대소가 확실해집니다.

저는 태어날 때부터 금형이었던 것 같아요. 백일 사진 찍을 때 머리가 너무 길어서 가위로 대충 자르고 사진 찍었대요. 그리고 태어났을 때도 온몸에 검은 솜털이 보송보송 난 채로 태어나서 이상한 애가 태어났다고 온 집안과 동네에서 말들이 많았나 봐요. 그래서 저는 어려서부터 몸에 털 없어지는 거라면 먹기 싫은 것도 억지로 먹고 그랬습니다. 밥을 먹을 때 어떤 사람은 고추장에 비벼야 맛있다고 하고, 어떤 사람은 간장에 비벼야 맛있다고 하고, 어떤 사람은 마요네즈에다 비비면 맛있다고 하죠? 저는 어렸을 때 마요네즈 거기에다 비벼 먹으면 그렇게 맛있었어요. 그게 원래는 니글거리거든요. 그런데 저는 그 고소한맛을 굉장히 좋아했습니다.

그리고 김치찌개 하잖아요? 옛날엔 김치를 찐다고 했어요. 그러면 거기에다 들기름이나 참기름을 듬뿍 넣어야 맛있었어요. 목기가 부족해서 그랬던 것 같습니다. 제가 막내라서 우리 어머니가 그렇게 해주시면, 목형(木形)인 우리 큰형님은 메스껍다며 순가락도 안댔어요. 위장이 안 좋은 사람은 느끼한 것은 별로거든요.

천지인의 색, 금기가 많은 백인종, 열등감이 많은 일본족

질문 : 천지인 삼재를 색으로 표현하면 어떻게 되나요?

대답 : 색으로요? 그건 생각 안 해 봤습니다. 동서남북 중앙은 색으로

표시를 하는데, 천지인을 색으로 표시하는 건 못 봤습니다. 아마 색의 삼원색으로 표시를 할 수 있을 거예요. 그런데 「삼일신고」에서는 하늘 색이 어떻다고 했죠? '창창이 비천이요 현현이 비천이라(蒼蒼非天, 玄玄 非天)'고 했잖아요. 파랗고 파란 것이 하늘이 아니고 까맣고 까만 것도 하늘이 아니다. 그러니까 '현(玄)'이라는 것은 검은색이 아니에요. 가물 가물하고 오묘한 것이지요. 그래서 「삼일신고」에 '현현이 비천이라.' '가물가물한 것도 하늘이 아니다' 라고 했던 겁니다.

좌우간 하늘은 빛이 있을 때고 없을 때고 간에 천변만화합니다. 어떤 사람은 비취색이라고도 하는데 비취색도 물론 있지요. 오색찬란한 그 무엇도 있고 우리가 모르는 뭔가가 있겠죠. 하지만 중요한 것은 그것이 아니에요. 무릎 아픈 것을 안 아프게 하고, 허리 아픈 걸 안 아프게 하는 것이 더 중요합니다. 그 질문에 대해선 모르겠습니다. 모르는 건 모른다고 딱 잘라 이야기해야 쉬워집니다. 또 질문 하세요.

질문 : 오행속성표에 보면 백인은 금기에 배속되어 있던데, 실질적으로 백인이 다른 인종에 비해서 금기가 많이 있다고 볼 수 있는지요?

대답 : 그렇죠. 백인은 금기가 많습니다. 그렇기 때문에 지배하고 쳐부수고 하는 폭력성이 강합니다. 그리고 자신들 말을 안 들으면 죽이려고 하는 기운이 많아요. 그래서 백인이 지나간 자리는 거의 쑥대밭이 되었던 겁니다. 그들이 아메리카 대륙에 가서 1억 명이 넘는 인디언들 다 때려죽이고, 호주 대륙에 가서도 원주민들 다 때려죽여서 아주 멸종을 시키잖아요. 우리나라는 백인한테 지배 안 받은 것이 천운이었어요. 백인한테 지배받았다면 인디언들처럼 거의 멸종되어 버렸을 겁니다. 그나마 일본한테 지배받아서 그렇게까지 되지 않았던 거였죠. 일본 종자와 우리 종자는 얼추 비슷해서 거의 형제간이거든요. 그런데 일본 사람들의 내면세계에 들어가 보면 우리에 대해서 어마어마한 열등감을 갖고 있어

요. 일본 게다족들은 좌우지간, 게다족이 뭔지 알죠?

(네)

하여튼 게다족들은 우리에 대해서 무지하게 열등감을 갖고 있습니다. 아무리 우리보다 잘 살고 우리를 지배했다 하더라도 식민지 할 때, 식민(植民)이 뭡니까? 백성을 거기다 이식하는 거잖아요. 호주를 영국 사람들이 식민지로 만들고, 미국대륙을 서양인들이 식민지로 만들었을 때, 백인들이 호주나·미국 대륙으로 많이 건너가서 지배한 것을 식민이라고 합니다. 한일합방이 되어서 일본이 우리를 지배할 때 우리가 일본의 식민지가 되었잖아요. 그런데 그때 일본 사람이 우리나라에 많이 넘어왔어요, 아니면 우리가 그 쪽으로 많이 넘어갔어요?

(우리가 많이 넘어갔죠.)

그러니까 그렇게 따지면 거기가 우리 식민지인 셈입니다. 영국 사람이 인도나 호주나 미국에 가서 원주민들과 결혼하는 건 상상을 못할 일이었어요. 그런데 일본 사람들은 한국을 지배하러 와서 우리 씨를 받고 싶어갖고, 우리랑 결혼을 못해서 난리를 쳤거든요. 우리와 피를 섞기 위해서 말입니다.

한(전체와 개체)의 정체성

질문 : 중국 한족들도 조선족과 결혼하는 걸 영광으로 생각했대요.

대답 : 그게 왜 그런가 하는 것을 한번 풀어 봅니다. '훈'의 정체성에 대해서, 우리 민족의 정체성을 한번 살펴보자구요. 우리를 가리켜 한민족이라고 하죠. 이 한을 원래 이렇게(훈)도 쓰잖아요. '훈'은 하나다 해서 하나부터 시작합니다. 이것을 우주라고 해요. 훈세계, 훈세상. 즉 천지인이 다 들어있는 것이 우주잖아요. 우리가 우주적인 민족이에요. 그래서 훈에다가 모든 걸 다 집어넣을 수 있어요. 긴 세월을 뭐라고 해

요?

(한세월)

그리고 우리들이 확보하고 있는 전체 시간을 한평생이라고 하죠. 누가 태어났다고 하면 그 사람이 숨 쉬고 쓸 수 있는 전체 시간을 한평생이라고 합니다. 그런데 찰라의 짧은 시간을 또 뭐라고 해요? 한순간이라고 하지요. 그러니까 그 찰라의 시간도 훈에다가 집어넣고 전체의 시간도 훈에다가 집어넣은 거예요. 그리고 전체 식구를 뭐라고 해요? 한식구, 한가족이라고 하잖아요. 그리고 그 개체를 뭐라고 불러요? 한사람이라고 합니다. 그 속에 전체와 하나를 다 담은 겁니다. 그리고 전체 큰 울타리를 한울타리라고 하죠. 그리고 한구석을 뭐라고 해요? 한구석 또는 한모퉁이라고 하죠. 그리고 중앙을 한복판, 한가운데라고 합니다. 그렇잖아요. 이 훈이라는 글자 하나가 전체와 개체를 다 아우른다 그겁니다.

우리 준범이 엄마가 아이들 밥 먹일 때 많이 먹으라고 한밥그릇 떠주잖아요. 그러면 그놈을 하나씩 먹을 때는 뭐라고 해요? 한순가락씩 먹죠. 한밥그릇 떠서 한순가락씩 먹잖아요. 그래서 우리는 그것을 알아서 모든 물질과 정신을 여기에 다 집어넣었던 겁니다. 또 여기에다 다른 이름도 붙였습니다. 한얼님 또는 한알님 그러죠. 하늘님도 있고 한울님도 있죠. 또 하나님 그러죠. 그리고 하늘님, 하느님 등 많잖아요. 개신교나 천주교에서 부르는 하느님이나 하나님은 자기네들 것이 아니에요. 원래 우리 거였죠. 이 말들은 이 시대에 만들어진 것이 아니라 아주 오래전부터 사용되어 왔습니다.

한얼님, 얼간이, 얼차려

이 훈얼 할 때의 훈과 얼이라는 말은 정신, 혼을 말하는 겁니다. 얼떨떨하다 그러죠. 얼빠진 놈 그러잖아요. 조상의 얼과, 민족의 얼과, 우주의 얼이 있잖아요. 잠재의식, 집단의식이라고 하는 것이 다 얼인데, 미국에 유학을 가게 되면 백인의 얼을 만나게 되죠. 그러면 우리 얼에다가 그놈을 넣어서 더 좋게 해야 되는데, 우리 것은 거기다 다 내어놓고 태평양 건너올 때는 미국 얼만 담아서 와요. 그러면 뭐가 되는 거죠? 그게 얼빠진 놈이 되는 겁니다.

그런 얼빠진 상태에서 사는 놈을 뭐라고 해요? 얼간이라고 하죠. 그러면 우리 아이들을 어떻게 교육해야 됩니까? 얼을 차리도록 해야 되겠죠. 어떤 청년이 군대에 갔는데 군인 정신이 빠져 있으면 무엇을 시킵니까? 얼을 차려라 하고 얼차려를 시킵니다.

옛날에 미국에서 25년인가 살다 오신 분이 있었습니다. 그 분은 이 아무개 박사 밑에서 일하던 간호사였어요. 안식일교 계통에서 신앙하시던 분인데 석맥이 나오는 겁니다. 그런데 미국에서 오래 살다보니까 우리 얼이 혓바닥에서 다 빠져서 발음이 어떻게 나오겠어요? 얼얼얼 개소리가 나왔습니다. 왈왈거리는 소리 있잖아요. 그러거나 말거나 처음엔 좀 참았어요. 그런데 이 공부가 재미있으니까 6개월을 와서 공부하더라구요. 내 이야기를 3개월 정도 들으면 얼이 차려지는데, 이 분은 계속 혓바닥을 얼얼거려요. 그래서 내가 '그놈의 혓바닥에 힘 안 넣어? 혓바닥에 힘 넣고 빳빳이 세워서 말 좀 해봐' 라고 했더니 그 다음부턴 말을 제대로 하더라니까요. 언어가 정확해야 됩니다. 말 속에 정신이 들어 있거든요. 말을 기록한 게 문자인데, 그래서 문자 속에도 정신이 들어있는 겁니다.

한알님, 하눌님, 한울님, 우리

그러면 훈과 알, 즉 한알은 뭐냐? 알 이건 씨, 종자입니다. 우리가 밀알, 닭알(달걀), 새알, 거북이알 그러죠? 사람도 알에서 생겨났습니다. 난자, 정자할 때 그것도 알이에요. 난생설화 있죠? 그게 다 알을 이야기하는 겁니다. 그런데 그 알 속에도 하느님이 들어 있습니다. 우주의 씨앗이 들어 있어요. 부처님은 만물에 불성이 들어 있다고 했잖아요. 풀잎 하나에도 우주정신이 들어 있습니다.

그리고 '아이고 하눌님' 그러잖아요. 이때 '눌'은 뭐냐? 공간을 얘기합니다. 한얼은 모든 사람들의 정신세계이고 눌은 모든 공간인데 온누리 할 때 누리의 준말이 눌이죠. 그 모든 공간에도 하느님이 들어 있어요. 아니 계신 곳이 없습니다. 「삼일신고」에 '하늘(天)은 무상하 사방하시고, 섬진무루하시고' 하는 구절이 있어요. 티끌 속에도 들어 있다는 말입니다. 그래서 그 공간에 계신 하느님을 하눌님이라고 했던 것이고, 그 생명의 씨 속에 들어있는 하느님을 한알님이라고 했던 거죠. 그게 닭알, 거북이알, 볍씨알, 밀알, 콩알 속에도 다 들어 있다 그 얘기입니다. 그래서 우리는 음식을 먹을 때마다 천지와 조상님들께 늘 감사하는 마음을 가져야 됩니다. 그러니까 식사라는 것은, 결국은 그 하느님을 먹는 행위이고 우주를 먹는 의식입니다. 이 말뜻을, 말귀를 알아먹어야 합니다.

한울님 할 때 '울'은 '우리(宇理)'의 줄임말이죠, 혼은 하느님, 우주의 주재자이시고 우리는 우주의 이치, 울타리를 말합니다. 이곳에도 혼울님이 함께 한다는 뜻입니다. 그래서 우리는 서양 사람들처럼 내 엄마, 내 아버지, 내 집, 내 나라 그렇게 말을 않고 대신에 우리 엄마, 우리 아버지, 우리 집, 우리 학교, 우리나라, 우리 형제, 우리 친구, 우리 조상, 우리 회사라고 합니다. 그 말은 뭐냐 하면 너와 내가 함께 하고 있는 그것이 우리라는 겁니다. 따라서 하세요. 우리.

(우리)

우리(宇理), 이게 무슨 이치죠? 우주의 이치가 있다 그 뜻입니다. 이 것이 변한 것이 영어의 '위(we)'잖아요. (웃음 하하하) 혓바닥이 짧으니까 그놈들은 그냥 '위'로 끝난 것이죠.

하나님, 하느님, 한민족

그러면 하나님은 뭐예요? 혼과 나, 이 하나를 숫자 1로 해석하는 건 정말로 유치한 수준입니다. 하나님을 유일신으로 해석하는 사람들이 있는데 그건 아주 갑갑한 수준의 해석이죠. 지금까지 말한 하느님이 누구와 함께 있어요?

(나와 함께)

나(我)와 함께 있습니다. 하느님은 항상 내 안에서 나와 함께 계십니다. 하나님이 숫자 1이 아니란 말이에요. 우리 선조들이 항상 불렀던 하나님은 우주의 기운이 나와 함께 있다는 뜻입니다. 이 하나님은 사막의 신 야훼하고는 아무런 관련이 없어요. 해월 선생이나 수운 선생은 시천주라고 했습니다. '시천주(侍天主)'가 뭐예요? 우주의 주재자이신 하느님을 내 안에 모신다는 것이 시천주 아닙니까? 시천주 조화정 영세불망 만사지. 동학(東學)은 누가 만들었어요? 우리가 만들고 우리가 한 거잖아요.

그리고 하느님 할 때 '흔과 늘'은 뭐예요? 하느님 할 때 '느'는 '늘'입니다. 하늘님 할 때의 'ㄹ'이 빠진 겁니다. '늘'이 뭐예요? 시간을 이야기하는 거죠. 과거 현재 미래를 한 묶음으로 묶어 놓은 것이 '늘'이죠. 항상성(영원성)을 말하는 겁니다. 그러니까 태초 이전부터, 천지 창조 이전도 시간적으로는 존재했겠죠. 하느님은 천지 창조 그 이전부터 시작해서 지금까지, 그리고 시간이 끝나는 이후까지도 존재한다 그 얘기입니다. 흔히 '나는 늘 피곤해'라고 하죠. 어제도 피곤하고, 지금도 피곤하고, 내일도 피곤할 거라는 겁니다. (웃음) '나는 늘 행복해' 그러면 됩니까? 어제도 행복하고, 오늘도 행복하고, 내일도 행복할 거라는 거잖아요. 그러니까 우리는 늘 잘 살아야 됩니다. 그 하늘을 담아놓은 그릇인 내가 건강해야 이런 게 보이겠죠. 그러면 우리는 무슨 민족입니까?

(한민족)

그런 민족이에요. 우리는 하늘 민족 그 자체이고 우주를 담아놓은 민족이에요. 그러니까 우리가 이 우주 한복판에서 어떤 존재인가? 이것을 우리가 자각을 해야 된다는 겁니다. 장차 천하에 새로운 문명이 만들어질 때 그 판을 이끌어 나갈 사람들이 우리 아이들입니다. 그러면 우리 아이들을 어떻게 길러야 되겠습니까?

(잘 길러야죠.)

잘 길러야죠. 자알~. 『천부경』을 보면 하나로부터 시작합니다. '일시무시일'로 시작하고, '일종무종일'로 끝을 맺습니다. 하나로부터 모든 게 다 만들어졌다 그 얘기예요. 나중에 시간이 나면 『천부경』도 한번 이야기 할까 합니다.

설(說)과 썰, 생이지지와 학이지지, 알라

이게요, '설(說)'이잖아요. 설을 너무 강조하면 뭐가 돼요? '썰'이 되는 거죠. (웃음) '설'의 자승(自乘)은 '썰'이잖아요. 어떤 학자가 말한 것을 학설이라고 하잖아요. 그러면 이 '학자(學者)'는 뭐하는 사람이죠?

(배우는 사람이요.)

배우는 사람이잖아요. 그런데 제가 지금 문자를 써놓고 이야기하니까 여러분들이 딱 알아버리죠. 그것은 배워서 알아지는 것이 아니고 우리가 이미 알고 있었기 때문입니다. 여기에서 제가 여러분에게 말씀드리는 것은, 어떤 것을 여러분에게 입력시키는 것이 아니라 이미 여러분의 내면

세계에서는 다 알고 있는 걸 지금 확인시켜 주는 겁니다. 그러니까 여러분들은 이미 뭐가 되어 있어요? 깨달은 사람이 되어 있어요. 그래서 여러분들은 뭐죠?

(각자)

제가 여기서 썰을 풀면 여러분들은 그냥 다 아는 겁니다. 여러분은 이미 깨우친 사람들입니다. 그래서 우리는 '각자(覺者) 알아서 잘 하세요'라고 하는 겁니다. 그런데 이 '각'은 살면서 알아지는 거라고 했죠? 그것을 생각(生覺)이라고 했는데, 그 생각은 머리에서 나오는 게 아니라 몸에서 나옵니다. 육장육부에서 나온다 그 얘깁니다. 그리고 우리 몸이 엄마 뱃속에서 만들어질 때도 보면 장부를 먼저 만들고 뇌는 나중에 만듭니다.

생명 입장에서 보자면 제일 중요한 것부터 만들어요. 그래서 과거 생에서의 모든 정보, 그 업력도 장부에 먼저 새겨지게 됩니다. 그러니까 우리는 뇌에서 모든 걸 뽑아 쓴다고 착각하면 안 된다는 겁니다. 제가 여기서 말씀드리는 건 암기한 내용이 아니잖아요. 따로 공부한 적도 없는데도 말씀을 들으면 다 알아지잖아요. 이미 입력되어 있는 정보니까 제가 마우스로 톡톡 건드리면 여러분들은 그냥 알아지는 겁니다. 원래 공부가 그런 겁니다. 외우고 하는 것만이 공부가 아닙니다. 그러니까 우리가 무릎 아플 때는 뭘 먹고 하는 것들은 따로 배워야 되는 것들이고, 더 중요한 건 이미 다 알고 있어요. 그걸 '생이지지(生而知之)'라고 하잖아요.

질문 : 우리는 '학이지지(學而知之)'도 어려운데요?

대답 : 우리는 태어나면서 이미 다 알고 있습니다. 엄마가 애기 키울 때 뭐라고 하죠? 자장자장 하면서 '너는 다 알지, 너는 다 알지?'라고 하잖아요. (웃음) 애기보고 그래요. 너는 다 알지? 애기는 다 알고 있

다는 거예요. 보통은 아기 또는 애기라고 하는데, 경상도에 가면 애기를 '알라'라고 부르잖아요? 그런데 알라가 뭐예요? 저기 이슬람을 신봉하는 나라에 가면 신을 '알라'라고 해요. 그래서 우리 민족의 어머니들은 신을 낳는 엄마들입니다. 그것을 수운 선생과 해월 선생은 정확하게 본 겁니다. 모든 사람을 다 신으로, 한울님, 하느님으로 봤던 겁니다.

아기는 누가 만들었어요? 엄마, 즉 나(我) 자신이 만들었죠. 그래서 '아기(我氣)'라고 하는 겁니다. '내 기운 덩어리'다 그거예요. 근본도 모르고 베이비라고 하면 안 됩니다. 요즘은 베이비니 맘이라 그러는데 지랄하지 말라고 그러세요. 그러면 '애기'는 뭐죠? 이것도 베이비입니까? '애기(愛氣)'잖아요. '최고로 사랑스러운 기운 덩어리'잖아요. 제가 지금 아닌 것을 우기는 겁니까? 우기는 게 아니라 사실을 얘기하는 거죠.

그런데 어떤 사람은 애기를 낳아서 버리기도 합니다. 병이 나서 그런 건데 안타까운 일이죠. 그 아기를 낳은 엄마가 건강했더라면 절대 안 버립니다. 그런데 현맥이 나오면 버릴 수 있습니다. 간에 병이 나면 폭력성이 나오거든요. 아기한테 가장 큰 폭력이 아기를 버리는 겁니다. 자식이 부모를 버리는 그것도 폭력이잖아요. 현맥이 나오면 부모를 학대하고 재산 다 뺏고 그렇게 되는 겁니다. 그러니까 신 것을 먹어서 간담이 건강해지면 그런 일이 없어지겠죠. 하늘과 땅이 인간을 낳아서 길러줬는데, 병 고치는 법을 안 줬겠어요? 만들기도 했는데요? 사실은 고치는 것이 더 쉽죠.

새끼손가락, 모유합혈 통증

자, 교재를 봅니다. 지금부터는 심소장이 허약해서 구맥이 나올 때 일반적으로 나타나는 육체적 증상을 살펴보도록 하겠습니다.

먼저 경맥 주행상의 통증이 있습니다. 여기서의 경맥은 수소음심장경맥과 수태양소장경맥 그리고 기경팔맥 중에서 독맥을 말하는 겁니다. 이러한 경맥에 통증이 생긴다는 거죠. 심장경과 소장경은 새끼손가락에 있는 소충과 소택에서 시작하고 끝이 납니다. 그래서 심장이 허약한 사람을 보면 새끼손가락이 꼬부라졌거나 비뚤어져 있다든지, 찌그러져 있다든지, 새끼손톱이 다른 손톱에 비해 작거나 못난 경우가 많습니다. 구맥이 나오는 사람은 거기를 누르면 되게 아픕니다. 저도 심장이 약해서 새끼손가락이 많이 꼬부라져 있었어요. 옛날엔 이것이 확 꼬부라져 있었는데, 그래도 지금은 쓴맛을 많이 먹어서 어느 정도 반듯하게 펴졌습니다.

질문 : 새끼손가락에 외상을 입었을 때도 영향을 받습니까?

대답 : 외상을 입었을 때도 약간은 영향을 미칩니다. 심장경과 소장경의 종시점이 새끼손가락 끄트머리이기 때문에 거기를 크게 다치면 심장이 많이 놀라게 됩니다. 다음은 '모유합혈통.' 여기서 모(募)는 12모혈을 말하는데 배와 가슴에 있습니다. 심장의 모혈은 거궐인데 명치 끝 있죠? 명치 끝을 때리면 죽기도 하는데, 거기가 심장의 모혈이에요. 거기를 눌렀는데 아프다면 쓴맛을 먹어야 됩니다. 그리고 소장의 모혈은 배꼽 밑의 관원이라는 곳입니다. 흔히 하단전이라고 하는 거기가 관원입니다. 그래서 단전호흡을 하면 하단전이 따끈따끈해집니다. 12유혈은 등과 허리 방광경상에 다 있습니다. 심장유, 소장유도 거기에 있습니다. 그리고 육합혈은 종아리, 정강이에 있습니다. 합혈은 육합혈을 말하는 것인데 구맥이니까 족양명 위경맥상의 상거허가 되겠습니다.

부종(붓는 것)의 종류

다음은 구맥이 나오면 얼굴이 붓는데, 붓는 것에는 세 가지가 있습니다. 붓는 걸 다른 말로는 부종(浮腫)이라고도 합니다. 구맥이 나오는 사람은 심장과 소장이 허약하니까 얼굴이 붓습니다. 이때는 쓴맛과 떫은맛을 먹으면 심장이 좋아져서 얼굴 부기가 가라앉게 됩니다. 졸지 마세요. 졸음이 오는 사람은 밖에 나가서 소금을 먹고 오세요. 짠기가 부족하니까 하품이 나오고 잘 조는 겁니다. 그 다음에 신장 방광이 허약해서 석맥이 나오면 온몸이 붓습니다. 팔, 다리, 배, 가슴 이런 데가 빵빵하게 부어요. 이때는 짠맛과 떫은맛을 먹어야 됩니다. 신부전증 환자들은 전신이 퉁퉁 붓잖아요.

그렇지만 서양의학에선 짠 것을 죽어도 못 먹게 합니다. 더군다나 신장이 안 좋은 환자들로 하여금 짠 건 아주 독극물처럼 생각하게 만들어 버렸으니 절대 못 고치는 거죠. 제가 그분들한테 '콩자반 되게 좋아하시죠? 깻잎 장아찌 좋아 하시잖아요?' 하고 물으면 그거 먹고 싶어 아주 죽겠다고 그래요. '괜찮으니 잡수시라'고 합니다. 우리가 수백 년 동안 먹어온 건데 뭐가 나쁘냐구요. 내일 모레 돌아가실 할아버지도 먹을 수 있는 음식이잖아요. 짠맛을 안 먹어서 콩팥에 병이 나면 콩팥 이식하자고 그러는데, 그게 이식해서 될 일입니까? 있는 것도 못 고쳐 쓰는 주제에 말입니다.

그 다음에 구삼맥이 나오면 손발이 붓습니다. 이때는 떫은맛을 더 먹어줍니다. 먼저 떫은 걸 먹고 만약에 위장도 안 좋다고 한다면 단 것, 콩팥이 안 좋다고 하면 떫은맛에다가 짠맛을 추가합니다. 일단 이 정도만 기본적으로 알아 놓으시면 나중에 응용력이 저절로 생깁니다. 이 시대에 몸 붓는 사람들이 굉장히 많아요. 여행 갔다 오거나 힘들면 어디가 붓고 그런 거 많죠? 그때 어디가 붓는지 한번 보세요. 설거지 했는데 손만 붓는 사람들은 심포 삼초가 안 좋아서 그런 겁니다. 자고 일어났는데 얼굴만 부었다 그러면 쓴 것을 먹어야 되고, 몸이나 장딴지가 퉁퉁 붓는다 그러면 짠 것을 먹어야 된다는 얘깁니다. 이것 하나만 알고 가도 1억은 벌고 가는 거예요.

다한증, 심장 통증, 관절통, 견갑골통, 얼굴 상기

그 다음에 땀이 많이 나는 다한증이 있습니다. 식은땀 나는 것. 초기에는 쓴맛을 먹으면 바로 해결됩니다. 잠잘 때 땀이 나서 메리야스 다 젖는 사람들 있잖아요. 저는 현성 선생님 뵙기 전인 20대 후반에 잠을 자면 매일같이 메리야스하고 잠옷이 다 젖을 정도로 땀이 났습니다. 그리고 더 오래 지나니까 요가 다 젖어서 요를 걷어 보면 방바닥이 흥건할 정도로 땀을 흘렸어요. 그건 심장이 허하고 몸이 식어서 그런 겁니다.

땀을 오랫동안 많이 흘린 사람들은 몸에서 짠기가 다 빠져 나갑니다. 매일같이 오줌으로 짠기를 다 빼내고 땀으로도 다 빠져 나가니 몸에 짠기가 뭐가 남아 있겠어요? 그게 골수가 빠져 나가는 것이거든요. 그러니 석맥 4~5성이 벌떡벌떡 뛰는 겁니다. 옛날 어르신들은 그걸 골병든다고 했습니다. 식은땀 많이 흘리면 골수까지 다 빠져 나갑니다. 그때는 석맥이 나오니까 짠기를 강력하게 먹으면서 쓴맛 나는 화기를 받쳐줘야 합니다. 식은땀을 오랫동안 흘린 사람들은 맥이 거의 다 석맥으로 가 있어요. 아기들은 쓴 걸 먹으면 금방 없어집니다.

질문 : 한약재를 먹여도 되나요?

대답 : 그렇게 해도 되고 화기원, 수수, 더덕 무침, 도라지 무침, 고사리(고사리는 떫은맛도 있어서 심포 삼초) 그리고 상추, 쑥갓, 씀바귀 등 각종 산나물, 들나물 같은 건 거의 다 씁쓰름하잖아요. 쑥떡 같은 것도 있구요. 한약보다는 심장에 좋은 먹거리가 참 많습니다.

그 다음에 구맥이 나오면 심장이 허약해져서 심장 통증이 있을 수 있습니다. 심장이 뛰면 아프다는 사람들이 있습니다. 격한 일을 한다든지, 신경을 고도로 쓴다든지 하면 심장이 막 뛰잖아요. 그러면 심장 부위에 계속 충격이 가니까 심장에 통증이 오게 되는데, 일반인들은 어떻게 해야 될지를 모르니까 그걸 갖고 계속 살아갑니다. 그럴 땐 커피를 타서 먹어도 됩니다. 통증이 오는 그게 심장이 생명 주인에게 주는 일종의 정보거든요. 쓴 것이 필요하다는 정보. 어떤 사람은 커피에 카페인 들어 있다고 해서 나쁘다고 하죠. 그런데 카페인은 공장에서 화학물질을 갖고 만든 게 아니라 커피나무 열매인 식물에서 얻어지는 겁니다. 그래서 해롭지가 않습니다. 그러면 산초나무에서 딴 것은 무슨 맛이죠? 매운탕, 추어탕 할 때 넣는 것 있잖아요. 그건 매운맛이에요. 생강도 매운맛입니다. 그것이 해로울 이유가 없습니다. 그런데 모맥이 나와서 대장이 안 좋은 사람이 쓴맛을 과다하게 먹으면 화극금을 해서 피부병이 생긴다든지, 설사를 하게 됩니다. 그러니까 대장이 안 좋은 분들은 쓴맛을 줄이고 매운맛이 있는 생강차를 많이 드시면 되겠죠. 율무차나 현미차도 괜찮고요.

질문 : 앞에 나가서 발표를 할 때 심장이 벌떡벌떡한다든가, 떨리는 건 어떻게 해야 되나요? 이때도 쓴맛을 먹으면 되나요?

대답 : 그럼요. 일단은 체질에 관계없이 내가 앞에 나가서 발표할 때 심장이 두근두근 한다 그러면 커피를 진하게 타서 먹어 보세요. 그러면 심장이 편안해집니다. 아니면 어른들은 양주 있잖아요. 40도씩 독하게 나오는 것을 양주병 뚜껑에 따루어서 시럽 먹듯이 홀짝홀짝 드셔 보세요. 그러면 화(火)기운이 쫙 들어가면서 그 자리에서 심장이 편안해집니다.

질문 : 일엽차 같은 쓴맛 나는 차도 괜찮은가요?

대답 : 그럼요. 그것도 괜찮죠. 일엽차는 굉장히 씁니다. 우리는 술도 약으로 쓰는데, 원래부터 술은 약이었어요. 어르신들이 잡숫는 술을 뭐라고 하죠? 약주라고 하잖아요. 그런데 그걸 너무 먹으니까 병이 되는 거죠. 하여튼 술을 많이 먹으면 병이 납니다.

다음은, 심장이 허약하면 갈증이 나고 입이 탑니다. 혀가 바삭바삭하고 텁텁해져요. 이럴 땐 마찬가지로 쓴맛을 먹는데 커피나 녹차 같은 것을 마시면 되겠죠.

다음에는 주관절통. 전번에 관절통 할 때 다 했죠? 팔꿈치는 쓴맛으로 심장을 영양해서 고치고, 무르팍은 어디라고 그랬지요?

(비위장)

그러면 무슨 맛이죠?

(단맛)

발목은?

(짠맛)

여기 고관절은?

(신맛)

손목은?

(매운맛)

어깨는?

(떫은맛)

그렇죠. 이제 여러분들은 관절염 도사가 다 된 겁니다. 그렇게 하시면 됩니다. 처음에는 기억이 잘 안 나는 게 정상입니다. 그래서 교재를 반복해서 읽어서 기억을 해놔야 지금처럼 줄줄 나올 수 있게 됩니다.

그 다음에는 견갑골통, 요건 괄호 열고 주걱뼈라 써 넣으세요. 어깨 뒤에 이 뼈 있죠? 이렇게 하면 여기가 튀어 나와요. 주걱뼈가 아프다면 쓴맛을 먹고, 곡식자루로 찜질하고 운동하면 다 고쳐지는 겁니다. 심소장 경맥에 내경침법으로 2사1보 해도 됩니다.

여기(경혈도 심장경, 소장경 참조) 보시면 새끼손가락 있죠? 끝에 소충과 소택이 있어요. 그러면 새끼손가락 바깥쪽에서 후계, 지정, 팔꿈치 소해를 지나서 위팔뚝(상완)을 지나 어깨 여기 천종, 병풍해서 여기가 견갑골이잖아요. 여기는 소장경만 지나갑니다. 그래서 심소장이 허약하면 여기 견갑골이 떨어져 나가는 것처럼 아플 때가 있어요. 그때는 소택이나 후계를 자석테이프나 침으로 다스릴 수도 있고, 쓴 것을 먹어주고 운동하면 여기가 부드러워지게 됩니다. 그리고 여기 두 번째 칸으로 올라가는 것은 삼초경입니다. 삼초경은 어깨 관절을 정통으로 통과해서 어깨 라인으로 올라가죠. 그래서 이 부분이 쑤시고 아플 때 쓰고 떫은 것을 먹으면 상당히 개선이 되고 운동하면 더 좋아지겠죠. 어쨌거나 일체의 통증은 차서 생기는 것이니까, 섭생과 운동을 하고 나서 심소장에 좋은 수수를 넣어서 만든 곡식자루를 갖고 찜질을 하면 그 곳이 따뜻해지면서 통증이 누그러지게 됩니다.

그 다음에 양볼이 붉어지고. 볼 쪽 광대뼈 밑으로 이렇게 소장경의 권료혈이 지나갑니다. 겨울철에 날씨가 추우면 여기가 연지곤지 찍은 것처럼 빨개지는 사람이 있어요. 그건 심소장이 허약해서 그런 겁니다. 그럴 땐 쓴 것을 먹어줘야 된다는 거죠. 수형 체질은 오장 중에서 신장이 제일 크기 때문에 심소장이 제일 약합니다. 김 선생님은 수형이라서 권료혈 있는 곳이 잘 빨개지거든요. 그러면 소금도 먹어가면서 쓴맛도 같이 드시면 됩니다.

소지 부자유. 이건 새끼손가락이 꼬부라져 있다든지, 비뚤어져 있다든지, 찌그러져 있다든지 하는 걸 말합니다. 새끼손가락이 아주 짧은 사람도 있습니다. 그런 사람들은 심소장경이 발달이 안 되어서 그런 겁니다.

제(배꼽) 상단 유동기, 적, 취

그 다음 제 상단에 유동기, 적(積), 취(聚). 제(臍)에다가 동그라미 치고, 배꼽이라고 쓰세요. 배꼽 상단은 명치 부위를 말하는 겁니다. 유동기, 적, 취를 확인하는 방법을 알려 드리겠습니다. 배꼽을 중심으로 해서 중앙이 토입니다. 배꼽 위를 눌러봤더니 아프거나 딱딱한 게 있다면 적입니다. 냉기가 쌓여서 완전히 자리를 잡게 되면 적이 됩니다. 그런데 취는 냉기가 모이긴 했는데 어떤 때는 딱딱한 게 잡혔다가 어떤 때는 흩어져서 없어지는 거라고 했죠? 만져 봤는데 딱딱한 게 있어서 내일 병원 가봐야 되겠다 했는데 아침에 일어나 보니 없어졌어요. 냉기가 밤새 풀린 거예요. 냉기가 형성되는 과정이다 보니 자다가 풀리기도 하는 겁니다. 유동기는 뭐냐 하면 찬 맥주, 냉수 같은 걸 먹은 뒤에 뱃속에 뭐가 벌떡벌떡 거리는 게 느껴질 때가 있는데 그걸 유동기라고 해요. 그것도 냉기 때문에 생기는 겁니다.

　배꼽 상단에 있는 유동기 적취를 심적이라고 합니다. 배꼽 좌측에 유동기 적취가 있는 건 간적이라고 하고, 배꼽 우측에 유동기 적취가 있으면 폐적입니다. 그런데 실제로는 사람 몸 우측에 간이 있는데도, 간이 약할 때는 우측이 아니라 좌측에 적이 생겨요. 그래서 우측일 때는 폐적, 좌측일 때가 간적입니다. 그리고 제하 유동기 적취, 즉 배꼽 아래에 유동기 적취가 있는 걸 신적이라고 해요. 아랫배가 끊어질 듯이 아픈 사람은 이곳을 뜨겁게 찜질을 하고 짠 것을 드셔야 되겠죠. 일체의 통증은 식어서 오는 거니까, 어디가 아프든 간에 곡식자루 같은 걸 데워서 아픈 부위에다가 오랫동안 올려놓으면 통증이 없어집니다.

　배가 아파 병원에 가면 여기 뭐 딱딱한 게 있다고 하면서 배 좀 열어보자고 하잖아요? 말이 열어 보자지, 거기가 무슨 지퍼도 아니고. 그건 배를 칼로 째보겠다는 겁니다. 그런데 칼로 째서 보니까 아무것도 없어요. 그러면 '빨리 닫어' 그러잖아요. 사람 몸은 함부로 열면 안 됩니다. 열면 더 식어 버리잖아요. 따뜻하게 해서 뭉친 걸 풀 생각을 해야지, 함부로 칼 대면 되겠어요? 식으면 뭉쳐서 딱딱해지기 마련이고, 뜨거우면 부드러워지고 풀어지는 게 자연의 이치입니다.

　냉기 때문에 고생하는 사람들 많아요. 우리 이 여사님도 배에 딴딴한 '적'이 있잖아요. 하지만 걱정하지 말고 거기를 계속해서 따뜻하게 해주면 됩니다. 지금보다 더 나빠지지 않게 하는 것이 굉장히 중요합니다. 적이 있는 분들은 찬물이라든지 여름철에 찬 수박 같은 것을 많이 드시면 절대 안 됩니다. 아이스크림 같은 걸 먹으면 냉기가 더 서려서 적 있는 부위가 더 커지게 되죠. 적이 생겨서 딱딱해진 부위에는 기혈순환이 막히게 되어서 신진대사가 잘 안 됩니다. 기혈순환이 잘 안되면 거기 있는 세포들은 무조건 약해지게 됩니다. 그러면 결국에 가선 병들게 되는 것 아닙니까? 그것이 더 딴딴해지면 나중에는 암이 되기도 합니다.

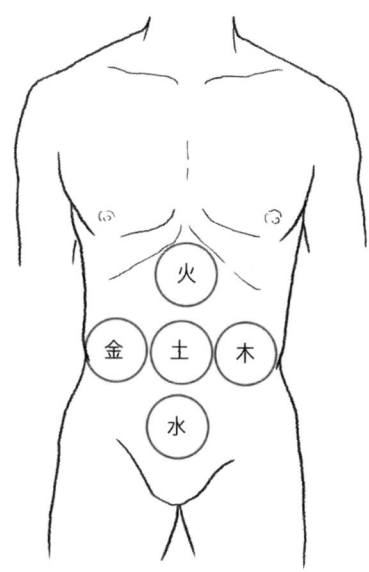

相火:전신에 임파 뭉침

그림　뱃속의 적

자기 갈비뼈를 만져 보세요. 맨 아래 마지막 갈비뼈는 받침대가 없어서 여기를 직각으로 잘못 누르면 탈골될 수가 있습니다. 배꼽 쪽에서 갈비뼈 방향으로 45도 각도로 지그시 눌러야 됩니다. 명치 밑 부분 여기 누를 때도 뉘어 놓고 45도로 지그시 누릅니다. 누워서 해 보면 이 다섯 개 중에서 어디가 제일 아픈가, 또 딴딴한 게 있는가 하는 것을 찾을 수 있어요. 아무튼 적이 없어야 됩니다.

좌골신경통, 혀 이상(설암), 말더듬, 여드름

그 다음에 좌골신경통에 밑줄 칩니다. 좌골할 때 '좌'는 '앉을 좌(坐)'자를 씁니다. 앉을 때 의자에 닿는 엉덩이 부분이 멍멍하다는 겁니다. 심소장이 허약해서 구맥이 나오는 사람은 엉덩이가 시리고 멍멍합니다. 더 심해지면 장딴지 저 밑에까지 절절해지고 마비 증상도 오고 그래요. 그런 사람들은 앉을 때 요렇게 의자 위에 다리를 올려놓고 앉으면 땡겨져서 편합니다. 저도 이 좌골신경통 때문에 무지 고생했는데, 아직도 조금 남았어요. 이건 요통 아홉 가지 할 때 한꺼번에 정리해 드리겠습니다.

그 다음에 혀에 이상. 혓바늘이 선다든지, 혀가 갈라진다든지, 혀가 튼다든지 하는 거 있죠. 혀 가장자리에 뽀두락지 같은 거 나는 사람들이 있습니다. 심장이 허하면 혀에 이상이 와요. 혀가 쩍 갈라지고 다 헤져서 너덜너덜한 사람도 봤습니다. 병원에 가면 그것을 설암(舌癌)이라고 합니다. 혀암이죠. 벌겋게 헤어질 땐 쓴 것을 주면 안 됩니다. 수극화를 못해 화기가 넘쳐서 그렇게 된 것이거든요. 화기가 넘칠 때는 불기운을 꺼야 되겠죠?

질문 : 짠맛을 먹어야 되겠네요?

대답 : 그렇죠. 떫은맛과 짠맛을 먹습니다.

그 다음에 구맥이 나오면 말더듬이가 됩니다. 벙어리 삼룡이도 구맥이었을 것 같아요. 같은 구맥이 나와도 화기가 넘치는 사람은 수극화를 시켜서 조절을 하면 되고, 화기가 부족한 사람은 쓴 것을 보강해 주면 됩니다.

그 다음에 '면종'에다가 동그라미치고 왕여드름이라고 쓰세요. 면종은 얼굴에 종기가 난 것을 말합니다. 염증 정도를 지나쳐서 누런 고름 같은 게 툭툭 튀어나오는 거 있죠? 그건 일단 매운맛과 짠맛을 먹어서 여드름을 다스려야 됩니다. 강력하게 먹으면 한 달 만에도 다스려져요. 여드름 박사들, 얼굴에 멍게처럼 여드름이 툭툭 나온 애들도 두 달 정도 생식을 제대로 먹이면 정리가 싹 됩니다. 맵고 짠 것을 바가지로 먹여도 상관없는데, 보통은 겁나서 못하죠. 그렇지만 여기서 공부한 사람들은 할 수 있어요. 그래서 아가씨들, 대학생들이 오면 세게 처방해서 금방 정리할 수 있습니다.

그런데 잘 안 되는 경우가 있어요. 여드름을 고치기 위해 병원에 가서 오랫동안 스테로이드 연고 같은 걸 발랐거나 피부병 약 먹고 온 사람들 있잖아요. 스테로이드제는 굉장히 안 좋은 약입니다. 징글징글하게 아주 속을 썩여요. 그런 약을 많이 쓰지 않은 사람들은 쉽게 없앨 수 있습니다. 우리 아이들 사춘기 때 여드름이 막 나오잖아요? 그럴 때 그냥 놔두면 얼마 안 있다가 잠잠해지는데, 지금은 짠 것 먹지 말라고 해서 이게 전부 오래 갑니다. 하지만 제대로 맵고 짠 것을 충분히 먹으면 금방 정리가 됩니다. 그런 다음에 나중에 쓴맛으로 갈무리를 하면 되겠지요.

목화토금수 오행이 이렇게 있을 때, 매운맛(金)과 짠맛(水)을 너무 강하게 먹으면 불(火)이 이것을 이기지를 못해요. 염증을 없애려고 짠 것을 지나치게 먹은 나머지 얼굴이 꾸덕꾸덕 해지면 안 되겠죠. 그러면 얼굴 전체는 심장이 지배하니까 이때 쓴맛으로 다스리면 얼굴이 깨끗해 집니다. 이렇게 왕 여드름도 거저먹기로 다 고칩니다. 여자 친구가 여드름이 있다고 하면 다 고쳐 주세요. 그런데 맵고 짜게 먹어라 하고 말만 해서는 안 되고, 반드시 실천하게끔 이끌어 줘야 됩니다. 그러기 위해서는 공부한 사람(요법사)들이 굉장히 노력해야겠죠.

서양의학에서 하는 고혈압 치료법

고혈압 중에서 구맥 인영 4~5성이면 심장성 고혈압입니다. 고혈압을 완전무결하게 고치는 공부를 해보겠습니다. 전 세계에 있는 고혈압을 100일 안에 고치는 것. 제대로 하면 한달 만에도 되는 겁니다. 고혈압으로 한번 진단받으면 죽을 때까지 혈압조절 약을 달고 살아야 되죠. 그러면 그 약을 계속 먹으면 어떤 일이 벌어지느냐? 그 약물에 의한 부작용인 합병증이 생기죠. 그리고 고혈압 약은 고혈압을 고치는 게 아니라 혈관을 확장시키는 약에 불과합니다. 혈관이 좁아질 때는 압력이 강하게 걸리니까 그걸 방지하기 위해서 혈관확장제를 복용하는 겁니다. 그러니 장부를 튼튼하게 하는 것과는 아무 관련이 없다 그 얘깁니다. 그걸 계속 먹으면, 약으로 혈관을 억지로 늘렸다 줄였다 하니까 나중에 동맥경화 같은 것도 생기고 그래요. 혈관을 수축하고 이완하게 해주는 자율신경이 있잖아요. 그것이 건강해서 스스로 혈관을 조절해줘야 되는데 그걸 약으로 강제적으로 한단 말이죠. 그러니까 나중에 다른 문제들이 야기되는 겁니다.

그럼 고혈압이 뭔지 살펴봅시다. 글자 그대로 직역하면 고혈압(高血壓)이란 지금 그 사람의 혈관에 흐르는 피의 압력이 높다는 뜻이죠. 기존의 미개한 방법은 혈관에 흐르는 피의 압력계수가 높아졌으니까 낮추면 된다고 떠들고 있어요. 그래놓고선 죽을 때까지 혈관확장제를 먹이고 있습니다. 우리는 그렇게 하지 말고 원인을 찾아보자는 겁니다.

그런데 원인을 찾기 전에 지금 제도권 안에서 하는 방법을 살펴보면 어떻습니까? 혈압계라는 기계가 있어서 이 기계로 어떤 사람 팔뚝을 감은 후 압력을 재봤더니, 수치가 어떤 사람은 높다, 어떤 사람은 낮다고 나오죠. 그 수치가 높게 나오면 고혈압, 낮게 나오면 저혈압이라고 합니다. 그래서 그걸 그대로 기록을 해서 어떤 사람한테 넘겨주면 그 사람이 기록된 수치를 읽어요. 그렇다면 읽는 사람이 누구예요? 그 사람이 바로 진단하는 사람이죠. 그러면 등장인물이 팔뚝 주인 A, 기록한 사람 B, 차트를 읽는 사람 C 세 사람입니다. 그러면 C는 A를 봤어요, 안 봤어요? 차트만 건너온 거잖아요. 환자 보기 전에 진단 끝, 처방 끝입니다. 지금 서양의학의 진료시스템 자체가 그렇게 되어 있습니다.

고혈압 전문의가 진료하고 상담할 때, 차트에 적힌 이름을 보고선 간호사한테 '홍길동 씨 들어오라고 하세요' 라고 말합니다. 그런데 이때 이미 홍길동의 혈압 수치가 차트에 다 적혀 있잖아요. 그래서 환자가 들어오기 전에 모든 게 끝나 버린 겁니다. 환자가 들어와도 하는 얘기가 똑같아서 진료시간이 3분도 안 됩니다. 게다가 이제는 원격으로 진단을 하겠다고 그러니 환자 얼굴은 굳이 안 봐도 상관없게 되어 버렸어요. 인터넷으로 차트 보고 뭐 보고 해서 온라인으로 다 한다는 것 아닙니까. 사실 사람은 볼 필요 없으니 차트만 살펴보고 진단과 동시에 처방까지 끝나는 거죠.

그렇다면 처방 내용이 뭐예요? 약 먹거나 심하면 수술하는 겁니다. 이거 말고 또 있으면 얘기해 보세요. 진단과 처방은 온라인으로 이미 끝났고, 환자가 들어오면 '짠 것 절대 먹으면 안 됩니다, 매운 것 먹으면 안 됩니다, 자극성 있는 것 드시지 마세요, 운동하세요' 이렇게 말하는 게 고작입니다. 이것은 환자를 건강하게 하는 것과는 일절 무관하고, 그저 돈이나 벌겠다는 시정잡배만도 못한 발상입니다. 참으로 무책임하죠.

그러면 혈관을 확장시키는 이 약을 누가 만들었느냐 하는 것도 따져 봐야 됩니다. 의사가 연구해서 만든 것은 아니죠. 쉽게 말하자구요. 그건 약 공장에서 만든 겁니다. 약 만드는 공장에서 어떤 제품을 생산하면 약국이나 병원으로부터 돈을 받고 납품을 하죠. 그러면 환자들은 약국에 가서 돈 주고 약을 사서는 그걸 자기 몸에 집어넣죠. 그렇게 해서 고혈압이 나아지고 건강해지면 더 말할 게 없어요. 그런데 이런 낡은 시스템으로는 안 된다는 거죠. 그런 약을 먹고는 장부의 허실이 조절되지 않아서, 고혈압은 고혈압대로 갖고 있으면서 나중에 가면 다른 병이 또 생기게 됩니다.

그리고 또 보자구요. 예를 들어서 홍길동이라는 사람은 혈압에 이상 없는 사람입니다. 그런데 건강보험공단에서 정기적으로 검진하라고 쪽지 같은 거 보내주죠. 그래서 진료 예약하고 검진하는 날이 되니 병원에 갔어요. 그런데 그날 따라 차도 막히고 해서 늦게 도착했어요. 진료 받는 곳이 3층인데 가보니 엘리베이터도 수리한다고 해서 못 써요. 그러면 계단을 막 뛰어올라 갈 수도 있잖아요. 올라가서 의자에 앉자마자 '홍길동 씨 들어오세요'라고 호명을 합니다. '나 좀 쉬었다 해야겠는데요' 해도 안 통해요. 간호사는 하는 일이 그것이니까 이 사람이 뛰어왔는지, 불안한지, 초조한지, 어제 술을 먹었는지, 안 먹었는지 일절 따지지 않습니다.

그래서 혈압계로 칭칭 감아서 재는데 혈압계는 이 사람이 나이가 많은지 적은지, 남자인지 여자인지, 어제 술 먹었는지 안 먹었는지, 초조한지 안 초조한지 모르죠? 기계니까 사람에 대해선 모르고, 그냥 수치만 알려 주고 맙니다. 그 상황에서 기계로 재니까 수치가 높게 나왔어요. 이렇게 해서 약을 안 먹어도 되는 사람들이 엄청나게 많다는 겁니다. 심포 삼초가 안 좋은 사람들은 병원에 가면 괜히 가슴이 두근두근해요. '아, 혈압이 높게 나오면 안 되는데...' 이렇게 노심초사한 채로 가서, 심장이 벌렁벌렁하는 상태에서 재면 높게 나올 수 있습니다. 그래서 이렇게 해서는 안 되고, 설령 맞다 하더라도 고혈압을 고칠 수 없으니까 이 방법을 잠시 접고 다른 방법을 써 보자 그겁니다.

정상인 혈압과 고혈압

고혈압 본론으로 넘어가기 전에 이걸 먼저 알아야 됩니다. 혈압은 보통 80~120을 정상이라고 이야기하죠. 그러면 이건(80) 음이고 이건 양(120)이거든요. 우주는 항상 수축과 팽창의 음양운동을 하고 있습니다. 들어오고 나가는 운동을 합니다. 100명 정도의 혈압을 재어 봤더니 80에 120 나오는 사람이 80명 정도 되고, 또 열 명 정도는 혈압이 조금 낮을 수 있고, 그리고 열 명 정도는 90에 140 나온다든지, 100에 150 나온다든지 해서 높게 나올 수도 있어요. 백 명에게 팔씨름을 시켜 보면 힘이 다 같지 않습니다. 힘을 재보면 순발력이 센 사람도 있고, 약한 사람도 있어요. 혈압도 그와 똑같습니다. 이치적으로 따져보면 혈압도 역학(力學) 관계, 힘의 관계니까 그래요.

그런데 이 음양의 높고 낮은 수치가 뭐냐 하면, 심장이 이렇게 있으면 우리가 살아있는 한 심장은 끊임없이 수축과 이완을 계속하죠. 그러면 반을 갈라서 심장으로 들어오는 피가 있고 심장에서 나가는 피가 있습니다. 음양 관계로 들어오고 나간다 그 얘기죠. 심장이 이렇게 확장되면 문이 열리면서 심장 안으로 피가 들어오죠. 그 피가 이리로 왔을 때 심장이 수축하면 피가 심장 밖으로 나가죠. 이때 반대쪽 문을 닫습니다. 그러면 심장이 수축할 때 혈관에 걸리는 압력이 높아요, 이완될 때 걸리는 압력이 높아요?

(수축할 때요.)

그래서 이 80~120 중 높은 수치가(120, 140, 150 등의 수치) 바로 심장에서 나가는 압력이에요. 반대로 이렇게 심장이 벌려질 때면 여기 동맥에 압력이 높게 걸리지 않죠. 그래서 낮은 수치는 심장으로 피가 유입될 때의 압력이다 그 얘기죠. 아까 혈압계로 많은 사람들을 재어 봤더니 혈압계가 알려주는 수치에 이런(80~120) 사람들이 거의 대부분이더라는 거예요. 평균수치가 그렇다는 거죠. 그래서 이 비율은 생명이 만들어낸 거의 완전한 비율입니다. 그러면 80과 120, 이 수치를 각각 40으로 나누어 보면 몇 대 몇이 되겠습니까?

(2대 3요.)

2대 3이 됩니다. 나가는 압력이 3이 되고 들어오는 압력이 2. 그러면 80에 120이란 수치는 혈압계로 어떤 상태에서 잰 거냐? 힘을 다 뺀 아주 편안한 상태에서 잰 수치죠. 그러면 혈압계를 걸고 이렇게 일어나면 어떻게 되겠어요? 높아질 수 있겠죠. 혈압계를 걸고 80킬로짜리 쌀 한가마를 든다고 생각해 보세요. 혈압이 어떻게 되겠어요? 높아지겠죠. 혈압계를 차고 달리기를 한다면 80에 120보다 높아지겠죠? 그러니까 제 얘기는 100미터를 전력 질주하고 왔을 때의 혈압은 80에 120이 아니라는 겁니다.

골프 선수들이 전력을 다해서 골프채를 휘두를 때 있죠? 그때 걸리는 혈압은 80에 120 갖고는 어림도 없습니다. 그때의 순간적인 혈압은 200에 300이 나올 수도 있습니다. 차력사들이 기차를 끌 때 보면 핏줄이 툭툭 튀어 나오잖아요. 그때 당길 때의 혈압이 순간적으로 200에 300이 나올 수도 있다는 겁니다. 그렇더라도 그때 들어오는 압력과 나가는 압력이 2:3이면 균형이 잡혔다고 말할 수 있겠죠.

고혈압은 2대 3의 비율이 많이 깨지면 고혈압이라고 하는 겁니다.

80에 120이 아니라, 80에 140, 90에 170 이런 식으로 균형이 깨진 겁니다. 상하의 균형이 2대 3이 안 맞는 거죠. 그런 사람들은 일을 조금만 해도 힘이 들고 숨이 차서 헉헉거립니다.

자기의 혈압을 알아보려면, 낮은 수치와 높은 수치를 뽑아서 먼저 낮은 수치를 2로 나눕니다. 예를 들어 90에 135라고 하면 무조건 낮은 값 90을 2로 나눠요. 그러면 45가 나오죠? 그 다음, 큰 놈이 135라면 그것을 얻어진 값 45로 나눕니다. 그러면 몇이 나오죠? 2대 3이 나오잖아요. 낮은 수치를 2로 나눈 후 얻어진 값으로 높은 수치를 나눌 때 나오는 비율을 따지는 겁니다. 그게 2대 3이면 정상인데, 예를 들어 큰 수치가 165라고 하면 그건 음양의 균형이 안 맞는 거예요. 모든 병은 균형이 깨지기 때문에 온다고 했습니다.

본태성 고혈압

그러면 평상시에 힘을 다 빼고 쟀는데 100에 150인 사람이 있을 수 있죠. 50으로 나누면 2대 3이죠. 그러면 이 사람과 80에 120인 사람에게 쌀가마니 드는 일을 시킨다면 누가 잘하겠어요?

(100에 150요.)

혈압이 100에 150인 사람이 힘도 좋아서 일을 잘 합니다. 이 사람이 혈관에 걸리는 힘이 훨씬 강합니다. 이순신 장군이나 강감찬 장군, 을지문덕 장군, 연개소문 장군 이런 분들과 삼국지에 나오는 관우, 장비, 조자룡 같은 사람들 있죠? 그런 사람들이 80에 120일까요? 제가 80에 120인데, 그 장군들이 썼던 창을 휘두르기는커녕 들려고만 해도 못 들어요. 관우가 쓰던 청룡언월도 있죠? 그게 몇 근입니까?

(팔십 두근)

82근이면 얼추 50kg입니다. 그 무거운 걸 들고 관운장은 말 위에서 하루 종일 싸우잖아요. 승부가 안 나니까 다음 날 또 겨루잖아요. 그래도 지치지 않아요. 나처럼 힘없는 80에 120짜리 사람들은 그냥 병졸들 수준입니다. 이에 비해 계백 장군, 김유신 장군 이런 급들은 힘이 엄청나게 강하다고 볼 수 있습니다. 그런 천하장사들은 온 몸에 툭툭 걸리는 힘이 달라요. 그런 사람들은 본래부터 힘을 강하게 타고 났어요. 그런 힘은 수련하거나 운동해서 얻어지는 게 아닙니다. 그러니 그런 사람들은 보통 때도 혈관에 걸리는 피의 압력이 높겠어요, 낮겠어요?

(높아요.)

그런 고혈압을 뭐라고 불러요?

(본태성 고혈압)

그래서 본태성 고혈압(本態性 高血壓)이라고 합니다. 그런 사람들 혈압을 재보면 대개 100에 150이나 160에 240정도 나와요. 그런데 지금의 미개한 의학은 이런 사람들도 고혈압 환자로 취급하고 있어요. 그러면 이런 사람들의 혈관에 걸리는 압력을 낮추려고 무슨 약을 먹이고 있어요?

(혈관 이완제)

혈관 이완제를 먹이고 있죠. 혈관을 이완시키면 혈관이 넓혀지니 압력이 낮아지기는 할 겁니다. 하지만 그걸 계속 먹으면 전신에 있는 모든 혈관이, 심지어는 실핏줄까지 다 이완되어 버리겠죠. 우리 몸의 10만 킬로나 되는 혈관이 다 이완되는 겁니다. 그래서 그걸 습관적으로 계속 먹으면 무력증이 생깁니다. 무력증이 생기면 어떻게 되느냐? 백절(모든 관절과 마디)이 풀어집니다. 중풍 맞는다 그 얘기예요. 그러니 재수 없게도 본태성 고혈압 환자라고 진단 받게 되면 중풍을 쌩으로 맞기도 합니다.

160에 240 이런 사람들은 추위에도 강하고, 여름에 더위를 이기는 힘도 강하고, 등산 가도 다른 사람들 짐을 대신 짊어지고 가고 그럽니다. 군대 가면 행군하는데 전우들 개인 화기를 대신 짊어지고 가는 사람들 있잖아요? 걔네들은 일반 군인들보다 힘이 좋은 사람들이라니까요. 그러니까 옛날 고구려의 광개토 대왕 같은 분, 양만춘 장군, 강이식 장군 이런 급들은 힘이 무지 좋다고 봐야지요. 그런 사람들은 하루 종일 말 타고 가도 끄떡없어요. 저는 80에 120급이라서 앉아서 자동차 몇 시간 타고 가도 힘들어요. 힘은 태생적(胎生的), 본성적(本性的)으로 강하게 타고 나는 게 있습니다. 그러나 혈압을 재는 기계로는 이러한 것을 구분해낼 재간이 없다는 겁니다.

심장성 고혈압, 심소장을 영양하는 음식들

고혈압의 종류에는 네 가지가 있는데 한번 고쳐보자 그겁니다.

첫 번째, 구맥이 나오고 인영이 4~5성이 있습니다. 수극화 하여 심장이 허약해지면 생기는 건데 이건 기경팔맥의 병이 되겠죠.

이 고혈압의 경우는 심장에 무슨 문제가 생긴 거냐? 심장이 단위 시간당 펌프질을 빨리빨리 합니다. 빨리 하니까 혈관에 걸리는 압력계수가 높아지겠어요, 낮아지겠어요?

(높아져요.)

당연히 높아지겠지요. 그럴 때는 심장을 천천히 뛰도록 해줘야 됩니다. 그것을 조절하고 통제하는 힘은 생명력으로부터 나오고, 그 생명력은 음식을 통해서 얻습니다. 엄마 탯집에서 태아가 최초에 심장을 만들어낼 때 주체적 질료가 되는 음식이 있어요. 그 아이가 태어나서 20살까지 계속해서 심장을 키우잖아요. 심장을 키우는 원료가 있어서 그놈을 먹으면 되는데, 그 먹거리의 맛이 쓴맛입니다.

이 고혈압 환자는 얼굴이 자주 벌개지고 고혈압 증상이 드러날 때는 심장 부위에 통증이 옵니다. 그리고 열이 나서 얼굴이 이릉이릉 해요. 열과 통증이 가슴부터 시작해서 명치끝이 뜨끔뜨끔 아프다가 얼굴 위로 타고 올라가서 뒤로 넘어 갑니다. 요즘 심장이 약한 사람들 중에 뒤로 넘어가려고 하는 사람들이 많아요. 금융위기가 와서 중소기업들이 부도 나고 그러잖아요. 그러면 중소기업 사장님은 부도를 막으려고 담보 대출을 받을 수 있는 데까지 다 받고 친인척 자금도 다 끌어다 쓰고, 온갖 노력을 다할 것 아닙니까. 그때마다 심장이 벌렁벌렁 하는 겁니다.

그렇게 있는 돈, 없는 돈 다 동원해서 막다가 마지막 하나를 못 막아서 터졌어요. 그러면 어떻게 되죠? 의자 뒤로 꽈당 넘어가죠. 뒤로 넘어가는 건 심장성이에요. 그래서 그런 사람들 맥을 보면 구맥이 나옵니다. 이 사람들은 평상시에 증상을 보면 땀이 많이 나고, 혀에 이상이 오고, 아주 신경질적이고 급해요. 그리고 이 사람들은 견갑골통이 있어요. 구맥이 나올 때 나타나는 정신적, 육체적 증상들 있죠? 그것이 거의 다 수반됩니다. 좌골신경통이 있고, 얼굴이 벌개지고, 여성들의 경우엔 하혈을 하고 생리통이 있어요. 구맥이니까 골고루에다가 쓴맛을 더 먹어야 됩니다. 그래서 여기서는 화생식과 토생식을 줍니다. 수극화 해서 구맥이 나타난 거니까, 화기를 보하는 한편 수기를 견제해야 되기 때문에 그렇게 주는 겁니다.

여러분들이 받은 자료 중에서 심소장 페이지를 보면 먹을 게 많이 나오죠. 심소장을 영양하는 식품. 그 중에서 그 사람이 좋아하는 것을 먹게 하면 됩니다. 수수가 좋고 살구, 은행 같은 것들이 있습니다. 은행잎을 추출해서 만든 무슨 약 있죠? 혈압강하제, 혈압개선제라고 하는 약들 있잖아요. 그게 은행나무 이파리 즙을 짜서 만든 건데, 그렇게 말하면 돈이 안 되고 지금 이 시대는 영어를 써야 알아주잖아요. 은행나무 어느 부분의 엑기스를 추출해서 무슨 성분을 섞어서 만들었고... 이렇게 영어를 듬성듬성 섞어서 못 알아먹도록 해야 사람들은 뭐가 있는 줄로 생각하고 비싼 돈 주고 사갑니다. 그러니 은행을 먹으라고 하면 돈이 돼요, 안 돼요? 안 됩니다. 그러면 은행잎이 좋을까요, 열매가 좋을까요? 쉽게 말해 사과나무 이파리가 좋을까요, 사과열매가 좋을까요?

(열매요.)

열매가 좋잖아요. 그러면 감잎이 좋을까요, 감 열매가 좋을까요? 감 열매가 좋죠. 천지는 열매에다가 정기를 다 담아놓았으니까요. 그런데 약 만드는 기업에서 열매를 먹으라고 하면 돈이 돼요, 안 돼요?

(안 돼요.)

전혀 돈이 안 됩니다. 왜? 은행 열매는 아무 데서나 구할 수 있으니까요. 그런데 은행 먹으면 심장이 다 좋아질까 봐, 어디 가면 '은행 다섯 개 이상은 먹지 마세요' 그럽니다. 그렇지만 구맥 나오는 사람은 한 됫박을 먹어도 끄떡없습니다. 저 같은 금형들, 수형들처럼 심장이 약한 사람들은 하루 저녁 내내 먹어도 끄떡없어요. 그러니까 여기 수형(水形)들 있죠. 그 분들은 은행을 구해다가 후라이팬에 소금 살짝 뿌려서 데쳐서 드셔 보세요. 맛있다니까요. 그렇게 먹으면 심장도 좋아집니다. 그런데 그것보다는 곡식인 수수가 더 좋습니다. 만일 은행(銀杏)이 더 좋으면 우리 선조들은 은행을 주식(主食)으로 했을 것 아닙니까.

신장성 고혈압, 소금이 해롭다는 것은 미신이다

고혈압 중 또 하나는 석맥 4~5성이 나오는 것이 있습니다. 요건 음교맥과 양교맥의 문제죠. 그래서 인영 촌구 다 있을 수 있어요. 촌구가 4~5성인 사람도 있을 수 있고, 인영이 4~5성인 사람도 있을 수 있어요. 그런데 보통은 인영 4~5성이 더 많습니다. 석맥 인영 4~5성이면 신장성 고혈압입니다. 피를 깨끗이 걸러내는 장기가 뭐라고 했어요?

(신장)

신장이라고 했습니다. 그런데 석맥 인영 4~5성이면 콩팥이 오래 전부터 나빠졌다는 걸 의미해요. 오래 전부터 나빠졌으니까 피를 깨끗이 걸러내는 일을 잘 못할 것 아닙니까. 콩팥에서 피를 깨끗이 걸러주지 못하니까 탁하고 걸쭉한 피가 내 몸을 계속 돌고 있습니다. 돌다 보면 혈관 내벽에 끈적끈적한 게 묻어요, 안 묻어요?

(묻어요.)

끈적거리는 것이 묻으면 혈관 내경이 좁아져요, 넓어져요?

(좁아져요.)

혈관 내경이 좁아진 상태에서 심장이 펌프질하면 혈압이 어떻게 되겠어요? 높아져요, 낮아져요?

(높아져요.)

그러면 혈압이 높아질 수 있겠죠. 그리고 또 하나는 혈관이 좁아지지 않았다 하더라도, 깨끗하고 맑은 피를 밀어낼 때의 압력계수와 걸쭉한 피를 밀어낼 때의 압력계수는 달라진다는 겁니다. 걸쭉하면 더 힘이 들겠죠. 그리고 이 사람은 증상이 구맥일 때의 심장성 고혈압 하고는 상당히 다릅니다. 심장성일 때는 얼굴이 벌건데, 석맥 4~5성이 나와서 신장이 허약한 이 사람은 얼굴색이 탁하고 검어요. 혈압이 상승될 때는 방광경이 두 줄에서 한 줄로 좁아지는 뒷목부터 시작해서 열과 통증이 방광경맥을 타고 올라와서 후두통을 유발시키게 됩니다. 그래서 뒷골을 망치로 때리는 것 같다고 그럽니다. 뒷골로 치밀어 오르기 때문에 방광경을 타고 앞으로 넘어오게 됩니다.

자, 이 그림을 보세요(방광경 참조). 신장은 음이고 방광은 양이에요. 그런데 현재 인영맥이 크니까 방광경에 탁한 기운이 더 걸립니다. 수기운이 방광경 두 라인으로 타고 올라가다가 하나로 모아져요. 그러면 병목 현상이 일어나죠. 그래서 여기 뒷목에 뻣뻣하게 압력이 생기게 되는 겁니다. 또 여기 풍문혈, 대추혈 부위 목뼈 아래가 경직되게 되고 천주혈, 옥침혈까지 타고 오면서 뒷골이 치밀게 됩니다. 여기로 넘어와서는 양쪽 눈 사이 끝까지 옵니다. 눈과 눈 사이 움푹 들어간 청명혈까지 오게 되면 눈이 땡긴다거나 눈알이 빠질 것 같다고 합니다.

그리고 이 사람은 고혈압도 있으면서 평상시 석맥 인영 4~5성이 나오는 사람들이 가진 증상도 거의 다 갖게 되죠. 허리나 생식기가 약해지고, 발목도 약해져서 잘 삐기 쉽습니다. 또 높은 산에 오르거나 엘리베이터 타고 높은데 올라가면 귀가 멍멍해진다든지, 귀에 이상이 올 수도 있어요. 그리고 치아가 약해지기 시작하고 머리털이 빠질 수 있습니다. 뼈가 약해지고, 골다공증이 생기고, 장딴지에 통증이 있다든지, 여성들 같으면 자궁에 문제가 생긴다든지, 남자들은 발기가 잘 안 된다는 등 신장 방광이 지배하는 곳이 약해집니다.

이런 사람들은 신장을 튼튼하게 하는 먹거리를 먹어야겠죠. 그러면 무슨 맛을 먹습니까? 골고루에다가 짠맛을 더 먹습니다. 짠맛은 아주 이게 천지입니다. 된장찌개가 맛있고, 김치찌개도 맛있고, 매일 이야기하지만 젓갈이다, 장조림이다, 장아찌다 하는 것들 있잖아요? 그게 다 짠맛입니다. 김을 먹어도 간장에 찍어 먹어야 더 맛있고, 김을 구워도 소금을 뿌려 먹어야 맛있어요. 과자 먹을 때도 석맥 나오는 사람들은 소금 뿌려 놓은 감자칩 같은 짭짜름한 걸 먹어야 맛있다고 그럽니다. 사실 그런 걸 먹어야 힘도 나고요.

그런데 학자나 의사들은 방송이나 신문에서 계속 짜게 먹지 말라고 세뇌시켜 놓고선 아파서 병원에 가면 어떻게 합니까? 병원에 입원하면 무조건 자빠트려 놓고선 링게르를 찌르잖아요. 그게 무슨 물이에요? 소금물이죠. 소금은 입으로 먹어서 식도를 타고 위장에서 흡수시켜야 정상입니다. 인류는 지난 수천 년, 수만 년 동안 소금 섭취를 그렇게 해왔어요. 그런데 최근에 와서 약 만드는 기업들이 소금물을 따로 만들어서 그 놈을 혈관에 찔러 넣고 있어요. 병원 안에서는 그렇게 하면서, 밖에서는 소금을 절대 못 먹게 합니다. 그러니까 말이 안 된다는 겁니다.

소금이 인체에 해롭다고 하는 것은 과학이 아니고 미신입니다. 태아가 엄마 뱃속에 있을 때 양수 속에서 자라는데, 그 양수의 염도가 0.9%라고 하는 것은 일반 상식이고, 또한 우리 몸에 흐르는 혈액 속에 함유되어 있는 염분의 비율도 0.9%이고, 우리 세포 속의 체액에도 0.9%의 염분이 함유되어 있다고 해요. 그런 내용들이 교과서에도 나온다고 그래요. 그럼에도 불구하고 무조건 저염식이다, 무염식이다 하면서 싱겁게만 먹으니, 몸에 있는 염분이 땀이나 소변으로 다 빠져 나가면 염분의 양이 부족해져서 병이 생기게 되는 겁니다. 이로 인해 많은 사람들이 콩팥이 제 역할을 못하는 지경에 와 있어요. 그러니 피가 탁해지고 더러워질 수밖에요. 그 때문에 고혈압 뿐만이 아니고 루프스, 류마티스, 통풍과 같은 괴질이 창궐하고 있습니다.

그렇게 병이 생겨서 병원에 가면 대부분 환자들에게 링게르라는 소금물을 혈관에 찔러 넣어주는 황당하고 어이없는 일이 지금 벌어지고 있습니다. 우리가 역사가 생긴 이래 언제 소금을 혈관으로 먹었습니까? 꼭 그런 식으로 해야 돼요? 이런 이야기를 자꾸 하면 중생들을 좀비로 만들고, 병자로 만들려고 하는 기득권층들의 계획이 탄로가 나잖아요. 그렇기 때문에 이런 말 하는 사람들은 잡아다가 감옥 보내고 하는 겁니다. 그러거나 말거나 간에 석맥 인영 4~5성인 사람은 골고루에다가 짠맛을 밥처럼 매일같이 먹어야 합니다. 언제까지 먹는다? 석맥 인영 4~5성이 없어질 때까지죠. 심장성 고혈압인 사람은 쓴맛을 언제까지 먹는다? 구맥 인영 4~5성이 없어질 때까지. 그리고 운동을 해야 되겠죠. 각각 신장과 심장을 튼튼하게 하는 운동을 해줍니다.

또 침을 놓고 싶다 그러면 인영이 크니까 양경의 두 개 혈을 사하고, 음경의 한 개 혈을 보해 줍니다. 내경 침법으로 2사1보 또는 1보2사 해도 되고, 기경팔맥인 양교맥을 통제하는 신맥혈을 사해도 되고, 촌구 석맥 4~5성일 때는 음교맥의 병이니까 조해혈을 사하는 침법을 쓰면 되겠죠. 구맥 인영 4~5성일 때는 기경팔맥의 하나인 독맥을 통제하는 후계혈을 사해도 됩니다. 영양도 하고 운동도 하면서 맥도 안다면, 그 맥을 통제하는 혈자리를 쓰면 더 빨리 조절할 수 있습니다. 그렇지만 여기는 침술을 가르치는 곳이 아니라 침법을 가르친다고 했죠. 그래서 스스로가 그 법을 공부해서 꾸준히 연습을 하고 사용하면 되는 겁니다.

심포 삼초성 고혈압

세 번째, 심포 삼초가 허약해서 구삼맥 인영 4~5성이 나오는 고혈압이 있습니다. 이것은 양유맥의 병이에요. 이때는 얼굴에 열이 이릉이릉하게 되는데, 이걸 표준말로 쓸 수가 없으니까 열이 '이릉이릉 한다'로 그대로 써야 돼요. 이 고혈압 환자들은 얼굴이 벌겋게 상기되어 있어요. 그리고 통증과 저림증이 많고, 그것이 여기저기로 막 이동합니다. 여기 아팠다 저기 아팠다 하니까 아픈 데가 너무 많아요. 감각이 너무 예민해져서 전신이 다 아파요.

그리고 한열 왕래가 있습니다. 열이 올랐다 내렸다 하는 건데, 열이 갑자기 올랐다가 확 식어요. 열이 확 나면 '문 열어. 선풍기 틀어!' 하면서 부채 부치고, 또 갑자기 열이 식게 되면 추우니까 '보일러 틀어. 이불 갖고 와!' 그렇죠. 그러다가 조금 있으면 열이 또 확 나고. 이게 통제가 안 됩니다. 한열을 조절하는 생명력이 약해져 있고 면역력도 떨어져 있어서 그렇습니다. 감기 같은 것도 한번 걸리면 잘 낫지도 않고 오래 가죠. 그래서 늘 초조, 불안하고 경우에 따라 무기력증도 생깁니다. 힘이 없어서 늘어지고 어지럼증도 생겨요. 앉았다 일어나면 벽이 노랗다든지, 벽이나 천정이 막 빙글빙글 돌 때 있죠? 그런 게 다 심포 삼초가 허약해서 생긴 증상입니다.

또 혈압의 수치가 갑자기 올랐다 내렸다를 반복해요. 어떤 때는 혈관이 수축되어서 혈압이 막 올라 갑니다. 그러다가 힘이 쫙 빠지는 무기력증이 생기면 혈관이 이완됩니다. 혈관 수축이 안 되니까 혈압이 뚝 떨어지고 맥아리가 없어집니다. 혈압이 너울너울 올랐다 내렸다 이렇게 춤을 춥니다. 혈압이 내려가 있다가도 병원 간판만 보면 '야, 이거 혈압이 안 나와야 되는데' 하면서 긴장하면 혈압이 올라가기 시작해요. 그러다가 간호사가 다가와서 '아무개 씨, 이리로 오세요' 하면 심장이 더 뜁니다. 막 뛰니까 어떻게 되죠? 내려가 있던 혈압이 병원만 가면 올라가니까 간호사는 '혈압이 높다' 라고 차트에 계속 적을 수밖에 없습니다. 그러니 영락없는 고혈압 환자가 되는 겁니다.

그런데 환자의 이야기를 들어보니까 이완증이 있고, 어지럼증이나 무기력증이 있단 말이에요. 그러면 고혈압도 아닌 것 같고 해서 '스트레스 받으면 혈압이 높아지죠?' 라고 물어요. '그렇다'고 대답하면 '스트레스성 고혈압, 신경성 고혈압이네요' 하는 겁니다. 이건 약도 없습니다. 그래서 처방이 뭐냐? '신경 쓰지 마세요' 라고 해요. (웃음) '스트레스를 받지 마세요' 라는 말 한마디가 처방이라니까요. 그런데 살아 있는 그 자체가 스트레스인데, 어떻게 스트레스를 안 받습니까? 그런데도 터무니없이 '스트레스 받지 말고 사세요. 신경 쓰지 말고 사세요' 라고 합니다. 의사들은 '스트레스가 만병의 근원입니다' 라고 말합니다. 심포 삼초 생명력이 허약하면 저절로 스트레스를 잘 받게 됩니다. 그러면 우리는 스트레스를 다스릴 수 있도록 힘을 만들자는 겁니다. 이때 뭘 먹어야 되겠어요?

(떫은맛)

골고루에다 떫은맛을 먹어야겠죠. 그 맛이 생명력을 영양하는 맛입니다. 이걸 안다는 건 엄청난 겁니다. 자율신경계를 영양한다고 생각해 보세요. 자율신경계가 망가지면 신경성 소화불량, 신경성 두통, 신경성 고혈압 등 일체의 신경성 질환이 다 나타납니다. 심인성 질환이 나타나고 초조하고 불안하고 예민해져요. 과민하게 반응하는 사람들 있죠? 저기서 내 이름만 살짝 들려도 자기 얘기하는 줄 알고 예민하게 반응하는 사람들 있잖아요. 그건 다 심포 삼초증입니다. 내 말 하거나 말거나 신경 뚝 끊고 살면 편한데 오만 신경을 다 쓰며 살죠. 잠자다가도 벌떡벌떡 일어나요. 아까 낮에 있었던 일이 신경 쓰이고, 1년 전에 있었던 일이 갑자기 생각나서 신경 쓰여서 살 수가 없죠. 그런 것들을 다스리고 통제하는 것이 심포 삼초 생명력인데, 그 힘이 허약할 때 이런 일이 벌어집니다.

생명력은 원래 내 안에 있었습니다. 내가 줄곧 써왔던 것인데, 지금 현재는 그 힘이 약해졌을 뿐이지요. 그러면 지금부터 그 에너지를 자연으로부터 끌어들이면 되겠죠. 그러기 위해선 먼저 적절한 음식을 섭취해야 됩니다. 그 다음에는 그 기운이 잘 순환할 수 있도록 체질과 맥에 맞게 운동도 하고, 맥대로 호흡을 하는 겁니다. 그리고 몸을 따뜻하게 해야 되겠죠. 그래서 심포 삼초성 고혈압이 나오는 사람들은 찬물, 찬 음료수나 찬 음식을 절대 피해야 합니다. 이때 침을 쓰고 싶다고 하면 심포경과 삼초경을 2사1보 해도 되고, 구삼맥 인영 4~5성이 나와서 양유맥에 병이 난 고혈압일 때는 외관을 사하고, 구삼맥 촌구 4~5성이 나오는 음유맥 고혈압일 때는 내관을 사하면 효과적으로 이 병을 다스릴 수 있게 됩니다.

표 고혈압의 종류

종 류	증 상	영양하는 맛
鉤脈 4~5성 (水克火) (심장.소장) 심장성 고혈압	얼굴이 벌겋고(붉다), 열과 통증이 가슴부터 시작(명치통)하여 얼굴 위로 해서 뒤로 넘어간다. 땀이 많고 신경질적, 조급. 좌골신경통, 주관절통, 상완통, 견갑골통, 말더듬, 생리통 등이 있다.	골고루 떫은맛 쓴맛, 단맛
石脈 4~5성 (土克水) (신장.방광) 신장성 고혈압	얼굴이 검고(탁하다), 열과 통증이 뒷목부터 시작(후두통)하여 앞으로 넘어온다. 눈알이 빠질 듯하다. 소변이 탁하고, 귀에 이상(이명, 환청, 귀울림), 허리 이상(요통), 머리털 빠지고, 생식기 이상(발기부전), 이빨 이상(누래지고 깨지고 시리고 검어짐), 장딴지가 우리우리 하고 심란. 골수, 뼈, 연골 등에 이상이 있다.	골고루 떫은맛 짠맛, 신맛
鉤三脈 4~5성 (불균형) (심포.삼초) 신경성 고혈압 (스트레스성)	한열왕래(열이 확 올랐다내렸다), 통증, 저림증 이동. 저항력, 면역력이 약해지고 현기증, 초조불안, 예민(과민성), 우울증, 무기력증, 자율신경계 이상. 각종 신경성 질환(스트레스성 질환), 각종 증후군, 혈압수치가 갑자기 오르락내리락 한다.	골고루 떫은맛 체질
본태성 고혈압	본래부터 힘을 강하게 타고 난 사람이다(本態性).	골고루 떫은맛 체질

※ 혈압의 수치가 2 : 3이면 정상이다.
　(예를 들면 60:90, 80:120, 90:135, 100:150 등)

　골고루에 구삼맥 고혈압일 때는 떫은맛, 석맥 고혈압일 때는 짠맛, 구맥 고혈압일 때는 쓴맛. 이것을 일단 꼭 알아 놓으세요. 그리고 나중에는 여기에다가 심장성 고혈압은 쓴맛에 단맛도 추가하고, 신장성 고혈압일 때는 짠맛에 신맛도 추가하는 2차 처방도 있습니다. 일단은 이 정도만 알아놔도 굉장한 겁니다. 3개월만 다른 것 안 먹고 생식만 하면 고혈압은 다 해결됩니다. 결국은 신장에 힘이 없어서 피를 못 거른 것이고, 또 심장도 정상적인 속도로 박동을 해줘야 되는데 단위시간당 펌프질을 빨리 하니까 혈압이 높아진 겁니다. 심장 안에 박동수를 일정하게 조절해 주는 힘이 있는데, 그 힘이 약해져서 고장이 난 거죠. 심포 삼초성 고혈압도 마찬가지입니다.

고혈압 - 질의응답

이렇게 해서 지구상에 있는 고혈압은 얼추 다 고쳤습니다. 이것을 기억하고 실천만 한다면 고혈압은 그냥 잡병 수준입니다. 고혈압에 대해서 미진한 부분이 있다면 질문 받겠습니다. '나 이런 고혈압 봤다' 하는 것이 있으면 다 얘기하세요.

질문 : 저 같은 경우를 말씀드려 볼까 합니다. 저는 백내장 수술을 받을 적에요, 보건소 같은데 가면 직접 혈압계로 체크할 수 있었어요. 그러면 보통 때는 100에서 150 나오고, 어떤 때는 90에 140~145 정도 나오는데 수술 받으러 들어갔어요. 가서 거기서 재보면 지금처럼 그렇게 나와요. 그렇게 나오는데 또 한번 재보자고 그러더라구요. 침대에 누워 있으라고 한 다음에 한참 있다가 재더라구요. 그때 재보면 110에 220 이렇게 올라가요. 하지만 수술 받고 나와서 재보면 또 90에 140 정도 이렇게 나와요.

대답 : 90에 140 그건 괜찮은 겁니다. 2대 3.1 정도 되는 거죠. 그보다는 약간 높은 100에 150은 정확히 2대 3이고, 90에 145도 2대 3.2 정도죠. 0.2 정도는 혈관이 신축성이 있어서 체질과 맥대로 꾸준히 생식하고 운동하면 아무 문제가 없어요. 그런데 110에 220 이것은 문제입니다.

질문 : 그렇게 110에 220이 되니까 수술을 안 해줍니다. 그래서 '나는

늘 90~140 정도 나오는데 수술 받기 전에도 이렇게 나오지 않았느냐? 그러니 수술해 다오' 그러니까 문제가 생긴다고 하더라구요. 그러면 '문제가 생겨도 내가 책임질 테니 그냥 수술해 다오' 해서 수술을 했거든요. 그런데 병원에 갈 때마다 저에게 물어봐요. '고혈압 약 잡숫고 있는가?' 하고요. 그래서 '안 먹고 있다'고 그러면 약 안 먹으면 나중에 큰일난다고 그러거든요.

대답 : 큰일 나죠. 나중에 중풍 맞습니다. 박 선생님 지금 맥이 석맥이 잖아요. 그러면 약을 안 드시고 있다면 어떤 음식을 드셔야 되는 거죠?

(짠맛이 있는 음식요.)

병명과 증상에 관계없이 맥이 명확하게 석맥이면 우리는 짠 것을 석맥이 없어질 때까지 먹어야 합니다. 우리는 그것을 제대로 챙겨 먹어야 된다는 거지요. 그렇게 골고루에 짠맛과 떫은맛을 꾸준하게 드시고, 천천히 그리고 꾸준히 운동을 하면 약을 안 먹어도 됩니다. 그렇게만 해도 생활하시는데 전혀 지장이 없어요. 왜냐하면 고혈압과 당뇨를 오래 앓으시고도 크게 잘못 되지는 않았잖아요. 당뇨를 20년인가 앓았다고 하셨어요?

(26,7년 정도입니다.)

그럼 26,7년을 당뇨약을 드시면서 여러 가지 병이 생긴 겁니다. 눈에 문제가 생기고, 발가락에도 문제가 생기고, 고혈압도 생겼는데 자연의 원리를 접해서 생식으로 대체해 나가신 뒤로는 약을 끊으셨잖아요. 불안하면 약을 드셔도 되는데 굳이 드실 필요는 없습니다. 약을 안 먹어도 사는데 지장이 없으면 고쳤다고 하는 겁니다. 불편한 것도 없고 땡기는 것도 없고, 뒤로 넘어가고 앞으로 고꾸라지는 것도 없이 보통 사람들처럼 정상적으로 생활하는데 지장이 없으면 고쳐진 겁니다. 그런데 본인 스스로 환자라고 생각하면 그건 스스로를 환자로 만드는 거죠. 하지만 현성 선생님은 고혈압이나 당뇨 같은 것은 아예 병으로 취급하지를 않았어요. 다른 것을 안 먹고 체질과 맥대로 생식만 한다면 석 달 이내에도 되는 겁니다.

음식은 건강한 사람이든 아닌 사람이든 다 똑같이 먹을 수 있습니다. 그것을 통해 허약한 부분을 영양하면서 살아가는 거죠. 그런데 약은 음식이 아니잖아요. 그것은 어거지로 혈관을 이완시킬 뿐이지 원인을 따져서 해결하는 게 아닙니다. 심장이 허약하다고 하면 심장을 영양해서 튼튼하게 하면 되는 것이고, 콩팥이 허약해서 피를 잘 못 거른다고 하면 피를 깨끗하게 잘 거르는 건강한 콩팥으로 만들면 되는 겁니다. 그런데 콩팥을 정상화시킬 생각은 않고, 덮어놓고 혈관만 이완시키는 것은 올바른 방법이 아니라는 거죠. 우리가 이야기하는 것은, 고혈압 환자들은 혈액순환을 담당하는 핵심장부인 콩팥과 심장을 튼튼하게 하라는 것입니다. 또 심포 삼초가 약해졌을 때는 생명력 자체를 튼튼하게 하라는 겁니다. 그게 하루 이틀 정도로는 안 된다는 거죠. 꾸준한 노력으로 제대로 100일 정도만 하면, 약을 안 먹고 살 수 있을 정도로 다 고쳐진다는 겁니다. 그러면 약 먹던 사람도 약 안 먹고도 살 수 있게 됩니다. 된장찌개 같은 것, 젓갈 같은 짠맛은 평생 먹는 겁니다. 김치 같은 것도 평생 먹어야죠. 그런 걸 먹어야 건강하게 삽니다.

그런데 어떤 사람은 그런 말도 해요. "밥은 언제까지 먹어야 되는 거예요?" (웃음) 호흡하라고 하니 저보고 '숨을 언제까지 쉬어야 되냐?'고 물어오는 사람도 있어요. 그래서 제가 그랬어요. "숨쉬기 싫으면 당장이라도 그만 두세요." 인영 촌구를 조절하기 위해서 들숨을 길게 하라고 했더니 '숨을 언제까지 쉬어야 되냐'고 묻는 겁니다. 그런데 여러분들은 이미 이 정도 말귀는 알아들을 수 있습니다. 자, 여기까지 하고 점심 식사를 생식으로 맛있게 하고 또 진행하겠습니다.

아토피, 폐의 역할, 금기, 피부병과 매운맛

자연의 원리 공부에 몇 번 빠지게 되면 나중에 진도가 저만치 나갈 때 강사가 하는 말을 못 알아듣게 됩니다. 수업에 빠진 만큼 모르기 때문에 수료 후에 아는 게 없다고 합니다. 계속 빠지면 맥도 못보고 체질분류도 안 되는 겁니다. 오늘은 아주 중요한 이야기를 하는 날이에요. 체질분류법에 대해서 하기 때문에 오늘 결석하신 분은 참으로 답답해지는 겁니다. 맥진도 열심히 실습하고 숙제도 성의껏 하셔야 되는데, 맥 연습도 않고 숙제도 안했으니 당연히 모를 수밖에요. 저는 수업에 빠진 사람은 그냥 놔두고 강의를 진행하기 때문에 몰라도 할 수 없습니다. 그럼 다 같이 인사 하겠습니다. 안녕하세요. 시작하기 전에 질문 받겠습니다.

질문 : 아토피가 기본적으로 피부에 문제가 있는 건지, 혈액에 문제가 있는 건지요? 온몸에 아토피가 있는 친구가 있는데 특히 발등에 더 심하거든요.

대답 : 아토피는 피부의 문제니까 일단은 금기가 허약한 걸로 보고요, 그리고 당연히 혈액에도 문제가 있겠지요. 피부는 외부에 있는 나쁜 기운을 막아주는 역할을 하는데 그걸 위기(圍氣)라고 합니다. '에워쌀 위(圍)' 자죠. 사람 몸이 있으면 내부에는 장부가 있잖아요. 그러면 그 내부를 에워싸서 지켜주는 기운이 금기다 그 얘기입니다. 수백 년 전의 기록을 보면 '폐대장에서는 위기가 나온다' 라고 쓰여져 있어요. 한글로 '위기'라고 할 때는 위기가 뭔지 몰랐는데, 보니까 이게 에워싸서 내부를 보호하는 기운인 거예요. 그게 정부 부처로 말하면 국방부잖아요. 군대 조직은 인간이 만든 조직 중에서도 금기가 가장 강한 곳입니다. 간첩이 왔다, 공비가 출현했다고 하면 때려잡잖아요. 우리 몸에서는 폐대장이 바로 그와 같은 역할을 합니다.

실제로 장부 중에서 가장 많은 외기(外氣)를 흡입하는 곳이 폐입니다. 위장도 외기인 음식을 받아들이는데 그것은 하루에 몇 번 뿐입니다. 그렇지만 폐는 숨을 쉬어야 되기 때문에 끊임없이 외기(外氣)가 들어오잖아요. 외부에서 공기가 들어올 때 좋은 놈만 들어오는 것이 아니라 나쁜 놈도 들어올 수 있습니다. 감기 바이러스, 사스 바이러스, 조류독감 바이러스 이런 것들 있죠. 그놈이 간첩이라면 그놈을 숙살지기인 폐장의 금기로 박멸해야 되는데, 폐의 기운이 약하면 그런 것들에 속수무책으로 당한다는 거죠. 그래서 나중에 병겁이 들어올 때 그것에 저항해서 이겨낼 수 있는 힘을 내가 가지고 있어야 됩니다. 그게 금기니까 무슨 맛으로 영양해야 되겠어요?

(매운맛)

우리 선조들의 방법은 이렇게 쉽게 되어 있어요. 그런데 서양의학은 백신을 개발하려 든다는 거죠. 바이러스의 종류가 수백 가지라고 하면 수백 가지의 백신을 만들어야 된다니까요. 백신 하나 개발하는데 성공했다고 발표만 하면 그와 관계되는 제약회사의 주식을 많이 보유한 사람은 떼돈을 버는 거죠. 그러니 그건 경제 논리로 가는 의학인 겁니다. 서양의 약학이나 의학은 정말로 사람을 건강하게 하는 것과는 무관하고 오로지 돈과 관련되어 있어요. 그런데 우리는 뭐냐? 제약회사 돈 벌어주는 것과는 관계없이 깨달은 사람들 각자가 하는 겁니다.

폐가 식으면 폐에 물이 찹니다. 그때는 폐를 따뜻하게 하면 물이 없어집니다. 인간은 온열동물이기 때문에 몸이 따뜻할 때 비로소 충분한 저항력과 면역력을 확보할 수 있어요. 따뜻해야 에너지 순환이 잘 되기 때문에 그렇습니다. 피부병은 발등이 됐든, 손등이 됐든, 접힌 데가 됐든, 얼굴이 됐든 껍데기에서 생긴 거잖아요. 그럼 뭘 먹어야 되겠어요?

(매운맛)

일단 그렇게 생각해야 됩니다. 어떤 자료에 보니까 피부병 종류도 수백 가지나 되던데, 그러거나 말거나 피부에 병이 오는 이유는 피부가 허약하기 때문이죠? 그래서 아토피 환자들한테 매운 것을 엄청 주게 되면 일단은 금기가 강해집니다. 금기는 잡아당기는 힘, 조여 주는 힘이라고 했잖아요. 그래서 폐대장이 힘이 있을 때는 피부가 팽팽합니다. 그런데 늙으면 어떻게 되죠? 쭈글쭈글해지잖아요. 그래서 나이 먹으면 매콤하고 얼큰한 걸 좋아하게 되는 겁니다. 콩나물국을 끓이더라도 그 전에는 그냥 먹던 사람도, 40대 후반이나 50대가 되면 고춧가루를 반 숟가락이나 한 숟가락을 더 넣어야 맛있다고 그럽니다. 그 시기가 되면 위기(圍氣)가 약해지기 때문에 그래요. 나이가 먹어서 위기가 약해지면 아침저녁으로 저절로 기침도 하고 그럽니다.

그래서 아토피에는 매운 걸 기본으로 먹이는데, 어린아이들은 그게 아닙니다. 어린아이들은 일생에서 목기가 가장 필요한 시기에 살고 있기 때문에 그런 점도 고려해야 됩니다. 아토피는 단순하게 공식처럼 어떻게 하라고 하면 안 되고, 전체적으로 보는 안목을 가지고 다스려 나가는 방법이 있어요. 아토피는 현성 선생님 생전인 15년 전에는 무조건 매운 걸 먹으면 된다고 했습니다. 실제로 그때는 되더라구요. 그런데 지금은 조금 되다가 말아요. 피부가 다시 진물 나는 것이 아니고, 피부가 두꺼워지고 꾸덕꾸덕 갈라지고 가렵고 난리가 나는 겁니다. 지금 아이들은 병원에서 항생제, 스테로이드제 같은 지독한 약을 하도 써 갖고 몸이 약으로 다 떡이 되어 버렸어요. 그래서 그 독을 몸 밖으로 빼내지 않고는 해결이 될 수가 없어요. 그 때문에 아토피의 경우에는 신맛으로 꾸덕꾸덕해진 피부를 부드럽게 해야 되는 일이 생깁니다.

피부도 피부 세포를 만들려면 음양오행의 기운이 다 들어가야 됩니다. 이걸 이야기 하려면 몇 주 기다려야 되는데, 질문하신 분 입장에서 보면, '야, 그래도 간단하게라도 좀 알려 주시지' 하고 속에서 그러고 있잖아요. (웃음) 아토피 질문했는데 '두 달 있다 알려 줄게요' 하면 좀 그래서 일단은 간단하게 말씀을 드리겠습니다.

건성피부병과 습성피부병, 염증은 짠맛으로 다스린다

피부도 크게 음양으로 나눌 수 있습니다. 건성피부가 있고 습성피부가 있어요. 그래서 모든 피부병도 건성과 습성 두 가지로 나눌 수 있습니다. 습성이 뭐냐 하면 진물이 나는 것 있죠? 발진이 된다든지, 피부 색깔이 벌겋게 되고 하는 것. 이런 말은 영어로는 표현을 못해요. '빨갛게'가 아니라 '버얼겋게' 입니다. 이것을 습성이라고 하고, 말라서 각질, 비듬 같은 게 막 떨어지는 피부병을 건성이라고 해요. 습성이 된 걸 긁으면 살이 꺼멓게 되면서 두꺼워지죠. 아토피 걸린 애들 무릎 뒤, 팔꿈치, 손목 같은 접힌 데를 보면 대개 그런 모습이에요. 그러다가 이게 찢어지기도 해요. 그걸 '꾸덕꾸덕해졌다' 라고 말합니다. 피부가 딱딱해진 것이 아니고 꾸덕꾸덕해진 거죠. 사람의 병을 고치는데 있어 지금의 알아먹지도 못하는 의학용어는 아무 쓸모가 없습니다. 그건 건강과는 무관한 겁니다. 실질적인 말을 해야 됩니다. 그러니까 우리말을 모르면 안 된다는 거죠.

앞으로 우리말이 전 세계 공용어가 될 겁니다. (수강생들 하하하) 우리가 지금까지 영어 배우려고 얼마나 고생을 했습니까? 그것처럼 앞으론 서양인들도 자기네들 병 고치기 위해선 우리말을 안 배우면 안 될 거라니까요. (하하하) 이걸 배우기 위해서 앞으로 만방에서 여러분들 앞으로 몰려올 거예요. 전 세계인들을 가르칠 때 반드시 우리말만 써야 됩니다. 그래야 우리말이 공용어가 될 수 있습니다. 그때 수업료도 반드시 한국 돈으로만 받아야 합니다. 그러면 개네들이 수강등록 하려면 환전해야 될 것 아닙니까? 교육도 인터넷이 아니라 반드시 와서 교육받도록 해야 돼요. 그러면 듣기 위해서라도 비행기 타고 한국으로 들어와야 되잖아요. 그때 대한민국 항공사들 대박 나는 겁니다. (하하하) 그때는 우리 돈이 기축통화가 되게 되고, 우리나라는 저절로 세계의 지도국가가 되는 겁니다. 우리가 건강하게 오래 살기만 하면 왜 안 되겠어요? 이런 확실한 가르침이 있는데.

건성이 되면 피부가 꾸덕꾸덕해지고, 갈라지고, 트고, 각질이 생깁니다. 그건 부드러운 목기(木氣)가 없기 때문입니다. 살이 부드러워야 되잖아요. 그런데 꾸덕꾸덕하면 생살이 트고 찢어지게 됩니다. 그러면 하도 가려워 갖고 살을 파낼 만큼 긁게 돼요. 그렇게 되면 염증이 생기는데, 염증은 뭘로 다스린다고 했어요?

(짠맛, 소금)

짠맛이죠. 소금이라고 하지 마세요. 밖에 나가서 소금 먹으라고 하면 눈을 부라리니깐 말입니다. (하하하) 우리는 짠맛으로 다스립니다. 간장도 짠맛, 소금도 짠맛, 된장도 짠맛, 젓갈도 짠맛, 장아찌도 짠맛, 콩자반도 짠맛, 간장게장, 장조림도 짠맛입니다. 먹을 게 얼마나 많습니까. 그런데 어떤 놈이 자꾸 짠 것 먹지 말라고 그러는데 그거 뭘 모르는 무식한 소립니다. 짠맛은 기본으로 들어가고, 이때는 목기가 부족하니까 부드럽게 하기 위해서 신맛도 주는 거예요. 살이 딱딱한 것보다 부드러워지면 에너지를 공급하는데 유리해집니다.

그리고 진물이 난 건 뭐죠? 이건 화극금을 해서 그렇게 된 겁니다. 어쨌든 꾸덕꾸덕해졌다면 대개 금극목을 해서 현맥이 나오니까 짠맛과 신맛을 먹고, 진물이 나고 버얼겋게 되었다면 화극금을 해서 모맥이 나오니까 짠맛과 매운맛을 먹으면 됩니다.

질문: 나병(문둥병 또는 한센병)도 같은 겁니까?

대답 : 나병은 또 다른 차원입니다. 그건 오장오부 전체와 특히 심포 삼초와 관련되어 있다고 봅니다. 나병 같은 경우는 피부뿐만 아니라 살도 떨어져 나가고 뼈도 떨어져 나가잖아요. 그래서 나병은 단순한 피부병이 아닙니다. 나병 환자를 만나서 맥을 보고 했으면 뭐라 말할 수 있을 텐데 제가 나병 환자를 한 번도 보지 못했어요. 그 분들은 따로 격리되어서 살기 때문에 우리가 맥을 본 적이 없어요. 그래서 나병에 대해선 제가 뭐라 말할 게재가 못 됩니다.

그게 문제가 아니라 지금은 이 아토피(피부병)가 창궐하니까 이것부터 잘 다스려야 되겠죠. 화극금이 된 아토피에 무슨 맛을 주면 돼요? 매운맛이죠. 그래서 아토피에는 일단 이 세 가지, 목기와 금기와 수기를 확보해야 됩니다. 짠맛은 무조건 주는 겁니다. 꾸덕꾸덕 건성일 때는 짜고 시고를 먹고, 습성이어서 진물 나고 벌걸 때는 맵고 짜고를 줍니다. 결국은 몸속의 기운을 조절하는 거죠. 대답이 됐습니까?

(예)

또 질문 받겠습니다.

생명은 자신에게 필요한 것을 먹으려 한다

질문 : 우리 애기가 금수형인 것 같은데 금기원은 당연히 안 먹고요, 맥이 네 개가 다 석맥인데 소금도 안 먹고 목기원도 절대 안 먹으려고 하거든요. 왜 그런 것인지요?

대답 : 3~4세 정도의 애기는 맥은 무시하고 일단은 체질대로 합니다. 목기원은 신맛을 엄청 가지고 있습니다. 목기원에는 구연산이 들어 있어서 무지 시거든요. 목기원을 한 알만 입에 넣고 씹어 보세요. 홍맥이 나오는 사람은 몸서리가 날 정도로 시죠. 그 아이는 너무 시어서 안 먹으니까 신맛 대신 고소한맛을 주면 됩니다. 땅콩을 갈아준다든지, 잣을 갈

아준다든지 하는 식으로요. 고소한맛도 똑같은 목기입니다. 그리고 금극목 당해서 현맥이 나오기 때문에 화극금을 시키는 차원에서 그 아이는 화기를 줘도 됩니다.

어떤 아이는 화극금을 하려고 커피 알갱이를 숟가락으로 떠서 그냥 막 씹어 먹어요. 네 살짜리 꼬맹이가 말이죠. 희한하죠? 네 살짜리 애가 밥그릇에다 원두커피 알갱이를 이만큼 덜어서 갖고 다니면서 먹는다니까요. 반 공기 정도 주면 그걸 다 먹습니다. 그건 목화 기운이 부족해서 그렇습니다. 맛있냐고 물으면 맛있다고 대답해요.

질문 : 그럼 아이들이 맛있게 잘 먹는 것을 주면 되는 겁니까?

대답 : 그럼요. 그러니까 맛이란 게 뭐냐? 어떤 사람은 아구찜 집에 가면 땀 뻘뻘 흘리면서 '아~ 맛있다'고 하죠. 그런데 또 어떤 사람은 두 숟가락 먹고 말아요. 매워서 못 먹죠. 그건 현맥이 나와서 간이 안 좋은 사람에게는 맛이 없습니다. 폐대장이 나빠져서 모맥인 사람은 아구찜, 낙지찜 이런 매운 것이 맛있어요. 땀을 뻘뻘 흘리면서도 '아! 맛있다'고 합니다. 반대로 현맥이 나오는 사람들은 신 자두 있죠? 풋자두, 그걸 아주 맛있다고 해요. 저 같은 경우는 20대 때 매일 현맥이 나오니까 홍옥 사과 아주 신 것을 앉은 자리에서 스무 개씩 먹었어요. 신 것이 많이 필요할 땐 귤을 반 박스도 먹고 그랬어요. 저 같은 금형들은 그게 맛있어요. 쳐다보기만 해도 침이 생기잖아요. 그런데 위장이 안 좋은 사람, 대장이 안 좋은 사람을 불러다가 오늘 저녁에 귤 한 박스 다 먹으라고 하면 차라리 죽겠다고 그럽니다. (하하하) 두 개만 까먹어도 너무 시어서 진저리를 칩니다.

질문 : 그런데 저는 간이 안 좋은데도 단맛이 먼저 땡기는데요?

대답 : 이 여사님은 처음에 맥을 보니까 인영에서 현맥이 20성이나 떠서 맥 보는 사람이 무서울 정도였어요. 오랫동안 목기가 약해져 있어서

간에서 소화액 분비를 못 했기 때문에 그동안 거의 드시지를 못했잖아요. 음식물이 들어가면 위장에서 소화액이 나와야 되는데 간이 다 오그라들어 갖고 소화액을 못 만들어요. 그전에 어떤 생식원에 가니까 현맥 6~7성인 사람을 목형이라고 매운맛을 먹으라고 해서 한동안 매운맛을 먹었다는 겁니다. 그 바람에 금극목을 더해 버리니까 담즙이 다 말라 버려서 아예 못 먹게 되었어요.

그 뒤로 몇 년 전에 지인을 따라서 여기에 오셨지요. 얼굴을 보면 목형인데 맥을 보니까 현맥이 엄청나게 크게 떠요. 그래서 '여사님은 목생식을 드셔야 됩니다'라고 했죠. 목생식에는 신맛이 들어가니까, 드시면 침이 생겨서 나중에는 다른 음식도 조금씩 먹을 수 있게 되었던 겁니다. 지금 단 것이 땡겨도 목기원을 계속 먹으라고 하잖아요. 그리고 계속 먹을 수 있잖아요. 신 것을 많이 먹으면 목극토를 하기 때문에 토기인 단맛이 저절로 땡깁니다. 신 것보다도 단맛이 땡기면 단 것도 먹고, 목기원은 지금처럼 계속 먹고 해야 현맥을 다스릴 수 있습니다.

질문 : 지금 내 입에 땡기는 것이 내 몸에 필요한 기운이란 말씀입니까?

대답 : 그렇지요. 생명력이 저절로 필요한 것을 먹고 싶게 만드는 겁니다. 그런데 의사들은 거꾸로 이야기해요. 나쁜 게 땡긴다고 합니다. 고혈압 환자들 100명 모아 놓고 설문조사 했더니 다 짠 걸 좋아한다고 나와요. 식습관을 조사해 보니까 김치찌개 좋아하고, 된장찌개 좋아하고, 젓갈 좋아하거든요. 그러니 학자들은 그 사람들이 짠 것을 많이 먹어서 고혈압에 걸렸다고 생각하는 겁니다. 그런데 그게 아니라니까요. 고혈압 걸린 사람들은 살아남기 위해서 먹고 싶은 것을 먹는 거죠.

목마른 사람은 뭐가 땡긴다고 했어요? 물이 땡기잖아요. 피곤하고 힘들면 뭐가 땡긴다고 그랬어요? 잠이 땡긴다고 했잖아요. 일요일에 하루 종일 누워 있으면 허리가 찌뿌둥 하잖아요. 그러면 뭐가 땡기죠? 움직이는 게 땡기죠. 몸이 찌뿌둥 해지면 일어나서 기지개를 펴고 그러잖아요. 생명은 지금 당장 필요로 하는 것을 원해요. 그건 사상과, 철학과, 종교와, 인종과, 지식과는 무관합니다. 생명의 본성이 작용하기 때문에 그래요. 그래서 지식과는 무관한 진정한 자기 자신이 누구인가를 알아야 됩니다. 내가 다른 사람이 아니잖아요.

질문 : 현맥이 나와서 신맛을 먹는데 홍맥이나 모맥이 나올 때까지 먹어야 되는 겁니까?

대답 : 그렇습니다. 현맥인 사람이 신맛을 계속 먹다보면 간담에 힘이 생깁니다. 그럼 당연히 목극토도 할 수 있겠죠. 그러면 홍맥이나 모맥이 나올 수 있습니다. 이쯤 되면 생명은 저절로 단맛이 먹고 싶어집니다. 그러면 우리는 언제까지 먹어야 되느냐? 일단은 그 맥이 바뀔 때까지 먹습니다.

질문 : 임신했을 때 신맛이 땡기는 것은 신맛이 필요해서 그런가요?

대답 : 임산부가 신맛이 땡길 때는 태중의 아기에게 목기운이 많이 필요할 때, 즉 간담을 만들고 근육, 눈, 발, 목, 고관절, 간경, 담경, 대맥을 만들 때입니다. 다른 맛도 같은 이치입니다.

건강을 되찾기 위해서는 왔던 길로 돌아가야 된다, 원시반본

질문 : 맥은 극하는 순서로 바뀌는가요?

대답 : 병이 고쳐지는 순서는 원칙적으로 상극의 역순입니다. 반대로 병의 진행 방향은 상극의 순으로 진행합니다. 그래서 현맥이 나오면 먼저 신 것을 줘서 현맥을 없애야 됩니다. 그러면 처음에는 목극토 방향으로 가서 홍맥이 나오지만, 원래 이쪽 금극목에서 갔던 것이기 때문에 결국엔 모맥 쪽으로 돌아옵니다. 간담의 병이 심해져서 현맥을 못 고치면

나중에 가면 비위장이 병나서 홍맥이 나옵니다(목극토). 위장이 병났는데 안 고치면 또 신장 쪽으로 갑니다(토극수). 그러면 허리도 아프고, 뒷골도 땡기고, 눈알이 빠지는 것처럼 아플 수도 있고, 귀에서 소리도 나고 그러는 겁니다.

이 여사님은 과거에 이런 과정들이 다 지나갔을 겁니다. 맥이 저 정도면 잘못되지 않은 게 다행이고, 여기 앉아서 강의 듣는 건 거의 기적적인 일이에요. 혈관도 가늘어져서 에너지 공급이 원활하지 않으니까 생각이 일정하게 정리되지가 않습니다. 그러니까 들어오는 정보라든가 생각하는 폭도 한정되어 있어요. 그래도 지금은 먼저보다 훨씬 많이 알아듣죠? 그렇지만 한 열 번은 들어야 저 맥이 다 고쳐지지 않겠는가 그렇게 보고 있습니다.

질문 : 그러니까 병이 악화되어서 진행하는 방향은 상극의 순서로 가고, 병이 고쳐져서 회복하는 순서는 상생의 순서로 가는 건가요?

대답 : 병이 커져서 전개되는 순서는 상극의 순으로 진행하고, 회복하는 순서는 원칙적으로 병이 전개된 방향의 반대인 상극의 역순으로 갑니다. 상생의 순서로 가지 않습니다. 상생(相生)으로는 병이 나거나 고쳐지는 것이 없고, 병은 상극으로만 진행되고 고쳐집니다. 내가 저 평지에 있다가 낭떠러지로 가서 떨어져 죽게 생겼다. 이때 죽기 싫으면 어떻게 해야 되죠?

(돌아가야 돼요.)

돌아서서 왔던 길로 돌아가야 되죠. 2천 년 전에 예수님이 사람들을 앉혀 놓고 뭐라고 외쳤습니까? 예수님이 그때 당시 보니까 사람들이 다 죄를 짓고 있었어요. 사람들이 상극의 시대를 당해 다 타락하고, 자기 욕심이나 챙기고, 부모와 조상을 몰라보고, 우상숭배하고 그런단 말입니다. 인간의 정신세계가 다 병이 들어서 전 인류가 죽음의 골짜기, 낭떠러지로 다 떨어지게 생겼어요.

그래서 낭떠러지로 가는 사람들한테 '돌아오라'고 외쳤습니다. 그 길로 가면 죽으니 돌아오라! 그게 본래 자리로 원시반본 하라는 소리였어요. '인간들이여, 본래 자리로 돌아오라.' 그런데 그것을 훗날 사람들이 '회개'로 고쳐버린 거죠. 흔히 뭘 잘못한 줄 알고 무릎 꿇고 비는 게 회개인 줄 아는데 그게 아니라니까요. 너의 행동과 마음씀씀이를 인간의 본래자리로 되돌려라 그 얘깁니다.

병을 고치려면 병이 왔던 방향 그대로 되돌아가야 됩니다. 그게 건강 회복의 길입니다. 여태까지 오는 동안에 돌부리에 걸려서 넘어지고, 누구와 싸움박질도 하고 다툼도 있었잖아요. 그러면 되돌아가는 길에도 돌부리도 있고 함정도 있을 것 아닙니까. 예수는 그 과정을 다 겪어서 본래 자리로, 근본 자리인 아버지 품, 생명의 품으로 가라고 말을 한 겁니다.

질문 : 그러면 건강으로 다시 돌아오는 동안에 그 전에 아팠던 것을 반복하는 경우가 있는 겁니까?

대답 : 그 길이 그 길이니까 그렇습니다. 병들어 가던 길, 사망의 길이 그 길이잖아요. 그 길로 돌아와야지 엘리베이터 타고 넘어 간다거나, 비행기 타고 빨리 갈 수는 없습니다. 그건 안 되는 겁니다.

질문 : 우리가 병을 이겨낼 때는 아픔을 이겨내야 한다는 말이 그 말이네요?

대답 : 그렇지요. 별것도 아닌 증상이 생겼다고 해서 소화제, 진통제 먹고 하는 것은 지름길로 가려는 행위인데, 그런 지름길은 없습니다. (웃음)

질문 : 모든 맛이 다 땡긴다고 할 때는 모든 맥이 안 좋아졌다는 뜻인가요?

대답 : 아닙니다. 배고프면 뭐든지 땡기잖아요. (와하하하) 애기를 가졌다고 할 때는 애기를 잘 만들어야 할 필요가 있으니까 다 땡기는 겁니다. 그리고 균형이 어느 정도 잘 잡힌 사람들도 뭐든지 잘 땡겨요. 감지능력이 아무래도 뛰어나니까요. 그런데 병이 나면 다른 감지능력이 많이 퇴보되고 지금 당장 필요한 것만 땡겨서 편식을 하게 됩니다. 그리고 편식을 해야 맞습니다. 자, 보세요. 목화토금수가 있는데 심장이나 폐대장이나 비위장은 건강하고 간담이 제일 허약해져 있어요. 그럼 뭘 더 먹어야 되죠?

(신맛)

골고루를 조금씩 먹은 뒤에 간담을 영양하는 음식을 다른 맛이 나는 음식보다 더 많이 먹어야 됩니다. 허약한 쪽을 더 보강해 줘야 전체적인 질서를 잡을 수가 있는 거죠. 그런데 학자라는 사람들은 전부 다 편식하면 나쁘다고 가르칩니다. 어린아이가 목형이라면 저절로 목극토를 하잖아요. 그러면 단 것과 매운 것을 더 먹어야 됩니다. 그래서 밥상에서 젓가락질을 해도 자꾸 단맛과 매운맛 쪽으로 가게 되는데, 그러면 부모가 '너 왜 그것만 먹냐'고 혼도 내고 그러잖아요. 그런데 그 아이는 지금 허약한 장부를 살리기 위해서, 부족한 것을 보충하려고 그렇게 하는 것이거든요. 그런데 학자들, 가방끈 긴 사람들이, 개뿔도 모르는 자들이 편식이 나쁘다고 떠들어서 오히려 회복을 더디게 하고 있어요. 내가 지금 욕 안 나오게 생겼어요? 그 사람들 생각하면 욕 나옵니다.

육두문자(욕), 마디 촌, 시간

아! 욕이 뭐냐? 제가 욕도 해야 되니까, 욕에 대해서 얘기를 하도록 하겠습니다. 욕을 하면 저놈 저거 무식한 놈이라 그러잖아요. 그러면 욕을 뭐라 그래요?

(육두문자)

육두문자? 그렇죠. 이게 '대가리 두(頭)' 자잖아요. 인간의 머리 꼭대기에서 근본을 펼치는 것이 육두문자입니다. 그러면 도대체 욕이 뭐냐? 욕(辱). '별 진(辰)' 자에 '마디 촌(寸)' 자. 이게 욕이에요. 그러면 별에 마디가 있는 게 욕이냐? 제가 가끔 욕을 하니까 '선생님은 강의 중에 왜 욕해요?' 하고 묻는데 저는 그게 욕이 아니거든요. 이게(辰) 신 자로도 읽는다고 했죠. 새롭게 한다, 새롭게 들여다봐라, 새로워져라, 다시 태어나라 그 뜻입니다. 우주에서 새로운 별이 발견되면 그걸 뭐라고 부른다고 했죠? 신성이라고 했잖아요. 신성할 때 이렇게(辰星) 쓴다고 했죠. 또 집안의 어른이 태어난 날을 생신이라고 한다고 했습니다. 예수님이 태어난 날을 뭐라고 불러요? 부처님이 태어난 날을 뭐라고 하죠?

(탄신일)

탄신일이라고 합니다. '태어날 탄(誕)' 자에 '새로울 신(辰)' 자를 써서 석가탄신일, 예수탄신일이라고 부르고 있습니다. 그러면 여기 새롭게 하는 것(辰)에다가 촌(寸)이 뭐냐? 촌은 이게 무엇을 헤아린다는 뜻입니다. 재보는 거지요. 우리가 침놓을 때 몇 촌 몇 촌 이렇게 재잖아요. 그리고 또 촌이 뭐냐 하면, 나와 배우자는 몇 촌입니까?

(무촌)

살을 섞기 때문에 이건 무촌이에요. 그러면 나와 자식은 몇 촌이죠?

(일촌)

나와 아버지하고는?

(일촌)

아버지의 형과 나는 몇 촌이에요? 삼촌이죠. 아버지와 큰아버지의 촌수, 여기가 이촌이거든요. 할아버지와 아버지가 일촌, 할아버지와 큰아버지가 일촌이니까 형제는 이촌 간입니다. 인간관계를 요 이치를 갖고 따져 보는 거예요. 그러니까 촌이라는 건 정확하게 헤아려 보는 걸 의미합니다. 촌 자가 들어간 글자가 뭐가 있냐 하면, 시간할 때 시 자를 이렇게(時) 쓰죠? 요 안에 '촌'자가 있죠. 그러면 '시'란 뭐냐? 이루어진 것(土)을 정확하게 헤아려(寸) 봐서 밝히는 걸 '시'라고 합니다. 그러면 지나간 역사(과거)를 반추하는 것은 이미 이루어 놓은 것을 헤아려서 밝히는 일이 될 것이고, 지금 현재를 직시하는 것은 이루어 가고 있는 것을 헤아려서 밝히는 것이 될 것이며, 앞으로 올 미래를 예측하는 것은 앞으로 이룰 것을 헤아려서 밝히는 게 되겠죠. 그게 때(시)에 대한 올바른 이름짓기(正名)라고 하겠습니다. 명리학은 시간을 헤아려 보는 대표적인 학문이죠.

그러면 시(時)에서 요거(日)를 빼면 뭐가 되죠? 절(寺)이 되잖아요. 절이 뭐 하는 곳이죠? '흙 토(土)' 자에 '잴 촌(寸)' 자인데, 절이 단순히 흙을 재는 곳이 아니잖아요. 우리 조상들의 철학관이나 우주 자연관의 개념에서 볼 때 흙(땅)은 하늘의 상대잖아요. '흙 토, 이룰 토(土)' 자에 '이을 야(也)' 자를 붙여 쓰면 '땅 지(地)' 자가 되잖아요. 이루어(土)진 것을 이어(也) 나가는 곳이 땅(地)입니다. 인간 만사는 하늘에서 이루어 지는 것이 아니에요. 인간이 만든 문명이나 문화는 모두 땅 위에서 이루어집니다.

그래서 여기 '흙 토' 또는 '이룰 토(土)' 자 위에 보면 '열 십(十)' 자가 있잖아요. 십은 수의 완성입니다. 1에서 2까지 가는데 무량한 세월이 걸려요. 2에서 3까지 가는 게 쉬운 일이 아닙니다. 상수학에서 보면 3에서 4로 가는 게 어마어마한 거잖아요. 그래서 1에서 9까지 다 갖추게 되면 구색(九色)이 맞다고 하는 겁니다. 흔히 구색을 갖춰야 된다고 하잖아요. 구색을 갖췄다는 건 얼추 다 이루어진 것을 말합니다. 그래도 완성은 안 됐죠?

그럼 구색을 갖춰 놓고 완성을 시키려면 뭐가 필요하죠? 1과 0을 써야 되는 거죠. 수의 완결이 십(열, 十, 10, Ten)이잖아요. 그러면 이 10을 여자와 남자의 관계에서 보면, 이 두 사람이 음양의 인간관계를 완성시키면 자녀가 나옵니다. 그걸 뭐한다고 해요? 육두문자로 '씹한다'고 하잖아요. 그런데 그 씹이 지금 욕이 됐잖아요. 그 욕이 뭐냐? 지금 그것을 새롭게(辰) 헤아려(寸) 보자는 겁니다. '너 나쁜 놈이야' 그러면 욕(辱) 먹은 놈은 내가 뭐가 나쁜지, 뭐가 잘못된 것인지 그 자리에서 헤아려 봐야 됩니다. 그래서 내가 누구에게 욕을 하는 건, 그 사람이 해왔던 모든 것에 대해 한번 헤아려 볼 수 있는 기회를 주는 거라고도 할 수 있습니다. 그러면 표상수한테 욕을 무지하게 많이 먹어야 돼요, 말아야 돼요?

(먹어야 됩니다.)

먹어야 되는 거예요. '야, 저 놈은 틀렸어' 라고 하면 욕할 필요가 있어요, 없어요? 사실 그런 놈들에게는 욕(辱)도 아까워요. 애정이 없으면 욕할 필요도 없이 아예 놓고 갑니다. 그러니 이 공부방에서는 욕먹는 걸 행복하게 생각해야 되는 거예요. (웃음)

사상의학의 한계, 64상체질, 오링테스트

자, 그러면 체질 분류법을 하겠습니다. 오행체질분류법과 음양체질분류법을 하는데, 체질 분류하는 방법은 현재 여러 개가 나와 있습니다. 먼저 한의학에서 하는 사상체질분류법이 있습니다. 사상의학에서는 태음, 태양, 소음, 소양 이렇게 분류하죠. 동무 이제마 선생이 『동의수세보원』을 쓰고 『격치고』를 썼어요. 그 『동의수세보원』에 나오는 것이 바로 사상의학입니다. 그분이 체질을 네 개로 분류했는데 완결을 못 보고 돌아가셨어요. 왜 그러냐 하면 동양의학에서는 항시 나오는 게 삼양삼음이거든요. 삼양에는 태양과 소양 양명이 있고, 삼음에는 태음과 소음 궐음이 있습니다. 요건 원래는 『황제내경』「운기론」에서 따온 말이에요. 그리고 다른 문헌에도 나오는 용어입니다.

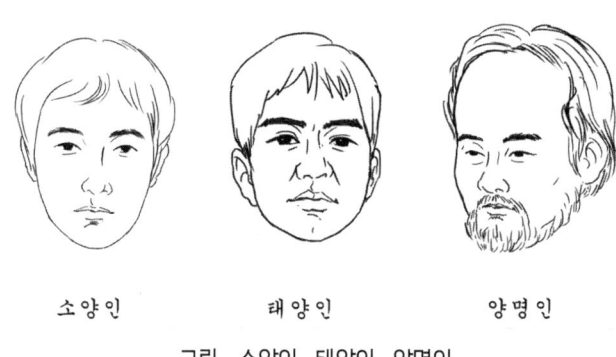

그림 소양인, 태양인, 양명인

　태양경에는 족태양방광경과 수태양소장경이 있고, 소양경에는 족소양담경과 수소양삼초경이 있어요. 이게 원래는 경맥론에서 나오는 건데, 그 이름을 차용해서 양인에는 태양인이 있다, 소양인이 있다고 분류를 하신 겁니다. 그리고 음인에는 소음인과 태음인이 있는 건 다 알잖아요. 그런데 이 분이 공부를 하시다가 완결을 못 보신 것이 뭐냐 하면 양명 관계와 궐음관계를 정립하지 못했어요. 그래서 후학들한테 '너희들이 이 나머지를 채워라' 이렇게 당부를 하신 것 같은데, 후학들이 더 발전을 시키지 못하고 그냥 거기서 멈춰 버린 게 아닌가 합니다.
　이제마 선생이 그래도 당대에 신의(神醫)라는 소리를 들었잖아요. 그래서 이제마 선생의 직계 제자들도 그 밑에서 실력을 쌓아서 알아주는 의원급이 된 거예요. 그 직계 수제자급들이 서너 명이 있어서 양명인과 궐음인을 정리했어야 됐는데, 이제마 선생의 명성을 듣고 몰려오는 환자들만 평생 받다가 생을 마감해 버린 겁니다. 그러면 동무 선생 직계 제자들 밑에서 수학(修學)하던 사람들이 있을 것 아닙니까? 그 사람들은 좀 더 모르겠죠. 그러다 보니까 지금에 와서는 이제마 의학의 맥이 끊어지게 되었습니다. 지금은 양명과 궐음에 대해선 아예 말조차 안 나와요. 양명에는 위장과 대장이 들어가는데, 사상의학에서는 위장과 대장이 빠져 있습니다. 두 번째로 빠진 게 궐음이잖아요. 사상체질에 궐음인이라는 소리는 못 들어봤지요?

(예)

궐음에는 간장과 심포장이 들어가거든요. 그리고 양명의 위장과 대장, 합쳐서 이 네 개의 장부가 빠져 있습니다. 그러면 의학이 제대로 되겠습니까?

(안 돼요.)

안 되죠. 육장육부에서 하나만 빠져도 짝이 안 맞아서 안 된다고 했습니다. 그런데 여기는 네 개나 빠져 있어요. 이걸 사상에다 억지로 꿰어 맞춰서 하다 보니까 당뇨병도 안 낫고, 고혈압도 안 낫고 다 안 낫는 겁니다. 그러니 그냥 학문만 덩그러니 있게 된 거죠.

같은 홍길동이를 놓고 어디 가면 소양인, 어디 가면 소음인, 어디 가면 태양인이라고 그러죠? 그건 약과예요. 소음인이라 했던 사람이 2년 후에 그 집에 다시 가면 태음인이라고 할 수 있습니다. 그 집에서도 바뀌어요. 왜냐하면 이거 두 개(궐음인과 양명인)가 빠져서 체질분류의 기준이 없어서 그런 겁니다. 무시하는 것이 아니라 실상이 그렇습니다. 그렇다면 사상체질 갖고는 무엇을 알아볼 수 있느냐 하면, 그것도 여섯 개를 다 넣었을 때는 정신세계를 약간 살펴 볼 수는 있습니다. 그렇지만 장부의 허실은 안 맞아요. 왜냐하면 이 자체로는 상극이 안 맞고, 상생도 안 맞기 때문입니다.

두 번째로 시중에서 하는 것이 뭐가 있느냐 하면, 사상 갖고는 안 맞으니까 어떤 분은 팔상체질을 들고 나왔어요. 사상을 음양으로 나누면 곱하기 2해서 8이 되잖아요. 그래서 팔상체질이 나와서 한때 떴는데 결국에는 안 됩니다. 그래서 그걸 어깨너머로 본 놈이 '에라이 나는 16상으로 하겠다'고 해서 16상 의학도 만들고, 어떤 놈은 그것 갖고도 안 되니까 '나는 더하겠다'고 해서 32상, 이렇게 분열하는 거예요. 그래서 이것이 64상까지 갑니다.

그래서 제가 아는 어떤 놈은 자신은 64상 체질을 완성했다고 해서 서울의 대체의학 어디에 가서 강의도 한다고 그러더라구요. 저한테 와서 공부한 사람이 와서 명함 내놓고 자랑을 해요. 그래서 제가 '야! 그게 맞냐?' 물으니 '안 맞죠' 그러더라구요. (웃음) '너 재주도 좋다. 인간이 우째 그렇게 구라를 치냐?'고 하니 '먹고 살아야 되잖아요' 그래요. (웃음) '학문이 원래 그런 게 아니냐' 그래요. '그건 일리는 있다. 먹고 사는 재주는 좋다'고 그랬어요. '그래도 사람 볼 때는 오행으로 봐요' 그러더라구요. (웃음)

여기 와서 배운 사람들 중에는 별 사람 다 있어요. 그래서 과거에 지어 놓은 업보가 이루 말할 수가 없는 거예요. 사실은 강의를 하는 이게 구업(口業)을 짓는 거잖아요. 선업이든 악업이든, 어쩔 수 없어요. 한 명이라도 좋은 사람이 나오면 저는 그걸로 만족합니다.

그리고 어디 가면 오링테스트 하는 것이 있습니다. 고구마 잡고 오링테스트하고 그러는데 그것도 사람 컨디션에 따라 상당히 달라질 수 있습니다. 그리고 고구마가 나쁠 수가 없고, 해로울 수가 없는 겁니다. 오이가 손가락이 벌어진다고 나쁜 것이니 먹지 말라고 하면 말이 안 됩니다. 그 사람이 태어나기 수천 년 이전부터 인류가 먹어 온 거잖아요. 그게 왜 나빠요? 말이 됩니까? 자기가 뭔데 손가락이 벌어진다고 건방지게 당근을 먹지 말라고 합니까? 벌어지는 손이 힘이 없고 맥이 변할 수도 있는데. 오링테스트에는 이치가 거의 없습니다.

기하학적인 모양과 체질분류법, 기운과 체질

형(形)이라는 것은 기하학적인 모양인데 우리 조상들은 모든 형을 원방각(원형, 삼각형, 사각형) 세 가지 모양으로 상정했습니다. 요건(오면체) 사각형과 삼각형이 합쳐진 거잖아요. 그리고 이건(다이아몬드 모양) 사각형이 변형된 거죠. 아니면 삼각형 두 개 갖고 만들 수도 있습니다. 그리고 타원형은 원형의 변형이죠. 그러니 이 세 개로 모든 형이 짜여져 있다 그 얘기죠. 우리는 체질분류를 우리 조상들이 수천 년 동안 해왔던 그 이치와 법으로 하는데, 특히 자연의 원리에서는 현성 선생님께서 정립한 오행체질분류법으로 합니다. 다른 분류법도 일정부분 응용하고 활용할 수는 있습니다. 사상의학, 사상체질 이건 틀렸다가 아닙니다. 그게 잘못됐다가 아니라 쓰는 건 자유니까 쓰라는 겁니다. 다만 이치에 더 합당한 분류법이 있다면, 그걸 쓰면 더 좋지 않겠는가 하는 거죠.

물형(物形)은 격(格)을 통해서 나온다고 했죠. 또 격은 그 앞에 품(品)을 갖고 있다고 했습니다. 그리고 품(品)은 어디를 통해서 온다고 했어요? 질(質)적인 바탕을 통해서 온다고 했지요. 질(質)은 어디서 나온다고 했어요? 성(性)에서 나온다고 했죠. 그러면 이 성은 무엇을 통해서 나올까요? 짜임새라는 리(理)를 통해서 나옵니다. '리(理)'라고 하는 유전자 틀에다가 기운이라는 것이 들어가면 음양이 갈라지면서 성(性)이 나옵니다. 여기에서 성질이 콩이니 팥이니 해서 다 달라지게 됩니다.

'리'를 통해서 기운이 들어가면 이놈이 성장하죠. 성장해서 만들어진 것이 바로 격입니다. 사람도 인격이 있고 품격이 있고 또 기질도 있습니다. 들판 사람들, 섬 사람들, 산골에 사는 사람들 기질이 다 다릅니다. 그것은 '리'를 통해서 각기 다른 천지기운을 계속 흡수했기 때문에 그렇습니다. 어렸을 때 소꿉동무 있죠? 그들은 뼈와 살을 만들 때 같은 터에서 나오는 공기와 물을 먹고 자란 친구들이잖아요. 그러니까 50년 지난 뒤에 만나도 반가운 거죠. 이 불알친구들은 기운이 거의 같아서 품성이나 말투, 억양도 비슷합니다. 저는 충청도 예산 사람이잖아요. 그러니까 충청도 말씨가 안 버려지는 거예요. 서울말을 쓰고 싶어서 연습을 했는데도 안 되어서 그냥 나오는 대로 말하고 있습니다.

기운이 질적으로 변화를 일으켜서 체질과 체형을 만들었어요. 육장육부와 사람의 본성을 만들어냈습니다. 이것(성)을 바탕으로 이치를 들여다 본 것을 성리학이라 그랬잖아요. 우리는 이 성리학을 중국보다도 더 발전시켰어요. 그래서 그런 것도 참고로 해서 사람을 살펴봐야겠지요. 여기서는 일단 분류하는 것을 잘 봐야 됩니다.

분류와 분석, 예방접종의 실상

분류법. 류는 요렇게(類) 씁니다. 우리는 분류를 잘하지만 서양 사람들은 분석을 잘 해요. 나누고 쪼개는(分析) 것을 잘 합니다. 그래서 분석학이 발달되어 있어요. 그들은 모든 걸 분석해요. 경제동향을 그래프를 만들어서 다 분석합니다. 공학 같은 것, 다리 만들 때 하중 걸리고 하는 것들을 다 분석해요. 그래서 그것들을 분석해서 대조하는 표본이 있어요. 또 사람도 해부학을 바탕으로 해서 잘게잘게 쪼개서 다 분석합니다. 그리고 우주까지도 다 분석하고 양자물리학을 통해서 물질도 낱낱이 분석해서 지금은 소립자, 쿼크까지 갔어요. 그리고 더 깊이 들어가 보니 원자 자체가 텅 비어 있다고 하잖아요. 탁자와 같은 이런 덩어리도 물질의 최소 단위로 쪼개 봤더니 그 속이 다 텅 비어 있다는 겁니다. 그게 부처님이 설하신 '색즉시공 공즉시색'의 세계입니다. 공에서 색이 나온다. 드러나지 않는 세계의 허깨비 같은 놈들이 모여서 드러난 세계가 나온다 그거죠.

그러거나 말거나 우리는 홍길동이라는 사람이 있다고 하면 먼저 류(類)로 크게 나눕니다. 동물은 인류, 영장류, 포유류, 조류, 양서류, 파충류, 절지류, 어류 등등으로 나누잖아요. 그러니까 큰 덩어리로 나누는 것이 분류입니다. 두 번째 단계로, 인류에 해당한다고 하면 그 안에서도 흑인종, 백인종, 황인종 이렇게 나눠요. 그러면 황인종 안에서도 조선 사람, 중국 사람, 일본 사람 이렇게 나눌 수 있습니다. 같지 않으니 일단은 그렇게 큰 덩어리로 나눠봐야 됩니다. 조선 사람 안에서도 음양분류법으로 분류를 해서 남자와 여자로 나눕니다. 여기서는 또 크게 오행으로 나눈다고 했으니까 목화토금수 이렇게 다섯으로 나눕니다.

그런데 서양 사람들은 분류는 안하고 바로 분석으로 들어갑니다. 갑이라는 사람, 을이라는 사람 피를 뽑았더니 O형이냐, A형이냐, B형이냐를 나눠요. O형이면 그 다음에는 혈청검사를 합니다. 피 속에 뭐가 있나 없나? 또 소변 검사를 해서 그것을 수백 가지로 분석을 해요. 세포 하나를 떼다가는 그놈을 전자현미경으로 천만 배씩 확대해서 또 쪼갭니다. 그러니 분석하는 데는 당할 재간이 없습니다. 그런데 다 쪼개놓으니까 결국에 가선 다 똑같아져요. 세포를 갑의 얼굴에서 뗀 거나, 을의 얼굴에서 뗀 거나 간에 아주 잘게 쪼개서 들어가니 결국에 가선 다 같아지는 겁니다.

그러니까 약도 똑같은 약을 다 먹이게 되는 겁니다. 아이들이 일정한 나이가 되면 예방접종을 시키죠. 그건 체질을 분류하지 않고, 그 연령대의 대한민국 모든 어린 아이들에게 무조건 똑같은 약을 주사 맞히는 겁니다. 그때 몸속에 들어온 이상한 물질을 이겨내지 못해서 잘못되기도 하고, 거기서 더 잘못되면 죽기도 합니다. 그 약물을 잘 활용해서 저항력을 만들어내는 아이들도 많지만, 경우에 따라서는 그 약물에 치어서 자빠져 버리는 아이들도 꽤 있다 그겁니다. 그 때문에 어떤 아이들은 자폐증도 생기고 아토피에도 걸리고 하잖아요.

지금은 법으로 정해서 일괄적으로 예방접종을 다 맞히도록 되어 있습니다. 예방접종 증명서가 있어야 학교에서도 입학원서 받아주고 그래요. 웬만한 유치원 갈 때도 예방접종 증명서 복사한 걸 내야 됩니다. 그러니 예방주사 안 맞고는 못 배기죠. 그건 우리나라 보건복지부 이런데서 한 게 아니라, 알고 보면 거대 다국적제약회사들의 농간 때문에 시행하는 겁니다. 약을 많이 팔아서 매출을 올리기 위해 로비를 해서 그런 법을 만들어라고 압력을 넣잖아요? 그게 통과만 되면 항구적인 매출을 보장받는 거니까 관련 제약회사 주식이 팡팡 뜨는 겁니다. 아무튼 분석하는 것은 걔네들이 잘하니까 나중에 빌려서 쓰기로 하고, 일단은 그 이전에 크게 나누는 것부터 해보자는 겁니다.

본래의 체질과 현재의 체질, 체질을 볼 때 고려해야 될 점

체질을 분류할 때는 크게 두 가지로 나눕니다. 먼저 본래 체질이 있습니다. 태어날 때의 체질. 그리고 태어나서 어떤 사람은 20년을, 어떤 사람은 40년, 50년, 60년을 살았다고 하면 살아오면서 체질이 변합니다. 수십 년을 살아오면서 어떠한 우여곡절을 겪고 하면서 만들어진 것이 지금의 체질이에요. 그래서 우리는 이 두 개를 다 봐야 됩니다. 본래 체질은 정해져 있습니다. 이것도 음양으로 나눠서 여자냐 남자냐를 따집니다. 남녀를 따지지 않고 똑같이 취급하면 안 된다 그거죠.

그리고 현재 체질 안에서도 나이가 있습니다. 여자는 여자인대로, 남자는 남자인대로 현재 나이를 고려해야 됩니다. 목형이니까 무조건 똑같이 한다? 그게 아닙니다. 그리고 현재 이 사람이 갖고 있는 지병이 있습니다. 나는 폐대장이 허약해서 설사를 자주 한다, 기침을 한다. 또 나는 방광이 허약해서 오줌을 자주 눈다, 후두통이 있다. 그리고 위장이 약하게 되면 무릎 관절통이라는 지병이나 주증상이 있을 수 있겠죠.

그리고 현재 뛰는 맥이 있어요. 맥이 일분에 몇 번 뛴다, 빠르다 느리다, 크다 작다. 이런 것들을 살피기 위해서 우리가 몇 주 동안 공부하고 있는 겁니다. 우리가 하는 공부는 과거의 체질을 개선하기 위한 게 아니에요. 지금 현재의 체질을 개선하기 위해서 하는 겁니다. 지금 현재 병이 있으면 병을 고치고, 허약한 곳이 있으면 튼튼하게 하기 위해서입니다.

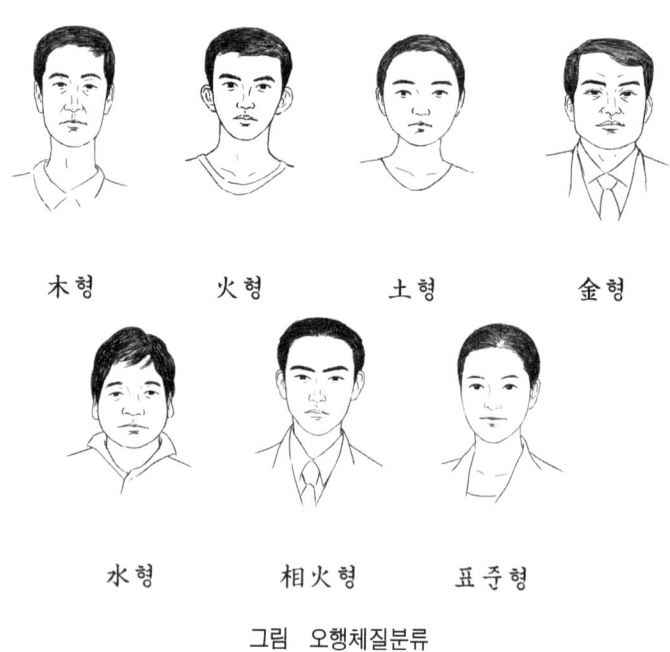

그림 오행체질분류

그런데 현재의 나는 어디로부터 왔느냐 하면 본래의 나로부터 왔습니다. 본바탕을 모르면 내가 어디서 왔는지 모르게 됩니다. 그래서 본래의 체질을 알기 위해서 오늘 하루 시간을 내어서 실습을 할 겁니다. 어떤 사람은 평생을 공부해도 안 됐는데, 우리는 단 몇 시간 만에 기본적인 것 정도는 해보겠다는 겁니다.

그리고 음양 중에서도 여자로 태어났는데 그 안에서도 목형이 있고, 화형이 있고, 토형이 있고, 금형이 있고, 수형이 있습니다. 남자도 마찬가지로 목형이 있고, 화형이 있고, 토형이 있고, 금형이 있고, 수형이 있습니다. 그리고 남녀 각각에 상화형도 있고 표준형도 있어요. 이렇게 분류하는 법을 오늘 이 시간에 실습도 하고 설명도 해드릴 겁니다. 여기 홍길동이라는 사람이 있으면 현재 살이 쪘냐, 왜소하냐 하는 이건 그냥 보면 아는 거잖아요. 분석하는 것이 아니고 분류하는 건 눈으로 봐서 알 수가 있습니다.

목형의 신체적인 특징

체질을 분류하는 방법에서 오행체질분류법으로 한번 설명해 보면 먼저 목형이 있습니다. 교재를 보시면 목형은 실제 간담이 큽니다. 그러면 오장 중에서 어느 장부가 힘이 가장 세겠어요?

(간담)

가장 큰 간담이 당연히 힘도 가장 세겠죠. 힘이 작은 쪽은요?

(비위와 폐대)

비위와 폐대가 작으니까, 이 사람은 그 쪽의 힘을 보충해야 됩니다. 그러니까 목형인 사람들은 신맛보다는 단맛이나 매운맛을 좋아하게 되어 있습니다. 그게 허실관계가 뚜렷하게 나와서 그렇습니다. 그래서 그런 사람들은 어떻게 생겼느냐? 책에다가 메모 하세요. 얼굴이 길고 목도 길고 코도 길다. 목형들은 폐대장이 허약하기 때문에 코통이 큽니다. 그게 공기를 데우는 통이거든요. 공기를 빨아들이는데 통이 커야만 공기를 담고 있는 시간이 길어져요. 그런데 저와 같은 금형들은 목형에 비해서 코가 길지 않아요. 폐가 크기 때문에 다른 걸 크게 만들어야 됩니다.

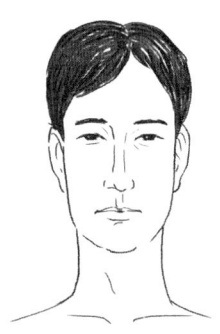

그림 목형

목형들은 코가 기니까 얼굴도 따라서 깁니다. 이문세 아저씨 있잖아요. 그런 사람들은 말상 같잖아요. 그게 전형적인 목형이에요. 차인표 이런 사람들도 목형이거든요. 한눈에 봐도 길쭉하잖아요. 길기 때문에 목형들이 옷걸이도 좋고 핸섬합니다.

거기다가 또 적으세요. 목형은 갈비뼈가 짧다. 목형은 갈비뼈가 위로 딱 올려 붙어 있어서 옆구리가 유연합니다. 간이 갈빗대 안에 있잖아요. 간댕이가 커서 그놈을 보호해야 되니까 갈빗대가 이렇게 올라붙어 있습니다. 또 몸통이 길쭉하니까 뒤에서 보면 기다랗게 보입니다.

질문: 목형은 아닌데 허리가 길고 상체가 하체보다 커 보이는 사람은요?

대답: 그건 콩팥이 큰 수형이죠. 수형은 상체가 길고 하체가 짧아요.

그리고 신장이 허리 뒤에 붙어 있어서 그걸 보호하기 위해서 허리와 엉덩이가 발달되어 있습니다. 반대로 화형들은 심소장이 크고 콩팥이 작으니 허리가 잘록해요. 그 때문에 허리가 약해서 잘 다치죠. S라인 있죠? 그 사람들은 화형들이에요. 보기엔 몸매가 이쁘지만 골반이 작기 때문에 애기 낳을 때 난산할 확률이 높아요. 반대로 수형들은 골반이 커서 순산할 확률이 높습니다.

그리고 목형들은 손가락, 발가락도 길고 턱선도 별로 없어요. 뒤에서 보면 턱이 안 보입니다. 그런데 금형들은 턱이 이렇게 각이 져 있어요. 금수형들은 턱이 발달되어 있습니다. 목형들은 비위장과 폐대장이 작아서 단맛과 매운맛을 더 먹어야 되고, 운동도 비위장과 폐대장을 튼튼하게 하는 운동을 더 많이 해야 됩니다.

화형의 신체적인 특징

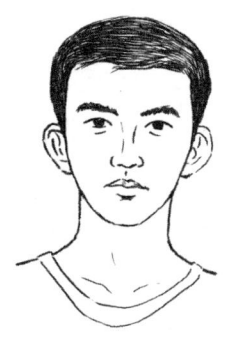

그림 화형

화형은 이마가 넓고 턱이 좁아서 얼굴이 역삼각형 모양입니다. 그리고 오장 중에서 심장이 제일 크기 때문에 가슴통이 두껍습니다. 심장이 갈비통 안에 들어 있잖아요. 심장이 크니까 갈빗대가 어떻게 되겠어요?

(새가슴처럼 되겠네요.)

갈비뼈가 이렇게 들리겠죠. 어렸을 때 새가슴 소리를 듣던 사람들은 다 화형들이에요. 어린 아기가 심장이 지나치게 크면 갈비뼈가 들려서 심장이 벌렁벌렁 하는 것이 보입니다. 그러면 심장이 항진되었다고 수술하는 경우가 있는데, 체질분류법을 모르니 그런 어처구니없는 일이 벌어지는 거죠. 이런 경우에는 짠 것을 강력하게 줘서 수극화를 시키면 벌렁벌렁 하던 심장이 즉시 잠잠해 집니다. 그런데 그건 않고 무슨 약 같은 것을 먹이는데 그러면 안 됩니다. 약은 거의가 쓴맛이죠? 그러니 먹게 되면 화기가 더 항진되어서 심장이 더 벌렁벌렁 거립니다. 이런 걸 몰라서 수술하는 사람들도 간혹 있습니다.

여자 아이들도 사춘기 때 젖가슴이 생기기 전에 새가슴이 있잖아요. 안 그래도 가슴통이 튀어 나왔는데 거기에 젖가슴이 적당히 생겨 봐요. 그러면 모양이 S라인이 되는 거죠. 대신에 그 사람들은 뭐가 작다고 나와 있어요?

(폐대장과 신방광)

그렇죠. 화형들은 심소장이 크고 폐대장과 신방광이 작아요. 그래서 화형인 사람은 평생 동안 매운맛과 짠맛을 많이 먹어야 됩니다. 엄마가 그렇게 만들어 놨으니까, 그게 그 사람이 갖고 있는 본(本)체질이기 때문에 그렇습니다. 이런 사람들은 신장 방광이 지배하는 허리가 약해진다든지, 발목이 약해진다든지, 방광경이 지나가는 뒷머리가 아프다든지, 스트레스 받으면 눈알이 뻑뻑해진다든지 하는 증상이 수시로 나타날 수 있습니다.

그건 병이 아니라 체질적으로 허약한 장부가 지배하고 있는 곳이 약해졌기 때문에 나타나는 증상입니다. 그러면 작은 쪽을 영양을 더 해주면 되겠죠. 그리고 화형은 허리가 가늘고 하체가 길어서 비키니나 에어로빅 옷 같은 걸 입혀 놓으면 예쁜 몸매가 드러납니다. 체조 선수들을 보면 거의 화기가 많아요. 화형들은 신체적인 감각이 발달되어 있어서 그걸 잘 표현합니다. 화기는 그 자체가 확산되는 기운이잖아요.

　김연아 선수 같은 경우 체질로 보면 표준형에 가까운, 몸이 예쁜 화토형인데, 그 때문에 항상 수와 목이 약해서 허리나 발목이나 고관절 쪽이 잘 다칩니다. 이런 걸 아는 사람이 가서 짜고 신맛 나는 것을 더 먹으라고 말만 해주면 약하던 부분이 튼튼해져서 운동을 더 잘 할 수가 있습니다. 실수도 줄일 수 있고. 튼튼하고 건강해야 실수를 덜하거든요. 사실 세계 대회에 나갈 정도라면 실력들이 다 출중해서 경기 중에 누가 실수를 덜 하느냐 이 게임이거든요. 그래서 이런 화형인 사람들은 체질적으로 보면 평생 동안 맵고 짜고를 더 먹어야 되는 겁니다.

토형의 신체적인 특징

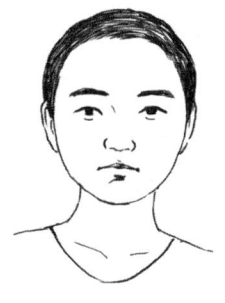

그림　토형

토형은 얼굴이 전체적으로 봤을 때 동글동글합니다. 또 이 사람은 오장 중에서 비위장이 제일 커서 명치와 배꼽 사이가 길어요. 그리고 간담과 신방광이 작습니다. 어렸을 때 젖 먹여 놓으면 배가 이렇게 남산 만하게 나오는 아기들이 있어요. 만화책 같은데 보면 배불뚝이처럼 배가 이렇게 나온 사람들 있잖아요. 그건 토형이라서 위장이 커서 그렇습니다. 저와 같은 금형들은 갈빗대가 이렇게 배 아래까지 내려와 있잖아요. 그래서 배가 요만큼 밖에 없어요. 그러니 아무리 먹어도 배가 안 나오는 겁니다. 그러면 사람들이 그럽니다. "너는 똑같이 먹었는데도 배가 왜 안 나오냐?" 그게 갈빗대 구조가 토형과 금형이 달라서 그래요. 갈빗대 안에 장부가 들어 있잖아요.

그래서 장부의 격에 따라서 갈빗대가 올라간 사람, 내려간 사람, 들려 있는 사람, 오므라져 있는 사람 등으로 나누어지게 됩니다. 심장이 작은 사람은 상대적으로 가슴통이 얇겠죠. 제가 초등학교 때부터 고등학교 때까지 태권도를 했어요. 그런데 같은 마을에 항상 같이 운동하는 친구가 있었는데 그 친구는 목화형입니다. 키도 크고 몸집도 좋은 친구인데, 같이 누워 있으면 저는 얇아서 땅에 닿는 것 같은데, 걔는 심장이 커서 가슴이 이만큼 올라와 있어요. 그래서 요렇게 곁눈으로 쳐다보면 부러워요. 저놈은 뭘 처먹어서 가슴팍이 저렇게 두꺼운가? (웃음) 가슴통이 얇은 금형은 가슴통이 두툼한 화형이 부러워요. '나는 죽어도 저놈은 못 이기겠다. 저 가슴팍을 어떻게 이겨?' 이렇게 생각합니다. 목화형이라서 유연하니까 겨루기 같은 걸 하면 그 친구가 잘해요.

그런데 시범대회에 나가면 격파를 하잖아요. 기왓장을 스무 장씩 갖다 놓고 한손에 가르는데 그건 내가 잘했어요. 순발력, 내려치는 그 힘이 금기거든요. 그래서 금형들이 유연성은 떨어지지만 격파는 잘합니다. 예를 들면 근육을 순식간에 쓰는, 100미터 달리기 같은 건 금형들이 잘할 수 있고 중거리나 장거리는 목화형들이 훨씬 잘해요. 목화형은 근육이 유연하게 발달되어 있잖아요. 금형들은 오랫동안 달리기 시키면 다리에 쥐가 잘 납니다. 수영장에 가면 다리에 쥐가 잘 나는 사람들 있죠? 그건 근육에 쥐가 나는 거잖아요. 그때는 신 것을 먹으면 됩니다.

그 다음에 토형들은 코끝이 동그랗고 도톰해요. 오리지널 토형들은 몸이 동글동글 합니다. 엉덩이도, 손도 두툼하고 동그래요. 토형인 이 사람은 오장 중에서 비위장이 크고 신장 방광과 간담이 작습니다. 그래서 평생 동안 골고루에다가 짠맛과 신맛을 더 많이 먹어야 됩니다.

금형의 신체적인 특징

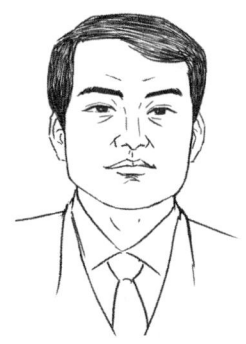

그림 금형

금형은 얼굴이 정사각형 모양이고 가슴통이 얇습니다. 금형은 오장 중 폐대장이 제일 큽니다. 폐가 갈비통 안에 양쪽으로 이렇게 있잖아요. 목형들은 폐가 작으니까 갈빗대가 아래까지 내려갈 이유가 없어요. 그런데 폐가 큰 금형은 폐를 감싸고 보호하기 위해서 갈비뼈가 여기 옆구리 아래 골반까지 내려와야 됩니다. 금형들은 만져보면 골반뼈와 마지막 갈빗대가 거의 붙어 있습니다. 그래서 옆구리 돌리기나 허리 돌리기 운동을 하다보면 갈비뼈와 골반뼈가 서로 닿아서 옆구리 살들이 씹혀 갖고 아파요. 그런데 목형이나 화형들은 갈비뼈가 짧고 올라붙어 있어서 허리가 유연합니다. 몸이 뻣뻣하고 유연하고 하는 차이가 근육의 문제도 있지만 갈빗대가 올라붙어 있느냐, 내려와서 걸리느냐 이 차이 때문에도 생깁니다.

금형은 폐대장이 크고 간담과 심소장이 작습니다. 키가 크든 작든 금형들은 그렇다는 겁니다. 그러니 금형 안에서도 키가 큰 사람과 작은 사람이 있고, 목형 안에서도 키가 큰 사람과 작은 사람이 있는데, 목형들은 키가 작아도 손발이 길어요. 그런데 오리지널 금형들은 오그라들어 갖고 키가 커도 손가락이 길지 않습니다. 그래서 금형인 사람은 평생 동안 골고루에다가 신맛과 쓴맛을 더 먹고, 간담과 심소장을 튼튼하게 하는 운동을 많이 해야 됩니다.

수형의 신체적인 특징

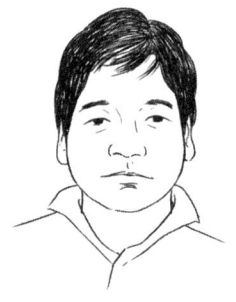

그림 수형

수형은 이마가 좁고 턱이 넓습니다. 여러분들 중에서 스님은 수형입니다. 수형은 '신방광이 크다' 라고 적혀 있죠? 그러면 뭐가 작아요?
(심소장과 비위장)

심소장과 비위장이 작습니다. 수형은 선천적으로 심소장과 비위장의 힘이 약하기 때문에, 심장과 위장이 지배하는 부위가 힘들고 병이 잘 생깁니다. 심장이 작아서 산에 올라가도 숨이 가빠지고 힘도 더 듭니다. 땀이 많이 나고, 혀도 이상하고, 무르팍도 아픕니다. 산에 한 번도 같이 안 가봤는데도 딱 알잖아요. 그리고 스님은 수형이라서 위장 때문에도 고생을 많이 했어요. 또 수형은 참을성이 있고 지구력과 인내력이 강해서 뭘 하면 꾸준히 할 수가 있습니다. 수형 체질은 다른 체질에 비해서 허리가 길고, 골반이 발달되어 있고, 엉덩이가 큽니다. 또 뼈도 굵고, 머리숱도 많고 모발의 힘도 강합니다. 하지만 다리가 짧아요.

수형인 사람이 석맥 4~5성이 나오면 되게 힘들어요. 목형이 현맥 4~5성이 나오면 더 힘들고, 화형이 구맥 4~5성일 때, 토형이 홍맥 4~5성일 때, 금형이 모맥 4~5성일 때는 자신의 오장 중 제일 큰 장부가 병이 났기 때문에 다른 장부에 병이 났을 때보다 몇 배로 힘들게 돼요. 수형인 스님은 지금 석맥 인영 4~5성이 나옵니다. 자신의 제일 큰 장부에 병이 났으니 살기가 얼마나 힘들겠습니까. 중심을 잡아줘야 될 놈이 맥을 못 추고 있으니 전체가 얼마나 고단하겠느냐 그거죠. 남들은 모르는데 본인은 죽을 맛입니다. 석맥 4~5성을 다스려야 되니까 짠맛 중에서도 소금을 많이 드시고, 쓴맛과 단맛도 같이 드시면 됩니다. 점차 공부를 해서 맥을 고치는 침법, 호흡법도 배워서 실천하면 효과를 보게 될 겁니다.

수형은 그 사람의 장부 중에서 신장 방광이 제일 크고, 상대적으로 심소장과 비위장이 작기 때문에 일생 동안 쓴맛과 단맛을 더 먹어야 되고, 운동도 심소장과 비위장을 튼튼하게 하는 운동을 꾸준히 해야 병도 고치고, 힘도 세지고, 건강하게 오래 살면서 자기가 하고 싶은 일을 즐겁게 할 수 있게 됩니다.

미릉골이 발달된 상화형과 골고루 발달된 표준형

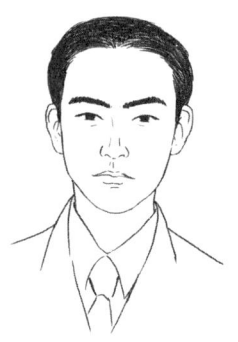

그림 상화형

화토형 비슷한 상화형은 눈썹뼈(미릉골) 있는 데가 발달되어 있어서 눈썹이 아주 진한 것이 특징입니다. 그리고 여기 광대뼈 쪽 태양혈 부분도 발달되어 있어요. 상화형은 능수능란하고, 판단력이 좋고, 어떠한 환경에서든 적응력이 뛰어납니다. 원래 타고 나기를 그렇게 타고났습니다. 상화형은 생명력이 좋으니까 공부할 때 안 적어도 그냥 다 알아요. 눈썹이 진한 사람들은 일단 생명력이 강한 걸로 보는 거예요. 그런 사람들은 인상에서부터 확 오는 게 있잖아요? 심포 삼초가 발달되어서 대인관계 같은 것도 원만합니다. 이러한 상화형은 대체적으로 오장의 기운이 균일하기 때문에 골고루에다가 자신이 먹고 싶은 맛을 먹으면 됩니다.

그런데 체질이 금형도 아니고, 화형도 아니고, 목형도 아닌 무슨 형인지 잘 몰라서 체질분류하기가 무척 까다로운 사람이 있습니다. 균형잡힌 표준형은 골고루 다 있어서 목형 같기도 하고, 화형 같기도 하고, 어떻게 보면 토형이나 금형 같기도 해서 체질분류하기가 참으로 애매합니다. 다 있으니까 원만하고 안정감이 있습니다. 지구 모습도 정원(正圓)이 아니고, 지구의 공전 궤도도 타원형인 것처럼, 소우주인 인간의 표준형도 대우주의 모습을 닮아서 타원형(계란형)으로 생겼습니다.

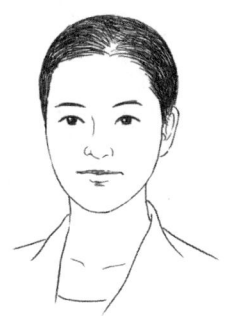

그림 표준형

　표준형이 나올 확률은 10만분의 1 정도 될까요? 완전하게 균형이 잡힌 사람은 거의 없어요. 왜냐하면 태어날 때 우주로부터 음양, 오행, 육기의 기운을 완전하게 딱 맞춰서 갖고 나온 사람이 거의 없기 때문입니다. 지난 15년 동안 표준형이라고 자신 있게 말할 수 있는 사람이 딱 한명 있었어요. 그런 사람은 옆에만 있어도 기분이 좋아집니다. 분위기가 편안하고, 온화하고, 든든하고, 무서운 것도 없고 그래요. 그런 사람은 모나지도 않습니다. 일단 모양 자체도 모난 데가 없잖아요.
　그리고 성품이 원만합니다. 너무 편중되는 것도 없고, 적도 없고, 미워하는 사람도 없어요. 그래서 많은 사람들을 편안하게 해줄 수 있어요. 우리가 꿈꾸는 게 표준형으로 가는 겁니다. 그리고 엄마들도 표준형의 아기를 낳는 게 꿈입니다. 준범이하고 청원이는 나중에 장가를 가면, 육기섭생을 잘 해서 표준형을 하나 만들어 봐. 그러기 위해서는 어떻게 해야 되느냐? 일단은 인영 촌구 네 개의 맥을 같게 만들어 놔야 되겠지. 자신의 체질과 맥이 좋아져야 표준형을 만들 것 아닙니까?

체질을 분류하는 기준

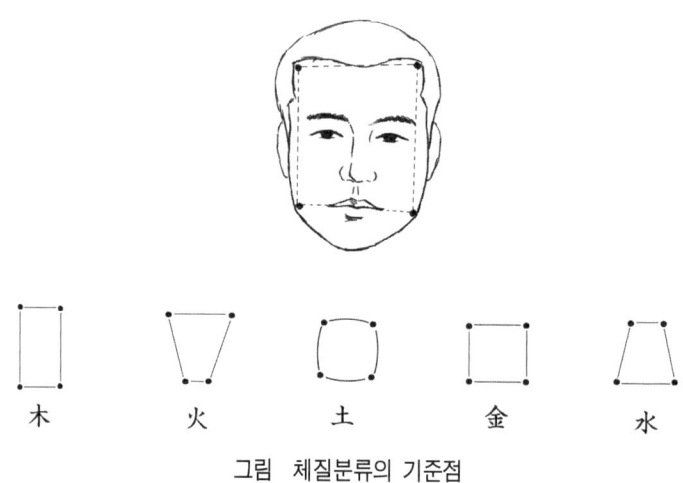

그림 체질분류의 기준점

지금부터는 체질 분류하는 기준을 잡아줄게요. 저를 잘 보세요. 사람 얼굴이 이렇게 있으면, 머리털 난 이 라인을 이마라고 하죠? 이렇게 머리를 넘겨서 이마를 다 보이게 하면 이마털이 난 요 폭이 있습니다. 그리고 아래로는 턱을 봐야 하는데, 보통 말하는 아래 입술 밑의 턱을 따지는 게 아니에요. 거긴 누구나 다 좁아요. 거기가 아니라 귀 밑에 있는 움직이지 않는 이 뼈를 기준으로 해야 되는 겁니다. 아~ 해보세요.

(아~)

이젠 닫아 보세요. 움직이지 않는 뼈가 있어요. 아래턱은 가변적인 거예요. 움직이죠. 아랫입술은 무시하는 겁니다. 그러면 기준이 어디냐? 아랫입술은 아래턱에 달려 있고, 윗입술은 위턱에 달려 있잖아요. 그러니까 변하지 않는 것, 그것을 기준으로 잡는 겁니다. 요렇게 사람 얼굴이 있다고 그러면 아래턱이 요만큼 있습니다. 여기서 이마 폭을 먼저 재어보고, 그 폭하고 이마와 턱 사이의 세로 길이를 비교해서 가로 폭보다 세로 폭이 더 길면 직사각형이 되잖아요. 그러면 그때는 무조건 목형으로 보는 겁니다. 목형은 길어요.

나는 도저히 모르겠다고 하면 줄자로 이렇게 가로 세로 길이를 재어 보세요. 재어 봐서 이마 모서리와 턱 모서리 사이의 길이가(수직방향) 길면 직사각형이고, 이것들이 얼추 같아서 정사각형에 가깝다고 하면 이 사람은 금형입니다. 그리고 아랫입술 빼고 요 이마 폭과 요 턱의 넓이를 비교해서 이마가 넓고 턱이 좁아서 역삼각형이면 무조건 화형으로 봅니다. 이 꼭지점을 요렇게 요렇게 연결하면 역삼각형 모양이 되잖아요. 오리지널 화형들은 구별하기가 쉬워요. 연극배우 윤석화 씨처럼 생기면 아! 저건 화형이다 하고 바로 보입니다.

그렇다면 토형은 뭐냐? 이마 넓이, 턱 넓이 그리고 볼때기 넓이가 있는데, 콧등을 기준으로 해서 양쪽으로 튀어나온 요것을 볼이라고 해요. 이 볼 넓이가 이마나 턱 넓이보다 넓으면 전체적으로 둥근 원형인 토형입니다. 양 이마 끝과 양 볼 그리고 양쪽 턱 모서리 선 이것들을 직선으로 이으면 다이아몬드 모양이 되죠? 다이아몬드 안에 그림을 그리면 원형이 됩니다. 그것처럼 토형들은 얼굴 윤곽을 그리면 둥근 모양이 나와요.

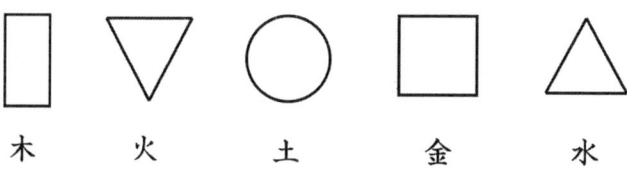

그림 얼굴 체형의 기하학적 구조

그리고 이마나 볼보다 턱 쪽이 넓다고 하면 수형이 돼요. 금복주처럼 아래턱이 넓으면 후덕해 보이죠. 그래서 이마 요 부분보다 아래 턱 부분이 넓으면 이마가 좁다고 하는 거예요. 반대로 화형은 이마가 넓고 턱이 좁습니다. 그러니까 아래턱이 넓냐, 위 이마가 넓냐를 따져서 위가 넓으면 화형, 아래가 넓으면 수형입니다.

얼굴과 몸통이 서로 다를 때의 체질분류법, 각 체질의 정신적 특성

오행체질분류를 하는데 있어서 정신적 측면은 얼굴의 형태 갖고 분류합니다. 얼굴이 목화토금수 상화 중에 어디에 해당되느냐를 봐서, 그 사람의 성격과 정신적인 기운을 파악하는 겁니다. 그리고 그 사람의 육장육부의 허실관계는 몸통의 형태를 살펴서 분류합니다. 얼굴과 몸통이 다 같이 목형이고 맥도 체질 맥이 나온다면, 이 사람은 정신적으로도 간담이 건강할 때의 성격이 나오고, 장부의 허실관계도 간담이 크고 비위와 폐대장이 작게 나옵니다. 그러면 이 사람은 단맛과 매운맛을 평생 먹어서 자신의 작은 장부를 영양해야 되겠죠. 얼굴과 몸통이 동일한 화형, 토형, 금형, 수형도 마찬가지입니다.

그런데 만약 어떤 사람이 얼굴은 목형인데 몸통이 금형이라면, 정신적으로는 목형의 성격이 나오겠지만, 장부의 허실관계는 폐대장은 크고 간담과 심소장이 작으므로 신맛과 쓴맛으로 작은 장부를 영양을 해야 됩니다. 다른 경우에도 똑같이 적용하면 되는데, 이러한 경우가 많지는 않지만 참고는 해야겠지요.

목형의 본성과 목형이 건강하지 않을 때의 정신적 증상, 화형의 본성과 화형이 병났을 때의 증상 등 모든 체질의 본성과 병났을 때의 증상을 한 장으로 정리한 부교재가 있습니다.

전에 설명한 거지만, 거기에 보면 목형은 계획하고, 설계하고, 작전을 짜고, 분석하는 걸 잘합니다. 교육하고, 전달하고, 설명하는 데에도 능하죠. 화형은 예술적인 감각이 있고, 예체능에 뛰어나고, 진취적이고, 용감무쌍하고, 희생정신이 강하고, 봉사하는 기운이 강합니다. 토형은 확실하고, 철저하고, 정확하고, 신용이 있어요. 콩 심은데 콩 나고, 팥 심은데 팥 나는 것 있죠. 그러한 신뢰심, 믿는 힘이 토기에서 나오는데 지금 미국에서 이 금융에 대한 신용이 깨졌습니다. 금융은 철저하게 믿음을 중심으로 하는 거잖아요. 그런데 어떤 놈들이 하도 처먹어서 지금 신용이 다 깨져 버렸어요. 위장이 병이 나니까 그런 일이 발생하는 겁니다. 금기는 지배하고 이끌고 하는 기운입니다. 수기는 참고 인내하는 힘이고, 연구하고 개발하고 지혜를 만들어내는 힘도 수기인 신장 방광에서 나옵니다.

목형이 건강할 때의 본성과 병났을 때의 성격

우리 교재를 보면 얼굴 모양을 이렇게 그려 놓고, 큰 장부와 작은 장부도 분류해 놓았죠. 목형의 큰 장부는 간담이고 작은 장부는 비장, 위장, 폐, 대장입니다. 목기가 지배하는 곳은 간장, 담낭, 간경, 담경, 대맥, 목, 편도선, 손발톱, 고관절, 근육, 발입니다. 그 다음에 건강할 때의 본성이 나오죠. 목형의 본성은 부드럽고, 따뜻하고, 인자하고, 다정하다. 희망적이고, 문학적이고, 교육적이며, 행정적이다. 과감하고, 결단력 있고, 계획하며, 설계하고, 꾀가 많습니다.

그러다가 간담이 병나면 쉽게 결단하고, 변덕이 심하고, 약 올리고, 심술부리고, 욕하고, 쉽게 화를 내고, 폭력적이고, 죽이고 싶어집니다. 간이 크게 병나면 살인도 해요. 자식이 부모를 죽이거나 부모가 자식을 죽이는 건 간이 크게 병나서 현맥이 크게 나올 때 일어나는 일입니다. 연쇄살인범 있죠? 그 사람들은 현맥 6~7성이 나오는 사람들이에요. 간담이 크게 병나면 폭력성도 크게 나옵니다. 정도가 좀 약하면 누굴 죽이지는 못하고 대신 막 집어던지고, 막 소리 지르고, 이를 부득부득 갈고 그렇게 됩니다. 그 다음에 비꼬고. 누가 말하면 비아냥거리고 하는 것 있죠? 남의 가슴을 아프게 하는 말을 하고, 바른말 한답시고 쿡쿡 쑤시는 그런 것 있잖아요.

그리고 간이 허약할 때 나타나는 육체적 증상이 있습니다. 간이 허약하면 당연히 간암도 생기겠죠. 또한 간염, 담석증, 늑막염, 편두통, 눈이 따갑거나 눈물이 나고, 눈곱이 끼는 것, 백태, 입이 쓰고, 목이 쉬는 것, 편도선염, 가래, 근육통, 근육경련, 손발에 쥐가 나고, 손발톱에 이상이 생기는 것, 탈장, 이 가는 것, 잠꼬대, 사시 등등이 있어요. 이런 건 간담이 허약할 때 나타나는 일반적인 증상입니다.

화형, 화형과 금형의 차이

화형은 심소장이 크고 폐대장과 신방광이 작습니다. 화기가 지배하는 곳은 심장, 소장입니다. 심소장은 심장 경맥, 소장 경맥 그리고 독맥을 주관합니다. 또 얼굴 전체를 지배하고 혀, 피, 땀, 혈관, 상완, 주관절을 지배합니다.

심장이 큰 화형이 건강할 때의 본성은 밝고, 화려하고, 환상적이고, 정열적이고, 예술적이고, 예절이 바르고, 매너가 좋습니다. 그리고 탐구심과 모험심이 강하고, 용감하며, 희생하고, 산화하고, 육감이 예민합니다. 그래서 화기가 있는 사람들이 해외업무, 대외창구 역할을 하면 좋습니다. 화형은 매너가 좋아서 손님들이 오면 예의바르게 접대를 잘 합니다. 예의범절이 선천적으로 몸에 배어 있어요.

반대로 금형을 접대하는데 내보내면 장사 조집니다. 금형들은 모가지가 뻣뻣해서 인사를 하더라도 꼭 어깨들, 깍두기들이 인사하는 것 같이 하거든요. 그러면 상담 계약 다 깨집니다. 여러분들이 인사 배치를 할 때, 내 밑에 금형이 있다 그러면 소그룹의 팀장이라도 시켜 보세요. 그러면 잘 합니다. 왜 그러냐? 거기 금기편을 한번 보세요. 결실하고 정리한다. 이건 매듭을 잘 짓는다는 뜻이에요. 모범적이고, 지도력 있고, 다스리기를 좋아하고, 획일적이며, 규칙적이고, 자존심과 승부욕이 강하고, 의리와 지조가 있습니다. 그래서 작은 모임의 장이라도 시켜 놓으면 잘하는 겁니다. 그리고 금형들은 어떠한 틀을 만들어 놓으면 그 틀 안에서 생각합니다.

반대로 화형들은 규칙, 법, 제도 등에 얽매이는 것을 싫어합니다. 틀이 짜여져 있는 것을 답답해하죠. 화기는 확산하는 기운이고, 금형은 아까 얘기했듯이 틀 내부를 지키는 위기(圍氣)라고 했죠. 금기는 그런 기운입니다.

화형에 대해 나머지도 같이 봅시다. 화형이 병났을 때의 특성은 돌격하고, 사생결단하고, 신경질적이며, 버릇이 없고, 교만하고, 지나치게 웃고, 자주 놀라고, 극단적인 생각을 하고, 사치하고, 남에게 잘 보이고 싶어 합니다. 옷을 자주 바꾸어 입거나 의상, 패션에 지나치게 예민하고 신경 쓰는 건 남에게 잘 보이려는 욕구에서 비롯되었는데 그게 다 자기를 드러나게 하고 싶어서 그렇게 하는 겁니다.

그 다음에는 심소장이 병났을 때의 육체적 제반 증상이 나와 있습니다. 심장 통증, 이때는 뭘 먹으면 되죠? 쓴맛을 먹으면 됩니다. 숨이 차고 목이 마를 때는 뭘 먹으면 돼요? 이때도 쓴 걸 먹으면 됩니다. 얼굴이 붓고 땀이 많다. 요건 식은땀을 얘기하는 건데, 이때도 쓴 걸 먹으면 되겠죠.

여드름, 여드름에다 동그라미 치세요. 일단은 맵고 짠 걸 먹어서 다스려야 됩니다. 모든 염증은 짠맛으로 다스린다고 했죠. 그래서 얼굴이 꾸덕꾸덕하게 되면 그때는 쓴 걸 먹어서 얼굴을 싹 정리해주면 됩니다. 그리고 심장이 허약해지면 심장성 고혈압, 주관절통, 견갑골통, 상완통, 좌골신경통, 혀의 이상, 말더듬, 심포 삼초증 수반, 하혈, 생리통, 습관성 유산, 딸꾹질 등을 합니다. 이것 말고도 더 있는데 여기 칸이 좁아서 한 장에 다 집어넣지를 못했어요. 요 정도만 해도 전반적인 것은 알 수 있으니까, 이 교재를 수시로 읽어 보시면 최소한 자기 병은 자기가 고칠 수 있는 실력자가 될 수 있습니다.

토형, 선의의 거짓말, 의심을 잘 하는 경우, 생리도벽

토형을 봅시다. 토형은 비위장이 크고 신방광과 간담이 작습니다. 토기인 비위장이 지배하는 곳은 비장, 위장, 췌장, 십이지장, 비장경맥과 위경맥, 기경팔맥인 충맥, 살, 입과 입술, 무릎, 대퇴부, 발뒤꿈치, 유방, 배통 등입니다. 이러한 곳이 약해지거나 병이 생기면 단맛으로 튼튼하게 해서 고치는 겁니다.

비위장이 건강한 토형의 본성은 명령적이고, 위엄이 있고, 하나밖에 모르고, 일편단심이고, 확실하고, 철저하고, 정확하며, 틀림이 없습니다. 신용이 있고, 직접 일하며, 배운 대로 실천합니다. 그리고 토형들은 화합하고 통합하는 기운이 있습니다.

반대로 위장이 허약하여 토기가 병나면 괜히 공상 망상을 합니다. 쓸데없이 고민을 하고 의심합니다. '내가 가는 길이 맞는 건가?' 하고 자기를 의심해요. '여기 와서 공부하는 게 맞나, 어디 빠져드는 것이 아닐까?' 이렇게 저절로 의심이 자꾸 생깁니다. 위장이 허약하면 그렇습니다. 또 어떤 사람은 거짓말을 해요. 선의의 거짓말 있죠? 만나기로 약속했는데 출발도 안 해놓고 상대방으로부터 '지금 어디까지 왔냐?'고 전화가 오면 '지금 거의 다 왔어' 그럽니다. 아니면 출발 시동도 걸지 않았는데 차가 엄청 막힌다고 거짓말을 합니다. 습관적으로 거짓말을 하는 사람은 위장에 병이 있어서 그러는 겁니다.

예를 들어 만약에 아이가 위장이 안 좋다 그러면, 엄마 화장대 앞에서 500원 씩 집어넣고 안 훔쳤다 그럽니다. 그리고 연필 사는데 500원이면 되는데, 천원을 달라고 해서 500원짜리 연필을 사고 나머지 500원 가지고 전자오락실에 가서 뽕뽕뽕을 합니다. 그런 식으로 거짓말을 하는 거예요. 이런 아이들에게 단맛을 줘서 비위장을 튼튼하게 하면 어떻게 변하느냐 하면, '엄마, 공책 값이 500원인데, 학교 갔다 오다가 오락실 들려서 뽕뽕뽕 한 번만 할 테니 500원만 더 주세요' 하고는 천원을 타 갑니다. 그렇게 사람이 바르고 정직해져요. 그리고 약속에 늦는 경우에도 비위장이 건강하면 '나 여차저차 해서 지금 출발해' 이렇게 말을 하게 됩니다.

그런데 악의적으로 거짓말을 하거나 거짓말이 커진 건 토기가 크게 병난 걸로 봐야 됩니다. 다른 것도 마찬가지지만 거짓말도 처음에는 작은 거짓말에서 출발하게 되죠.

또 다른 경우로 신장 방광이 허약해서 석맥이 나오는 아이는 형이나 동생한테 볼펜 좋은 게 있으면 자기 가방에다 감춥니다. 지우개 좋은 것, 이쁜 것 있으면 자기 가방에다 감춰놓고 말을 안 합니다.

그리고 여성들 생리도벽이라는 것 있죠? 백화점 같은데 가면 자기 핸드백에다가 루즈 같은 걸 쓱 집어넣는데, 그런 도벽이 생기는 것은 신장 방광이 약해서 그런 겁니다. 사실은 그게 도둑질이 아니고 상품 진열대에 있는 걸 자기 주머니에다 감추는 행위거든요. 원래는 사람들 사이에 니 것, 내 것이 없었잖아요. 그런데 언제부턴가 니 것, 내 것이라는 경계가 생겼고 그러다 보니 다른 사람 것을 말 않고 자기 주머니에다가 감추면 도둑이다 하는 법을 만들게 된 겁니다. 그런 도벽, 감추는 건 신장 방광이 병나서 나오는 행동입니다. 또 자기가 숨는 것도 수기가 병나서 그런 거예요. 애들 놀 때 장롱 속에 들어가고, 침대 밑으로 들어가고, 이불장 문 열고 이불 속으로 파고 들어가고 하는 것 있죠? 짠 게 부족하면 놀이를 그런 식으로 하고 싶어집니다.

질문 : 부끄럼 타는 것도 비슷한가요?

대답 : 그건 심포 삼초하고 신방광이 같이 약해서 그런 겁니다. 보통 숫기가 없다고 하죠. 그때는 짠맛과 떫은맛을 주면 됩니다.

애들이 하는 행동들, 말하는 거라든지 하는 몸짓 등 이런 건 전부 생명의 현재 상태를 알려주는 정보입니다. 결국은 내면에 있는 기운을 말과 행동으로 표출시키는 거죠.

호언장담하는 사람, 되풀이해서 말하는 사람

그 다음에 토기가 병나면 호언장담을 합니다. 큰소리 뻥뻥 치지만 정작 약속을 안 지키는 사람 있죠? 처음엔 할 수 있을 거라고 생각해요. 그래서 자신 있다고 했는데 실천력이 떨어진 거죠. 실천은 비위장과 폐대장의 힘으로 하는 것이거든요. 또 게으르고 미련해집니다. 살찌면 사람이 게을러져요. 몸이 무거우니까 만사가 귀찮아지는 거죠. 또 반복해서 말하고 반복해서 행동합니다. 비현실적 상황을 가정하기도 하고. 그 이후에 나오는 것은 교재를 다루면서 할 테니까 자꾸 읽어보면 예습이 될 겁니다. 교재 전체를 수록하지는 못했지만 요 정도만 가지고도 체질 분류할 때 필요한 정보는 얻을 수가 있습니다.

질문 : 내가 목형이나 화형이라고 하더라도 심장이나 간담이 허약한 증세가 나타날 수 있는 건가요?

대답 : 그렇죠. 내가 목형이나 화형이라도 간이 병나면 '아이쒸' 하고 욕이 나올 수 있죠.

질문 : 내가 무슨 말을 했는지 모르고, 한 말 또 하고 또 하는 그런 것은요?

대답 : 그건 비위장이 약해서죠. 홍맥이 나오는 사람은 한 말 또 하고 한 말 또 합니다. 어떤 집안 어른들 중에는 시골 장날에 장터에 가서 막걸리 한잔 드시고 오면, 아이들을 앉혀놓고 어린 시절 일제 시대 때 만주에서 개똥 줍던 얘기부터 시작해서 레퍼토리를 토씨 하나 빼먹지 않고 반복해서 얘기하는 분이 있어요. 5일에 한 번씩. 그 어른은 위장이 병이 나 있으니까 교육차원에서 아이들에게 경각심을 주기 위해서 그렇게 반복해서 말하는 겁니다. '애들이 잊어버렸을 거야' 하고 의심하니까 그러는 거죠. 후손들이 잘 살기를 바라는 마음에서, 당신이 옛날 고생한 이야기를 해서 자식들 훈계를 하는 것이거든요. 그런데 아이들은 그걸 10번도 듣고 20번도 들은 거라서 토씨 하나 빼놓지 않고 그대로 이야기 해보라면 다 합니다.

저도 어렸을 때 우리 큰아버지한테서 그 말씀을 들어서 아는 겁니다. 큰아버지는 장날만 되면 '애들아' 하고 불러 모아서 형제들이 다 무릎 꿇고 들었다니까요. 형님들이 앞에 앉고 저는 막내라 뒤에서 장난치면서 듣다가 눈치를 봐서 몰래 도망 나오곤 했는데, 형들은 앞에 있어서 도망도 못 나왔습니다. 우리 큰아버지가 목형이셨어요. 목극토 해서 위장이 허약한 나머지 한 말을 또 하시니까 위에 형님들은 그 소리가 듣기 싫어서 나중에는 장날만 되면 도망가 버렸어요. 그게 노파심에서 그러기도 했지만, 사실은 그게 당신 몸의 허실의 균형이 깨져서 그랬던 겁니다.

질문 : 그런 분한테는 사탕을 드려야 되는 거예요?

대답 : 사탕보다는 흑설탕이나 꿀물을 타서 드려도 되고, 따뜻한 식혜도 좋겠죠. 그러면 위장이 편안해서 바로 주무시게 됩니다.

방금 체질 분류하는 법을 설명했는데 요 설명 들었다고 해서 여러분들이 완전히 터득한 건 아닙니다. 다만 저런 식으로 분류하면 되겠구나 하고 자신감을 가지면 되겠습니다. 제대로 알려면 자꾸 교재를 읽어보고, 사람을 자주 살펴보고, 가족들과 지인들 체질분류를 많이 하세요. 처음엔 어떻게 하느냐? 먼저 체질이 확실한 사람들만 해주는 겁니다. 확실하게 길쭉한 직사각형이라면 그 사람은 목형이잖아요. 확실하게 정사각형처럼 네모반듯하면 금형이고, 스님처럼 확실하게 이마가 좁고 턱이 넓으면 수형입니다.

책을 펴놓고 그대로 읽어주면 딱 맞아요. 절에 가면 동료 스님들 있잖아요. 그 중에 이마가 넓고 턱이 좁은 화형은 심장이 커서 진취적이고 적극적이겠죠. 그런 분들이 산사에 있으려면 좀이 쑤시고 나가고 싶어 못 참아요. 차라리 '큰스님이 심부름 안 시키나?' 그러고 있어요. 그런데 수형들은 몸만 안 아프면 그냥 있을 수 있습니다. 그건 인내심이 있고 끈기가 있어서 그래요. 수형들은 한번 공부를 시작하면 '내 머리가 깨지나 비름박이 깨지나' 하면서 공부를 할 수 있습니다. 사람들의 기운이 그렇게 달라요. 주지 스님이 목형이라면 계획하고, 설계하고, 교육적이고, 부드럽게 다스립니다. 그런데 금형이 주지 스님이 되면 '니들 다 이리와, 이놈들' 하면서 주장자를 들고 엄하게 잡습니다. 대장이 누구냐에 따라서 독재를 할 수도 있다는 거지요. 그렇게 각 체질의 본성과 그 체질이 건강하지 않을 때 나오는 기운이 다릅니다.

음체질과 양체질의 특징, 동양인과 서양인의 비교

그 다음에 음양체질분류법을 하겠습니다. 음양체질분류법으로는 장부의 허실은 볼 수 없지만, 그 사람의 정신세계는 어느 정도 볼 수 있습니다. 크게 나누면 양체질과 음체질이 있어요. 먼저 양체질은 양명인, 소양인, 태양인이 있습니다. 모두 양(陽) 자가 들어갔잖아요. 그리고 음체질에는 궐음인, 소음인, 태음인이 있습니다. 모두 음(陰) 자가 들어가 있죠. 그러면 무엇을 기준으로 하느냐? 이러한 음양체질도 몸을 기준으로 합니다. 무슨 문헌으로 하거나, 성격으로 한다거나, 문자를 기준으로 하는 게 아니고, 사람 몸을 기준으로 하는 겁니다. 그러니 우리는 몸을 볼 줄 알아야 되겠죠. 몸 중에서도 뭐를 기준으로 하느냐 하면 얼굴과 오관, 몸체, 사지와 손발의 균형이 완전하게 이뤄진 사람을 기준으로 삼습니다.

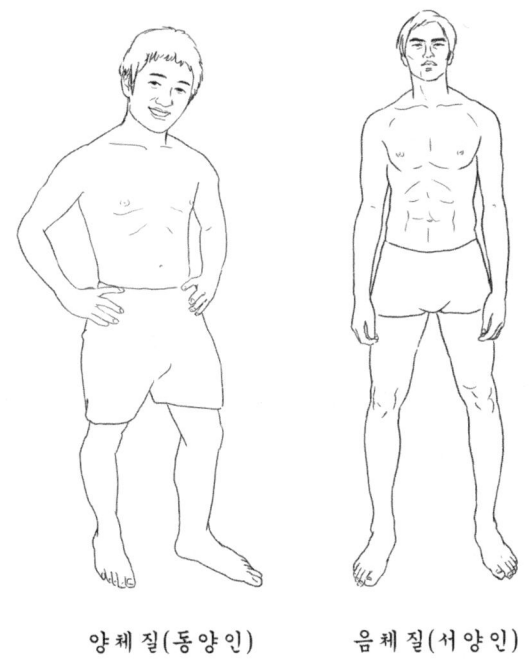

양체질(동양인)   음체질(서양인)

그림 얼굴과 몸체의 비율 = 양체질(동양인), 음체질(서양인), 표준형

양체질은 머리가 몸체에 비해서 크며 대개 동양인들이 많습니다. 반면 음체질은 머리에 비해서 몸체가 크며 대개 서양인들이 많습니다. 그

래서 서양 사람들은 대개 몸집에 비해서 머리가 작아 보이고, 동양 사람들은 몸집에 비해서 머리가 커 보입니다. 다 그렇다가 아니고 대개가 그렇다는 겁니다. 관념적인 정신세계는 머리에서 나오고, 육체적인 힘은 몸체에서 나옵니다. 따라서 음체질들은 육체가 발달되어 있고, 양체질들은 정신계가 발달되어 있습니다. 서양인들은 왜 그렇게 되어 있느냐? 그 사람들은 중세 전까지만 해도 수렵을 해서 먹고 살았습니다. 유럽은 개간되기 전까지만 해도 땅의 상당 부분이 숲이나 습지였어요. 그래서 독일, 네덜란드 이런 데는 농사를 잘 못 지었잖아요. 최근 5백년, 천년 이 사이에 사람이 살 수 있도록 된 것이지 그 전만 해도 북유럽이나 중부 유럽은 거의 숲, 습지 이런 곳이었습니다. 그러니 그들이 농사짓고 살았겠어요? 아니죠. 농사 안 지었으면 뭘 먹고 살았죠?

(사냥을 했어요.)

수렵을 했단 말이에요. 그러니까 저기에 사슴 한 마리가 있다고 하면 그놈을 끝까지 쫓아가서 잡아야 되잖아요. 그러려면 하체가 발달되어 있어야 합니다. 그래서 그 긴 다리 갖고 쫓아가서 그놈을 때려잡아서 식구들을 먹였던 겁니다. 잡아 놓으면 식구들이 따라와요. 그래서 그들은 일정한 주거도 없이 아무 데서나 잠을 잤던 겁니다. 그러니 구들방 같은 건 필요 없고 야영을 하면서 살았겠죠. 그런 생활을 오래하다 보니까 냉기에 상당히 강한 체질을 갖게 되었습니다. 서양인들은 본질적으로 그렇단 애깁니다. 그런데 우리는 사냥하는 대신에 어떻게 했어요?

(집안에서 길렀어요.)

고기 먹고 싶다고 하면 쫓아가서 잡은 게 아니라 길러서 먹었습니다. 소, 돼지는 순한 동물들이잖아요. 호랑이, 곰 이런 놈들은 무지하게 사나워서 물리고 하니까 개들은 안 키우고, 대신 물지도 않고 대들지도 않는 말, 소, 양, 염소, 닭 같은 동물을 키웠던 겁니다. 꿩 같은 것도 처음엔 길러봤을 텐데 날아가 버리잖아요. 그래서 꿩은 안 되고 몸뚱이는 크되 날지 못하는 닭, 거위, 오리 같은 것들을 길렀습니다. 고기만 먹은 줄 압니까? 계란도 뺏어 먹었잖아요. 동양인은 머리가 크고 좋으니까 동물들을 다 살펴서 우리와 같이 살 수 있는 것들이 뭐냐 하는 걸 알아냈던 겁니다. 그래서 그런 놈들을 가축으로 길렀던 거였어요.

가축도 목, 화, 토, 금, 수, 상화 해서 육축이 있습니다. 그 중 간을 좋게 하는 건 닭이나 개고, 심장을 좋게 하는 건 염소, 비위장은 토끼하고 소, 폐대장은 말과 고양이, 신장 방광은 돼지, 심포 삼초는 오리와 양고기입니다. 우리는 집 주변에서 농사를 짓고, 가축을 사육하고, 조개를 채집해서 먹고 살았어요. 서양 사람들처럼 사냥 한답시고 이리 저리 막 뛰어다니지 않았어요. 그래서 몸이 서양인들보다 덜 발달된 겁니다.

올림픽은 서양 사람들이 만든 거잖아요. 서양인들은 큰 몸뚱이 위에다가 대가리 조그만 걸 올려놓고 달리니까 빨리 달릴 것 아닙니까. 그런데 우리는 작은 몸통에다가 크고 무거운 머리를 올려놓고 달리려니까 게임이 돼요, 안 돼요?

(안 돼요.)

그래서 우리는 올림픽 같은데 가서 발버둥 치면서 일등하려고 해도 잘 안 되는 겁니다. 스포츠는 본질적으로 서양인들이 잘하게 되어 있어요.

그런데 지금 아이들은 먹는 게 서구식으로 많이 바뀌었잖아요. 먹은 대로 몸뚱이가 만들어지니까 지금 우리 아이들이 서양 아이들처럼 자라고 있습니다. 사실 10년 전만 해도 박태환처럼 큰 놈들이 나와서 수영 같은 종목에서 올림픽 금메달 따리라고는 상상도 못했거든요. 김연아 같은 경우는 얼굴은 화토형(상화형)이면서 머리도 작고 몸도 표준형에 가깝게 아주 이쁘게 생겼습니다. 또 체구도 작죠. 피겨 스케이팅은 빙글빙

글 돌고 점프도 해야 되니까 작은 몸이 유리하거든요. 그런 박태환, 김연아를 낳은 엄마들이 우리 세대잖아요. 거기서부터 아이들의 몸 구조가 변하기 시작했어요. 사실 그 때문에 지금 아이들이 자라는 과정에서 아토피 같은 병에도 걸리고, 이상한 질병에 노출되기도 합니다. 그리고 무작정 서양인을 부러워할 필요가 없습니다. 동양인도 많은 장점을 가지고 있습니다.

양체질과 음체질의 정신적 특성

양체질은 몸체에 비해서 머리가 크다고 했죠? 그래서 동양 사람들은 서양 사람들보다 머리로 기운이 많이 오기 때문에, 이치적으로 들숨을 길게 해야 되고 하체 운동을 많이 해줘야 합니다. 그러면 인영맥이 작아지면서 에너지가 하체로 많이 내려가게 됩니다. 물론 한국 사람들 중에도 몸은 크고 머리가 작은 사람이 있어요. 서양인들처럼 음체질로 변한 사람들이 있습니다. 그런 사람들은 낼숨을 길게 하고 상체 운동을 많이 해줘야 합니다. 지금 기본 원리와 이치를 설명하고 있습니다.

양체질은 머리로 에너지가 많이 가니까 철학적이고, 사상적이고, 관념적이며, 종교적이고, 이상(理想)적입니다. 머리가 크다 보니까 정신계가 발달되어 있습니다. 세계 몇 대 종교라고 하는 것은 전부 아시아권에서 생겨난 겁니다. 불교와 유교는 인도와 동아시아에서, 기독교나 이슬람은 중동에서 만들어진 거잖아요. 유럽에서 만들어진 것은 하나도 없습니다. 서양 사람들은 그냥 가져다가 쓰는 거예요. 불교도 가져다 쓰려고 했는데 그들의 작은 머리로는 이해할 수가 없었어요. 서양 사람들 수준으로는 불법(佛法)이 난해해서 이해를 못 해요. 그래서 '야! 우린 도저히 머리가 나빠서 이해를 못하겠다'고 두 손 들어버린 겁니다. 부처님 가르침은 서양 중생들한테 먹히지 않습니다. 지난 3,000년 동안 서양

쪽으로 포교 한 번 안 해 봤겠어요? 해봤지만 서양인들이 이해를 못하니 결국 널리 퍼질 수가 없었던 겁니다.

그리고 문자 있죠? 지금의 한자라고 하는 것도 실크로드 타고 왜 왔다갔다 안 했겠어요? 그렇지만 서양인들 머리로는 도저히 못 써먹어요. 관념적이 아니어서 그 단순하고 미개한 머리로는 한자를 배울 수가 없었던 겁니다. 그러면 걔네들 입장에서 제일 쉬운 게 뭐냐? 알파벳 쓰는 것하고 믿으면 천당 간다는 교리였죠. 아주 단순해요. (웃음) 제일 쉬운 걸 가져다가 쓰는 겁니다. 그 사람들 머리 수준에 맞는 걸로. 공이냐, 색이냐? 오온이다, 십이연기다, 의식계다 뭐다 하는 이야기들은 골치 아파서 이해할 수도, 행할 수도 없었겠죠. 그래서 뭐냐? 쉽게 가자고 해서 '천지는 하느님이 만들었다. 그러니 따지지 말고 그냥 덮어놓고 믿으면 된다' 이렇게 간 겁니다. 음체질이 주류기 때문에 그렇게 단순하게 간 거죠. 그래서 그런 부분에선 우리가 절대로 열등감을 가질 이유가 없다는 겁니다. (박수 짝짝짝)

불교도 우리가 1,600년간 하면서 우리 땅에서 거의 다 완성을 시켰어요. 삼국시대와 고려의 불교는 어마어마합니다. 팔만대장경을 두꺼운 나무판에 새기고 하는 건 보통 일이 아니에요. 그냥 종이때기 위에 쓰는 것과는 차원이 다릅니다. 우리 조상들이 이룩한 그 내공이 어마어마 합니다.

반면에 음체질은 지극히 현실적이고, 과학적이고, 물질적입니다. 또 육체적이고 경제적입니다. 경제는 물질과도 통하죠. 그래서 이러한 쪽은 서양인들이 굉장히 깊이 있게 발달시켰습니다. 물질을 들여다보고 분석하는 쪽은 그네들이 아주 조밀하게 해놨어요. 그런데 이미 동양은 3,000년 전에 양자물리학에서 말하는 그런 공의 세계를 부처님이 앉아서 다 떴잖아요. 우리는 현미경 없이도 그런 세계를 알았어요. 그러니 얼마나 대단합니까? 음체질과 양체질이 그런데서 차이가 납니다. 그러면 음체질은 관념적이고, 사상적이고, 철학적인 그런 게 없느냐? 물론 있긴 있지요. 그렇지만 현실적인 게 더 많다는 거예요. 그리고 양체질인 동양 사람들은 현실적인 것을 못하느냐? 왜 못하겠어요? 하지요. 하면서도 이걸 더 좋은 곳, 홍익인간 하는데 쓸 수 없을까 하면서 돈을 번다는 겁니다. 동양인들이 주로 관념적이라는 얘기는 백 명이 다 그렇다가 아니라 대개가 그렇다는 겁니다.

소양인, 태양인, 양명인의 특징, 태양인 부하를 상대하는 방법, 여성에게서 양명인이 드문 이유

소양인은 얼굴이 몸체보다 큽니다. 우리나라 사람 백 명 중에 60, 70명은 소양인입니다. 이런 사람들한테는 쌍화차가 좋습니다. 쌍화차는 음기를 보하는 보혈제로 인영맥을 작게 하고 촌구맥을 크게 합니다. 보혈제로는 사물차도 있습니다. 그리고 팔물차는 보중제입니다. 보기와 보혈을 다 해 주죠.

태양인은 얼굴에 비해 오관이 큰 사람을 말합니다. 태양인은 일단 눈이 왕방울 만해요. 박정희 전 대통령, 중국의 등소평, 북한의 김정일 국방위원장을 보면 눈이 크잖아요. 캐릭터를 그리면 눈을 크게 그리죠. 그런데 이명박 대통령이나 일본의 고이즈미 수상 같은 경우는 눈이 작습니다. 오관이 오밀조밀해요. 미국의 부시 대통령 같은 경우도 눈, 코, 입, 귀가 크지 않잖아요. 그러니까 얼굴 안에서도 오관이 커 보이는 사람이 있습니다.

황수경 아나운서 같은 경우도 오관이 커요. 그런 사람들은 대장 기질이 있어서 남한테 안 지려고 해요. 내 밑에 부하 직원으로 태양인이 왔다 그러면 상사의 말을 안 들으려고 합니다. 오히려 윗사람을 이겨 먹으려고 그럽니다. 그 사람들은 자기 주관이 굉장히 뚜렷한데, 그렇다고 자기 주관을 너무 내세우면 고집이 되어 버리죠. 엄마가 딸을 낳았는데 오관이 크다고 하면 그 아이를 이겨 먹으려고 하지 마세요. 그냥 그런가보다 하면서 살살 잘 키우려고 해야 돼요. 그런데 엄마가 금형이라서 안 지려고 들면 맨날 딸하고 싸움박질이나 하면서 서로 웬수라고 합니다.

오관이 큰 애들은 눈이 크고, 코도 크고, 귀도 크니까 사물을 볼 때 정보력이 큽니다. 기운 자체가 그렇게 되어 있어요. 그런데 이런 애들은 많지 않죠. 이런 사람들이 지도자감입니다. 자기 주관, 고집, 결단력이 굉장히 강해요. 박정희 대통령을 보더라도 자기 철학이 굉장히 강했잖아요. 누가 뭐라고 하건 말건 생각이 딱 서면 그냥 밀고 나갔습니다. 그런데 이명박 대통령은 눈이 요렇게 실눈처럼 되어 갖고 그런 기운이 안 나옵니다. 참 안 됐어요. (웃음) 우리 백성이 안 됐습니다.

양명인은 얼굴 안에서 오관보다 이마가 더 넓고 훤한 사람을 말합니다. 보통 사람의 이마가 요만하다면 양명인은 이마가 이렇게 넓어요. 이 앞이마가 대뇌잖아요? 그래서 양명인은 대뇌가 발달되어 있어서 학문 같은 걸 잘 합니다. 대학자, 대철학자, 큰 정치인의 형상입니다. 예를 들어서 국회의원들을 보면 이마가 좁은 사람은 몇 명 없고 거의 다 훤합니다. 텔레비전에 나와서 한 인물 하는 사람들을 보면 하나같이 이마가 훤해요.

이마가 큰 사람들은 학문하고, 연구하고, 정치하고, 경제하는 이런 쪽의 능력이 커서 현대 사회에서 두각을 나타내게 되어 있습니다. 아인슈타인 박사 이마가 훤하잖아요. 황우석 박사는 이마가 넓지 않더라구요. 그래서 그 사람은 대학자가 아니고 지도자입니다. 그런데 프랑스의 미테랑 같은 정치가, 슈바이처 박사 같은 사람들은 이마가 훤해 가지고 그 분야에 두각을 나타냈습니다. 두각을 나타내니까 경쟁자가 많아 욕도 많이 먹는 겁니다. 그런데 뭐 하려고 그렇게 찍어 내리려는 놈이 많은 데서 사냐구요. 1인자가 되는 것보다 2등으로 가는 게 살기에 훨씬 편합니다. 그래서 우리는 가늘고 길게 가자는 겁니다. (웃음) 가늘고 길게 가는 게 왕이에요. 오래 가야 자기가 하고 싶은 일을 오래 할 수 있어요. 그런데 확 폈다가 확 지면 그 다음에는 어떡할 겁니까? 그래서 우리는 누가 뭐 시켜 줄려고 해도 '조금 있다 할게요' 하면서 미뤄야 돼요.

아무튼 능력이 그만큼 되니까 이마가 넓은 사람들이 저절로 두각을 나타내는 것입니다. 우리처럼 이마가 좁은 사람들은 책을 몇 번이나 봐야 되지만, 이런 사람들은 한번 탁 보고 들으면 그냥 압니다. 책을 펼 것도 없어요. 대뇌가 좁은 것과 넓은 것이 같겠습니까?

이러한 음양체질분류법으로 정신세계의 기운은 알 수 있지만, 육장육부의 허실은 알 수 없어요. 사상논리로는 오행의 상극작용에 의한 허실의 질서를 맞출 재간이 없습니다.

여성들은 양명인이 아주 드문데, 그건 일단 여성 자체가 음체질인 데다가 생명을 낳고 기르는 역할을 하기 때문입니다. 그런 일은 관념적이고 철학적인 면보다는 육체적이고 현실적인 문제잖아요.

궐음인의 특징, 보혈제와 보기제, 소음인과 태음인의 특성, 2002년 월드컵과 아리랑

지금부터는 음체질에 대해서 설명하겠습니다. 먼저 궐음인은 몸체가 얼굴보다 크며, 서양 사람들한테 궐음인이 많습니다. 일단 동양 사람에 비해서 그 사람들은 머리로 올라가 있는 기운보다 팔다리나 몸체 같은 육체에 퍼져 있는 에너지양이 많잖아요. 이런 사람들은 인영맥으로 피가 더 많이 가도록 하기 위해서 낼숨을 길게 하고 상체운동을 많이 해야 됩니다. 그리고 인영맥을 크게 하는 보기제인 십전대보차나 사군자차가 좋습니다.

몇 년 전에 십전대보차가 유행한 적이 있었습니다. 그때 홈쇼핑 프로그램에서도 무지하게 많이 팔렸어요. 그런데 그건 촌구맥이 큰 사람이 먹어야 되는 겁니다. 지금 이 시대는 대다수 사람들이 인영맥이 크니까 사람들이 이걸 먹고는 인영맥이 더 커져서 더 이상해지는 거예요. 그래서 지금은 십전대보차 장사가 돼요, 안 돼요? 그거 먹으면 머리가 더 뻑뻑하고, 피곤하고, 힘들거든요. 그래서 안 되는 겁니다. 그런데 뭘 모르는 사람은 누가 십전대보차가 좋다고 하면 '아, 나도 그거 좀 먹어봤으면 좋겠다' 그럽니다. 누가 뭐 좋다고 하면 죄다 거기로 우르르 몰려가서 먹잖아요. 우리는 그렇게 하지 말고 자신의 맥과 체질에 따라 먹자는 겁니다.

사물차와 쌍화차는 보혈제이므로 촌구맥을 크게 하는 것이고, 십전대보차와 사군자차는 보기제로서 인영맥을 크게 하는 겁니다. 그리고 팔물차는 보중제입니다. 보기와 보혈을 같이 해서 인영 촌구의 크기에 영향을 주지 않습니다.

그리고 소음인은 몸체가 크면서 그 중에서도 팔다리가 길어요. 옷을 입어 보면 품은 맞는데 팔이 삐쭉 튀어나온 사람들 있잖아요. 그건 팔다리가 길기 때문입니다. 이런 건 딱 보면 알죠. 그리고 엉덩이 사이즈는 맞는데 바지가 껑쩡한 사람들 있잖아요. 그것은 다리가 길어서 그래요. 그런 사람들은 소음인으로 분류합니다. 이런 사람들 중에는 운동선수들이 많습니다. 팔다리가 긴 사람들은 축구라든지, 달리기라든지, 권투라든지, 킥복싱을 하는데 유리합니다. 팔 짧은 놈과 긴 놈이 같이 잽을 던지면 긴 사람이 유리하잖아요.

그러니까 시합을 하면 양체질은 음체질한테 안 되는 겁니다. 그래서 동양 사람들이 서양 사람들한테 이런 방면으로 이겨 먹으려면 무지하게 애를 써야 돼요. 우리는 월드컵 나가거나 무슨 국제시합에 나갈 때 유니폼에 '투혼'이라고 쓰고 나가잖아요. 그렇게 해야 이길똥 말똥해요. 전에 보니까 2006년 월드컵에서는 16강에 못 가더라구요. 그런데 프랑스나 이태리 이런 나라 선수들은 월드컵 할 때 개막 며칠 전까지도 자기네가 뛰는 리그에서 뛰다가 옵니다. 뛰다가 와도, 모여서 호흡 몇 번 맞추면 아무 문제없어요. 서양인들은 그냥 평상시 축구하는 것처럼 월드컵에서도 축구를 합니다. 그걸로도 충분해요.

그런데 우리는 아닙니다. 대표팀 짤 때부터 아주 투혼으로, 정신력으로 짭니다. 그렇게 해도 이길까 말까입니다. 그러니까 억지로 이기려고 하지 말고 즐기면서 최선을 다해서 경기에 임하면 됩니다. 사실 지난 2002년 월드컵 때 4강에 올라간 건 거의 기적과도 같은 일이었죠. 그건 전 국민의 응원이 만들어준 겁니다. 그때 아리랑을 불러서 그 기운으로 4강까지 간 거예요. 우리 민족의 아리랑에는 위대한 기운이 있습니다. 그 아리랑이 뭔지를 알면 답이 나와요. 아리랑에 대해서는 나중에 걸판지게 이야기 하자구요.

그리고 태음인은 사지보다 손발이 큽니다. 손발이 상대적으로 큰 사람들이 있잖아요. 그런 사람들은 육체적으로 안정감이 있고 굉장히 현실적이면서 경제관념도 뛰어납니다.

질병의 분류 - 정경, 기경, 사해, 15낙맥의 병

질병의 종류는 맥이 1~3성인 정경의 병, 맥이 4~5성인 기경의 병, 그리고 맥이 6~7성 이상인 사해의 병, 마지막으로 맥과 관계없는 15낙맥의 병 이렇게 네 가지로 분류합니다. 사람에게 생기는 일체의 병은 이 네 종류에서 파생된 걸로 보면 됩니다. 병명이 십만 가지든, 백만 가지든, 증상이 무엇이든, 그 병이 육체적이든 정신적이든 99% 이상 설명이 가능하고, 이 네 종류의 병을 이해하고 다스릴 수 있다면 자신의 병을 고칠 수 있을 뿐 아니라 건강하게 오래 살 수도 있습니다. 그리고 여력이 생긴다면 다른 사람을 살릴 수도 있겠죠.

먼저 12정경의 병이 있습니다. 12정경은 목경(간담경, 현맥 1성), 화경(심소장경, 구맥 2성), 토경(비위장경, 홍맥 3성), 금경(폐대장경, 모맥 3성), 수경(신방광경, 석맥 2성), 상화경(심포삼초경, 구삼맥 1성) 해서 각각 음양으로 12개가 있습니다. 이 병들은 대개 병세가 미약하거나 체질적으로 약하게 타고난 장부에서 오는 증상들을 동반합니다. 이런 병은 고치기가 아주 쉽습니다.

다음에는 기경팔맥의 병이 있습니다. 요건 아래 위 맥의 편차가 커서 4~5성일 때 생기는 병을 의미합니다. 대맥의 병(현맥 인영 4~5성), 독맥의 병(구맥 인영 4~5성), 충맥의 병(홍맥 촌구 4~5성), 임맥의 병(모맥 촌구 4~5성), 음양교맥의 병(석맥 4~5성), 음양유맥의 병(구삼맥 4~5성)해서 여덟 개의 기경맥에서 병이 생기는데, 이때는 맥대로 생식으로 영양하고, 운동하고, 호흡하고, 몸을 따뜻하게 유지하고, 천기에 잘 적응을 하면, 즉 육기섭생법을 잘 실천하면 맥이 다스려지게 됩니다. 그리고 각각의 기경팔맥을 통제하는 혈자리를 숙지해서 침이나 뜸 그리고 지압 등으로 그 혈자리를 다스리면 더 빨리 고칠 수가 있습니다. 기경팔맥의 병은 12정경에서 기경팔맥으로 넘어가서 생기는데, 정경에서 머물러 있던 병을 고쳐 놓지 않아서 병을 유발시킨 사기 또는 탁기의 기세가 커져서 인영 촌구의 맥이 4~5배로 커졌을 때 오는 것입니다. 이 시대에 창궐하고 있는 고혈압, 중풍, 당뇨, 암 등은 모두 4~5성이 되었을 경우에 오는 병들입니다.

다음은 사해의 병이 있습니다. 인영이나 촌구에서 그 맥의 편차가 6~7배 이상 커진 경우를 말하며, 네 개의 사관혈(사해의 혈)인 태충

(좌우)과 합곡(좌우)을 통해서 이 병을 다스릴 수 있습니다. 이 병은 기경팔맥에서 맥이 4~5성인 상태로 있다가 병세가 커지면서 기경이 감당을 못해 사해로 넘어온 경우에 생깁니다. 그런데 이때는 오히려 아픈 데가 없다고 합니다. 하지만 안 아픈 게 아니라 생명력에 심대한 문제가 생겨서 통증 등을 인지하는 생명작용이 안 되는 상황이라고 봐야 됩니다. 인영맥이 현맥 6~7성이라면 몸이 빼빼 말라비틀어지게 되고, 촌구맥이 홍모맥 6~7성이라면 살이 엄청 찌는 중증 비만이 됩니다. 그러면 살이 짓무르게 되고, 아픈 데는 없으면서도 힘이 없어서 몸을 가누기가 어렵게 돼요. 이러한 병들은 지금의 동서양 모든 의학을 다 동원해도 고칠 수 없는 병입니다. 그렇지만 이러한 사람도 맥대로 영양하고, 운동하고, 호흡하고, 체온유지하고, 천기에 잘 적응하고, 합곡과 태충을 사용하는 사관 침법을 구사할 수만 있다면 얼마든지 정상으로 회복할 수 있습니다.

다음은 15낙맥의 병이 있습니다. 인체에는 15개의 큰 낙맥이 있어요. 우리 몸에는 12개의 정경과 임맥, 독맥 해서 독립된 경맥이 14경맥이 있는데, 각 경맥에서 이어져 나간 큰 낙맥이 한 개씩 있습니다. 그 14낙맥에다가 비장경에서 나간 대포혈을 추가하여 열다섯 개의 낙맥혈이 있는데, 15낙맥의 병은 여기에서 병이 생기는 것으로, 이것은 맥으로도 안 나타나고 체질분류로도 알 수 없는 희한한 병입니다. 갑자기 벙어리나 앉은뱅이가 된다든지, 갑자기 배가 남산 만하게 나온다든지, 갑자기 사마귀가 나온다든지 하는 이상한 병들 있죠? 이때는 15낙맥을 살펴서 그 자리를 뜸으로 다스려야 합니다. 쉽게 발견하기도 어렵고 고치기가 쉽지는 않지만, 의자(醫者)가 용감하고 병자(病者)가 함께 노력하면 다스릴 수도 있습니다. 15낙맥에 대해서는 추후에 하루 날 잡아서 설명하는 시간이 있을 겁니다.

다시 요약하면 병의 종류는 정경의 병, 기경의 병, 사해의 병, 15낙맥의 병 이렇게 크게 네 가지가 있습니다. 이 네 가지 안에 만병이 다 나오는 겁니다. 오늘은 여기까지 하고 다음 주에 또 뵙겠습니다. (박수 짝짝짝)

심소장 鉤脈편 제3강

심소장 鉤脈편 제 3 강

여드름, 남녀가 같이 살아야 되는 이유

오늘은 지난주에 하던 구맥의 육체적 증상과 오계맥의 기하학적 원리 그리고 구맥의 변화까지 할 예정입니다. 지난주에 심장성 고혈압까지 했죠. 여드름은 매운 것을 1로 먹고, 짠 것을 2로 먹으면 없어집니다. 뭐가 벌겋게 올라오고 노랗게 종기 나는 것 있죠? 그것은 짠맛과 매운맛이 많이 들어가면 일단 해결이 됩니다. 그걸 피부병으로 생각해서 약 먹고 연고 바르고 하는 사람들은 여드름이 오래 가게 돼요. 그렇지만 청소년기에 있는 아이들은 맵고 짜고를 두 달 정도만 먹으면 바로 해결됩니다. 여기에 있는 금기원 하고 수기원만 강력하게 줘도 다 가라앉아요. 그 정도는 식은 죽 먹기죠.

질문: 전 시간에 배운 체질에서 배우자 궁합을 맞출 때 남자는 자기가 극하는 여자를, 여자는 자기를 극해주는 남자를 만나야 좋다고 하셨는데 그게 이해가 잘 안 됩니다.

대답: 남녀가 이렇게 있다면 두 사람이 결혼을 해야 되잖아요. 그런데 궁합(宮合)이 뭐냐 하면, 궁을 이루는데 합이 되어야 된다는 걸 뜻합니다. 합궁을 이룬다 그 얘깁니다. 요렇게 된 게 궁합이거든요. 튀어나온 건 양이고 들어간 건 음인데, 문자로 요철(凹凸)이라고 하죠. 요렇게 생긴 게 양(凸)이고 요게 음(凹)이라고 보면 남녀 몸 생긴 것도 꼭 이래

요. 남자는 생식기가 요렇게(凸) 생겼고 여자는 이렇게(凹) 생겼죠. 그러면 어떻게 맞춰야 되느냐? 이놈(남자)을 가져다가 여기다가(여자) 이렇게 딱 끼워야 되겠죠. 끼워서 음양이 합이 되면 같이 잘 삽니다. 그렇게 10년이고 몇 년이고 같이 살다보면 남녀 모두 가장자리의 요 모난 데가 없어져요. 그런데 음이 양이랑 같이 살지 않고 이렇게 혼자서 굴러가면 사방 천지에 상처가 나게 되겠죠. 또 양도 나 잘났다고 계속 혼자 살면 많은 부분들이 상처가 납니다. 그래서 스님들이나 신부님, 수녀님들 같은 성직자들은 알게 모르게 병이 많아요. 이치적으로 보면 모든 생명체는 음양이 교류하도록 되어 있어요. 그런데 두 사람이 결합을 할 때 이런 식(여자가 남자를 극을 하는 관계)으로 잘못 붙을 수도 있죠? 그러면 밤에 잠 잘 때 서로 등지고 자게 되는 겁니다. 궁합이 안 맞으면 각방 쓸 수도 있다 그 얘기죠.

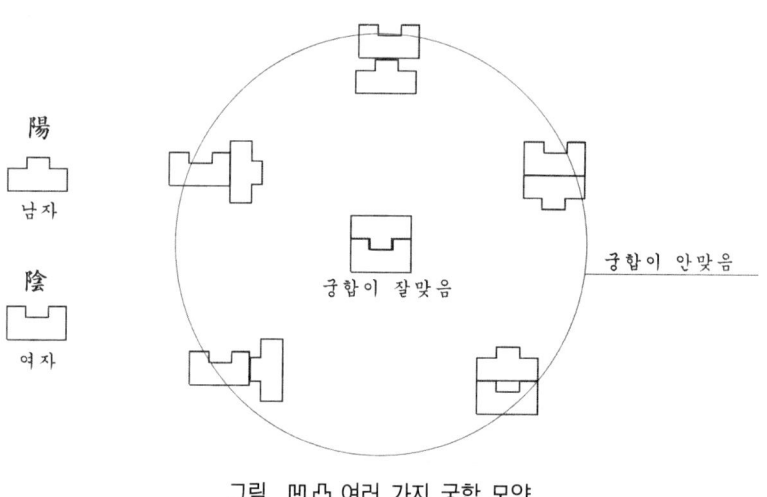

그림 凹凸 여러 가지 궁합 모양

자연에서 보는 궁합

　동양학을 할 때는 항상 목화토금수 오행을 그려놓고 생각해야 이해가 빨리 됩니다. 자연에서 보면 목이 있다면 이 목(木)은 어디에 뿌리를 내려야 싹을 잘 틔우고, 잘 크고, 열매를 많이 맺을 수 있느냐? 토기(土氣)인 땅 말고 어디에 있겠습니까? 그리고 화 입장에서는 어떤 놈을 만나야 그 가치를 다 할 수 있느냐? 화극금의 원리에 따라 불은 쇠를 만나야 되겠죠. 철광석을 만나서 그놈을 녹여야 칼도 만들고, 젓가락도 만들고, 밥그릇도 만들고, 자동차도 만들고 할 것 아닙니까.

　그리고 원래 밖에 나가서 활동하는 게 누구였냐 하면, 지금은 여자도 밖에 나가서 활동하지만, 생식기의 구조를 보면 아무리 여자가 잘났어도 이 음기가 양기 속으로 들어갈 수는 없잖아요. 내부에서 열을 만들 때 어떻게 움직여줘야 되느냐? 활동하는 놈이 양이죠? 그래서 양이 움직여야 됩니다. 그러면 아기를 만드는 것은 누가 하느냐? 그것은 정적인 음이 합니다. 남자는 생명의 씨를 주고는 자기 가정을 지키기 위해 밖에 나가서 돈을 벌어 오는데, 이것은 동적(動的)인 거죠.

　그리고 금기인 쇠는 어떤 놈을 만나야 자기의 역할을 다 할 수 있느냐? 불을 만나면 녹겠죠. 그러면 자기의 역할을 못하게 됩니다. 칼(金)을 아무리 잘 갈아놓아도 용광로(火)에 쏙 집어넣으면 쇳물이 되어서 아무 소용없게 되어 버리잖아요. 그러면 물을 만난다? 칼로 물을 아무리 베어도 소용없어요. 흙? 쇠가 흙을 만나면 무엇을 할까?

　(땅을 파요.)

　땅을 판다? 그것도 일리는 있네요. (웃음) 그런데 나무를 만날 때 제 몫을 하게 되죠. 예를 들어 아름드리 원목, 큰 원목은 아궁이에도 못 들어가니까 땔감도 안 됩니다. 그놈을 금극목 해서 도끼로 잘게 쪼개야 땔감도 되고, 톱으로 이놈을 잘라야 집도 짓고, 의자도 만들고, 책상도 만들고 하겠죠. 그런 자연의 이치가 있기 때문에 사람도 자연에서 벗어날 수가 없습니다. 사람도 자연의 일부이고 자연의 산물이잖아요. 그러니까 오행의 상생 상극 관계처럼 금형은 목형을 만나면 좋겠다는 거죠. 또 수형은 화형을 만나면 좋습니다. 물이 있는데 물은 화를 만나면 뜨겁게 데워지죠. 그러면 그걸로 밥도 하고, 요리도 하고, 물을 데워서 수증기도 만들고 여러 가지 것들을 할 수 있게 됩니다. 물론 불이 너무 활활 타면 물이 금방 증발되어 버리지만, 불로 적당히 데워 주면 좋겠죠.

백년해로하는 궁합

그래서 배우자를 만날 때는 남자가 여자를 극(克)하는 관계(예 : 남자 목형과 여자 토형)가 되어야 좋다는 겁니다. 극이라고 해서 무조건 나쁜 게 아닙니다. 적절히 견제해서 뭘 만들어낼 때는 극이 필요한 겁니다. 상생과 상극의 원리가 있는데 생이 좋다고 해서 무조건 상생만 하면 안 되겠죠. 수생목을 한다고 계속 물을 부어주면 나무뿌리가 썩게 됩니다. 엄마가 아이를 생한다고 해서 엄마가 애 숙제도 다 해주고, 밥도 다 떠 먹여주면 애가 바보가 됩니다. 그래서 나무는 물이 생을 하기도 하지만 그것보다는 금극목을 해서 적절히 견제를 해야 돼요. 싸가지가 없다면 회초리도 대고, 나무라기도 하고, 적절히 규제를 하는 것이 극입니다.

국가는 법과 제도로 국민을 적절히 규제함으로써 질서를 유지하고, 집안에는 가풍(家風)이란 게 있어서 그것이 가족 구성원들을 규제하는 작용을 합니다. 연소자가 웃어른을 공경하기도 하고 그 앞에서 몸가짐을 단정히 하고 하는 것들은 전부 상극 작용에 의해서 이루어지는 질서의 발현이거든요. 아이가 잘못했는데도 나무라지도 않고 무조건 '너 잘한다 잘한다'고 감싸게 되면 애가 싸가지가 없어집니다. 요즘 아이들은 부모가 상생만 해 놓아서 죄다 그렇게 되어 있어요. '니가 공주다,

왕자다, 최고다, 잘났다'고만 해서 학교에 가도 애들이 선생님을 어려워하고 존경할 줄을 몰라요. 상생과 상극을 제대로 해야 질서와 조화가 이루어져서 바르고 크게 될 수 있습니다. 상화(相和)가 이루어지게 돼요. 이렇게 질서와 조화를 이루어 놓아야, 가정이나 사회도 순조롭게 돌아가게 되겠죠.

그래서 남자가 여자를 극하는 관계로 만나면 백년해로도 하고 서로 기운도 잘 돌아서 건강해질 수가 있는 겁니다. 그런데 그 관계가 어그러져서 만나면 잘 안 돼요. 가령 내 아들딸이 결혼 적령기에 들어섰을 때 좋은 배필감을 맺어주려고 고민하게 되는데, 내 아들은 어떤 배우자와 만나면 좋은가? 딸은 어떤 낭군을 만나야 좋은가? 돈을 잘 버는 것만이 중요한 게 아닙니다. 돈이 없어도 행복한 가정이 있고, 돈이 많아도 불행한 가정이 있어요. 사회적으로 아무리 잘 나가도 불행한 집들이 있기 마련이지요. 가정은 결국 두 사람이 만들어가는 겁니다. 행복과 불행은 남자와 여자가 어떤 기운이냐에 따라 달라지게 됩니다. 그런 것을 알면 여기 총각들, 앞으로 색시감 구하는데 걱정 안 해도 되겠죠. 처갓집이 부자가 아니어도 돼요. 그건 어차피 내 돈이 아니니까. 건강하면 돈은 내가 쓸 만큼 벌 수 있습니다. 그리고 서로 상대방을 잘 만나면, 화목하고 행복한 가정을 꾸려 나갈 수도 있어요. 그런데 그 궁합이 안 맞으면 엄마 아빠가 병나게 되고, 그러면 돈이 아무리 많아도 소용없고 아이도 병들게 됩니다.

질문 : 맥을 보고 어느 정도 사귄 다음에 궁합을 봐야 되는 것 아닌가요?

대답 : 남녀의 궁합은 얼굴을 보고 아는 것이지 맥으로 보는 게 아닙니다. 맥은 지금 그 사람 장부의 허실을 보는 것이고, 체질은 그냥 얼굴만 딱 봐서 아는 겁니다.

턱 깎는 성형수술(양악수술)과 치아교정

질문 : 머리로 얼굴을 가린다든지 턱을 깎는 성형수술을 하면 체질을 파악하기가 어려울 것 같은데요?

대답 : 그렇죠. 성형해서 턱 깎고 하면 체질분류가 제대로 안되겠죠. 그리고 그건 신세 조지는 행위입니다. 얼굴이 아주 추해서 사회생활 하는데 지장을 줄 정도라면 해야 되겠지만, 잘생긴 연예인이 더 이뻐 보이려고 턱뼈를 깎는 건 오래 못 갑니다. 온전하게 살 수가 없어요. 나중에 나이 먹게 되면 볼짱 다 보게 됩니다.

질문 : 성형을 해서 얼굴이 바뀌면 기운도 바뀌나요?

대답 : 기운도 바뀌어요. 그리고 그 경우는 나이 먹으면 굉장히 힘들어집니다. 우선 깎을 때 마취하잖아요. 그건 전체 생명의 중추신경을 마비시켜서 통증을 하나도 못 느끼게 만드는 행위입니다. 또 마취약이 독소가 되어서 몸 여기저기에 돌아다니면 그때부턴 오만 고생을 다 하게 됩니다.

그리고 그런 성형은 인공적으로 뭘 덮어 씌어놓은 것과 같기 때문에 본래의 기운 대신 가식적인 기운이 나옵니다. 예를 들어 우리가 가면을 썼어요. 그러면 나쁜 짓도 할 수 있잖아요. 남자들 아무리 점잖은 사람들도 예비군 군복만 입혀 놓으면 길거리에 가다가 오줌을 눠요. 가면은 고사하고 예비군 복만 입혀 놓아도 그렇게 변합니다. 겉을 무엇으로 단장을 해 놓았느냐에 따라 사람이 달라지게 됩니다. 반대로 아무리 거친 놈들도 정장 딱 입혀놓고, 넥타이 딱 매게 하고, 깨끗한 구두 신겨 놓으면 행동거지가 달라져요. 큰 기업에 가면 사원들을 정장을 입게 하는데 그건 왜 그러냐? 정장을 입혀 놓으면 함부로 허튼 짓을 못하게 되거든요. 의관이 바로 되면 사람이 점잖아집니다. 그래서 옛날 어른들은 손님을 맞을 때 의관부터 정제하였던 겁니다. 그런데 옷을 벗고 잠옷을 입혀 놓으면 사람이 어떻게 돼요? 나부터도 풀어지잖아요. 잠옷을 입으면 누울 수가 있고 기댈 수도 있게 됩니다. 그런데 정장을 입고 있으면 그럴 수 없겠죠.

성형을 해도 좋은 경우가 있긴 해요. 사람이 진짜 추물이어서 어디를 가도 사람들이 혐오스러워할 정도다 그러면 성형은 그 사람에게 좋은 겁니다. 그런 긍정적인 측면도 있죠. 그런데 누가 봐도 얼굴이 쓸만한데도 불구하고 욕심을 부려서 칼 대면 난리 나게 돼요. 그건 일단은 경맥이 다 끊어져 나가는 거니까. 그래서 쓸만한 얼굴이라면 굳이 뜯어 고칠 필요는 없다고 봅니다. 쌍꺼풀 하는 거나 코 좀 건드리고 하는 건 괜찮아요. 그건 수술로 안 봐요. 그런데 본질적으로 뼈를 깎았다든지 경맥을 끊어지게 했다든지 해서 크게 손상시킨 건 수술로 봅니다.

질문 : 치아 교정하는 거는요?

대답 : 치아 교정은 수술로 안 봅니다. 치아는 수기에 해당하기 때문에, 신장 방광이 허약한 사람은 치열이 잘 틀어지고 이쁘지가 않아요. 그래서 교정기를 끼웠다 하더라도 짠 것을 많이 먹어야 이빨에 힘이 생겨서 틀을 만들어 주게 됩니다. 그리고 아랫잇몸은 위경맥이 지나가니까 단맛으로, 윗잇몸은 대장경맥이 지나가니까 매운맛으로 잇몸을 튼튼하게 하면서 교정하면 더 좋겠지요.

제왕절개와 불임수술

질문 : 아기 분만 할 때 하는 제왕절개는요?

대답 : 그건 배를 갈랐으니 큰 수술로 봅니다. 제왕절개를 해서 배를 가르면 칼이 지나간 아랫부분으로는 기운이 잘 안 간다고 봐야 돼요. 이어지기는 하는데 수술 전처럼 완전무결하게 되지가 않아요. 그러면 에너지가 덜 가게 되고 아랫배에 냉기가 생기기 때문에 그 부분을 보호하기

위해서 수술 부위에 지방질이 쌓이게 됩니다. 제왕절개 했다든지, 자궁을 들어냈다든지, 남자들 불임수술한 사람들은 수기가 다 약해지거든요. 그러니 무조건 짠 것을 더 드셔야 됩니다. 젊었을 때는 잘 몰라요. 30대까지는 잘 모르다가 40대가 되면 기운이 급격히 달라집니다. 그런데 보통 수술은 언제 하느냐 하면 젊었을 때 합니다. 또 불임수술은 언제 해요? 다 젊어서 하잖아요. 옛날에는 사회풍조가 그렇게 되어 있으니 사람들이 생각을 않고 그냥 막 했었습니다.

우리 집도 불임수술 했거든요. 20대 때 집사람이 불임 수술한 것 때문에 죽을 고생했습니다. 애를 하나만 낳고 그냥 있었는데 애가 초등학교 2학년 때인가, 자꾸 동생 낳아달라고 성화를 하더라구요. 그래서 하나 더 낳아보려고 여의도 성모병원에 가서 검사를 했는데, 의사는 백 퍼센트 된다고 그래요. 그런데 수술을 해보니 나팔관을 묶어놓은 게 잘못되어 있다고 그럽니다. 나팔관이 이렇게 있다고 하면 여기에 통로가 있잖아요. 이 통로를 묶는다는 것은 나팔관을 끊는 것과도 같습니다. 루프 같은 건 인위적으로 생명력이 흐르는 걸 차단시키는 거니까, 루프 한 사람들은 반드시 빼야 됩니다. 내부에서 생명력이 잘 소통이 돼야 되는데 이걸 막아 놓으면 어느 한 쪽은 식게 되거든요. 예를 들어 에너지가 이쪽으로 오는데 여기를 묶어 놓으면 이쪽이 다 식게 되겠죠. 그러니 저걸 하면 괜히 허리 아프고, 옆구리 아프고 그러는 겁니다. 옆구리 이 라인이잖아요? 그러니 허리가 약해질 수밖에 없죠. 동물로 치면 거세를 시킨 거죠. 그래서 우리가 불임 수술의 실체를 알아야 됩니다.

잘못된 수술로 탈이 나다

남자들은 수술하기가 간단한데 여자들은 나팔관 복원 수술이 네 시간씩 걸립니다. 그리고 80년대 초반 이전에 한 사람들은 여기를 아주 아작을 내 놨어요. 인두로 지져서 아예 못 쓰게 만들어 놨다니까요. 그때 당시 표어는 '둘도 많으니 하나만 낳아 잘 기르자'였습니다. 우리 애가 82년생이니까 딱 그때였어요. 나라 시책에 따르기 위해서 내가 하겠다고 하니까 우리 마누라가 절대 안 된다고 그래요. 처갓집 동네 어떤 아저씨가 예비군 훈련 가서 이걸 했다고 해요. 그땐 예비군 훈련 가면 이걸 다 할 때였어요. 버스가 두 대씩이나 와서 보건소 데리고 가서 불알을 다 발랐습니다. 그런데 그 아저씨 같은 경우는 이걸 잘못 건드려서 그 뒤부턴 발기가 안 되었어요. 한 번에 수십 명씩 할 때니까 제대로 했겠습니까? 더군다나 이십 몇 년 전이니까 기술도 지금만큼 발달도 안 됐을 때니 대충 했겠죠. 그래서 그 사람이 수술 받은 뒤에 발기가 안 되어서 그만 자살을 해 버렸다고 해요. 그러니 온 동네가 난리가 났죠. 그 사건 이후로 그 동네 사람들은 남자들이 하면 집안 절단 나는 줄 알고 다 여자가 했었대요. 그래서 내가 한다니까 펄쩍 뛰면서 여자가 해야 안전하다고 그래요.

그런데 내가 할까봐 벌써 가서 했더라구요. 그렇게 해서 끊어놓은 나팔관을 잇는데 인두로 지져놓아서 길이가 안 맞는 겁니다. 땡겨서 억지로 이었을 것 아닙니까. 그런데 잡아당기면 여기가 넓어져요, 좁아져요? 나팔관이 좁아지게 되겠죠. 그리고 여기를 이었으니까 둔덕이 생기겠죠. 그러니 임신은 됐는데 수정란이 가다가 여기에 걸려 버린 겁니다. 자꾸 옆구리가 아파서 병원에 가서 검사해보니까 나팔관 임신, 자궁 외 임신이 된 거죠. 그러니 응급환자 취급을 해요. 그래서 볼 것도 없이 다음날 새벽에 바로 수술시켜 버리더라구요. 이걸 이을 때 배를 이만큼 갈라서 이었지, 이놈을 제거할 때 또 다 갈랐지, 생명체한테 몹쓸 짓 했지, 본인 몸 상했지. 그래서 고생을 말도 못하게 했어요.

이걸 하고 나니까 얼굴에 기미가 개딱지가 되는 겁니다. 또 수기가 다 망가져서 밤에 잠을 못 자요. 거기가 망가지면 기운이 안 가잖아요. 그러니 장딴지가 퉁퉁 붓는 겁니다. 장딴지가 떨어져 나가는 것처럼 아프니까 밤마다 그놈을 마사지하고, 지압하고. 겨울에는 그래도 할만 했어요. 하지만 여름에는 땀 뻘뻘 나서 못 해 먹어요. 몇 년을 그 짓을 했다니까요. 그래서 각시는 각시대로 신경질 나지, 나는 나대로 힘들어서 화나지. 더군다나 현맥이 뜨니까 집구석에 뭐 날라 다니게 되는 겁니다. 사람한테는 못 던지니까 벽에다 던지고, 전화통 날라 다니는 건 일도 아니었어요. 전 시간에 현맥이면 폭력이 나온다고 했죠. 집구석이 그러니까 사업 벌려놓은 게 되겠어요? 그러니 계속 시행착오를 하게 되고 결국엔 다 들어 먹게 되었죠.

현성 스승님을 만나서 허리를 고치게 되다, 신선들이나 먹는 자하순 소금

그렇게 살다가 운수가 대통하려는지 우리 선생님을 만나게 되었어요. 그 문하에 들어가니 '니 병부터 고쳐라' 그러시더라구요. 맥을 보시더니 '석맥 인영 4~5성이니까 짠 것부터 먹으라' 그래요. 그런데 소금을 먹으라는데 그것도 왕소금을. 그게 그냥 먹어지는 겁니까? 그때는 15년 전이니까 지금처럼 순소금 이런 게 없었어요. 집에 가면 베란다에 소금단지 있잖아요. 거기 소금을 숟가락으로 떠서 먹으려니 먹어지겠어요? 그걸 어떻게 먹어요? 쳐다만 봐도 심장이 벌렁벌렁한데. (웃음) 소금단지 뚜껑만 봐도 벌렁벌렁 거려 몇 번을 다시 덮고 다시 덮고 결국엔 용기가 안 나서 못 먹었어요. 그래서 강의시간에 또 물어보는 겁니다.

"선생님, 소금 어떻게 먹어야 돼요?"

그러니 또 '그냥 먹어' 그러시더라구요. 그래서 먹으려고 마음먹고 왔다가도 소금단지만 보면 또 못 먹고 그러는 겁니다. (웃음) 또 질문하면 욕먹을 것 같아서 이틀쯤 참았다가 '얼마만큼 먹어야 됩니까?' 하고 또 물어봤어요. 그러니 '그냥 숟가락으로 막 퍼서 먹어' 그래요. 하지만 거의 끝날 때까지 못 먹다가 한 주 남겨놓고 먹기 시작했어요. 강의를 들어보니까 이치에 합당하고 먹어도 죽을 것 같지는 않더라구요.

왜냐하면 소금도 음식인데, 그 음식을 좀 더 먹는 거잖아요. 술도 조금만 먹으면 약이 되는데 밤새도록 먹기도 하잖아요. 술 먹듯이 소금 먹으면 다 죽을 겁니다. 술 먹듯이 식초를 먹으면 다 죽겠죠. 그러면 술은 왜 안 죽느냐? 술기운은 화에 속해서 심장으로 가는데 심장이 펌프질해서 흐트려 놓으니까 여간 많이 먹지 않고는 안 죽는 겁니다. 그런데 다른 기운은 그만큼 확산이 안 되거든요. 소금 같은 것은 수기니까 수렴시키는 기운이잖아요. 그래서 마지막으로 '이번만 질문하고 먹어야지' 하고 질문했죠. '선생님, 그러면 하루에 몇 번 먹어야 됩니까?' 하고 또 물어봤어요. 그러니 선생님이 화를 내시면서 '젊은 놈이 저렇게 의심이 많고 결단력이 없어서 무슨 병을 고치냐?' 하시면서 그냥 덮어놓고 퍼 먹으라고 그래요. (웃음)

그때는 생식만 먹고 있었거든요. 그러다가 현성 스승님한테 혼도 나고, 먹어도 괜찮을 듯 싶어서 그날 저녁부터 소금을 먹기 시작한 겁니다. 먹으니까 물도 더 먹어지지가 않고 아무렇지도 않아요. 어! 이상하다 싶어서 아침에 또 먹었어요. 점심에 또 먹고 저녁에 또 먹었어요. 그래도 아무렇지도 않더라구요. 밥숟가락으로 푹 뜨면 이만큼 되잖아요. 쳐다보면 먹을 수 없잖아요. 그래서 눈을 감고 먹는데 이걸 어떻게 먹었겠어요? 물과 함께 먹었어요. 물을 먹으면 굵은 소금이 물 타고 내려가는 소리가 들려요. (웃음) 소금 내려가는 소리가 '서걱, 서걱' 여기까지 들린다니까요. 저니까 먹었어요. 저처럼 먹은 놈이 없다고 그래요. 그만큼 정말로 무지막지하게 먹었습니다. 병이 낫는다는데 그까짓 것을 못해요? 그래서 보름 정도 먹었는데, 세상에 허리 아픈 게 낫는 겁니다. 십몇 년을 앓았던 허리가 나았어요.

왕소금에 비하면 지금 여기 봉지에 들어있는 '자하순소금' 이거는 신선들이나 먹는 겁니다. 그런데 그걸 못 먹는다고 엄살 부리는 사람들이 있어요. 그러면 속으로 그래요. '너는 인간도 아니다. 그걸 못 먹는단 말이야?' 그걸 살리면 엄청 비싼 돈이 들어가는데 돈값은 해야 되잖아요. 여러분들도 소금단지 열고 쳐다보세요. 그걸 먹을 수 있겠는가? 그런데 그때는 먹을 수 있는 소금이 그것 말곤 없었어요. 집에 죽염 같은 건 없었으니까. 그리고 그때만 해도 천일염이 괜찮았어요. 15년 전만 해도 젓갈 담그고 김치 담글 때 쓰는 좋은 소금만 있을 때라, 지금처럼 외국산 소금이 대량으로 들어오지 않았거든요. 몇 년 묵혀서 간수 다 뺀 소금은 괜찮았어요. 물기도 하나도 없고 뽀송뽀송했습니다. 그런데 지금은 염전의 원수(源水)가 다 오염되어 갖고 믿을 수가 없게 되었어요. 그리고 그 소금도 오래 먹으면 심장이 터져 나갑니다.

그러니까 왜 짠 것을 먹으면 심장성 고혈압이 생긴다고 하느냐? 구맥인 사람이 소금을 먹으면 수극화를 더 합니다. 물을 계속 들이부으면 불이 꺼지잖아요. 그처럼 소금을 많이 먹으면 심장이 살기 위해서 난리를 치게 되고 더 먹으면 심장이 꺼지게 돼요. 그래서 소금을 못 먹게 하는 겁니다. 그렇지만 저 같은 경우는 반대로 석맥이 나왔고 먹어도 끄떡없으니까 매일같이 먹었을 것 아닙니까? 그렇게 먹으니 허리가 딱 나았어요. 빳빳하게 굳었던 허리가 시원해졌습니다. 여기에 있던 무슨 덩어리가 뚝 떨어져 나가는 것 같았어요. 머리도 다 시원해지고 눈도 맑아지고 그러는 겁니다. 그 전에 허리가 굳어 있을 때는 아침에 일어나려면 천근만근이었어요. 허리 아파본 사람은 알잖아요. 그런데 그날은 벌떡 일어나지는 겁니다. 뭐가 뚝 떨어져 나간 것 같더라니까요. 석맥이 나와서 짠맛을 무지막지하게 먹어대니까 병이 그냥 뚝 떨어져 나가 버린 겁니다. 그러니까 자신감도 생기고 살맛이 나는 거예요.

커피와 설탕을 먹고 몸이 천지개벽하다

그러니 더 잘 먹겠어요, 안 먹겠어요? 더 잘 먹는 거죠. 중간에 한 번 더 먹고 싶어져요. 세 번을 먹던 놈이 중간에 한 번씩 더 먹어서 다섯 번을 먹었어요. 그러니까 어떻게 되겠어요? 들어갈 놈이 충분히 들어갔는데 거기다가 더 집어넣으니까 수극화가 되어 버렸겠죠. 어느 날 아침에 일어나서 생식 먹은 뒤에 소금 먹고 나가려는데 심장이 어느 정도로 뛰느냐 하면, 와이셔츠 입고 양복 입잖아요. 그런데 수극화가 되니까 튀어나가려고 하는 게 그 위로 보일 정도로 심장이 난리를 치는 겁니다. 그러니 몸이 떨리고 손도 떨려서 도저히 감당이 안 돼요. 불안하고 어떻게 할지 방도가 생각 안 나는 겁니다. 수극화가 되니까 안에서 심장이 요동을 치는데 불이 꺼지면 죽잖아요. 그러니까 심장이 살려고 난리를 치길래 선생님을 바로 찾아가서 심장 뛰는 것을 보여 드렸습니다.

"선생님, 어제까지 안 그랬는데 이게 왜 이렇습니까?"

"어떻게 된 건데 그러냐?"

어제부터 소금을 더 먹었다고 말씀드리니 '응, 제대로 먹었구먼' 그러시더라구요. 제대로 먹어서 석맥이 날라 가고 수극화가 되니까 그런 일이 일어났던 겁니다. 수극화를 하니까 무슨 맥이 나오겠어요?

(구맥)

그래서 '어떻게 해야 됩니까?' 하고 여쭈니까, 빨리 가서 불을 지피고 물길을 막으래요. 처음엔 그게 무슨 말인가 했어요. 물을 막는 게 뭐예요? 토기죠. 토극수를 해야 둑을 쌓아서 물을 막을 것 아닙니까. 빨리

가서 불을 지피고 물길을 막으라? 아! 그게 쓴맛하고 단맛을 먹으라는 뜻이구나. 그것을 알려 주시면서 '몇 배로 해야 될 거야' 그러세요. 쓴맛과 단맛이 나는 게 뭐가 있을까? 그때도 생식원에는 커피 타먹고, 생식 만들어 먹고, 물 마시는 자리가 항상 있었어요. 얼핏 생각하니 커피가 있잖아요. 커피 믹스 세 봉지를 넣고 설탕도 밥숟가락으로 한 숟가락을 더 넣었어요.

그렇게 해서 심장에 쓴맛이 확 들어가니까 힘을 받고 또 단맛이 많이 들어가서 토극수를 해 주니까, 그 자리에서 이렇게 뛰던 놈이 즉시 착 가라앉는 겁니다. 목구멍에는 아직 커피 맛이 남아있는데 그 자리에서 토극수가 되니까 심장이 편해지고, 심장이 편해지니까 몇 시간 동안 난리치던 몸이 착 가라앉는 거예요. 그건 내 몸 입장에서는 천지가 개벽하는 사건이었어요. 그리고 그 자리에서 상생 상극의 원리를 완전히 깨쳐 버린 겁니다. 말귀를 알아듣고 실천을 해서 그 자리에서 효과를 본 동시에 모든 의구심과 의혹들이 한방에 다 해소가 되어 버렸어요. 그래서 '자연의 원리야말로 몸 안에서 일어나는 모든 현상과 만병의 원리를 밝힌 동양학의 진수다.' 그 다음부터는 모든 것에 자신감이 생겼어요. 어떤 사람을 만나도 이거는 내가 목숨을 걸고 이야기할 정도가 된 겁니다.

그러고 나니 생각나는 사람이 있었어요. 매일 밤마다 장딴지 주물러 주느라 헉헉거리면서 사역(使役)을 하고 있는데. '야, 내가 저 사역에서 벗어나려면 마누라를 공부시켜야 되겠다.' 그런데 그때 사업하다가 쫄딱 망해서 돈 10원도 없었어요. 빚도 많고 돈 10원도 없었는데 카드 하나가 달랑 살아 있었어요. 그놈을 갖고 가서 현금서비스 받아서 등록부터 해 놓고 마누라를 찾아갔어요. 카드 결제한 영수증을 보여주고는 '다음 기수(期數) 등록해 놨으니까 가서 공부해. 공부 안하면 수업료 날아가는 거여.' 그러니까 돈도 없는데 어디 이상한데 가서 쓸데없는 짓 한다고 난리난 겁니다. 그래서 그 날은 말도 하기 싫고 말해도 소용없으니까 도망가 버렸어요. 그리고는 그날 밤늦게 들어가서 '공부해 봐' 해서 반어거지로 공부를 시킨 겁니다. 처음에는 화가 잔뜩 난 채로 연수원을 다녔을 것 아닙니까. 그러니 제대로 다녔겠어요?

복습은 거의 다 내가 시켰습니다. 집에 오면 공책 놓고 그림 그려주면서 복습도 내가 시켰다니까요. 그렇게 공부시켜서 졸업했는데도 상생상극도 몰라요. 돈 아까워서 그냥 왔다리갔다리만 했으니 알 수가 있겠어요? 그러고 있다가 나중에 안면도 연수원에 들어가서 두 달 정도 숙식하고 나서 몸이 엄청 좋아졌어요. 지금은 피부가 엄청 좋아졌지만, 옛날에는 개딱지처럼 되어 갖고 외출도 못했습니다. 처음 몇 년 동안은 몸 안의 독기가 빠져 나올 때 난리가 아니었어요. 10년 전만 해도 기미 때문에 화장을 하고 다녔어요. 그런데 지금은 독이 다 빠져 나가서 1년 열두 달 가도 거의 화장 안하고 삽니다. 이거 우리 안식구 자랑만 했네.

커피의 효능과 커피가 맞는 체질

질문 : 커피를 먹으면 심장이 뛰는데 그 이유는 뭡니까?

대답 : 커피를 먹으면 심장이 두근두근 뛴다는 사람이 있습니다. 그렇다면 커피가 모든 사람한테 다 좋으냐? 그건 아니죠. 같은 쓴맛이라도 달라요. 커피를 마시고 난 뒤 심장이 막 뛰는 이유는, 일시적으로 심장을 영양하는 쓴 기(氣)가 들어갔잖아요. 이때 몸 안에 생명력인 상화가 가지런하지 않으면 심장이 뛰는 현상이 나타날 수 있어요. 구맥이 나와서 커피를 마셔봤는데, 심장이 계속 뛴다면 다른 쓴맛을 먹어야 됩니다. 저는 커피를 먹으면 굉장히 편안해져요.

그런데 커피를 먹으면 잠을 못 자는 사람도 있잖아요. 그건 그 사람의 인영맥이 큰데다가, 커피는 보기제라서 인영맥을 더 크게 만들기 때문에 그렇습니다. 인영맥이 커지면 머리로 피가 많이 가게 되니까 사람에 따라서 잠을 못 자는 경우도 있을 수 있게 돼요. 커피도 여러 쓴맛 중의 하나일 뿐이잖아요. 그래서 커피를 먹어보고 잠을 못 자는 게 계속된다면 녹차나 쑥차, 다른 차로 바꿔야 됩니다. 저도 커피를 많이 마시면 상기(上氣)되는데 그때는 커피를 덜 먹어요. 그 전에는 커피를 엄청 먹었습니다. 커피를 큰 컵에다가 밥숟가락으로 다섯 숟가락 정도 넣어요. 거기에다 뜨거운 물을 부으면 죽이 되잖아요. 커피죽. 그러면 그 쓴 것을 그냥 쭉 마십니다. 밥공기에다가 한 번에 커피를 스무 봉을 타서 먹어보기도 했어요. 커피 스무 봉을 넣고 물 조금 넣으면 그게 죽처럼 되거든요. 거기다가 설탕을 적당히 넣으면 초콜릿처럼 변합니다. 그게 약간 꾸덕꾸덕해질 때까지 기다렸다가 숟가락으로 떠서 먹으면 맛있어요.

질문 : 여기 오기 전에는 커피 한 잔만 먹어도 심장이 뛰고 그랬는데, 지금은 어느 정도 먹어도 괜찮아요. 그러면 계속 먹어도 되는지요?

대답 : 그때는 상화, 생명력이 더 안 좋았을 때죠. 지금은 여기 오신지도 꽤 되고 했잖아요. 그리고 지금까지 모맥을 고치려고 맵고 짠맛을 꾸준히 먹었을 겁니다. 소금을 지속적으로 먹어서 수극화 하려는 기운이 생겼기 때문에 쓴맛인 커피를 먹어도 괜찮아진 거죠. 그만큼 생명력의 흡수 능력이 강화되었다고 봐야지요. 생명력 상태에 따라 받아들이고 못 받아들이고 하는 것이거든요.

두통이 오는 이유와 두통 해소법

질문 : 평상시 잠잘 때에 두통이 있는데, 커피를 먹으면 안 되는 건가요?

대답 : 두통은 다른 문제죠. 어느 쪽 머리가 아파요?

질문 : 앞이마와 눈썹 있는 데가 아픈데요?

대답 : 전에 두통에 대해서 약간 할 때 편두통은 뭣과 관련되어 있다고 했어요?

(간담)

담경이라고 했어요. 그러니까 편두통은 신맛을 먹으면 해결이 되고, 후두통은 방광경이 식어서 생기는 건데, 식으면 에너지 순환이 잘 안 되겠죠. 이때는 짠맛을 먹어서 해결하면 됩니다. 또 지금처럼 앞이마가 아픈 경우는, 앞이마로는 위경맥이 지나가거든요. 밥 많이 먹고 체하게 되면 그 경맥이 지나가는 자리에 에너지 공급이 안 되기 때문에 앞머리가 아픈 겁니다. 그러면 위장에 힘을 넣어 줘야 되겠죠. 이때는 무슨 맛이 필요하겠어요?

(단맛)

그래서 꿀물 같은 걸 먹으면 됩니다. 설탕물 같은 것, 그게 단맛이죠. 단맛이 별 게 아닙니다. 짠맛은 뭐냐? 간장이나 소금, 된장국 그게 짠맛이죠. 그래서 뒷머리가 지끈지끈 아플 때 된장찌개 맛있게 먹으면 통증이 싹 내려가는 경우가 있어요. 그게 짠맛이 들어가서 그래요. 그리고 지금 청원이가 얘기한 미릉골이 있어요. 눈썹 이리로 관자놀이 있는 데로 넘어오는 곳이 미릉골입니다. 거기로는 삼초경이 지나가거든요. 거기가 아프면 떫은맛을 먹어야 되고, 편두통이 오려고 할 때는 신맛을 먹고 네 번째 발가락의 담경이 시작하는 자리를 사혈 한다든지, 자석테이프(MT)를 붙인다든지, 침을 쓴다든지 하면 한방에 딱 낫게 됩니다.

후두통은 새끼발가락이죠. 후두통이 자주 오고 신장 방광이 안 좋은 사람들은 새끼발가락이 찌그러져 있어서 손톱깎이를 댈 게 별로 없어요. 그 사람들은 짠 것을 많이 먹어야 됩니다. 그리고 앞머리가 아픈 사람은 두 번째 발가락을 만져 보면 아파요. 그러면 단맛을 먹고 2사1보 한다든지, 사혈을 한다든지, 자극을 한다든지 하면 싹 낫습니다. 미릉골통은 네 번째 손가락의 삼초경이죠. 그러면 요구르트를 세 개 정도 따끈하게 데워서 먹은 후에 모자를 쓰세요.

일체의 통증은 차서 온다고 했죠? 식어서 생긴 병은 따뜻하게 해서 풀어놓지 않으면 절대 안 낫습니다. 따뜻하게 해서 온기를 확보하면 그 즉시 나아요. 기운이 소통되는 순간 산소공급이 되어서 거기에 있는 세포들이 숨을 쉬기 때문에 통증이 순식간에 사라지는 겁니다. 우리가 몸이 찌뿌둥할 때 사우나를 한다든지 뜨거운 물에 들어가면 몸이 확 풀려버리죠. 그게 바로 온열요법입니다. 식어서 생긴 병에는 온열요법이 아주 유용합니다. 그래서 밤에 주무실 때 머리가 지끈지끈 아프다면 털 같은 걸로 짠 가벼운 모자가 있어요. 빡빡하게 조이는 그런 모자 말고 벙벙해서 별로 안 조이는 모자 있잖아요. 그 모자를 써서 머리에서 열이 못 빠져 나가게 해야 됩니다.

두통이 있는 사람은 머리에 후끈후끈 열이 나잖아요. 그게 열이 빠져 나가서 그렇습니다. 머리를 만졌는데 뜨끈뜨끈하면 안 돼요. 머리가 안 아플 때는 그렇게 뜨겁지가 않습니다. 그런데 두통이 생길 때는 식은 머리를 덥히기 위해 열이 만들어지는데, 그 열이 못 빠져 나가도록 가두어야 됩니다. 모자를 써서 보온을 시키면 열이 빠져 나가지 않고 머리가 데워지겠죠. 그러면 냉기도 사라지게 됩니다. 두통은 나중에 따로 정리를 해드릴 겁니다. 방금 말한 건 정경의 두통이고, 기경팔맥으로 오는 기경의 두통, 중증 두통이 있어요. 정경의 두통은 한방에 낫는 것이구, 기경 두통은 한방에 안 나아요. 머리 속에서 전기가 찌릿찌릿 한다는 사람, '나 머리 속에 뭐가 있다' 그러면서 가서 MRI 찍는 사람 등등 별사람 다 있잖아요. 그건 정경 두통이 아니라 기경 두통입니다. 4~5성이 오래 된 사람들에게서 나타나는 게 기경 두통이고, 정경 두통은

4~5성이 아닌 사람들한테서 나오는 겁니다. 정경 두통은 자고 일어나면 그냥 없어지는 두통입니다.

명뼈 밑통, 심적, 심포 삼초증, 다한증

70페이지, 육체적 증상에서, 심장성 고혈압까지 했죠. 명뼈 밑에 통증. 그건 명치 끝이 아프다는 얘기죠. 심장이 허약한 사람 중에는 명치가 가끔 뜨끔뜨끔하다는 사람이 있어요. 거기를 그냥 놔두면 심장에 문제가 있는 상태로 살아가게 됩니다. 그러면 쓴맛 나는 음식을 먹어 줘야 되겠죠. 그리고 그곳을 따뜻하게 해야 돼요. 쓴 것 먹고 난 뒤에 곡식자루를 대어 주면 심장이 편안해집니다. 심장이 세게 뛰면 심장 부위에 통증이 생겨요. 그때는 쓴맛을 먹고 그곳을 따뜻하게 해주면 즉시 통증이 가라앉게 됩니다.

질문: 명치 밑에 만져보면 묵직한 것이 있는데, 그것은 뭡니까?

답변: 그건 적(積)입니다. 심적. 냉기가 뭉친 거죠. 그러면 왜 뭉쳤느냐? 식어서 뭉친 거예요. 따뜻하게 하면 풀어집니다. 수수로 만든 곡식자루를 데워서 거기에다 올려놓아 보세요. 그럼 굉장히 좋아지죠. 수수하고 쌀을 넣어서 한번 해보세요. 집에 가서 매일 두 번씩 곡식자루를 하시면 그 적이 풀립니다. 적이 풀려야만 장부에 에너지가 골고루 순환이 됩니다.

배통이 나온 사람들 배를 갈라 보면 창자 사이사이에 노란 기름덩어리가 꽉 차 있어요. 시골에 닭 통통한 놈 잡아보면 노란 기름기가 덩글덩글 있잖아요. 그것과 같아요. 그게 몸 안에 있는 체지방입니다. 그게 다 타서 없어져야 됩니다. 그게 다 없어지면 내장이 활동하기가 용이해지게 돼요. 뱃속에는 내장만 있어야 되는데 노란 기름덩어리가 곳곳에 꽉 차 있으면 창자가 힘이 들겠지요.

다음은 심포 삼초증을 수반한다. 심포 삼초에 밑줄 치고, 생명력이라고 적으세요. 사진으로는 나타나지 않지만, 우리 몸에는 심포 삼초가 주관하는 영역이 있습니다. 거기에 문제가 생기면 통증이나 쑤심증이나 저림증 같은 거 있죠? 열이 올라갔다 내려갔다 하는 거 있죠? 그리고 괜히 초조 불안한 것 있죠? 사진으로는 진단이 불가능한 그런 증상들이 생기게 됩니다. 그런 증상은 현재의 한의학이나 서양의학으로는 접근이 안 됩니다. 심포 삼초증이 수반되면 심장이 안 좋아지기도 하는데, 거기에 대해서는 다음 주하고 그 다음 주 2주 동안 이야기하는 시간이 있어요. 무형의 장기로서 존재하는 생명력. 우리 몸의 저항력은 어떻게 만들어지고, 면역력은 어떻게 만들어지는가 하는 것 있죠? 세포 속에 들어있는 생명력이 존재하는 그 실상을 다음 2주 동안 동양 과학적으로 살펴보도록 하겠습니다.

손에서 땀이 난다든지 하는 건 다 심포 삼초가 안 좋아서 생기는 겁니다. 어떤 아이들을 보면 손에서 땀이 찌걱찌걱 나잖아요. 뭐 발표한다, 누구한테 인사하러 간다, 면접 보러 간다 그러면 긴장한 나머지 손에 땀나는 것 있잖아요.

질문 : 땀이 많이 나는 다한증을 말하는 겁니까?

답변 : 다한증은 구맥, 화(火)죠. 그것 말고 무슨 일이 있을 때마다 긴장해서 손에 땀나는 사람들이 많아요. 그건 심포 삼초증인데, 왜 그런가 하는 것을 다음 주와 그 다음 주 2주에 걸쳐 공부하게 됩니다. 그때는 절대 빠지면 안 되겠죠. 이건 굉장히 중요한 부분이고 저 상화를 알게 되면 사람의 80%를 안 것과 같아요. 그건 상화를 모르면 사람의 80%는 모른다는 말과도 같겠죠. 어떻게 해야 간이 건강해 지느냐? 그걸 알려면 먼저 간 속에 있는 생명을 알아야 됩니다. 대장이 무력하다 그러면 대장만 알아서는 소용없어요. 대장 속에 있는 생명력을 알아야 돼요. 신

부전증이다 그러면 콩팥 속에 존재하는 생명을 알아야 됩니다.

현대의학에서 정리해 놓은 병명의 가짓수가 10만 가지가 넘는데, 그중 9만 가지는 심포 삼초증입니다. 그러니까 지금 의학은 병에 대해서 거의 모르는 것과도 같다고 할 수 있어요. 심포 삼초가 어디 있는지, 뭐 하는 건지도 모르니 어떻게 병에 대해 알 수 있겠어요? 한의학에서는 심포라고 하니까 '심장을 감싸고 있는 포대기다'라고 말하고, 삼초는 '삼(三)' 자만 나오면 상중하로 나눠서 상초 중초 하초로 이야기하는데, 그건 다 말도 안 되는 소립니다. 삼초가 뭔지를 모르니까 접근이 안 되는 겁니다. 그건 그때 하기로 하구요.

심장판막증, 심근경색증, 협심증, 숨이 차다

심장판막증. 판막은 심장 안에 있는 건데 심장판막증은 그놈이 약해서 생긴 거죠. 심장이 이완하고 수축할 때 그 안에 있는 문이 정확하게 열리고 닫혀줘야 펌프질이 잘 되잖아요. 문이 탁 닫혀줘야 피가 정확하게 밖으로 나가는데, 이 안에 있는 문이 흔들리게 되면 펌프질할 때 닫히지 못하고 열리게 되겠죠. 그러면 반은 이리로 오고 반만 나가니까 심장의 박동이 빨라지게 되는 겁니다. 심장박동이 빨라지니까 열손실도 많아지게 되는 거죠. 그게 심해지면 입술이 파래진다든지, 까매진다든지 해서 수술도 하고 그러잖아요. 수술을 하더라도 쓴 것을 더 먹어야 되겠죠.

그리고 심장에 구멍이 뚫린 것 있죠? 그건 우리도 못 고쳐요. 심장이 약하니까 그때는 수술을 받아야 됩니다. 그렇게 하더라도 쓴 것을 먹어서 영양을 해주면 더 낫겠죠. 그러니까 자연의 원리 갖고 되는 것이 있고, 안 되는 것도 분명히 있어요.

또 심근경색증 같은 것도 있습니다. 심장을 감싸고 있는 관상동맥을 통해서 근육이 움직이는데 그것이 경직되는 증상이 심근경색증이잖아요. 그러면 피가 잘 안 가요. 그때는 쓰고 떫은 것을 먹어야 됩니다. 협심증 같은 건 현대의학에선 못 고치는데 이런 것도 쓰고 떫은 것을 먹으면 다 낫더라구요. 수극화를 하면 심장이 막 뛰어서 숨이 차지만, 심장이 항진되어도 숨이 차게 됩니다. 그래서 구맥이 나오면서 숨이 차면 쓴 것을 먹고, 모맥이 나오면서 숨이 차면 화극금을 한 거니까 매운 것을 먹어야 되겠죠. 그래서 맥을 알아야 된다는 겁니다. 모맥과 구맥은 아주 확연하게 차이가 납니다. 그래서 이번 주부터는 모맥이 어떻게 생겼고, 구맥이 어떻게 생겼는가를 그림을 그려서 기하학적으로 설명을 할 겁니다.

들숨과 낼숨, 단(丹)을 형성하는 방법

질문 : 저는 석맥도 크게 나오고, 숨이 찰 때가 많은데 왜 그런 거죠?

대답 : 왜 차는 것 같아요? 이 여사님은 석맥도 굉장히 크죠? 그러면 짠맛도 먹어야 됩니다. 숨(호흡)은 두 가지가 있다고 했어요. 음양으로 들숨과 낼숨 두 개가 있는데, 숨을 끌어들이는 기력이 있고 숨을 토해내는 기력이 있어요. 각기 사용하는 힘이 달라요. 숨은 결국 폐로 쉬는 거죠. 공기는 폐로 들어가서 폐를 통해 나가는 거잖아요. 그래서 들숨을 할 때 공기를 타고 바이러스나 균 같은 것도 같이 들어오는데, 이것들에 대한 저항력이 떨어져 있으면 폐결핵이나 비염, 천식 같은 호흡기 질환이 오게 됩니다.

폐에 숨을 끌어들이는 들숨은 신장의 힘으로 하고, 낼숨은 심장의 힘으로 합니다. 수기가 음기를 만들고 화기가 양기를 만드는 거죠. 오늘 당장 집 근처에 있는 운동장 두 바퀴를 전력을 다해서 돌아보세요. 그렇게 하고 난 뒤에 들숨과 낼숨 중 어떤 게 잘 되고 안 되는가를 살펴보세요. 심장이 힘들 때는 낼숨은 잘 안되고 들숨은 저절로 잘 됩니다. 올림픽 때 100미터 달리기라든가 마라톤 뛴 사람들 인터뷰 하는 걸 보면 숨이 차서 말을 못하잖아요. 심장이 힘드니까 낼숨이 안 되어서 말을 못하는 겁니다. 말은 낼숨으로 하는 건데 심장이 힘들면 낼숨이 안 돼요. 그런데 숨이 들어오는 건 저절로 들어옵니다.

 반대로 신장이 허약한 사람들, 가령 석맥이 나오고 인영이 큰 사람들 있죠? 그 사람들은 후~~하고 내쉬는 건 되는데 들숨을 길게 하려면 숨이 턱 걸립니다. 그리고 힘들 때는 그것이 더 확연하게 드러나게 됩니다. 단전 호흡을 하게 되면, 배꼽 아래 부위 이 앞에 관원이라는 혈자리가 있습니다. 여기 척추가 있으면 콩팥이 허리 부위에 양쪽으로 이렇게 매달려 있어요. 그리고 두 신장과 배꼽 밑의 관원혈을 삼각형으로 연결해 보면 요 앞이 관원입니다. 관원은 소장의 모혈(募穴)이죠. 여기 이 부분은 다른 말로는 단전(丹田)이라고도 해요. 하단전. 단전은 '밭 전(田)' 자를 쓰잖아요. 관원은 혈자리를 이야기하는 것이구, 밭은 여기가 아니라 이 통이 다 밭입니다. 단전 이 전체가 밭이에요. 그 부분으로 숨을 쉬는 겁니다. 그 통으로. 그러면 기운이 여기에 형성이 돼요. 그때는 혈자리가 중심이 아니고 가운데가 중심이 되겠죠.

 그러니까 들숨 할 때는 여기를 의식하면서 해야 됩니다. 양쪽 콩팥에 의식을 넣어서 콩팥으로 쭉 끌어들이세요. 낼숨은 놔두면 그냥 나가죠. 낼숨 할 때는 힘을 빼고, 들숨 할 때는 양쪽 신장에다 의식을 넣어서, 요 부분이 힘을 받쳐준다고 느낄 때까지 숨을 끌어들이면 여기가 팽팽해지게 돼요. 그걸 계속하면 단전에 기운이 모이게 됩니다. 그렇게 모여진 기가 관원이라는 혈자리를 통해서 임맥을 타고 위로 올라갑니다. 그런데 콩팥을 의식하지 않은 채, 가운데만을 의식하면 잘 안 돼요. 됐다는 사람들은 만(萬)에 한 명 밖에 안 됩니다. 아주 특이한 체질들, 좋은 몸을 갖고 태어난 사람들은 되겠지만 일반인들은 거의 되지가 않아요.

단(丹)이 형성이 안 됩니다. 그런데 제가 지금 설명 드린 대로 하면 열 명이면 여덟 명 정도는 돼요. 숨쉬기도 쉽고 열을 만들기도 쉬워요. 그래서 추울 때 저렇게 숨을 쉬면 열이 금방 만들어지게 됩니다.

하혈, 혈뇨, 토혈, 혈변, 각혈

그 다음에 하혈(下血). 하혈은 여자들한테만 있는 거죠. 여성들 자궁 내부에 있는 혈관이 터져서 출혈을 하는 것을 하혈이라고 하는데, 이때는 혈관을 튼튼하게 해서 지혈을 하는 것이 급선무입니다. 하혈 말고도 출혈을 하는 게 몇 가지가 있는데 신장 혈관이 터지는 혈뇨, 위장에서 출혈이 일어나는 토혈, 대장이나 소장에서 혈관이 터지는 혈변 등이 있어요. 대장에 있는 혈관이 터지면 피똥을 싸게 돼요. 그 다음에 폐 속에 있는 혈관이 터져서 입과 코로 나오는 것이 있는데 이것을 각혈이라고 합니다. 폐병 환자들이 수건 대고 콜록콜록 하면 선연한 피가 나오잖아요.

출혈이 심할 때는 무조건 지혈을 하는 것이 급선무예요. 그러면 혈관이 왜 터졌느냐? 수극화 해서 터졌거든요. 수극화를 하면 혈관이 말랑말랑 연해져서 얇아지게 됩니다. 그래서 심장이 지배하는 혈관을 튼튼하게 하는 쓴맛을 먹어야 된다고 하는 겁니다. 그리고 수극화 했을 때는 토극수를 시켜야 된다고 했죠? 그렇게 쓴맛에다가 단맛을 대량으로 강력하게 먹으면 끈적끈적, 끈끈이가 생겨서 지혈이 됩니다. 혈관에 상처가 난 부분이 빨리 아물게 되니까 그래요. 옛날에 엄마들 애기 낳고 오랫동안 하혈하게 되면 한약재에다가 엿을 고아 갖고 떼어서 먹었습니다. 그것이 쓴맛과 단맛이어서 그렇게 먹은 겁니다. 이치적으로 보면 아무것도 아니죠.

그러면 한번 살펴봅시다. 하혈은 평상시에 석맥이 나오는 사람이 하겠죠. 하혈을 하면 먼저 쓴맛과 단맛을 먹어서 지혈을 시켜야 합니다. 그런데 지혈이 되었다고 해서 그냥 놔두면 다음 달에 또 터집니다. 그러니까 출혈을 막은 뒤에는 골고루에다가 석맥이니까 짠맛과 떫은맛을 먹어서 자궁 안을 튼튼하게 해야 되겠죠.

그리고 요건(피가 입과 코로 나오는 것) 폐가 약해서 생긴 각혈이니까 피가 맑고 선명합니다. 폐를 영양하는 음식인 매운맛과 떫은맛을 먹어야 합니다.

토혈은 뭐냐? 위장의 핏줄이 터져서 입으로 피를 토할 때 보면 소화액도 나오고, 소화되려다 만 음식물도 나오고 해서 이물질이 들어 있어요. 이때는 당연히 홍맥이 나오니까 단맛과 떫은맛을 먹어야겠죠.

혈뇨는 이게 굉장히 무지막지한 병이거든요. 콩팥에서 피를 거르는데 거기에 무슨 실핏줄 같은 게 터져서 벌건 피오줌을 누는 게 혈뇨입니다. 병원에선 혈뇨를 보게 되면 거의 못 고치는 걸로 되어 있어요. 그런데 못 고치기는 개뿔을 못 고칩니까? 이때는 뭘 먹으면 돼요? 골고루 생식에다가 짠맛을 한두 달만 먹으면 좋아집니다. 그리고 콩팥 있는 쪽, 허리를 따뜻하게 해야 돼요. 곡식자루를 만들어서 거기에다 찜질을 해줘야 됩니다. 식어서 오그라든 상태에서 움직이다 보니 상처가 나는 것이거든요.

긴장되고 스트레스 받으면 모든 것이 수축되잖아요. 그러면 수축된 것을 푸는 게 뭐냐? 따뜻하게 하는 겁니다. 따뜻하게 하면 이완 됩니다. 이완되면 순환이 잘 되어서 거기에 새로운 공기와 에너지가 들어가게 되면서 처음에 오그라들었을 때 못 빠져나간 묵은 기운들이 빠져 나가게 되거든요. 전에 들어와 있던 묵은 노폐물들이 안 나가고 있다가 병을 만드는 거잖아요. 개네들이 밖으로 빠져 나가도록 하려면 어떻게 해야 되느냐? 인간은 온열동물이기 때문에 무조건 따뜻하게 해줘야 돼요. 그래서 출혈이 있을 때 우리는 피를 멈추게 한 다음 그 부위를 무조건 따뜻하게 하는 겁니다. 요렇게 관리하면 출혈이 해결 됩니다.

표 **출혈**(하혈, 토혈, 각혈, 혈변, 혈뇨, 코피)

장부	맥	출혈 부위	증상 특징	영양하는 맛
土 (비위)	洪脈 (목극토)	입 (토혈)	피에 이물질 포함(위)	단맛+매운맛 떫은맛
金 (폐대)	毛脈 (화극금)	코, 입 (각혈)	선명하고 깨끗함(폐)	매운맛+짠맛 떫은맛
		코 (코피)	코 속 혈관 터짐	
		항문 (혈변)	항문, 직장, 대장 혈관 터짐	
水 (신방)	石脈 (토극수)	생식기 (혈뇨)	신장, 요로 속 혈관 터짐	짠맛+신맛 떫은맛
		자궁 (하혈)	자궁 안의 혈관 터짐	

※ 쓴맛(화)은 혈액과 혈관을 관장
　단맛(토)은 뭉치게 하는 성질
　쓴맛:단맛의 비율은 1:3으로, 지혈될 때까지 강력하게 먹인다.

혈뇨(血尿)하는 아이와 혈변(血便)하는 여자를 고치다

신장에 문제가 생겨서 혈뇨도 하고, 적혈구도 빠져나가고 해서 매일 피검사하는 애가 있었어요. 부천에 사는, 엄마가 교사인 아홉 살 먹은 애였는데, 부천에 있는 종합병원 있잖아요. 성모병원 계열이었는데 거기에 6개월 동안 입원해 있었어요. 무슨 주사 맞고 약 먹고 해도 안 낫는 겁니다. 그런데 여기에서 공부한 요법사 회원이 있었어요. 환자는 그 회원의 친구의 아들인데 데리고 온 걸 보니까 애가 아주 잘 생긴 화토형이더라구요. 화토형은 어디가 작다고 그랬어요? 수(신장 방광)가 작잖아요. 작으니까 일찌감치 신장 방광 쪽에 문제가 생겨 버린 겁니다.

그러면 짠 것을 많이 먹여야 되는데 엄마가 가방끈이 길고 똑똑하니까 싱겁게 먹이잖아요. 싱겁게 먹이니까 문제가 생길 수밖에 없었던 겁니다. 그런데 엄마 말을 들어보니 아이가 어려서부터 소금을 몰래 먹더라 그래요. 김 바르려고 기름과 소금을 갖다 놓으면 애가 소금을 한 줌 쥐고는 도망을 가곤 했었대요. 엄마가 쫓아가면 자기 방으로 들어가서 문 걸어 잠그고 먹고 그랬다고 합니다. 애는 살기 위해서 그 짓을 하는데, 엄마는 죽이려고 짠 걸 안 주는 겁니다.

보니까 석맥이 나오고 해서 골고루에다가 수, 목, 상화를 주니까 딱 나았어요. 두 달 있다가 소변 검사해 보고 다 놀라 버린 겁니다. 병원에 6개월 동안 입원시켜도 안 나았는데, 콩팥을 튼튼하게 해주니까 학교도 정상적으로 다니면서 딱 2달 만에 해결이 됐어요.

질문 : 콩팥 이식한 것도 고칠 수 있나요?

대답 : 신장을 이식한 건 우리도 못 고쳐요. 자기 것을 튼튼하게 하는 건 가능합니다.

그리고 혈변은 피똥을 싸는 거죠. 28살 먹은 아가씨가 있었는데 결혼을 몇 달 안 남기고 피똥을 막 싸는 겁니다. 하루에 일곱 번이나 봐요. 그러니 뭘 먹지도 못해요. 아파도 꾹 참았다가 피가 고이는 것 같으면 화장실에 앉아서 피만 싸는 겁니다. 대장 안에 있는 큰 혈관이 터진 거죠. 두 시간 간격으로 피를 콸콸 쏟아내고 하니까 무슨 생활을 못해요. 어떻게든 고쳐 보려고 몇 년을 이 병원, 저 병원 다녀도 안 되니까 한의원에 가서 한약을 먹었어요. 그런데 한약은 대개 무슨 맛이에요?

(쓴맛)

그러면 화극금을 해요, 안 해요?

(해요.)

화극금을 하니까 대장(大腸)이 더 무력해지고 난리가 나는 겁니다. 이 사람은 모맥이 나오잖아요. 이때 우리는 어떻게 해요? 일단은 쓴맛과 단맛을 강력하게 줘서 지혈을 한 다음에 대장을 튼튼하게 하기 위해서 매운맛도 주는 겁니다. 그래서 쓴맛을 조절해 가면서 3개월 정도 생식을 하니까 하루에 두 번 정도 보는 걸로 줄더라구요. 하루에 일곱 번씩 화장실에 가니까 회사에서도 차분하게 업무를 못 보다가, 두 번으로 줄어드니까 그 정도만 되어도 살맛이 나는 겁니다. 그러니 그 몸 입장에서는 너무 좋아서 시집도 가고 했어요. 그런데 계속 해야 되는데 그 정도면 살만하다고 생각해서 그런지 조금 나았다고 안 해요. 생식도 안 먹고 남은 게 몇 개 있어요. 언젠가 오면 줄 건데 안 오는 걸 보면 똥구멍이 다 해결됐는지?

그러니 피똥 싸고 하는 것도 다 해결이 되는 겁니다. 우리가 이치적으로 접근해 보면 왜 그렇게 됐는가 알 수 있어요. 출혈이면 무조건 쓰고 단 것이 지혈제가 됩니다. 그걸 1대3 정도로, 쓴 것을 한 순가락 먹었다면 단 것을 세 순가락 먹으면 됩니다.

하혈이 심한 아줌마를 고치다

그리고 방배동에 사는 50대 아줌마가 있었는데 그 분은 자궁에서 피가 엄청 나왔어요. 그건 하혈이라고 하는 건데, 자궁 안이 벌겋게 헐고 그 안의 큰 혈관이 터져서 그래요. 지혈이 안 되는 겁니다. 어느 정도로 출혈을 하느냐 하면, 매일같이 대야에 받을 정도로 출혈을 했어요. 그래서 누구 소개로 왔어요. 그 딸도 여기서 요법사를 공부했는데 병원에선 손도 못 대고 아예 안 받아주는 겁니다. 병원서도 안 된다니 갈 데는 한의원 밖에 없잖아요. 그런데 한의원에 가도 매일같이 피를 한 대야씩 쏟으니까 겁이 나서 처방을 못하는 겁니다. 약 준다고 될 것도 아니고. 의사들도 이건 된다, 안 된다 알잖아요. 병원에선 사형선고를 받고 왔어요.

그런데 맥을 보니까 사맥은 아니었어요. 사맥이 아니니까 우리 입장에선 죽는다고 말할 수 없잖아요. "안 죽는다. 죽긴 왜 죽느냐?" "정말 안 죽느냐?" "아, 숨만 쉬면 살지. 왜 죽느냐? 숨 쉴 수 있는 힘이 아직도 많이 남았다." 다 죽는다고 하면서 안 받아주고, 약도 안 지어주고, 검사도 안 해줬는데 여기서는 살 수 있다고 그러니 희망을 갖는 겁니다. 좌우지간 올해는 안 죽는다고 했어요. "그러면 어떻게 하면 되느냐?" "생식을 먹고 여기서 하라는 대로 하면서 자연의 원리 공부도 하라." 그래서 공부를 하는데 갑자기 우는 소리가 나요. '왜 그래요?' 하니까 강의 듣는 도중에 하혈을 해서 의자에 피가 흥건히 고였으니 본인이 얼마나 당황스럽겠어요?

'걱정하지 말고 그대로 있으라' 하고는 밖에 윤 선생을 부른 다음 우리는 계속 수업하고, 그대로 데리고 나가서 씻기고 내 방에 눕혀 놨어요. 지금 당장 출혈이 일어났잖아요. 그러면 뭘 줬겠어요? 설탕을 500그램 정도 쏟아 붓고 거기에 뜨거운 물을 넣고 또 커피를 쏟아 부었어요. 지구상에서 커피 먹고 죽은 사람 단 한 명도 없잖아요. 있으면 나와 보라고 그래요. 커피 먹고 죽은 놈에 대한 보고서나 기록 있으면 어디 한번 내놔 봐라고 해요. 겁나서 못 먹이지 커피 먹고는 절대 안 죽거든요. 조금 많이 먹었다고 해서 안 죽습니다. 술 많이 먹고 죽은 놈은 있어요. 대학교 개강해서 신고식 할 때 술 먹고 몇 사람씩 꼭 죽잖아요. 그건 너무 많이 먹어서 그래요. 그런데 설탕이나 커피는 많이 먹어도 안 죽어요. 설탕 500그램 넣고 커피 넣어서 슥슥 저으면 걸쭉해 지잖아요. 쓰고 달고를 먹이면 지혈이 되니까 그걸 마시게 한 겁니다. 그렇게 하면 터진 혈관이 딱 붙는 게 아니라 살짝 붙게 됩니다. 그렇게 해서 일단은 집에 가게 했습니다.

그런데 허구한 날 한 번씩 터지니 사람이 살 수 있겠어요? 터질 때면 구맥이 나타나고 아물게 되면 석맥이 나타나니 계속 그러는 거죠. 왜냐하면 혈관이 터져서 피가 새면 혈관에 걸리는 압력이 느슨해지잖아요. 피가 빠져 나가니까 혈관이 말랑말랑해 지게 돼요. 그래서 그것을 막으면 팽팽해져서 다시 석맥이 뜨게 되는 겁니다. 우선 혈관이 터지는 걸 막아야 되니까 '집에 혹시 꿀이 있느냐?' 물어 봤어요. 꿀이 있다고 해요. 친정이 충북 제천인데 거기서 친정 오빠가 꿀 농사를 하나 봐요. 그래서 꿀이 한 단지가 있다 그래요. 그것을 끌어안고 먹을 수 있는 만큼, 질릴 때까지 다 먹으라고 했어요. 먹어보니까 안 질리더라 그래요. 이만한 꿀단지를 끌어안고 먹는데 그 자리에서 이만큼이나 먹어지더래요. 그렇게 해서 2~3일에 한통 다 먹고 나니 더 이상 피가 안 나오는 겁니다. 토기가 강력해지니 피가 안 나오는 거죠. 흙으로 댐을 만들어 물길을 막아 버린 겁니다.

심한 변비를 고치니 그 자리가 극락이더라

그러면 똥은 어떻게 되겠어요? 석맥 똥이 나오겠죠. 석맥 똥은 어떤 똥입니까? 단단하고 굵은 작대기 똥이잖아요. 한 쪽(혈관)을 막아 놨더니 다른 쪽(항문)이 막혀 버린 겁니다. 그러니까 이제는 똥이 안 나온다고 또 난리가 났어요. 단 것을 하도 많이 먹었더니 똥이 막혀서 살 수가 없게 생겼어요. 보통 감 많이 먹으면 변비 걸린다고 하잖아요. 그게 토극수의 원리거든요. 이 분은 꿀을 엄청 먹었으니까 토극수를 했을 것 아닙니까. 그런데 사실 이 분은 문제되었던 게 변비가 아니었거든요.

그런데도 석맥 변비가 생겨서 일주일을 못 누고, 열흘을 못 누고 하니까 배가 빵빵하게 터져서 죽게 생겼어요. 그래서 알려줬어요. '욕조에다가 뜨거운 물을 받아 갖고 누워 있어라.' 그건 똥이 단단하게 굳어 있어서 똥구멍이 안 열려서 그런 것 아닙니까. 그리고 피를 그렇게 흘리면 몸이 식잖아요. 몸이 다 식으니까 몸이 굳어 버려서 열지를 못했던 겁니다. 그래서 '뜨거운 물을 받아서 몇 시간이고 몸을 계속 데워라. 그리고는 배를 계속 마사지 해주라'고 했어요. 그걸 위해서 병간호하는 도우미를 하나 불렀다고 그래요. 뜨거운 물이 식으면 퍼내고 또 뜨거운 물을 넣고 해서 계속 뜨겁게 유지한 채 똥이 나올 때까지 마사지 했다고 하더라구요.

몸이 따뜻하게 되면 저 안의 근육까지 부드럽게 이완되는데 그렇게 몇 시간을 하니까 똥이 나오더랍니다. 나왔는데 얼마만큼 나왔겠어요? 똥통(대장)이 터져서 다 나올 때까지 하라고 했더니, 욕조가 그냥 똥통이 되어 버린 겁니다. 그런데 그 아줌마가 와서 자랑을 하는데 어떻게 자랑을 하는 줄 알아요? 똥으로 가득 찬 욕조 안이 천국이라 그래요. 똥이 터져서 몸이 시원해지니까 이까짓 똥은 아무것도 아니고, 이 몸속이 해결되니까 거기가 천국이더라 그래요. (웃음) 막 상기되어 갖고 와서 그 무공(武功)을, 그 전적(戰績)을 얘기하는 겁니다. 저런 경우 똥을 잘 누면 실제로 그 자리가 천국이 되는 거죠.

똥 얘기는 덤으로 한 것인데, 몇 시간이고 몸을 뜨거운 물속에 담그고 있으면 모든 게 부드러워져요. 부드러워지면 힘을 줄 때 괄약근을 열기가 쉬워집니다. 그런데 몸이 식으면 열고 싶어도 이게 안 열리겠죠. 그래서 따뜻하게 해야 되는데, 사실 하혈하는 것에 비하면 이까짓 똥구멍 막힌 게 문제겠어요? 거기서 다 싸고 나와서 샤워를 하면 그만이잖아요. 그리고 어차피 우리는 몸속에 똥을 다 갖고 있어요. 원래 우리 몸이 똥통이잖아요. 그런데 우리가 밖으로 나온 똥은 더럽다고 하지만, 자신의 뱃속에 든 똥은 더러운 줄 모르고 살고 있죠. 좌우지간 우리는 똥을 잘 만들어야 됩니다. 그 아줌마는 똥을 잘 눠서 자기는 극락을 맛봤다고 그래요. 불교 신자인데 거기서 극락을 갔다 온 거죠.

습관성 유산, 배를 차게 하면 임신이 잘 안 된다

그 다음에 습관성 유산. 심장이 약하면 깜짝깜짝 잘 놀랍니다. 심장이 깜짝깜짝 놀라면 파장이 크게 일어나서 전신에 충격을 주게 돼요. 애기가 임신되어서 첫 달이나 두 번째 달일 때는 그 상태가 거의 피와 같습니다. 피를 주관하는 것이 심장이잖아요. 그래서 심장이 깜짝깜짝 놀라면 전 혈관에 그 충격이 미치게 됩니다. 심장이 튼튼해야 태아를 잘 보듬고 잘 간수할 수 있는데, 심장이 약해서 구맥이 나오면 흔들리게 돼요. 그래서 유산되는 게 몇 가지가 있는데 이제 그걸 알아보기로 합시다.

처녀가 시집을 갔는데 애기가 잘 안 생긴다든지, 생겨도 유산이 된다든지 하는 것 있죠. 구맥이면 심장이 허약해서 습관성 유산이 되기 쉽습니다. 예를 들어서 갑자기 놀래키면 '아이고 깜짝이야. 애 떨어지겠네' 그러잖아요. 그것처럼 임산부가 심장이 약하면 애기가 잘 떨어지게 됩니다. 이때는 뭘 먹으면 됩니까? 심장이니까 쓴맛이잖아요. 그래서 익모초를 먹으면 됩니다. 익모초는 뭐냐 하면 '유익할 익(益)' 자에 '어미 모(母)' 자잖아요. 임신한 산모가 심장이 허약할 때 이걸 즙을 내서 잘 먹으면 애를 떨어지지 않게 한다고 해서 익모초라고 그랬어요. 어떤 동네는 육모초, 다른 동네는 잉모초 그러죠. 그런데 원래는 익모초가 맞아요. 그게 쓴맛입니다. 골고루에다가 쓴맛과 떫은맛을 먹습니다. 생식으로 하자면 자하생식에다가 화와 상화를 처방하면 되겠죠.

그 다음에 석맥이 있어요. 석맥이 나오고, 맥이 급하고 빠르게 뛰면 자궁이 냉한 겁니다. 처녀들 중에는 냉이 많은 사람이 많아요. 냉이 누런 사람도 있고 더 심하면 그게 비지처럼 나오고 그래요. 몸이 많이 식으면 냄새도 아주 고약하고. 자궁이 건강해야 되는데 식어서 냉이 많이 나오면 임신이 잘 되겠어요, 안 되겠어요? 잘 안 되겠죠. 이건 습관성 유산도 될 수 있지만 임신 자체가 잘 안됩니다. 애기가 잘 안 들어서게 돼요. 석맥이 나오고 맥이 빠르게 뛰면 자궁이 냉하다는 말이거든요. 그리고 석맥이 나오면 요통이 잘 수반되고, 생리할 때 허리가 끊어지는 것처럼 아프다는 경우가 많습니다.

처녀 때 냉이 많았던 사람은 기저귀 큰 것을 차서 생식기 부분, 하복부를 따뜻하게 보온해야 됩니다. 옛날 여인들이 입었던 의복을 보면 속고쟁이, 겉고쟁이, 속바지, 겉바지, 속치마, 겉치마 이렇게 되어 있었어요. 그건 배 부분을 몇 겹으로 두르기 위해서 그렇게 입었던 겁니다. 마고자 같은 건 두 겹으로 덮게 되어 있죠. 그런데 지금은 옷이 다 한 겹이잖아요. 하지만 옛날 옷은 의복 문화 자체가 배 부분은 여러 번 감싸게 되어 있었어요. 그래서 그 옛날 못 살 때도 이런 냉기 문제로 고생하는 사람은 거의 없었습니다. 옛날에는 애를 못 낳아서 고생한 사람이 거의 없었어요. 낳아도 보통 대여섯 명씩 낳고 그랬잖아요. 그런데 지금은 여자들이 몸을 차게 해서 돌아다니고, 수기를 보충 안하고 해서 불임이 된 사람이 너무도 많습니다. 그러면 배를 따뜻하게 하면서 무슨 맛을 먹어야 됩니까?

(짠맛)

그렇죠. 이때는 골고루에다가 짠맛과 떫은맛을 더 먹습니다.

생리불순, 생명력이 약해지면 생리통, 불임이 올 수 있다

그 다음에 구삼맥으로 인한 불임이 있어요. 이때는 생명력 자체가 약해져서 질서와 조화가 깨졌기 때문에 불임이 됩니다. 이 경우는 생리가 일정하지 않을 때가 많아요. 생리를 한 달에 두번 한다든지, 한 달을 거른다든지, 세 달에 한번 한다든지 하는 건 생명주기를 놓쳐서 그런 거죠. 정상적인 생명이라면 생명 주기에 맞춰서 또박또박 나가 줘야 되는데, 그걸 놓쳐버리면 어떤 일이 벌어지느냐? 이번 달에 나갈 놈, 다음 달에 나갈 놈, 그 다음 달에 나갈 놈 이렇게 기다리고 있잖아요. 그런데 이번 달에 나가야 되는 놈이 안 나가고 있으면 적체현상이 일어나게 됩니다. 적체현상이 일어나면 저 뒤에 놈들이 식게 되고, 압력을 받게 돼요. 그러니까 구삼맥이 나와서 불임일 때는 골고루에다가 떫은맛을 먹으면 됩니다.

이 시대에 심포 삼초(생명력)가 허약해지는 원인은 뭐냐? 몸을 냉하게 하는 데다가 진통제, 해열제, 항생제 그리고 애들 키 키운다고 해서 호르몬 주사 맞히고 그러잖아요. 역사가 생긴 이래로 인류가 이렇게 무지막지한 짓을 한 적이 이 시대 말고는 없었어요. 성장촉진 호르몬 주사 맞히고 하는 건 빨리 크라고 화학비료를 주는 것과도 같습니다. 그런 무지막지한 짓을 하고도 아무 생각이 없어요. 그리고 신생아 때부터 수많은 예방접종 등. 그런 것들로 인해서 생명 스스로의 면역력, 저항력, 조절능력, 감지능력 등이 약해져 버렸어요. 그러니 이 리듬이 깨어져서 불임증, 생리불순이 더 많이 생기는 겁니다. 그리고 생리통도 생깁니다. 생리통이 무지 심하다면 쓴맛과 떫은맛을 먹으면 해소됩니다. 그래서 불임은 이 세 가지로 거의 정리할 수 있습니다.

표 불임, 생리통

장부	맥	증상 특징	영양하는 맛
火 (심소)	鉤脈	심장이 깜짝깜짝 잘 놀란다. 습관성 유산, 생리통	골고루+쓴맛
水 (신방)	石脈	자궁 자체가 허약(냉해서)하다. 불임증, 근종, 혹, 암 등	골고루+짠맛
相火 (심포삼초)	鉤三脈	생명력이 허약하다.(비정상아) 불임증, 생리불순, 생리통	골고루+떫은맛

피임약, 배란과 생리

질문 : 피임약을 복용하는 것도 안 좋은 건가요?

대답 : 피임약도 굉장히 안 좋습니다. 피임약을 먹으면 난자가 정자를 만나도 임신이 안 되잖아요. 그런데 그 강력한 살상력을 가지고 있는 피임약이 정자와 이번 달에 나온 난자만 골라서 죽입니까? 난소에 대기하고 있는 다른 난자들도 타격을 받게 됩니다. 그놈들 중에서 한 놈이 결국은 사람이 되는 건데, 운수가 대통해서 이것을 감싸고 있는 모체가 나쁜 기운(피임약 기운)을 해소시킬 수 있을 정도로 튼튼하면 다행이지만, 그렇지 않다면 다른 난자들도 여기만큼 충격을 받게 되거든요. 그런데 이런 것을 고려하지 않고, 이번 달에 나온 난자만 죽여서 임신이 안 되게 하면 된다는 것이 서양의학적 관점입니다. 여성의 몸 전체와 이 뒤에 것은 생각하지 않는다는 거죠. 지금의 서양의학이 나쁘다가 아니고, 이런 부분까지도 고려하고 살피는 것이 진정한 의학이 아니겠는가 저는 그렇게 보는 겁니다.

질문 : 피임도 몸을 잘 고려해서 해야겠네요?

대답 : 피임을 했어도 애기가 생기면 그냥 낳아야 돼요. 그것을 복으로 생각해야죠. 그리고 두 번째로는 시간을 조절하여 배란기를 피해서 해야 됩니다. 본인도 본인이지만 태어날 아기를 생각한다면 아무 때나 막 하려고 약 먹고 하면 안 되겠죠. 그 리듬이 달력에 나오잖아요. 그러면 오늘 생리가 끝났다고 한다면 바로 그 시간부터 다음 생리가 시작되잖아요. 종시(終始) 관계니까 끝나자마자 바로 시작이죠. 사람마다 약간씩 다른데 이 주기를 일단 30일로 보자구요. 그러면 여기가 15일이고, 여기서부터 난자가 탁 튀어나와서 자라서 15일을 전후한 요 시기, 이쪽으로 2일, 저쪽으로 2일 정도. 요 놈이 건강하면 3일 요렇게 자라겠죠. 요 기간이 음기가 가장 강해진 때죠. 음기가 강해진 이때 양(정자)을 만

나면 애기가 생깁니다. 그러니까 힘이 제일 좋을 때 짝을 만나는 거죠. 그 앞에는 난자가 엄마 몸속으로 나와서 아직 성장하지 않았기 때문에 아무리 만나도 안 되겠죠.

그래서 요 배란기 때 정자를 못 만나면 난자는 가차 없이 스스로의 생명을 정리하는 겁니다. 왜? 더 좋은 놈을 써야 되니까. 그러면 이때부터 엄마 몸은 난자를 죽이는 작업에 들어가게 됩니다. 새로운 생명을 탄생시키는데 묵은 난자는 안 쓰겠다는 거죠. 나중에 들어올 정자가 묵어서 늙어버린 놈하고 붙어먹으면 안 되잖아요. 그러니까 힘이 가장 좋은 요때 시간을 맞춰서 만들어진 것이 바로 우리들이다 그겁니다. 그런데 이 기간에서 하루만 넘어가도 생명은 볼 것 없이 추살기운을 동원하게 되어 있어요.

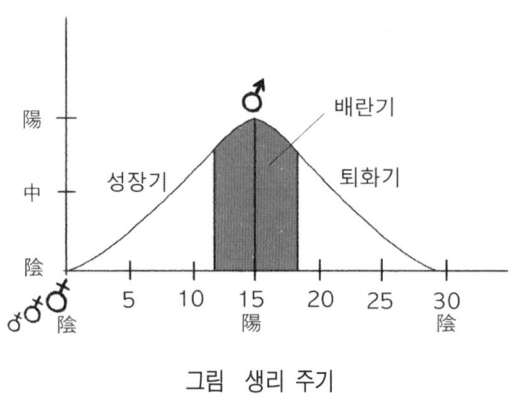

그림 생리 주기

생리통과 체온 유지의 중요성, 몸을 망가트리는 생리통약(진통제)

그래서 배란기가 지나게 되면 우리 몸은 요놈을 다 피로 만들어서 밖으로 내보낼 준비를 해요. 이때 정상적인 생명이라면 자체 혈관이 자율신경 등에 의해서 쫙 열려야 되겠죠. 몸을 따뜻하게 해서 피를 깨끗하게 만들어서 내보내야 되는데, 식으면 어떻게 되느냐? 식게 되면 오그라들어서 조금만 열리고 피도 깨끗하지가 않습니다. 그러면 내보내고 남은 피가 안에 묻게 되겠죠. 그렇기 때문에 아기를 잉태할 여성들은 방뎅이를 냉하게 하면 절대 안 됩니다. 우리 학교 다닐 때만 해도 엉덩이에 냉기가 올라오면 안 되니까 여학생들은 전부 방석을 갖고 다녔어요. 온기를 유지시키기 위해서 가정선생님이나 양호선생님이 방석을 갖고 다니게 했어요.

그런데 지금은 패션이 어떻게 되어 있느냐? 끈팬티 이런 것도 나오데? (웃음) 처녀 때 청바지 하나 입고 끈팬티 입으면 신세 조지는 겁니다. 따뜻하게 입고 방뎅이 있는 데를 두툼하게 해야 나무 의자 같은데 앉을 때도 체온을 빼앗기지 않게 되잖아요. 그런데 다른 애들은 말을 안 들어 먹으니까 하거나말거나 내버려두고, 우리 아이들은 그렇게 하도록 해야 됩니다. 앞으로 겨울철이 오니까 깔고 앉으라고 방석 하나 이쁘게 만들어서 주면 좋겠죠. 몸이 식어서 자궁 안에 있는 이게 안 열리면 어떤 일이 벌어지겠어요?

그 다음에 2번 타자가 있잖아요. 2번 타자가 타석에 들어서려고 방망이를 휘두르잖아요. 얘는 앞에 것을 안 봐줍니다. 1번 타자가 나갔거나 말거나 무조건 밀고 나와야 돼요. 그러면 저 놈이 밀고 나올 때 압력이 생겨요, 안 생겨요? 전 혈관에 압력이 가중됩니다. 그리고 생식기 쪽이 가장 가중되겠죠. 그게 생리통으로 나타나는 겁니다. 그리고 그때까지 문을 안 열어주면 압력이 전신에 가중되어서 전신통이 생기게 됩니다.

질문 : 이때 곡식주머니 올려놓고 배를 따뜻하게 하면 좋겠네요?

대답 : 당연하죠. 과거 여성들은 생리할 때 따뜻하게 하기 위해서 따뜻한 숭늉을 먹고 생리대를 아기 기저귀 급으로 했습니다. 그렇게 따뜻하게 했기 때문에 생리가 끝나도 깨끗함을 유지할 수 있었죠. 그런데 지금

은 어떻습니까? 그 손바닥보다 작은 패드 가지고 보온이 될까요? 그리고 생리하는 날도 얼음덩어리나 아이스크림 먹고, 찬 맥주에 찬물을 먹어대니까 몸이 다 식어서 엉망진창이 되어버린 겁니다. 자신을 병들게 하는 이 같은 생활방식을 근본적으로 혁파하지 않으면 인류의 미래는 암울하다고 봐야죠. 내가 생리를 한 번도 안 해봤지만 생각을 해 보면 그럴 것 같아요.

그런데 생리통을 이런 식으로 설명한 놈이 지구상에 단 한 놈도 없다니까요. 생리통을 이렇게 과학적으로 설명해 낼 수 있냐구요. 따뜻하게 해서 제 때 문이 잘 열리게만 해 주면 좌악 빠져 나가니까 생리통으로부터 해방이 됩니다. 생리통 왔다고 진통제를 먹으면 어떻게 되느냐? 진통제는 일종의 마취약이죠. 소량의 마취약을 먹으니까 아픈 줄 모르고 그냥 살아요. 그렇게 살다보면 뒤에 놈이 또 나와서 또 생리통을 하게 되죠. 이게 계속 누적이 되면 자율신경계에 교란이 일어나게 됩니다. 약을 습관적으로 먹으면 생명주기가 교란되어 나중에는 정신이 없어지게 되면서 한 달에 두 번도 하고, 한 달 내내도 하게 됩니다. 마취제한테 얻어터져서 정신머리가 없어져 갖고 가누지를 못하게 되는 겁니다. '내가 언제 했지?' 하고 다 잊어버리게 돼요.

질문 : 한 달에 한번 한 알 정도 먹는 건 괜찮지 않나요?

대답 : 약 팔아먹는 장사꾼들은 그렇게 말할 수 있어요. 그런데 그게 진리가 아니잖아요. 따뜻하게 할 생각을 해야지요.

옛날 의사가 진짜 의사였다, 실생활을 통해서 건강을 확보해야 한다

질문 : 저희 어려서 학교 다닐 때만 해도 생리통으로 시골병원에 가면, 진통제 먹지 말고 몸을 따뜻하게 하고 뜨거운 방에 배 깔고 엎드려 있으라고 했는데, 그게 맞는 방법이란 말이죠?

대답 : 그렇죠. 나이 일흔 넘으신 옛날 의사분들 있잖아요. 청진기 대고 사람 몸속의 소리를 들은 사람들은 그런 얘기를 다 해 주셨어요. 옛날 의사들은 그래도 의원들이었어요. 사람을 알아요. 그런데 청진기로 진단 못하는 지금의 젊은 의사들은 생명을 다루는 것과는 무관한 사람들입니다. 그냥 환자를 다루는 거죠. 돈만 벌면 된다고 생각하잖아요. 요즘 수재들, 한마디로 돈 벌어서 잘 먹고 잘 살기 위해 의대 가는 것이지 사람 병 고치려고 의대 가는 게 아니잖아요. 인술을 베풀기 위해 의대 가는 게 아니라니까요. 그런 사람은 열에 하나 있을까 말까입니다.

그런데 지금 70살 이상 된 연세 많으신 의사들이 있어요. 이런 분들은 진짜 생명을 다루는 사람들이었어요. 청진기 대고 그 진동소리를 들어서 진단해 냈잖아요. 그러니까 약을 먹은 사람, 안 먹은 사람 다 대어 봤을 것 아닙니까? 그 분들은 소리가 다르다는 걸 알아요. 그래서 진통제 같은 걸 습관적으로 먹으면 안 된다고 했던 겁니다.

이렇게 매달 생리가 깨끗하게 진행이 되어야 하는데, 주기를 잃어버려서 생리곤란, 생리불순 이런 것들이 막 생기는 겁니다. 그러니까 우리가 몸을 따뜻하게 하고 적당히 운동을 하고, 2킬로 정도는 걸어 다니는 걸 습관으로 해야 돼요. 걷기는 몸에 무리도 없고, 우리 몸의 기운을 순환시키는데 굉장히 좋거든요. 어디로 이동한다 그러면 전철역 한 정거장 전에 내려서 걸어가는 습관을 들여야 됩니다. 너무 편한 것만 바라서는 안 돼요. 실제 삶의 현장에서 몸을 쓰는 것이 제일 좋습니다. 그런데 사람들을 보면 그런 데는 몸을 안 쓰고 전부 돈 내고 헬스장 가잖아요. 그러니까 우리가 일상생활을 하면서 건강을 지켜 나가야지, 그건 않고 따로 돈 들여서 뭐 하는 건 아니다 그겁니다.

그러니까 최선책은 큰 돈 들이지 않고 일상생활에서 내가 할 수 있는 걸 먼저 하고 나서, 차선책으로 무슨 도움을 받으면 더 좋겠죠. 그런데 최선은 않고, 그냥 보약이나 먹고, 병원이나 가고, 생식원에 와서 효소나 하고 하는 건 차선책이다 그거예요. 사실은 이런 이야기 하면 장사 조집니다. 그런데 여기 공부방은 장사하는 데가 아니라 공부하는 곳이니까 원칙적인 얘기를 하는 거죠. 바쁘고, 게으르고, 돈 많은 사람은 와서 효소 하세요. 그래야 저도 먹고 살고 생식원도 유지하죠.

눈 안에서의 오행과 그 허실, 어린아이에게 근시가 올 경우, 눈 미백 수술, 다크써클

그 다음에 심장이 약해서 구맥이면 눈알이 붉어지고. 괄호 열고 충혈. 눈이 충혈된다 그 얘기죠. 눈만 갖고도 오행의 허실을 진단하는 방법이 있어요. 눈이 이렇게 있다면, 눈동자가 이렇게 있고 눈 가운데에 초점이 있어요. 조리개가 있죠. 가운데서 이렇게 조리개가 벌렸다 오므렸다 하는데, 벌리면 가까운 곳이 보이고 오므리면 멀리 있는 것이 보이게 해서 원근을 조절하는 요것은 수기가 지배합니다. 짠 게 부족해서 석맥이 나오면 근시 원시가 생깁니다. 이때는 당연히 짠 것이 필요합니다.

짠 게 부족하면 요 조리개가 열려 갖고 오므라들지 않게 돼요. 그러면 가까운 건 보이는데 멀리 있는 건 안 보입니다. 그러니까 신문 같은 걸 볼 때 바짝 대고 보게 됩니다. 애들 때는 짠 것을 먹이면 이게 해소됩니다. 일곱 살, 열 살 이때는 되는데 열다섯, 스무 살 다 크게 되면 교정이 잘 안 돼요. 하지만 애들 때는 금방 됩니다. 지금 유치원 다니는 아이들 안경 맞춰주고 하는데 그렇게 하지 말고 이렇게 한번 해보세요. 그리고 나이가 먹게 되면 반대로 오므라들기는 하지만 잘 안 열려서, 멀리 있는 건 잘 보이는데 가까운 게 안 보입니다. 이때도 짠 게 필요하겠죠.

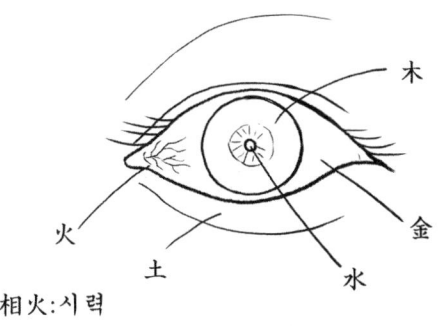

그림 눈 안에서의 오행

두 번째, 큰 눈동자 요건 간담인 목기가 지배해요. 이건 시력이 나빠져서 난시가 생기는 것과 관련 있습니다. 이때는 신맛으로 다스립니다. 그리고 하얀 부분 있죠. 흰자위. 거기가 깨끗해야 하는데 뿌옇다든지 하는 것 있잖아요. 그건 폐대장인 금기가 약하면 그렇습니다. 백내장이 생길 때처럼 흰자위에 뭐가 끼어 있다고 하면, 이 사람은 폐대장에 문제가 있을 수 있다는 거죠. 그러면 매운맛을 먹어야 됩니다. 그 다음에 여기 보면 실핏줄이 있죠. 눈 충혈되는 것. 피곤하면 미세한 모세혈관이 확장되어서 실핏줄이 붉어지게 돼요. 요즘은 눈 미백 수술이라고 해서, 벌건 실핏줄을 제거하는 수술도 한다고 그래요. 그걸 한다는 놈이나, 그걸 받겠다는 놈이나 둘 다 얼척 없기는 매한가지입니다. 어떻게 거기를 수술하겠다는 건지. 세상이 지금 여기까지 와 있습니다. 그리고 눈자위가 습관적으로 벌개지는 사람이 있어요. 저는 이게 아주 잘 생겨서, 세수할 때 물만 들어가도 벌개지고 그래요. 요건 전부 피(심소장, 화기)와 관련된 것이니까 쓴맛을 먹습니다.

그리고 눈 밑에 다크써클 생기는 것과 눈 위에 눈두덩 생기는 것. 살은 토기인 비위장이 지배하거든요. 그래서 눈 밑이 까맣게 되면 위장이 식었다는 것이고, 벌거면 위장에 열이 있다는 겁니다. 그리고 눈 밑에 좁쌀처럼 뭔가가 생겨났다고 하면 위장 내부에도 좁쌀처럼 뭐가 생겼다는 걸 의미해요. 눈 밑을 보고 알아내고 하는 건 나중에 홍맥을 공부할 때 자세히 하겠습니다. 이때는 단맛을 먹어야 되겠죠. 이제 오행이 다 나왔죠. 그런데 이건 죽은 사람한테도 다 있어요.

그러면 죽은 사람한테는 없는 게 뭐가 있어요? 상화가 뭡니까? 시력이잖아요. 눈이 존재하는 목적은 뭘 보기 위해서죠. 그래서 시력은 상화가 주관합니다.

질문 : 시력이 상화라면 무형으로 존재하는 모든 것은 심포 삼초에 해당하는 것으로 봅니까?

대답 : 그렇죠. 그래서 우리는 어떤 경우든 생명력을 보강하기 위해서 상화를 추가하는 겁니다. 우리가 생식원에 오시는 분들한테 뭘 처방하잖아요. 그때 병이 있건 없건 무조건 상화는 기본으로 깔고 합니다. 병이 없는 사람도 생명력을 제일 많이 쓰고 있거든요. 지금 제가 몸 중에 가장 많이 쓰는 것이 뭐냐? 혀를 가장 많이 쓰잖아요. 그러면 혀를 쓰는 것도 쓰는 거지만, 혀 속에 들어 있는 뭔가가 공기를 진동시켜서 말을 하게 되잖아요. 그게 상화거든요. 입 안에도 생명력이 있습니다. 그것처럼 시력을 주관하는 것도 상화인데 요때는 떫은맛을 먹어야 되겠죠.

여러분들도 이제 눈을 봐서 저 사람은 여기 눈 밑이 시커멓다(다크써클), 밤톨만한 게 불거져 나왔다 하면 왜 그런가를 알 수 있겠죠. 어떤 정치인처럼 밥을 하두 많이 먹어서 위장이 늘어나면 눈 밑도 이렇게 늘어져요. 정치하는 사람들은 하두 먹어갖고 십중팔구 거기가 나오게 되어 있습니다. 그 사람들은 만나는 사람들이 많기 때문에 밥을 많이 먹지 않으면 안 돼요. 선거 때는 더 정신이 없어요. 누구를 만났는데 밥 못 먹겠다고 하면 자기를 우습게 봤다고 할까봐, 아까 먹은 것 다 토하고 또 먹어야 됩니다. 그때 뱃속이 다 망가지는 거죠.

질문 : 애기들 눈이 퍼런 것은 왜 그런 겁니까?

대답 : 그건 목기가 많이 필요해서 그렇습니다. 애기들은 일생에서 목(木)이잖아요. 이때는 푸른 기가 약간 있기 마련입니다. 애기들은 살도 푸른 기가 있어요. 목기가 부족하니까 신맛이나 고소한맛을 더 줘야 되겠죠. 푸르다는 것은 이 흰자위, 바탕이 푸른 것을 말합니다. 눈동자가 푸른 게 아니라 흰자위가 그렇단 거죠. 그러면 흰자위가 노랄 수도 있죠? 노랗다면 단 것을 더 줘야 되고, 흰자위에 검은 빛이 있다 그러면 짠 것을 더 줘야 되겠죠. 눈에서 보내주는 정보가 있어요. 요즘은 서양 과학에서도 홍채에 병력이 다 기록되어 있다고 이야기 합니다. 하긴 거기만 기록되어 있는 게 아니라 여기를 떼도 다 기록되어 있고, 저기를 떼도, 어떤 세포를 떼도 다 기록되어 있죠. 오줌만 분석해 봐도 그 사람 내면에 있는 상당한 정보를 알아낼 수 있잖아요.

사시의 원인과 그 해법

질문 : 사시는 어떻게 해야 합니까?

대답 : 사시(斜視)는 전에 했던 거죠? 다른 사람이 질문했으면 대답 안했을 텐데, 준범이가 했으니 대답해야겠네. 생각해 보세요. 수능시험 볼 놈들이 여기 와서 강의 듣고 있으니 자지러질 일이죠. 며칠 안 남았지? 언제야?

(다음주 목요일요.)

그럼 다음 주 목요일에 시험 볼 세 놈들이 여기 와서 저러고 있으니 아주 세상이 뒤집어질 일이 아니냐구. 자, 봐요. 눈동자가 움직이는 원리. 근육이 요렇게 눈동자를 붙들고 있다고 했지. 눈동자를 이렇게 상측으로 돌려주고, 이렇게 하측으로도 돌려주고, 근육이 또 이렇게 우측으로 땡기면 눈동자가 이렇게 우측으로 돌아가. 그리고 우측으로 땡긴 이놈을 놓고 좌측에 있는 놈이 땡기면 눈동자가 좌측으로 이렇게 돌아가는 거야. 눈동자 자신이 움직일 수는 없는 거잖아.

그러니 근육이 눈동자를 잡고서 이쪽으로 땡기면 이렇게 돌아가게 되고 또 이 근육이 땡기면서 이놈을 놔주면 눈동자가 이쪽을 쳐다보게 되잖아. 위로 올리고 아래로 내리고 하는 건 근육이 하는 거야. 근육은 뭐가 지배한다고 했어?

(간담)

간담이 지배한다고 그랬지. 간담이 근육을 지배하는데 이놈이 이쪽으로 땡겨 놓고 안 놔주면 어떻게 되느냐? 안 놔준다는 건 근육이 경직되었다는 걸 뜻해. 그러면 근육을 부드럽게 하는 게 무슨 맛이라고 했어?

(신맛)

그러니까 사시는 현맥일 때 나타나는 거야. 애들 때 현맥 인영 4~5성이면 사시가 올 수 있어. 사시 있는 애들도 어려서 오면 다 고쳐져. 도경이도 고쳤지, 현서는 안경을 맞춰 쓰고 다닐 정도로 사시가 심했어. 눈도 못 뜰 정도였어. 사시 고치려고 걔 엄마가 아이를 데리고 어떤 한 의원에 1년을 꼬박 다녔대. 그런데도 효과가 없어서 여기까지 왔어. 보니까 눈동자가 잡아 당겨졌는데 눈동자가 이렇게 돌아가서는 이쪽을 못 쳐다보는 거야. '아무개야' 라고 부르면 이쪽을 쳐다봐야 되는데 저쪽을 보면서 '왜요?' 그러잖아. 이때는 신맛이 들어가면 근육이 부드러워져서 눈동자가 놓아져.

이 근육을 끊어서 눈동자를 돌아오게 하는 것이 사시 수술이거든요. 가령 아이가 다섯 살 때 사시 수술을 했어요. 그리고 난 뒤에 성장을 해서 머리통이 커지면 눈동자도 따라서 커지죠. 그러면 이게 팽팽하게 될 것이 아닙니까? 그래서 열 살이나 열두 살 때 수술을 또 하고, 사춘기

지나서 17~18세 때 또 한 번 하게 됩니다. 그런데 그렇게 자꾸 하지 말고 신 것을 먹으면 해결이 됩니다.

질문 : 사시가 심한 어른들도 신맛을 먹으면 고쳐지는지요?

대답 : 어른들은 굳어 있던 시간이 너무 길었기 때문에, 된다고 자신을 못 합니다. 물론 5년이나 10년 정도 신 것을 꾸준히 먹어주면 나아지기야 하겠죠. 사실 10년 동안 뭐라도 먹어야 되잖아요. 사시 있는 사람은 밥을 먹을 때 보리밥이나 팥밥, 팥으로 만든 빵 같은 것, 밀가루로 만든 그런 것이 맛있어요. 그러면 본인한테 맛있는 걸 10년간 잘 챙겨서 먹으면 되겠죠. 수제비 같은 것, 밀로 만든 음식을 먹으면 목기운을 먹는 거니까, 그걸 먹는다는 거죠. 10년 동안 먹으라고 하면 '아이구' 하는데 그러면 10년 동안 아무것도 안 먹겠다는 겁니까?

그리고 담경의 동자료, 시력을 조절하는 삼초경의 사죽공, 요 자리에다가 MT를 붙여요. 그러면 자극이 되어서 기운이 순환 되거든요. 적으세요. 사시나 시력이 약해졌을 때 사용하는 혈자리. 담경의 동자료, 삼초경의 사죽공 그 다음에 방광경의 청명(정명). 그리고 요 밑에 위경맥에 승읍이라는 혈자리가 있어요. 내 아이가 시력이 나빠졌다 그러면 자기 전에 거기에다 딱 붙여주고 아침에 떼어 주면 되거든요. 동자료와 사죽공 이 두 자리는 써주면 굉장히 좋아집니다. 그리고 청명혈 같은데 자극을 주면 힘이 생겨서 눈에 초점을 잡는데 도움이 돼요. 이 방법을 쓰면 과거에 눈을 수술하지만 않았다면, 초등학교 때 아이들은 시력이 거의 다 좋아질 수 있어요.

면홍(面紅)과 K장관, 심장이 허약해지면

면홍은 얼굴이 붉어진다는 뜻이죠. 어떤 사람을 보면 항상 얼굴이 벌겋게 상기되어 있습니다. 지금 정부의 어떤 장관은 얼굴이 항상 벌개져 있어요. 금형이라서 화극금이 안되어서 그런 겁니다. 그 장관은 쓴 걸 많이 먹어야 되거든요. 그런데 본인이 그걸 알겠어요? 심장에 병이 있다 보니 누가 뭐라 해도 안 들어요. 그 어떤 설득도 소용없습니다. 나라가 파탄지경이 나건 말건, 사생결단식으로 그냥 밀고 나가요. 그리고 심장이 병나면 성격이 급해져서 참는 힘이 떨어지게 됩니다. 언론에 공개할 때도 국가 간에 예절이라는 것이 있고, 정부정책에도 순서가 있는데 먼저 다 터트려요. 병든 사람이 장관질을 하는 겁니다. 그러면 정책도 따라서 다 병들게 되고 국제사회에서도 신뢰를 잃게 되는 겁니다. 한국을 그냥 믿을 수 없는 국가로 만들어 버려요. 하루만 더 있다가 발표해도 되고, 그 발표를 굳이 장관이 안 해도 되잖아요. 그 부처의 대변인이 해도 되는 거예요. 미국 같은 데는 거의 대변인이 하잖아요. 그런데 이 사람은 심장이 병나서 막 설치고 다니는 겁니다. 심장 좋아지라고 누가 가서 쓴 것을 잔뜩 먹였으면 좋겠네. 아무리 좋은 정책을 만들어도 절차를 어그러뜨리면 개판이 되잖아요.

거기 보면 심장이 지배하는 곳이라고 있죠? 거기 독맥(督脈)에다 동그라미 치고, 기경팔맥이라고 쓰세요. 기경팔맥 중에서 독맥을 통제하는 혈자리로 '후계'를 씁니다. 주관절은 팔꿈치 관절을 뜻하며, 심장은 얼굴을 지배하고, 상완(윗팔뚝)을 지배하고 혀, 피, 혈관 등을 지배합니다. 그래서 심장이 허약하면 이런 곳(상완)이 먼저 아프게 돼요. 윗 팔뚝이 아프다면 쓴 것을 먹으면 그 자리에서 낫습니다. 또 팔꿈치에서 소리가 난다, 팔굽혀펴기 잘 못한다. 그런 사람 있죠? 매달리기 잘 못한다 그런 것 있죠? 그건 팔꿈치와 상완의 힘으로 하는 것이거든요. 그러니 그런 곳이 약하다고 하면 심장이 허하다는 걸 의미해요.

화형 체질의 특징과 각 체질별 설득방법

그 다음에 화형 체질은 이미가 넓고 턱이 좁다. 앞 시간에 배웠죠. 그 옆에다 적으세요. 화형 체질은 가슴통이 두껍고 허리가 가늘다. 장부의 대소(大小)는 화형은 심장 소장이 크고, 폐대장과 신장 방광이 작다. 여기 화형이 몇 분 계시는데, 그분들은 평생 동안 화극금을 하니까 폐대장과, 수극화가 안 되니까 신장 방광이 다른 장기에 비해서 힘이 좀 딸리게 됩니다. 그래서 폐대장과 신장 방광 쪽을 꾸준히 보충하면서 살면 병도 안 생기고 건강을 유지하는데도 훨씬 낫습니다.

화형들의 직업으로는 예술가, 체육인, 언론인 그리고 외교적인 업무 있죠? 회사 내부의 것을 외부에 발표한다든지 고객을 맞이한다든지 하는 업무, 또 해외시장을 개척한다든지 하는 것을 잘 해요. 그리고 모험가, 탐험가. 강심장의 소유자만이 모험이나 탐험 같은 걸 잘 할 수가 있어요. 심장이 튼튼하면 사람이 굉장히 여유가 있고 느긋해지죠. 금형들은 심장이 작아서 여유가 없어요. 이미 짜여져 있는 틀에 따라 굉장히 타이트하게 살려고 해요. 그런데 화형들은 틀을 싫어합니다. 틀 밖의 것도 다 보이거든요. 그건 기운의 차원이 달라서 그래요. 토형은 1차원이고, 금형은 2차원이고, 수형은 3차원이고, 목형은 4차원이고, 화형은 5차원이거든요. 그러면 토형이나 금형들이 하나, 둘을 생각할 때 목형이나 화형들은 동시에 네다섯 개를 생각합니다. 나중에 차원도 설명 드릴게요.

궁합으로는 남자 화형은 금형 여자, 여자 화형은 수형 남자가 좋다. 화형이 좋아하는 기호식품으로는 얼큰하고 짭짜름한 것, 맵고 짠 것. 본성은 심소장이 건강할 때의 성격과 동일합니다. 그래서 심장이 큰 화형은 예절이 바르고, 질서를 중시하고, 밝고, 환하고, 진취적이고, 희생정신이 강하고, 활동적이다. 이런 좋은 점이 본성입니다. 병났을 때의 성격은 심소장이 허약할 때의 성질과 같아요. 화를 잘 내고, 신경질적이며, 돌격적이고, 사생결단 내고, 사치하고, 존칭을 잘 안 씁니다. 이런 것들은 화형이 병나거나 심소장이 허약할 때 나타나는 제증상입니다. 이런 증상이 나타날 때 화형이면(화기가 항진되면) 맵고 짜고를 먹고, 심장이 허해서 구맥이 나오면 쓴 것을 더 먹어야겠죠.

설득방법은 칭찬하고, 격려하고, 동기부여를 해주면 됩니다. 그러면 화형들은 더 잘 하게 돼요. 그런데 모든 사람을 칭찬을 해야 되느냐? 아닙니다. 수형들은 칭찬을 하면 게겨요. 수형들은 겁을 줘야 무서워서 잘 따릅니다. '너 그거 안 하면 인간 노릇 못한다. 너 그거 안하면 니가 원하는 것 하나도 안 해줘' 하는 식으로 겁을 주면 잘 합니다. 금형들은 칭찬하면 쪽팔린다고 그래요. (웃음) 너 잘 한다고 하면 '아이 쑥스럽게, 뭘 이래요' 그럽니다. 그러면 금형들을 설득할 때는 어떻게 하면 되느냐? 명분을 줘야 돼요. '니가 그 일을 해내면 다른 사람이 좋아진다' 이런 식으로. 그러면 대장 기질이 있어서 '아, 내가 하면 다른 사람이 좋아진다고 하니 내가 해야지' 하면서 목숨을 걸고 합니다.

화형들은 '그 일 한 사람 중에서 니가 가장 낫다'고 하면 '아, 이게 바로 내 일이구나!' 이렇게 생각합니다. 그래서 밝게 하는 성격은 화형이고, 잠잠하게 하는 성격은 수형이죠. 수형은 자신이 드러나는 걸 싫어해요. 지구력이 있어서 어디 가서 한 달 내내 맡은 일이나 하라고 하면 잘 합니다. 또 수형은 잘 한다는 소리도 싫고, 자기만족감 때문에 일을 합니다. 그리고 화형들은 항상 이상적인 미래를 꿈꾸고, 목형은 희망적인 세상을 설계합니다. '걱정하지 마. 다 풀릴 거야.' 그러면 금형들은 뭐냐? 안 좋은 상황이 오면 비관적으로 생각하고 낙담을 해요. '야, 큰일 났다. 이러다가 뭔 일이 크게 벌어지는 게 아니야?'

지금과 같은 경제상황에서도 목화형들은, '옛날에도 이런 적이 있었으니까 조금만 참으면 다 풀릴 거야' 하면서 희망을 가져요. 그래서 목화형들이 없으면 사람들이 희망을 상실하게 됩니다. 그런데 토금형들이 없으면 현실을 못 봐요. 지극히 현실적인 성격이 있고, 현실을 바탕으로 보다 더 나은 미래를 생각하는 미래지향적인 성격이 있다 그 얘기죠. 그게 다 기운이 달라서 그렇습니다. 여기까지 하고 뒷부분은 점심식사를 하고 또 하겠습니다. 수고 하셨습니다. (박수 짝짝짝)

새우 알레르기와 코골이

식사 맛있게 하셨습니까?

(한 사람만, 예!)

맛있게 드신 분은 한 사람 밖에 없고 나머지 분들은 맛이 없었나요? 대답이 시원치 않으면 내일부터 밥을 주지 말아야 될 것 같은데요. (웃음)

교재 같이 폅니다. 74페이지, 이번 시간은 구맥의 변화에 대해서 공부하도록 하겠습니다. 진도 나가기 전에 질문 몇 개만 받겠습니다.

질문 : 저는요 원래는 알레르기가 없었는데요, 중국 갔다 와서는, 게나 새우를 먹으면 목구멍이 막 가려워요. 왜 그런 거죠?

대답 : 껍데기가 두껍고 딱딱한 갑각류인 게나 새우는 금기가 강한 놈들입니다. 비린맛이 나죠. 매운맛이나 비린맛 그리고 화한맛은 금기가 있습니다. 그런데 요것들을 먹으면 목구멍이 가렵다고 하니 한번 따져 보자구요. 항상 생각할 때 무릎 아프다고 해서 무릎만 쳐다보면 답이 없고 몸 전체를 봐야 됩니다. 눈이 됐든, 코가 됐든, 목구멍이 됐든 그건 전체에서 보면 국소부분이잖아요. 목구멍은 어디가 지배해요? 간담이 지배죠. 그런데 금이 들어갔으니 금극목을 하게 되겠죠. 금극목을 당하니 목구멍이 가려워진 겁니다.

모든 먹거리라는 건 결국 기운, 에너지잖아요. 저 같은 경우는 옛날 젊었을 때 청양 고추 있죠? 그 매운 고추를 먹으면 하나가 아니라 그냥 한 번만 딱 깨물어도 땀이 나고, 딸꾹질도 나와서 난리가 났습니다. 원래 금형이어서 금기가 많았는데 금기가 또 들어왔어요. 그러면 화극금이 더 안되잖아요. 화극금을 적당히 해야 에너지가 순환이 되는데 금기가 너무 강하면 화기가 튕겨져 나옵니다. 그래서 딸꾹질을 한 거였는데, 그건 쓴맛을 먹으라는 정보였죠. 그것처럼 준범이도 목이 가려운건 신맛이 필요하다는 정보죠. 그때는 신맛과 쓴 것을 먹으면 괜찮아지게 됩니다.

질문 : 코를 심하게 고는 건 뭔가요?

대답 : 코골이는 잠자면서 숨 쉴 때 소리를 내는 거잖아요. 숨은 몇 가지가 있다고 했어요?

(두 가지, 들숨 낼숨)

음양이 있다고 했죠. 들숨 낼숨. 숨을 들이쉴 때, 들숨 할 때 코고는 것, 커커커커커. (웃음) 이건 들숨이 자연스럽게 안 되는 거잖아요. 들숨은 아까 오행에서 뭐가 주관한다고 했어요? 수, 신장이라고 했잖아요. 신장의 힘으로 들숨 한다고 했죠. 그러니 짠맛이 부족하면 들숨 할 때 코골이를 하게 돼요. 커 커커커커커 푸~~ 커커커커커 푸~~ 이렇게.

그런데 어떤 사람은 숨을 들이마시는 건 잘했는데 나갈 때 커어~~~ 푸푸푸푸푸 이래요. (수강생들 폭소) 숨이 나갈 때는 뭐가 주관해요? 심장이라고 했죠. 그러니 쓴맛을 먹어줘야 되겠죠. 낼숨은 심장의 힘으로, 들숨은 콩팥의 힘으로. 숨을 쉬는데, 소리를 들어보면 숨이 들어갈 때 소리가 나는지, 나갈 때 나는지 알 수 있습니다. 그런데 두 개 다 하는 사람도 있어요. 커커커커어, 푸우우우우~. 탱크가 두 대 지나가요. (웃음) 그러면 이 사람은 수화가 다 약하다는 걸 의미하겠죠.

그 경우 맥은 석맥이 나올 수 있는데, 석맥이 나온 다음에 오래되면 어디로 간다고 했어요? 병의 진행방향은 상극의 순으로 간다고 했죠. 그냥 두면 수극화 해서 심장도 약해집니다. 우리 몸 안에 있는 생명은 다음번의 정보를 그렇게 알려 주는 겁니다. 코골이는 일체 이유가 없어요. 호흡이 고르지 않으면 코골이가 되는 겁니다. 코골이라는 건 그 사람의 힘이 한쪽으로 너무 넘쳐 있다든지, 아니면 허약하다든지 해서 균형이 안 맞는다는 걸 의미해요. 그래서 코골이는 심소장과 신방광, 수화(水火) 요 두 개로 볼 수 있습니다.

질문 : 이빨 가는 것은요?

대답 : 이를 가는 건 현맥이죠. 그때는 신 것을 먹으면 됩니다.

손목 통증, 신맛과 위장병

또 아까 저기 누구? 이숙현씨, 무슨 질문?

질문 : 손목이 아픈데요, 새끼손가락 쪽에서 지나가는 손목이 아파요. 손목이면 폐대장이 약해야 되는데 새끼 손가락쪽 손목이 아프고 감각이 무뎌요.

대답 : 새끼손가락 쪽이 무뎌요? 숙현님은 그동안 피부병 때문에 매운맛과 짠맛을 오랫동안 먹어서 그럴 겁니다. 쓴맛이 필요할 때가 되었죠. 그러면 폐대장이 손목이니까 매운 것은 확실히 먹어야 되고, 그쪽 심소장경에도 MT를 붙여 보세요. 여기 손목이 있으면 엄지손가락 쪽에서 간 것은 폐경맥인 금기이고, 새끼손가락 라인에서 간 것은 심경과 소장경맥인 화기거든요.

질문 : 쓴맛하고 매운맛을 같이 먹어도 되는지요?

대답 : 같이 먹어도 됩니다. 아마 겉절이 같은 게 땡길 겁니다. 밥을 고추장에 비벼서 먹어 본다든지, 아니면 떡볶이를 먹어도 되겠죠. 떡볶이만 맛있게 먹어도 매운 걸 많이 먹는 것이 되니까, 떡볶이 맛있게 하

는 집에 가서 떡볶이를 드셔 보세요. 이쪽을 눌러봐서 아프다면, 그 장부에 해당되는 경맥을 활용하여 침을 놓아 본다든지 MT를 붙인다든지 하면 됩니다. 그리고 지금이 절기상으로 가을이니까 매운 것을 더 드셔야 되겠죠. 어제가 입동(立冬)이어서 이제 수기로 넘어왔는데 날씨가 입동 같지가 않아요. 또 질문하실 분은 하세요.

질문 : 매실은 무슨 맛에 속합니까?

대답 : 신맛에 속해요.

질문 : 위장병 있는 사람이 매실을 담근 효소액을 1년 먹었더니 나았다는데, 왜 그런 거죠?

대답 : 위장병이면 통상적으로 무슨 맛을 먹어야 돼요?

(단맛)

단맛을 먹어야 되는데 신맛 나는 매실 엑기스를 먹었잖아요. 그 사람은 원래 소화가 안 되었던 사람이었어요. 산이 과다 분비되어서 홍맥이 나오는 사람은, 신 것을 먹으면 목극토를 하니까 자지러집니다. 그런데 소화액을 분비 못하는 현맥 위장병이 있습니다. 간담이 오그라들어서 뭘 먹어도 뻑뻑한 사람들은 신맛을 먹으면 현맥이 없어져서 오히려 소화가 잘 됩니다.

현맥에 대한 일반적인 설명

자, 그러면 맥을 한번 살펴봅시다. 74페이지 펴고, 76페이지쯤에 맥의 단면이라고 쓰세요. 이쪽은 맥의 측면, 맥의 형상(形象)을 상상해 본다 그겁니다. 우리가 맥을 촉지한다는 건 혈관을 촉지하는 거잖아요. 혈관을 잘라서 보면 직경(단면)이 있을 것 아닙니까? 볼펜심처럼 가늘고 긴 게 있고, 이렇게 볼펜 깍지처럼 굵고 짧은 게 있어요. 그러면 측면에서 봤을 때 절대 길이가 똑같을 때도 직경을 따져 보면 굵은 것과 가는 것을 구별할 수 있죠. 그러면 이건(직경이 볼펜 깍지 굵기) 상대적으로 굵다 라고 하고, 이건(직경이 볼펜심 굵기) 가늘다 라고 할 수 있어요. 그러면 그 중간도 있을 수 있겠죠.

표 오계맥

현맥	구맥	구삼맥	홍맥	모맥	석맥
弦	鉤	鉤三	洪	毛	石
금극목	수극화	불균형	목극토	화극금	토극수
가늘고 길고 미끄럽고 긴장감 있고 팽팽하다	연하고 말랑말랑하고 꼭꼭 찌르고 터질것 같다	가늘고 길고 연하고 말랑말랑하고 꼭꼭꼭 찌른다	굵고 넓고 짧고 완만하고 부드럽다	굵고 넓고 짧고 솜과 같이 확 퍼졌다	미끄럽고 단단하고 걸쭉하고 바둑돌같다

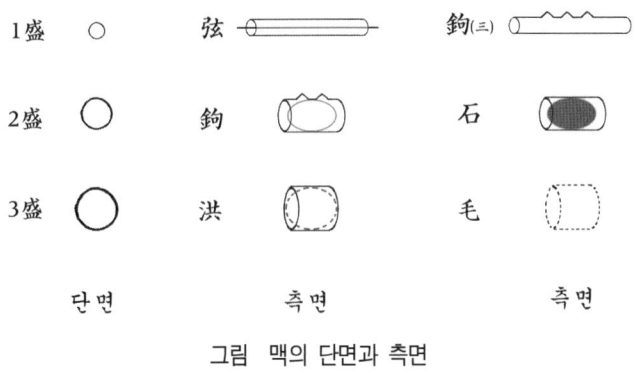

그림 맥의 단면과 측면

여기(위의 표 참조)서 가늘고 긴 놈이 어떤 놈입니까? 현맥과 구삼맥이 있는데 요거를 1성이라고 하면 2성도 있고, 요것보다 확실히 굵다 라고 하면 3성이라고 합니다. 여기서 보면 1성인 현맥보다 더 가느다란 맥은 없어요. 현맥보다 더 가늘다 그러면 현맥이 더 가늘어졌다고 하는 겁니다. 현맥이 나오면서 힘도 약하다는 얘기죠. 어떻게 보면 안 뛰는 것도 같은데, 실처럼 가는 맥이 가실가실 하게 뛰어요. 그건 힘이 아주 없는 거죠. 한쪽에서 그런 맥이 뛰면 인영 촌구 대소의 편차가 많이 나 있을 가능성이 높아요.

이러한 맥들이 있는데 현맥은 팽팽하게 긴장되어 있는 맥이죠. 그 원인은 뭐라고 했어요? 금극목이라고 했죠. 이렇게 잡아당긴다든지 오그라트리면 이놈이 가늘게 늘어나죠. 그러니까 팽팽하게 잡아당기는 것도 금기, 짜부라트리고 압축시키는 것도 금기입니다. 만져봐서 팽팽한 긴장감이 있다고 하면 현맥이에요. 구삼맥은 수극화 하거나 금극목 해서 육장육부의 균형이 깨졌을 때 나타난다고 했죠. 구삼맥은 현맥처럼 가늘지만 긴장감이 없고 대신에 말랑말랑한 게 나타나면서 꼭꼭꼭 찔러요. 어떤 사람 맥을 보면 까실까실한 게 나타나기도 해요. 구삼맥은 기타줄처럼 미끄럽고 팽팽한 게 아니라, 가늘고 길고 연하면서도 뭔가 꼭꼭꼭 찌르는 걸 얘기하는 겁니다.(그림 맥의 단면과 측면 참조)

그러니까 맥보는 연습을 할 때 정기신(精氣神)을 집중해야 돼요, 말아야 돼요? 집중을 해야 되겠죠. 집중하는 연습이 안 되면 맥을 알 수가 없어요. 이게 가는지, 까실까실한 게 있는지, 긴장감이 있는지 잘 모르게 됩니다. 대충 만져서 맥을 알 것 같으면 아무나 보게요. 전 세계에서 맥 연습을 여기처럼 수십 명이 모여서 이렇게 하는 데는 없어요. 책을 보고 이론을 설명할 수 있는 곳은 많아도, '맥을 한번 봅시다' 하고선 실제로 맥 연습을 하는 곳은 여기뿐입니다.

각각의 맥들이 생겨나는 원인을 비유로 설명하면

그러면 요걸(중간 것) 빼면 대소가 나오잖아요. 만져보면 현맥은 팽팽한 긴장감이 있어서 가늘고 길게 느껴지는데, 어떤 건 맥이 이렇게 넓게 퍼져서 벌렁벌렁하고 굵죠. 여기(표 참조)서 보면 굵고, 넓고, 짧은 놈이 어떤 놈입니까? 요거(홍맥과 모맥)죠. 부드러운 목기가 강해지면 목극토 해서 홍맥이 나오고, 흩어지고 확산시키는 화기가 강해지면 화극금 해서 모맥이 나옵니다. 홍맥은 벌렁벌렁하면서 혈관의 부드러운 라운드가 있고, 모맥은 확 퍼져 있어서 라운드가 없어요. 벌렁벌렁한 이 속이 텅 비어 있어서, 혈관 안에 뭐가 없는 것 같아요. 그런데 우리 이 여사님 맥을 보면 돌처럼 딱딱한 게 확실히 들어 있잖아요. 그걸 만지다가 맥 속에 뭐가 없는 사람 맥을 보면 '아, 이 사람 맥은 안 잡혀' 라고 할 수 있죠. 그런데 가만히 느껴 보면 뭐가 움직이긴 움직여요.

석맥은 걸쭉하면서 속에 뭐가 딱딱한 게 있어요. 그러니까 여기 이놈(석맥)을 만지는 것과 속에 아무것도 없는 것 같은 요놈(모맥)을 만지는 것은 벌써 다르겠죠. 그것을 이번 주부터 연습을 통해서 알아간다 그겁니다. 이전까지는 맥을 봤더니 '인영맥이 크다' 라는 정도는 알 수 있었잖아요. 그리고 진안에서 온 젊은 친구들은 인영맥보다 촌구맥이 크잖아요. 그러면 그 중에서 제일 큰 놈을 찾고 작은 놈은 일단 무시해 버려야 돼요. 작은 건 머리 속에서 지우고 인영 촌구 네 개 중에서 제일 큰 맥을 가지고 살핍니다. 큰 맥이 병이니까, 작은 건 일단 거들떠보지 말아라는 거죠.

자, 그러면 혈관 안에 탁하고 걸쭉한 놈이 들어있을 때는 토기가 실한 거죠. 아까 토기는 뭉치고 끈적끈적하게 하려는 거라고 했습니다. 물에다가 흙을 막 비벼서 넣어 봐요. 그러면 물이 흙탕물이 되는데 거기에 흙을 더 넣으면 어떻게 돼요? 더 걸쭉해 지잖아요. 그게 토극수(土克水)입니다. 그리고 먼저 목극토 하게 되면 부드러운 기운이 많아지게 됩니다. 목극토 했을 때 맥을 만져보면, 뭐가 벌렁벌렁하기만 하고 긴장감도 없고 딱딱한 것도 하나도 안 잡혀요. 그걸 '넓을 홍, 큰물 홍(洪)' 자 홍맥이라고 합니다. 모맥은 뭐냐? 부드럽다 못해 다 흩어졌어요. 흩어지게 하는 불기운이 쇠기운을 극했기 때문에 그 기운이 확 퍼져 나간 거죠. 퍼져 나가니까 맥이 그렇게 나오게 됩니다. 그러니 '털 모(毛)' 자를 쓸 수밖에 없었던 겁니다. 새털처럼, 솜처럼 뭐가 잡히는 게 없잖아요. 하지만 돌멩이처럼, 막대기처럼 잡히는 게 아니더라도 솜도 분명히 물질로서 존재는 하죠. 단지 기운이 뭉쳐지지 않고 확산되었다 그 얘깁니다. 그러니까 굵고 넓은 건 홍맥과 같지만, 홍맥처럼 부드럽고 완만한 것이 없고 솜처럼 확 퍼져버린 모양은 모맥입니다.

얇은 고무풍선에다가 물을 집어넣고 만져보면 벌렁벌렁하면서 경계가 잡히잖아요. 그게 홍맥입니다. 그런데 모맥은 고무풍선에 바람을 잔뜩 넣었더니 다 터져서 바람이 퍼져나가는 느낌이 나요. 따라서 모맥은 그 기운이 흩어지는 화기가 넘친 것이고, 홍맥은 그 기운이 부드럽고 완만한 목기가 넘친 것이고, 현맥은 금기가 작용해서 활시위를 당겼을 때의 그 긴장된 맥을 말합니다. 현악기 같은 걸 보면 줄이 팽팽하게 감아져 있죠. 더 감으면 긴장감이 어떻게 되겠어요? 더 세지죠. 그래서 금기가 더 작용하면 더 팽팽하게 됩니다. 그러다가 줄을 풀면 어떻게 됩니까? 바이올린 줄을 푼다는 건 금기가 빠져나간다는 거죠. 그러면 팽팽하던 긴장감이 줄어들게 되겠죠. 그걸 부드럽다, 늘어졌다, 완하다고 하는 것이고 그놈을 다시 잡아 당겨(금기)서 팽팽하게 하면 긴장됐다고 하는데, 그때 이런 줄(현맥)이 생기게 됩니다. 그러니까 굵어도 길고 팽팽한 기운이 있다면, 현맥이 커진 것으로 보는 겁니다.

그런데 이것이 1~3배냐, 4~5배냐, 6~7배냐 하는 것도 따져야 돼요. 그건 그 사람의 인영 촌구 안에서 가장 작은 맥과 가장 큰 맥을 비교해서 보는 겁니다. 그래서 많은 사람의 맥을 만져서 그 맥의 상과 형태를 기억하고 있으면 비교할 수 있게 되겠죠. 아! 보통 사람의 맥은 이 정도구나 하고 말입니다.

생명은 수치화, 계량화 할 수 있는 성질의 것이 아니다

 그러니까 서양식으로 요게 1센티다, 요게 3센티다 하는 그런 식이 아니란 거죠. 서양의학은 생명의 상태를 숫자로 표현하려다 보니 다 조져버린 겁니다. 생명은 숫자로 표현하는 것이 불가능합니다. 생명력이라는 건 계량화 되지가 않아요. 그런데 논문을 쓰고 시험을 치르려다 보니까 숫자로 표시해야 되잖아요. 그러다 보니 의사가 자기 병을 못 고치게 되어 버린 겁니다. 하지만 생명은 그렇게 숫자로 딱딱 나눠지는 게 아닙니다. 왜 그러냐? 수리학에서 보면 1,2,3,4 이렇게 나가잖아요. 1에서 2까지의 거리가 몇이냐? 하나일까요? 1+2는 3일까요? 이건 유치원 수준의 산수 시간에나 하는 거죠.

 실제 자연이나 우주, 생명체 입장에서 보면 1에서 2까지 가는데 1+1=2, 이렇게 쉽게 가는 게 아닙니다. 왜냐하면 여기 1에서 여기 2까지가 거의 무량(無量)한 거리이기 때문에 그렇습니다. 1에서 2까지 가는데 1.0000000000001 이렇게 될 수도 있잖아요. 그리고 1.9 다음에도 2가 아니죠. 왜냐? 1.99도 있다는 거죠. 또 1.99999999도 있을 수 있죠. 이 지구 한 바퀴를 돌고도 아직 9라고 하면 2까지 못 간 거 아닙니까. 그런데 우리는 유치원 때부터 해서 대학교 때까지 무지막지하게 '1 다음에는 2다' 이렇게 달달달 외워 왔단 말이에요.

 우리가 물리학, 화학, 무슨 공학 할 때 다 숫자로 하고 경제학 할 때도 다 숫자로 하잖아요. 그런 학문에서는 십 원짜리 두 개면 이십 원이다 하는 게 통용이 돼요. 그런데 그런 방식을 생명에다가 적용시키면 안 맞을 수 있다는 거죠. 생명이라는 속성은 경제학이나 기계공학 같은 것하고는 다르다는 겁니다. 어떤 사람은 진통제 한 알만 먹어도 통증이 가라앉는데 어떤 사람은 안 그렇잖아요. 똑같은 엄마 뱃속에서 나왔는데 누구는 아토피가 있고 누구는 없잖아요. 그게 생명의 현주소라는 겁니다. 그래서 이런 개념을 갖고 생명을 인식한다면, 1과 2는 단순히 하나의 차이가 아니라는 걸 알게 됩니다. 그러니 기존 인식의 틀을 뜯어 고치지 않고는 생명의 실상을 인식하기가 어렵습니다. 기존의 숫자 개념으로 생명을 보면 안 되겠죠.

동양학은 이런 겁니다. 가령 혈자리와 혈자리 사이의 길이를 잴 때 서양학문에서는 한 치는 1센티다, 2.5센티다 이렇게 설명하잖아요. 그런데 이게 동양학에 오면 안 맞습니다. 왜? 동양학에서 인체에 적용하는 치수는 정해진 치수를 놓고 따지는 게 아니라, 각자의 몸을 놓고 따지기 때문에 그렇습니다. 애기 몸과 어른 몸은 다르잖아요. 자신의 젖꼭지와 젖꼭지 사이를 8등분 한 길이를 한 치라고 하는데, 같은 한 치라도 애기 혈자리 잴 때는 길이가 짧아요. 그런데 최홍만 같은 거인은 이게 길잖아요. 절대 숫자를 센티로 하면 다르지만, 경혈학에서 보면 각자 자기 몸길이를 갖고 재니까 촌이나 치를 다 똑같이 적용할 수 있는 겁니다.

절대 숫자를 갖고 재는 건 언제 하느냐? 건축학, 토목공학, 기계공학 등을 할 때는 이런 약속된 단위로 표기된 절대 수치를 써야 됩니다. 약속된 단위를 안 쓰면 건물이 무너질 수 있잖아요. 그런데 생명을 다루는 의학 이런 데 오면 이게 안 맞는다는 겁니다. 또 식품영양학에서도 안 맞아요. 비타민A를 몇 밀리그램 먹고, 칼슘을 몇 밀리 먹고 하는 식으로 수치화 시킬 수 없습니다. 식품영양학대로 밥상을 차릴 수 있습니까? 못 차리잖아요. 식품영양학 교수님도 학교에선 몇 밀리그램 따지면서 실제 된장찌개 만들 때는 그렇게 못 따져요. 왜냐하면 그 음식을 먹는 사람이 누구냐 하는 걸 따져야 하기 때문입니다.

그래서 대충 간 맞춰 넣어서 자기 입에 맞으면 맛있는 겁니다. 그러니까 그 사람 안에서의 절대, 내 안에서의 대소, 내 안에서의 허실이 중요한 것이지, 다른 사람과의 상대적 허실은 중요하지 않습니다. 그래서 의학을 통계나 수치의 틀 속에 넣어서 규정하는 건 거의 맞지가 않다 이렇게 말할 수 있습니다.

맥이 커지는 과정을 비유로써 설명하면

홍맥이나 모맥처럼 퍼져 있는 맥을 먼저 만져보고, 다음에 가늘고 긴장감이 있어서 팽팽한 현맥을 만져보면 양자는 확연히 구분이 됩니다. 김 선생님은 지금도 인영맥이 퍼져 있죠. 그런데 홍맥인지 모맥인지 모르겠다, 혈관의 경계가 있는지 없는지 모르겠다면 홍모맥으로 통합시키세요. 두 개가 붙어(토, 금) 있으니까 달고 매운 걸 주면 되는 겁니다. 이제는 가는 맥과 굵은 맥은 구분할 수 있겠죠? 그러면 2성은 뭐냐? 석맥과 구맥이죠. 석맥과 구맥은 굵기가 요것(현맥과 구삼맥)의 2배입니다. 여기(석맥과 구맥)는 가늘거나 굵은 게 없죠? 굵은 건 여기(3성인 홍맥과 모맥)에 있고, 가는 건 여기(1성인 현맥과 구삼맥)에 있잖아요.

석맥과 구맥은 토극수 해서 이것을 뭉치게 했느냐, 수극화를 해서 이것을 연하게 했느냐 그 차이밖에 없어요. 흙을 넣어서 걸쭉해진 거기에 물을 넣으면 어떻게 돼요? 연해지겠죠. 생식을 물에 타서 그냥 계속 놔두면 뻑뻑하게 굳어지는데, 거기에 물을 조금만 넣으면 연해지잖아요. 그러니까 연해지게 했느냐, 걸쭉하게 했느냐 요 차이만 있는 겁니다.

수기는 연(軟)하게 하는 기운이고 토기는 고(固)하게 하는 기운, 뭉치게 하는 기운이죠. 물에다가 흙을 자꾸 집어넣으면(土克水) 뻑뻑해 지잖아요. 딴딴해진다, 뭉친다 이겁니다. 그래서 석맥은 만져보면 딴딴해요. 석맥이 더 오래 되었다면 그건 토극수를 더 오래 한 거죠. 그리고 걸쭉해진 이게 꽉 차게 되면 돌처럼 됩니다. 그래서 바둑돌 만지는 것 같다고 하는 겁니다. 그런데 여기 석맥에다가 다시 수기를 넣으면 어떻게 되느냐? 여기다가 물을 한 컵 집어넣었어요. 그러면 한 컵만큼 연해지죠. 일단 걸쭉한 놈이 멀개지게 됩니다. 여기다 또 물을 한 컵을 넣었어요. 더 멀개지죠? 계속 집어넣으면 여기 있던 걸쭉한 놈이 언젠가는 다 빠져 나가게 되겠죠. 그것처럼 몸속에 수기를 계속 집어넣으면, 혈관 속에 들어 있던 걸쭉하고 뻑뻑했던 놈들이 없어지면서 피가 맑아지겠죠. 연해졌다는 건 걸쭉하고 단단했던 것에 비해 맑아졌다는 말과도 같아요. 그걸 단단했던 것이 말랑말랑해졌다고도 하는 겁니다.

수극화를 계속하게 되면, 아까 소금을 무지막지하게 계속 먹었더니 심장이 터져 나가는 것 같다고 했죠? 연하기만 해도 구맥, 말랑말랑하기만 해도 구맥. 그러다가 이게(혈관) 터질 것 같다 그러면 구맥 4~5성. 그 사람이 항상 구맥 4~5성이라고 하면 그건 심장병입니다. 손으로 이렇게 대면 말랑말랑 하는 놈이 꼭꼭 찌르는 것 같아요. 그런데 이 안에 있는 놈이 더 터질 것 같다면 그게 구맥 4~5성에서 6~7성으로 가는 것이거든요. 심장이 병나면 얼굴이 벌개 집니다. 그리고 심장이 폭발적으로 뛰면 땀이 많이 나기도 하고, 수극화를 더 많이 해서 심장의 허증(虛症)이 더 깊어지면 좌골신경통이나 심장성 고혈압 등 구맥 제증상이 생기게 됩니다. 가늘기만 해도 현맥, 미끄럽기만 해도 현맥인데 그 상태에서 기타줄을 더 감았다면 긴장감이 형성되죠. 그건 금극목을 더한 겁니다. 따라서 긴장감이 팽팽한 건 현맥 4~5성입니다. 그놈을 더 감아서 팽팽해지면 끊어질 것 같아서 겁나잖아요. 그게 고래심줄 같은 맥(현맥 6~7성)입니다. 여기서 이렇게 진행한다 이거죠.

치료는 현재 상태보다 더 나빠지지 않게 하는데서 출발한다, 병세가 깊어지면 맥도 따라서 커진다

맥이 처음 1성일 때는 쉽게 고칠 수 있는데, 그때 안 고쳐 놓으면 이게 더 커지게 됩니다. 병도 생명이라서 자란다고 했죠. 병이 생겼는데 자라지 않고 가만히 있으면 얼마나 좋겠어요. 그건 지금만 같아도 안 죽는다는 말과도 같잖아요. 암도 악화만 안 되면 그 병으로는 안 죽는다고 했죠. 그러니까 의학을 할 때 어떻게 해야 되느냐? 병을 고치려고 깝죽거리지 말고 지금 있는 병을 더 커지지 않게 하는 방법이 뭐냐, 현상 유지시키는 방법이 뭐냐? 이걸 찾아야 된다는 겁니다. 현상유지도 못하면서 어떻게 고쳐요? 이치적으로 한번 생각해 보자 이겁니다. 지금의 병을 더 키우지 않고 현상유지만 시켜도 굉장한 건데, 그러한 방법도 없으면서 무슨 재주로 병을 고치냐는 거죠. 저는 그게 불가능할 것 같아요.

무릎 아픈 사람도 지금보다 더 나빠지지만 않으면 그냥 살 수 있거든요. 지금보다 악화시키지만 않으면 개선될 여지가 있는데, 그런 방법도 없이 무릎에 칼 댄다는 건 좋은 방법이 아니죠. 진통제를 먹는 것도 좋은 방법이 아닙니다. 물론 너무 아파서 잠을 못 잘 것 같다, 내일 아침까지 도저히 못 참겠다고 하면 약의 도움을 받아야 됩니다. 그런데 습관적으로 먹거나, 아프기 전에 아플까 봐 미리 진통제를 먹는 것은 안 된다는 겁니다. 아프지도 않은데 아침 먹고 30분 후에 약 먹고, 저녁 먹고 30분 후에 약 먹는 짓은 하지 말아야 됩니다. 소화 안 될까봐 미리 소화제 먹으면 안 되는 것과도 같아요. 소화가 안 되면 밥을 적게 먹을 생각부터 해야죠.

그래서 1성, 2성, 3성에서 고치지 못하면 기경의 병인 4~5성으로 맥이 커지게 되고, 여기에서도 병을 못 고치면 사해의 병인 6~7성으로 맥이 커지게 됩니다. 그러면 병을 고치는 건 뭐냐? 큰 맥을 작게 하면 병은 저절로 고쳐집니다. 6~7성을 4~5성으로 끌어내리고, 4~5성을 1~3성으로 작게 만들어서 기운을 편안하게 순환하도록 해주면, 생명이 가지런해져서 저절로 병이 고쳐질 뿐만 아니라 건강하고 오래 살 수도 있습니다.

그런데 가령 이 사람(토극수가 되어서 석맥 나온 사람)보고 짠 것을 먹지 말라고 해서 무염식, 저염식 등으로 계속 싱겁게 먹었어요. 그러면 토극수가 더 되니까 더 딴딴해지게 되겠죠. 그리고 더 오랜 시간이 지나면 맥이 딱딱해져요. 딱딱해지면서 맥이 요만했던 놈이 이렇게 커지게 됩니다. 왜냐하면 딱딱해져서 에너지 공급이 원활하지 않게 되면 이쪽이 살기 위해선 더 많은 피가 필요하게 되거든요. 그리고 석맥이 나오면 어떤 일이 벌어지느냐? 혈관 내벽에 걸쭉하고 끈적끈적한 혈전 같은 게 달라붙게 됩니다. 그러면 혈관 내경이 좁아져요, 넓어져요?

(좁아져요.)

좁아지게 되겠죠. 좁아지면 좁아지는 만큼 혈관에 부하가 더 걸리게 되어 그 동네에는 산소와 영양분이 적게 공급될 수밖에 없습니다. 그러면 어떻게 해야 되느냐? 저 동네에 100이 필요하다면 여기 혈관을 더 넓혀야 100을 보내 줄 수가 있겠죠. 아까 여기 혈관에 끈적끈적한 것이 생기지 않았을 때는 100이 갔는데, 토극수를 해서 혈관 내벽에 끈적끈적한 놈이 묻게 되면 80밖에 못 가게 됩니다. 그런데 원래 100 갖고 살던 동네라서 80 갖고는 못 살아요. 20이 더 가도록 하려면 이 끈적끈적한 놈을 청소하든가 아니면 혈관을 늘리든가 하는 두 가지 방법밖에는 없죠. 끈적끈적한 놈을 청소하지 않는다면 혈관의 직경을 늘릴 수밖에 없어서 맥도 저절로 커지게 됩니다. 맥이 커졌다는 것은 병을 고치려고 피를 더 많이 보내게 되었다거나, 혈관 내벽이 좁아졌다거나, 걸쭉한 것이 생겼다거나 하는 문제가 생겼다는 걸 의미하거든요. 그래서 큰 쪽의 맥이 병이 더 깊은 것으로 보고 큰 쪽부터 먼저 손을 써야 되겠죠. 그렇기 때문에 촌구맥보다 인영맥이 더 크다면 촌구는 다 무시하고, 일단은 인영만 봐야 된다 그 얘깁니다.

입장단으로 맥 공부를 해야 한다

구맥의 변화에 대해서 공부 하겠습니다. 연하고 말랑말랑하고 꼭꼭 찌르는 게 구맥인데 맥 공부는 우리 조상들이 공부했던 방식으로 해야 돼요. 그러면 우리 조상들이 공부했던 방식은 뭐냐? 우리 조상들은 눈으로만 공부한 게 아니라 입으로도 공부했습니다. 옛날엔 음악 할 때 글씨를 다 몰라도 운(韻)을 맞춰서 공부했어요. 우리 국악에는 악보가 없습니다. 콩나물 대가리가 없어요. 그런데도 보면 귀신 같이 연주하잖아요. 그럼 무엇으로 운율을 맞추었느냐? 입장단으로 맞추었어요. 우리 학문을 서양방식으로 공부하려 들면 답이 없습니다. 그리고 서양 관점으로 받아들이려고 해도 안 됩니다. 서양에 유학 갔다가 돌아온 사람들이 우리 의학을 보니 되도 않는 소리거든요. 그렇게 우리 스스로 우리 것을 타박하고 멸시해서 소멸되다시피 한 것을 우리 현성 사부님이 재정립을 해서 다시 이 땅에 내 놓으셨어요. 돌아가신 우리 선생님한테 제가 매일 절하는 이유가 그것 때문이라니까요. 우리 선생님한테 박수 한번 보내세요. (일동 박수) 되게 좋아하시것다. 여러분들은 우리 선생님 입장에서 보면 손자뻘입니다. 그리 먼 것이 아니에요. 2대 제자라면 가까운 겁니다. 그렇지 않습니까?

(예)

자, 그러면 입장단을 입에 배게 하기 위해서 연습을 합시다. 따라 합니다. 큰소리로 현맥 (현맥) 금극목 하였다. (금극목 하였다) 가늘고 길고 미끄럽고 긴장감 있고 팽팽하다. (가늘고 길고 미끄럽고 긴장감 있고

팽팽하다)

더 크게, 구맥 (구맥) 수극화 하였다. (수극화 하였다) 연하고 말랑말랑하고 꼭꼭 찌르고 터질 것 같다. (연하고 말랑말랑하고 꼭꼭 찌르고 터질 것 같다)

구삼맥 (구삼맥) 육장육부의 균형이 깨졌다. (육장육부의 균형이 깨졌다) 가늘고 길고 연하고 말랑말랑하고 꼭꼭꼭 찌른다. (가늘고 길고 연하고 말랑말랑하고 꼭꼭꼭 찌른다)

홍맥 (홍맥) 목극토 하였다. (목극토 하였다) 굵고 넓고 짧고 완만하고 부드럽다. (굵고 넓고 짧고 완만하고 부드럽다)

모맥 (모맥) 화극금 하였다. (화극금 하였다) 굵고 넓고 짧고 솜과 같이 확 퍼졌다. (굵고 넓고 짧고 솜과 같이 확 퍼졌다)

석맥 (석맥) 토극수 하였다. (토극수 하였다) 미끄럽고 단단하고 걸쭉하고 바둑돌 같다. (미끄럽고 단단하고 걸쭉하고 바둑돌 같다)

이게 입에 장단처럼 딱 달라붙어 있어야 돼요. 어떤 사람 맥을 처음 봤을 때는 잘 모릅니다. 그래도 자꾸 보면 그 사람 맥이 단단한지, 걸쭉한지, 연하고 부드러운지, 퍼진 건지 하는 그게 입에서 나와요. 머리에서 나오는 것이 아니라 입에서 나와야 됩니다. 입에서 나온 이 장단이 맥의 형상을 말하는 것이거든요. 국악 공부하는 사람들을 보면 먼저 입장단으로 다 배우잖아요. 그게 입에 익으면 익혀진 대로 손과 몸짓이 저절로 따라가면 되었어요. 덩덩 쿵따쿵, 덩덩 쿵따쿵. 덩따궁따 쿵따쿵. 이런 식으로 입장단에 맞춰 악기를 두드릴 때 그게 똑같은 음이 아닙니다. 게갱 겡겡겡, 둥 두둥, 덩, 따, 쿵이 다 다르잖아요. 덩덩 궁따궁이 다 다른 소립니다. 음의 강도 이런 것들이 다 달랐어요. 그러니까 소리 속에 파동의 고저장단이 들어있는 거죠. 그래서 모든 악기에서 나오는 소리를 얼추 비슷하게 기록할 수 있는 훈민정음이 위대한 문자라고 하는 겁니다. 그 어떠한 문자로도 표현할 수 없는 자연의 상태, 생명의 상태를 기록해내는 문자가 지금 우리가 사용하는 훈민정음입니다. 파동이 울려서 생기는 소리뿐만 아니라 코에서 느껴지는 냄새의 정도, 눈으로 살피는 사물의 형상과 색깔, 혀에서 느끼는 맛의 상태 등을 정확하게 표현하고 기록할 수 있는 우리글이 있어서 맥의 실상도 그대로 기록해 낼 수 있는 겁니다.

한글을 알아야 제대로 된 맥 공부를 할 수 있다

그러면 『황제내경』을 비롯한 옛날 여러 의서에서는 맥을 어떻게 표현했느냐? 책을 보면 금극목 해서 맥이 가늘고 미끄러우면 '긴(緊)'하다, 이렇게 표현했어요. 또 수극화 하여 맥이 연하고 말랑말랑하다면 '연(軟)'하다. 책에는 이렇게 '긴(緊), 연(軟)'하는 식으로 한 글자씩만 딱 나와 있어요. 그런데 이것만 봐서는 무슨 말인지 모르니까, '맥은 알 수 없다' 이렇게 되어 버린 겁니다. 더군다나 우리말도 모르고 우리 문자도 이해 못하는 서양 사람들이 이걸 본다? 그러니깐 그들은 '이건(맥) 근거 없다. 사진 찍어서 내놓아 봐라' 그러는 겁니다. 그런데 맥은 사진 찍어서 나타나는 게 아닙니다. 그건 해부학과 같은 미개한 수준으로는 알 수 없는 거예요. 그래서 이 운율을 입에 달라붙을 때까지 외운 거기에다가, 골에 확철대오 그리는 연습을 한 뒤에 설명 몇 번 듣고서 맥을 보면, '아, 이건 가는 거다, 이건 굵은 거다, 이건 단단한 거다, 이건 연한 거다' 이렇게 알아지게 되어 있어요. 맥이 걸쭉한 건지 부드러운 건지, 딱딱한 돌 같은 건지 말랑말랑한 건지 알 수 있다 그 얘깁니다.

즉 뭐냐? 바둑돌을 만지는 것과 밀가루를 만지는 것은 다르다는 겁니다. 모래를 담아 놓은 것을 만지는 것과 밀가루를 담아 놓은 것을 만지는 것은 눈을 감고 만져도 그 느낌이 다르다는 것을 알 수 있잖아요. 그리고 까만 콩을 만지는 것과 좁쌀을 만지는 것도 다릅니다. 그렇게 맥상에 대한 정보를 미리 안 사람들은 실제로 맥을 만져만 보면 압니다. 우리가 이런 맥의 상태와 형태를 생전 처음 들어보잖아요. 지금 우리들 기억 속에는 맥상에 대해서 과거에 입력된 데이터가 없어요. 그렇기 때문에 맥상에 대한 도표를 따라 읽게 해서 그 데이터를 우리 기억 속에 만들어 놓자는 겁니다.

자연계 안에는 뭉치게 하는 기운이 있어요. 우리가 흙벽돌을 만들려면 뭉치게 해야 되거든요. '고(固)'하게 하는 기운, 그게 토기입니다. 또 화기는, 장작개비가 불에 타서 재가 되면 원래 모양이 흩어져서 없어지잖아요. 그걸 '화기자산야(火氣者散也)'라고 써놨어요. 훈민정음을 만들어 쓰기 이전에는 그걸 자세하게 기록할 수 없다 보니까 이렇게 문자로 압축해서 써놨습니다. 그런데 훈민정음이 나오고부터는 문자도 음양으로 쓰게 되어서 맥의 상태를 소상히 이야기할 수 있게 되었어요. 그러니까 훈민정음이 위대한 문자라고 하는 겁니다. 그런 훈민정음을 토대로 맥의 형태를 정리해 놓은 분이 우리 현성 사부님이십니다. 어떤 책에도 이렇게 안 나와 있어요. 그러니 우리가 대한민국 사람으로 태어나서 이런 공부를 하게 된 것은 대단한 행운이라는 겁니다.

인영 촌구의 차이를 같게 만든다는 것

구맥이 나왔을 때의 변화. 구맥이 나왔다면 육장육부 중에서 무조건 뭐가 약한 거예요?

(심장과 소장)

그렇죠. 심장과 소장이 허약하다. 먼저 현맥의 변화를 공부할 때처럼 음양 허실 한열을 각각 하나로 묶어 놓습니다. 구맥이 나오고 촌구가 대(大)하면, 이는 '촌구가 더 크면' 그 뜻이죠. 촌구가 대하면 병재심(病在

心), '병은 심장에 더 있고'라고 했죠. 그러면 이 사람은 뭘 더 먹어야 되겠어요?

(쓴맛)

그렇죠. 이 사람은 골고루에다가 쓴맛을 더 먹어야 된다는 걸 꼭 기억해야 됩니다. 그리고 촌구가 크니까 상체운동을 많이 해야 돼요, 하체운동을 많이 해야 돼요?

(상체운동)

그렇죠. 거기다 적으세요. 상체운동을 많이 한다. 숨은 낼숨을 길게 해야 돼요, 들숨을 길게 해야 돼요?

(낼숨)

그렇죠. 여기까지 처방이 나옵니다. 요 한 줄만 가지고도 이 병을 다 고쳐 나갈 수 있어요. 쓴 것을 먹고, 촌구가 크니까 상체운동을 많이 하고, 낼숨을 길게 하는 것만으로도 병을 고칠 수 있습니다. 줄 바꿔서, 구맥이 나오고 인영이 대(大)하면. 요건 인영맥이 촌구맥 보다 크다는 뜻이에요. 병재(病在) 소장, 병은 소장에 더 있고. 그러면 당연히 쓴 것을 더 먹고, 하체운동을 많이 하고, 들숨을 길게 해야 되겠죠. 거기에다 4~5배 성대하면 독맥(督脈)의 병이다. 독맥의 병에다 밑줄치고, 기경팔맥의 병이라고 씁니다. 그러면 이 사람은 병이 커진 거죠. 독맥의 병이니까 예를 들어서 심근경색이나 심장성 고혈압이 올 수도 있고, 심장으로 인한 중풍을 맞을 수도 있어요. 이렇게 구맥 인영 4~5성이면 심소장의 병이 굉장히 커진 겁니다.

그래서 이때는 들숨을 더 길게 해야 됩니다. 또 이런 사람들은 맥(병)을 고치는데 더 오래 걸려요. 인영맥이 정경인 2~3배가 더 크냐, 아니면 기경인 4~5배가 더 크냐인데 4~5배는 앞에 정경일 때와는 상황이 달라진 거잖아요. 피를 더 많이 보내야만 살 수 있는 환경이기 때문에 그런 겁니다. 그건 탈이 더 났다는 말과도 같아요. 어느 날 전쟁이 나서 초토화가 됐어요. 그러면 보급품이 많이 가야 되겠죠. 거기 있는 피난민들이 먹고 살려면 집도 지어야 되고, 이불도 있어야 되고, 살림살이가 많이 필요하게 됩니다. 그런데 별로 망가진 것도 없고 살림살이가 다 있다 할 경우엔, 가령 식수만 공급해 주면 되겠죠. 탈이 덜 나서 병이 작을 때는 조금만 가도 되는 것과 같습니다.

그러면 맥을 크게 만든 건 누가 했느냐? 자신의 생명이 했어요. 생명은 내 몸 안에 어떤 문제가 생겼는지 제일 잘 압니다. 그걸 MRI가 알겠어요, CT가 알겠어요, 그 기계를 조작하는 기사가 알겠어요? 아니면 거기에 찍혀져 나온 사진을 보는 사람이, 제약회사에서 약 만드는 약 전문가들이 알겠어요? 그 사람들은 모릅니다. 약을 만들어 파는 데만 전문가지, 병 고치는 것과는 거의 무관한 사람들이에요. 그러나 내 몸 안에 든 생명은 문제가 생기면 맥을 크게도 하고, 문제가 해소되면 작게도 하면서 조절을 하고 있어요. 그래서 인영 촌구를 같아지게 하면 우리는 1차적으로 건강해졌다 이렇게 말씀드리는 겁니다.

일단은 인영 촌구를 같게 하는 것이 최대의 관건입니다. 인영 촌구만 같아지면 여기선 그 사람을 신선급으로 대합니다. 그러면 제가 그 사람에게 절도 해요. 진짜입니다. 인영 촌구만 같게 만들어 오세요. 제가 삼배도 할 수 있어요. 그런 사람만이 다른 사람을 제대로 살려내고, 지구력을 확보하고, 정확한 판단도 하는 겁니다. 지금 저도 이렇게 말을 많이 하면 인영맥이 커지게 됩니다. 그러면 강의 끝나고 내 방에 들어가서 5분이나 10분 정도 호흡을 조절하면 얼추 같아져요. 그러니 서두르지 않고 하는 겁니다.

그 다음에 아까 독맥에 밑줄 쳤죠? 독맥을 통제하는 혈자리는 소장경의 후계다. 후계를 다스린다. 후계를 아는 것과 모르는 것은 나중에 엄청난 차이가 나게 됩니다.

구맥의 변화 - 허실과 한열

허실(虛實)을 설명 드리겠습니다. 여기서의 '허'는 수극화를 당해서 심장과 소장이 허약하다는 걸 뜻해요. 그러면 무슨 맥이 나타난다?

(구맥)

그렇죠. '구맥출(鉤脈出)' 이렇게 되어 있죠. 구맥이 나타난다. 그러니까 우리는 거기에다 괄호 열고 '골고루에다가 쓴맛' 이라고 써 놓으세요. 실(實)하다는 건 그 사람의 육장육부 중에서 심소장이 실하다는 걸 뜻하고, 그러면 화극금을 해서 모맥이 나타나겠죠. 이때는 무슨 맛을 먹는다?

(매운맛)

그렇죠. 골고루에다가 매운맛을 더 먹는다. 그런데 내가 먹을 수 있는 것이 오미(五味) 중 한 개밖에 없다고 할 때는 뭘 먹어야 되겠어요? 모맥 나오는 사람은 매운 걸 먹으면 좋고, 구맥 나오는 사람은 쓴 걸 먹는 게 유리하겠죠. 그런데 다 먹을 수 있다면, 골고루 오장(五臟)을 다 영양을 해놓고 쓴맛과 단맛을 좀 더 먹으면 전체가 균형 있게 좋아집니다.

그 다음에 한열(寒熱). 거기에 '지금도 마찬가지지만 장차 제일 중요함'이라고 쓰세요. 십 몇 년 전에 우리 선생님이 그러시더라고요. "앞으로는 이 한열관계로 결판난다." 지금 현대인들은 몸을 다 식히고 있습니다. 숭늉 먹었던 문화는 온데간데 없이 사라져서 이제는 숭늉은 거들떠도 안 보고 냉장고 열고 죄다 찬물을 먹고 있습니다. 자라나는 아이들은 아이스크림을 입에 달고 살고 있고, 청년들은 옛날 따뜻하게 데워서 먹던 거를 찬 음료수, 찬 맥주, 찬 소주, 찬 막걸리 해서 다 차게 먹고 있어요. 그러니까 내장이 다 식는 겁니다. 식으면 어떻게 되느냐? 온기를 상실합니다. 그러면 저항력과 면역력이 떨어지고, 우리 몸이 대사활동을 하는데 장애가 일어나게 됩니다.

사업하시는 분들, 직장 다니는 분들은 상대방을 접대를 안 할 재간이 없거든요. 그런데 세상이 이런 걸(차게 먹으면 안 된다는 사실) 모르잖아요. 그저 비싸고 맛있는 걸 많이 먹여야 잘 하는 줄 알고 서로 막 권하면서 부어라 마셔라 하는 겁니다. 그러다가 탈나게 되죠. 20대 후반이나 30대 초반만 되어도 괜찮아요. 그때는 완강한 생명력이 있기 때문에 견뎌냅니다. 그런데 35세를 넘어가면 그 이전의 생명판과는 달라지게 됩니다.

인생의 시기별 오행, 숫자를 통해 본 인생의 단계

엄마 품에서 자랄 때는 일생에서 봄의 시기입니다. 사춘기는 환절기죠. 1년으로 보면 대략 늦봄에서 초여름 시기. 여름은 청년기에 속합니다. 우리 준범이하고 청원이는 사춘기 막 지나서 이제 초여름에 진입했으니까 청년이죠. 그래서 저 정도 되면 소주도 한 잔 먹을 수 있고 커피 한 잔 먹어도 됩니다. 그러면 이제 국가가 힘이 짱짱한 놈들을 데려다가 국방에 쓰게 됩니다. 그러다가 20대 후반이 되면 결혼을 합니다. 그리고 30대 중반 넘어가면 일생에서 보면 토기에 옵니다. 토기가 여기에서 어디까지냐? 8 곱하기 6은 48해서 40대 후반까지를 토기로 봐요.

그리고 50대부터는 금기로 넘어가서 장년기라고 하는데, 요즘은 장수를 해서 금기의 시대를 60대 후반까지 보기도 해요. 그리고 70대가 되면 노년기가 되죠. 일생에서는 겨울로 봅니다. 그러니까 토기까지를 젊은 시기로 보고, 금기부터는 서서히 가을로 진입하는 시기로 보는 거죠. 가을로 가면 낙엽이 떨어지는 건 자명한 이치입니다. 그래서 피부가 쭈글쭈글해지고 머리카락도 희끗희끗해지게 됩니다. 저도 나이가 50이 되니까 수염이 하얗게 변했습니다.

그리고 여성은 7수로 나갑니다. 7,7이 49. 7,7이 49라고 하니 구구단인 줄 아는 모양인데, 이건 잠깐 얘기하고 넘어갈게요. 이런 거 하나 알면 어디 가서 막걸리 한 잔은 공짜로 얻어먹을 수 있어요. 여자의 생명 리듬은 7수로 가고, 남자는 8수로 간다는 이건 옛날 『포박자』라는 책에 나오는 얘깁니다. 여기엔 단계가 있어요. 1단계, 2단계, 3단계 해서 10단계까지 갈 수 있죠. 그래서 여자 아이는 일곱 살이 되면 이성을 구분할 수 있게 됩니다. 이모는 여자고 이모부는 남자고, 고모는 여자고 고모부는 남자라는 것을 일곱 살이 되면 압니다. 그런데 다섯 살, 여섯 살 땐 아직 몰라요. 그래서 여자 아이들이 잠지 달고 삼촌 따라서 목욕탕도 가고 그러잖아요. 그런데 일곱 살이 되면 안 가려고 하죠. 남자는 1년 느려서 여덟 살이 되어야 이성을 알아요. 그래서 초등학교 1학년 직전까지 엄마 따라서 목욕탕도 가고 하는 겁니다. 요즘 애들은 빨라서 그 이전에 다 알아 버리지만.

(남녀칠세부동석이라고 하잖아요.)

그건 남녀가 일곱 살이 되면 구분이 되기 때문에 같이 취급하지 말라는 겁니다. '같은 자리에 앉지 말아라'가 아니라 '같은 자리에 놓고 보지 말라'고 해서 남녀칠세부동석이라고 한 겁니다. 왜? 이때부터 여자 아이는 2,7이 14, 초경할 수 있는 단계로 가기 때문이죠. 그 다음도 봐야 돼요. 남자는 2,8이 16. 이팔청춘이 나왔잖아요. 남자가 16세가 되면 골격이나 몸이 엉성하게 다 만들어집니다. 그때는 정자도 만들 수 있어요. 씨를 만든다는 말입니다. 여자 아이는 14세 전후가 되면 초경을 하죠. 그런데 지금은 시기가 빨라져서 열 살에도 하고 열두 살에도 해요. 너무 잘 먹여서 머리는 아직 앤데, 몸은 어른이 되어 버린 겁니다. 애들이 가슴도 막 나오고 그러잖아요. 이제까지는 진화를 자연에 맞춰서 해 왔는데 요즘 들어서는 이 주기가 빨라졌어요. 그러니까 엄마도 감당 못 하고, 애들 스스로도 정신을 못 차리는 겁니다. 남자 아이는 열여섯만 돼도 수염도 나오고 힘도 세지게 됩니다.

3단계에서 여자는 3,7이 21세가 되면 확 피게 되죠. 꽃이 만개가 되는 21세를 전후한 나이가 가장 아름다운 나이죠. 남자는 몇 살이겠어요? 당연히 3,8이 24세. 그래서 같은 나이면 여자가 남자를 애 취급해요. 몇 살 아래로 봅니다. 생명의 진화 속도가 이렇게 나가서 그래요. 이때가 되면 남자는 큰 장정이 되어서 한 가정을 이끌어 갈 수 있는 정기신이 만들어지게 됩니다. 남자나 여자나 이때를 전후한 나이에 결혼해서 만들어진 자녀들이 가장 건강합니다. 그래서 옛날 어른들은 자식들이 열아홉, 스무 살 먹는 이때 다 결혼을 시켜서 좋은 후손을 만들게 했던 겁니다.

4,7이 28. 28세가 되면 여자의 몸은 완전히 성숙한 단계로 들어가게 됩니다. 스물여덟이면 애기도 몇 명 낳게 되겠죠. 옛날에 빨리 결혼한 사람은 대여섯 명 씩 낳았겠죠. 우리 어머니들을 봐요. 제가 6남매 중에 다섯째인데, 우리 어머니도 저를 서른이 되기 전에 낳았어요. 애를 서너 명씩 낳았으니까 자태를 어떻게 해야 되겠어요? 새끼들 때문에라도 함부로 몸을 부려서도 안 되고 생각도 함부로 해서도 안 됩니다. 남자는 서른둘이면 자식이 몇 명이나 매달려 있게 돼요. 스무 살에 낳은 자식이 벌써 열 살 정도 되겠죠. 그러면 그놈보고 동생들 데리고 다니게도 하고 마당도 쓸게 하는 겁니다.

남자도 32세 정도 되면 그 풍모가 20대 때와는 다르잖아요. 풍모가 아주 완숙된 상태로 의젓하고 차분해지죠. 이게 한 가정의 가장의 모습입니다. 그러면 이제 여자는 5,7이 35, 남자는 8,5 40 이렇게 나가죠.

이때는 새끼들 키우느라고 정신이 없어요. 그리고 대략 여자 나이 40세까지 되면 애기를 거의 다 낳게 돼요. 그래서 그때 이후에 낳는 걸 늦둥이라고 하는 겁니다. 이때(20세 전후)부터 낳아서 2년에 하나씩 낳았다고 보면 열 몇 명 낳는 거잖아요. 10남매씩 둔 집을 보면 1,2년에 하나씩 낳아서 15년도 안 걸린 집도 있어요. 그래서 6,7이 42. 이때가 되면 애기 낳는 게 끝나게 됩니다. 단산(斷産)이 되는 거죠.

남자는 이때 자식들을 다 키워서 6,8이 48세가 되면 할아버지 소리를 들어요. 맏이가 결혼할 수 있는 나이가 됩니다. 여자는 42세를 전후한 나이, 남자는 48세를 전후한 나이. 우리 장모님이 스무 살에 큰 딸을 낳아서 마흔한 살엔가 사위를 봤더라니까요. 그리고 그 이듬해 제가 아들을 낳았으니까 마흔 둘인가 셋인가에 손자를 보신 겁니다. 그래서 그 나이쯤 되면 벌써 큰 어른이 되어 있어요. 아이들 시켜서 마당도 쓸게 하고, 집안을 가꾸게 하고, 이웃마을에 심부름도 보내고, 잘 할 수 있나 뒷짐지고 가만히 지켜보면서 잘못하면 가르쳐 주면서 사는 거죠. 그게 바로 사는 법을 전수하는 겁니다.

7,7이 49. 여자가 49세가 되면, 14세 전후에 초경을 했던 사람이 49세 전후가 되면 폐경이 됩니다. 그러면 이때부턴 가을이죠. 완전한 가을로 봅니다. 그러니까 여기 사춘기까지가 목(木)이구요, 사춘기 때부터 여기까지(30대 초반)가 화(火)고, 거기서부터 여기까지(40대 후반)가 토(土)고, 7,7이 49세 여기서부터는 금(金)이고, 7,9 63 여기로 넘어가면 수(水)입니다. 그래서 옛날엔 63세가 넘어가면 거의 인생 끝나는 걸로 봤던 겁니다. 60평생, 이런 말 있죠? 60을 환갑이라고도 하죠. 그런데 이걸 지금 시대에 대입하면 좀 더 길어져요. 요즘은 아까 이야기한 대로 65세까지를 가을로 봐요. 가을도 똑같은 가을이 아니라 초가을이냐 늦가을이냐가 있죠. 그래서 49세를 가을로 들어가는 입추(立秋)로

보고 처서(處暑) 지나서부터가 완전한 가을이죠. 남자는 마찬가지로 8,7이 56, 8,8이 64. 그래서 옛날에는 남자는 8수 이후로는 잘 안 봤습니다. 여자는 9를 다 세고 10까지 가면 굉장히 장수한 걸로 봤죠. 그런데 지금은 웬만한 할머니들은 70, 80은 그냥 다 살아요. 그것을 따져서 여기서는 환절기가 만들어진다고 하는 거예요. 일생에서 마디가 생긴다 그 얘깁니다. 자, 또 봅니다.

구맥의 변화 - 한열과 완급

한열, 제일 중요하다고 해 놨죠? 지금 시대는 차고 뜨거운 데서 아주 결판이 납니다. 차다는 건 육장육부가 차다는 걸 말하죠. 여기서는 심장이 차다는 뜻이겠죠. 심장이 차니까 열을 만들기 위해서 더 강력하고 더 빨리 뛰어야겠죠. 그러니까 맥이 급해지는 겁니다. 맥이 급하면 이때는 더운 음식과 더운 약을 쓰고 두 시간 이상 유침하라. '유침'에다가 밑줄 치고, 침을 놓고 두 시간 가량 그냥 놓아둔다.

열은 '장부가 뜨겁다'는 뜻이고, 그러면 맥이 '완'하게 뛰어요. 완만하게, 벌렁벌렁 아주 점잖게 뜁니다. 심장이 강하게 뛰면 열 발생이 많아지거든요. 그러니까 열 발생량을 최소화시키기 위해서 맥이 천천히 뛰어야 되겠죠. 현대인들 중에는 장부에 열이 있는 사람이 거의 없어요. 거의 다 내장이 식어서 맥이 빠르고 사나워요. 체표에 열이 나서 한의원에 가면 맥을 제대로 보지도 않고 '간에 열이 있습니다, 심장에 열이 있습니다, 비장에 열이 있습니다' 하면서 다 열로 취급해요. 그러니까 그 약 먹어봤자 되겠어요? 안 되는 겁니다. '간에 열이 있습니다' 하면서 그 한의원에서 무슨 약을 처방하겠어요? 열을 내리기 위해 서늘하게 하는 약을 쓰겠죠. 서늘해지는 약을 계속 먹으면 몸이 차가워지겠죠. 그러니까 병이 안 낫는 거예요.

음양 표리(表裏) 관계가 있습니다. 겉과 속 관계. 표리관계에서 장부에 냉기나 한기가 있다면 이놈을 데우기 위해 생명은 열을 만들어야 됩니다. 그런데 몸 안에서 만들어진 열이 밖으로도 나오게 되겠죠. 그리고 이 열을 만들려면 전체 기혈의 순환 속도를 빨리 해야 된다고 했죠. 빨리 하니까 당연히 체표로도 열이 새 나가게 됩니다. 열이 만들어지면 장부만 갖다 쓰는 것이 아니라 전체로 발산이 되기 때문인데, 그때 맥을 봐서 맥이 급하거나 빠르다면 속이 찬 것으로 봐라 그겁니다. 맥이 느리면서 완만해도 사나운 맥이 있어요. 1분에 60박 정도 뛰면서도 '툭툭툭' 이렇게 강렬(急)하게 치는 맥이 있습니다. 그것도 병입니다. 냉증이에요. 잘 보세요. '완'하다 하는 얘기는 박수를 이렇게 치는 거랑 같아요. (손뼉을 느리지 않으면서도 살살 친다) 그러면 손바닥에 열이 나요, 안 나요?

(잘 안 나요.)

그런데 맥이 급하다면, 다 같이 한번 해보세요.

(다 같이 손바닥을 세게 친다)

열이 생기죠? 급하면서 빨리 한번 해볼까요?

(다 같이 급하면서도 빠르고 세게 친다)

그러면 열 생산 속도가 빨라지죠?

(예)

지금은 빠르면서도 급한 겁니다. 자, 다시. (덜 급하면서 세게 친다) 더 천천히. (느리면서 세게 친다) 이건 느리면서 급한 거죠. 빠르면서 급하게. (다 같이 빨리 그리고 세게 친다) 이러면 열이 만들어지게 됩니다. 완한 것을 한번 봅시다. 완은. (느리면서 살살 친다) 열이 나요, 안 나요?

(안 나요.)

맥이 벌렁벌렁 이렇게 점잖게 뛰잖아요. 그러면 거꾸로 열을 식히는 게 됩니다. 그러면 지삭은 뭐냐? '삭'은 맥이 빨리 뛰는 걸 말하는데, 가령 완만하면서 빨리 뛰는 것 있죠? 이렇게. (손바닥을 살살 그리고 빨리 친다) 빠르기만 하면 열이 나요, 안 나요?

(안 나요.)

(손바닥을 세게 그리고 빠르게 친다) 이건 빠르면서 급한 것이고. 우리 이 여사님은 맥을 보면 툭툭 거리는데 몸이 차서 그런 겁니다. 열을 만들려고 생명이 그렇게 빠르면서 급하게 뛰는 겁니다. 생명이 그렇게 안하면 냉증으로 죽습니다. 그런데 장부에 열이 있으면 벌렁~~벌렁 뛰는데, 그런 사람은 열 명 중에 한 명 있을까 말까입니다. 옛날에 장티푸스 같은 병 있죠. 그건 실제 열병이죠. 열이 심하면 몸을 가누지를 못해요. 열이 있으면 이완되죠. 모든 물질의 본질은 뜨거우면 이완되고, 차가우면 수축됩니다. 지금 온 몸을 동원해서 완급을 그렇게 설명했어요. 쉽게 그냥 말로만 설명하면 얼마나 편합니까? 그런데 지금 우리 고등학생들 때문에 제가 온 몸으로 이렇게 설명하는 겁니다. 저 아이들은 이렇게 가르쳐 놓으면 죽을 때까지 안 잊어버리거든요.

구맥의 변화 - 부침과 지삭

다음에 부침(浮沈), 묶었죠? 그러면 깊이 있는 건 뭐고, 떠 있는 건 뭐냐? 피부가 이렇게 있어요. 우리가 맥을 보는 건 사실 피부를 만지는 거죠. 그런데 피부 속으로 혈관이 이렇게 지나갑니다. 자기 촌구를 한 번 만져 보세요. 맥이 뛰죠? 그리고 인영맥을 잠깐 만져 보세요. 사알짝, 사알짝. 다른 손가락이 닿으면 안 돼요. 엄지만 닿아야 됩니다. 그 뛰는 맥을 약간만 눌러 보고 살짝 떼 보세요. 그 크기를 비교하는 겁니다. 약간 눌러 보세요. 좀 커지죠?

(예)

더 눌러 보세요. 반발력이 더 커지죠?

(예)

다시 떼고. 누를 때 너무 세게 누르면 더 크게 느껴집니다. 혈관이 신축성이 있기 때문에 압력을 더 많이 가하면 반발력이 그만큼 더 세지기 때문입니다. 다시 촌구를 만져 봅니다. 촌구맥을 이렇게 직각으로 촉지하세요. 뛴다, 안 뛴다만 알 수 있을 정도로 만져 보세요. 그 상태에서 약간 더 눌러 보면 좀 더 커지죠? 조금 더 세게 눌러 보세요. 꽉 눌러 보시고. 맥이 뛰어요, 안 뛰어요?

(안 뛰어요.)

안 뛰잖아요. 꽉 누르면 혈관을 막잖아요. 그래서 꽉 누르면 안 된다는 겁니다. 그러니까 맥 연습을 할 때는 처음 인사하고 맥을 볼 때, 살짝 만져보는 거예요. 살짝 걸쳐보는 정도로. 그 상태에서 느낌을 살펴보는 겁니다. 그것을 먼저 자신의 맥을 갖고 연습을 해야 돼요. 내 맥을 촉지해서 그 강도를 세밀하게 느껴 봐야 됩니다. 그런 뒤에 여러 사람 것을 그와 같은 강도로 맥을 보는 연습을 해야 합니다. 그 느낌을 '몇 킬로의 강도로 눌러라'고 말할 수는 없습니다. 지금 눌러본 강도로 열 사람 맥을 만져보면 크기가 다 다른 걸 알 수 있어요. 그걸 비교하는 연습을 오늘부터 합니다. 그런데 그걸 한 번에 알려고 하지 마세요. 천리 길도 한 걸음부터 절대 한 번에 안 됩니다. 그렇게 쉽게 될 것 같으면 뭐가 문제겠어요.

부(浮)는 뭐냐 하면, 맥이 떠 있는 게 보이는 사람이 있어요. 피부가 이렇게 있고 이렇게 만져보면 맥이 이렇게 떠 있어요. 그러면 침(沈)한 건 뭐냐? 피부가 여기 있죠. 여기서 떠 있는 놈과 이만큼 들어간 이놈을 동일한 세기로 누를 때 어떤 맥이 크게 느껴질까요? 당연히 부한 맥이 크게 느껴지겠죠. 반대로 저 놈(침한 맥)은 저 깊이 있으니까 작게 느껴집니다. 대개 살찌고 비만한 사람들의 맥이 침해 있어요. 왜냐하면 장부에 지방질이 많이 쌓여 있잖아요. 그래서 비만인 사람이 병에 걸리면 더 큰 병이 되는 겁니다.

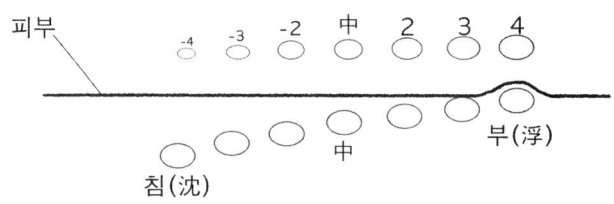

그림 맥의 부침

부(浮)하면 병이 체외에 있고. 체외에다 밑줄치고, '심소장이 지배하는 곳'이라고 쓰세요. 심장이 지배하는 곳은 심장경, 소장경, 독맥, 얼굴, 견갑골, 주관절, 상완, 혀 이런 데죠. 그래서 그런 곳에 경맥 주행상의 통증이 생기겠죠. 또 견갑골통, 좌골신경통이 올 수 있고, 팔꿈치에서 뚝뚝 소리가 난다든가 윗 팔뚝에 이상이 오기도 합니다. 그리고 침(沈)하면 병이 어디에 있다고 적혀 있어요?

(체내)

체내에 있다. 체내에다 밑줄치고 심장, 소장 이렇게 쓰세요. 구맥이 나오고 침하면 장부에 병이 있다. 그러면 협심증이라든지, 심근경색증이라든지, 심장성 고혈압 이런 위험한 병이 있다는 겁니다. 그러니 깊이 있는 게 더 안 좋은 거죠. '부'해서 드러난 것은 오히려 고치기가 쉬워요. 그런데 깊이 들어있는 건 알아내기도 쉽지 않고, 그걸 알아내려면 고도로 집중하고 연습도 많이 해야 됩니다.

다음은 지삭(遲數)에 대해서, 묶었죠? '지'는 60박을 기준으로 했을 때 60박보다 느리고, '삭'은 60박보다 빠른 것을 말합니다. 우주의 속도, 생명의 속도가 있는데 지금 사람들은 맥이 다 빨라졌어요. 그건 생명의 속도가 더 빨라졌다는 겁니다. 인터넷 같은 경우도 초고속 이런 게 막 나오죠. 컴퓨터가 느리면 사람들은 못 써요. 지금 쓰는 컴퓨터도 되게 빠른데 사람들은 자꾸 느리다고 합니다. 전원을 누르면 화면이 바로 떠야 된다고 그래요. 그런데 조금 있다 떠도 상관없어요. 제 방에 있는 오래된 컴퓨터는 어떤 때는 5분씩 기다려야 됩니다. 부팅하는 사이에 다른 일을 찾아서 하면 되거든요.

그러면 60이라는 숫자가 뭐냐? 왜 이걸 기준으로 하느냐? 지구가 한 바퀴를 정원(正圓)으로 돌려면 360도를 돌아야 하잖아요. 그 360을 6으로 나누면 60이 나와요. 거기에 의해서 한 시간은 60분, 1분은 60초 이렇게 60진법으로 나가는 겁니다. 그래서 정상적으로 자란 생명이 정상적으로 뛰는 맥박을 1분에 60박으로 보는 겁니다. 맥이 60박으로 뛰는 건 우리가 살아오면서 자연에 적응된 결과인 것 같아요. 그래서 60번쯤 뛰는 사람은 급하지 않고 느긋하고, 순서에 맞춰서 일하고 너무 앞서가지도 않게 살 수 있어요. 그런데 애들이 60박 뛴다? 이건 굉장히 느린 거죠. 자라는 아이들은 맥이 빨라야 된다고 했습니다.

우리가 힘든 일을 하고, 스트레스 받고, 노래를 하면 에너지 소모량이 늘어나거든요. 에너지 소모량이 늘어나니까 단위 시간당 에너지 공급량을 늘려야 되고, 그러다보니까 맥박수가 저절로 빨라질 수밖에 없게 됩니다. 달리기를 하거나 산에 오른다든지 하면 심장이 막 뛰잖아요. 성인(成人)은 1분에 60박을 기준으로 하기 때문에, 어떤 사람이 1분에 80박을 뛴다고 하면 뱃속이 차다고 보는 겁니다. 이런 사람들은 계속 허열이 있어요. 또 열이 올랐다 내렸다 하거나, 손이나 발에서 땀이 나거나, 잠잘 때 식은땀이 나는 것도 다 몸이 차서 그런 겁니다.

부흥회 할 때 일어나는 일들을 맥으로써 설명을 하면

1분에 100박이 뛰면 어떻게 되느냐? 사람이 흥분을 할 수 있습니다. 120박을 뛰면 어떻게 되느냐? 헛것이 보일 수 있어요. 그건 벌써 60박의 두 배로 뛰는 거잖아요. 그러면 이때는 자기 잠재의식 속에 들어 있는 것들이 들리기도 하고 보일 수도 있습니다. 교회 같은데 가면 기도회나 부흥회 하잖아요. 부흥회 할 때 보면 북 치고 박수 치고 '할렐루야' 하면서 막 흥분의 도가니로 몰고 가잖아요. 통성기도 하면서 분위기를 띄우잖아요.

그러면 갑(甲)이라는 사람이 있다면, 박수 소리에 따라서 처음에는 맥박이 천천히 뛰다가 나중에 막 분위기가 올라가면 빨리 뛰게 됩니다. 그런데 갑의 맥이 현맥이라면 간이 안 좋다는 말이잖아요. 간담은 눈을 지배해요. 그래서 갑의 맥박수가 120박까지 올라갈 경우엔 그 사람이 평상시에 예수님이 보고 싶었다든지 하면 예수님이 보이게 되는 겁니다. 애들이 경기(驚氣)하고 그러죠? 경기하면 몸이 차가워져서 맥이 막 뛰거든요. 그러면 헛것이 보여요. 그래서 '나 뭐 봤다' 하는 사람들 많잖아요. 그게 뭐냐 하면 환시(幻視)거든요.

만일 을(乙)이라는 사람이 석맥이라면 신장 방광이 귀를 지배하죠. 그때 심장이 120박 정도 뛰면 귀에서 웅웅거리는 소리가 들려요. 부흥회, 기도회 하는데 가면 예수님 음성을 들었다 하는 사람들 있잖아요. 그러면 흥분의 도가니가 되어 갖고 소리 지르고, 엉엉 울기도 하고 그러잖아요. 그건 뭐냐 하면 환청입니다. 헛소리가 들린 거죠. 석맥이 크게 나오고 맥박이 막 뛰는 사람들은 다니면서도 무슨 소리가 들린다고 그래요. 자기를 잡으러 온다는 소리로 들리고, 어떤 아가씨가 뭐라고 중얼거리면서 지나가면 그게 자기를 욕하는 소리로 들리고 그러는 겁니다. 그래서 쫓아가서 패기도 하고 그래요.

평상시엔 안 보이고 안 들리는 것들인데, 이렇게 기도 분위기를 만들어서 맥박을 빨리 뛰게 하면 사람에 따라 이게 보이고 저게 들리고 하는 겁니다. 그러면 병들게 했는데 거꾸로 하느님의 은혜를 받았다고 돈을 걷어 갑니다. 지금 종교판의 수금 시스템이 다 그렇게 되어 있습니다.

병(丙)이라는 사람이 구맥이라면 평상시에도 말더듬증이 생길 수 있다고 했죠? 그러면 그 상태에서 맥박이 빨라지게 되면 어떤 일이 벌어지느냐? 혀가 말을 하는데 '럴럴럴럴러' 이렇게 나올 수 있죠? 그걸 그 동네에서는 방언이라고 그래요. 그러면 무슨 뜻인지도 모르면서 하느님의 말씀을 전한다 해서 그걸로 장사를 하는 거예요. 누가 방언을 하면 저쪽에서는 그놈을 해석한다면서 또 난리치고 있고. 다 미쳐서 그런 겁니다.

그리고 어떤 사람이 홍맥이나 모맥이나 구삼맥이 나올 수 있는데, 만약 모맥이라면 그 사람은 기절을 하거나 천상의 향기를 맡았다고 하고, 홍맥인 사람은 자기가 잠깐 꿈을 꿨는데 천국에 가서 진수성찬을 먹고 왔다고 그럽니다. 구삼맥이라면 천국을 보았다가, 하느님 음성을 들었다가, 기뻐서 깔깔거리며 웃다가, 기절했다가, 회개한다고 울었다가 하여튼 정신이 없어집니다. 맥이 그렇게 뛸 때는 그런 현상들이 나타납니다. 결국 환청이든, 환시든, 환상이든 자기가 보고 듣고 한 것이거든요. 자기가 봤는데 어떤 상황에서 봤느냐? 광기어린 분위기에서 봤느냐, 아니면 평온한 상태에서 봤느냐에 따라 보이는 것이 달라져요.

그런데 이런 상황(부흥회 분위기)이면 이런 것(무슨 귀신같은 것)이 잘 보인다 그 얘깁니다. 분위기가 생명의 판도를 전혀 달라지게 만들어 놓았기 때문에 그렇습니다. 뭐가 보인다는 사람들은 신 것을 주면 안 보이게 됩니다. 예수님 음성을 직접 들었다는 사람에겐 짠 것을 먹이면

'요새는 안 들려' 그렇게 말하게 되는데, 그건 신장 방광이 건강해졌기 때문에 그렇습니다.

무당들은 몸에 냉기가 많아서 그 기운이 맑으면서도 서늘하죠. 그런 기운이 되면 생명의 입장에서는 생명력이 약해졌다고 봅니다. 기운이 따뜻하고 건강한 사람한테는 외부의 신(神)이 쉽게 들어오지를 못해요. 그 사람은 오로지 자기 정기신만 갖고 삽니다. 그런데 내가 맑고 서늘하면 외부의 신이 들어올 수 있어요. 접신이 된다 그 얘깁니다. 신이 들어와서 그 신을 통해 무엇을 보기도 하고, 듣기도 하고, 말도 하고 그러는 거죠. 그건 신명세계이기 때문에 우리가 그 부분은 다루지 않는데, 사람의 몸에서 일어나는 현상이기 때문에 생명상태를 갖고 일정 부분 설명은 가능합니다.

하여간 건강한 사람한테는 신이 못 들어옵니다. 빙의되었다는 것, 귀신 들렸다, 마귀 들렸다 하는 것 있잖아요. 교회에 가면 마귀 쫓는 기도를 매일 하잖아요. '주 예수의 이름으로 명하노니 사탄아 물러가라' 하면서 매일 떠들잖아요. 얼마나 힘이 약했으면 허구헌날 귀신이 달라 붙겠습니까. 아무튼 이치적으로 설명이 안 되는 세계가 있어요. 신명세계라고 하는 그 세계는 우리의 육기섭생법으로는 설명이 명확히 안 됩니다.

지(遲)는 60박 이하로 느린 것이니까 염증이 없는 것으로 보면 되고, 삭(數)은 60박 이상으로 빠른 거니까 염증이 있는 것으로 봅니다. 여기서의 염증은 고름이 아니라 잇몸에서 피가 난다든지, 눈곱이 많이 낀다든지, 여성들 냉이 많이 생긴다든지, 위염 같은 것을 말해요. 위염은 고름이 생기는 게 아닙니다. 고름은 다른 말로는 농이라고 해요. 축농증처럼 노란 고름이 나오는 것을 말합니다. 거기에 비해 비염은 고름이 아니고 염증이 내 몸에 생긴 걸 말합니다. 그러면 내 생명체 입장에서는 빨리 정화를 시켜야 되겠죠. 깨끗하게 정화를 시키기 위해서는 피가 빨리 돌아야 돼요, 천천히 돌아야 돼요?

(빨리요.)

염증을 빨리 제거하고 몸을 정상화시키려면 피가 빨리 돌아야 되겠죠. 그러자면 맥이 빨라야 됩니다. 그래서 삭(數)은 염증이 있는 걸로 보고, 지(遲)는 염증이 없는 걸로 봅니다.

구맥의 변화 - 대소와 활삽, 기지개의 의미

다음은 대소(大小). 맥이 크다고 하면 기와 혈이 왕성하므로 이때는 약보다는 침이나 뜸이 유리합니다. 왜냐하면 맥이 클 때는 사법을 써서 맥을 작게 만들어야 되잖아요. 그런데 여기서의 크다는 것은 구맥이니까 심장과 소장 안에 탁기가 왕성하다 그 얘기겠죠. 이때는 심장 경맥이나 소장 경맥을 활용해서 사법을 쓰면 탁기가 빨리 나가서 기운의 소통이 원활해집니다.

맥이 작을 때는 기와 혈이 작으므로 이때는 침이나 뜸은, 거기다 적으세요. 침, 뜸에다 밑줄 치고, 대개 사법이다. 사법은 큰 맥을 작게 하는 것입니다. 맥이 작으니까 침이나 뜸인 사법보다는 음식이나 약이 유리하죠. 음식이나 약에 밑줄치고, 대개 보법이라고 쓰세요. 먹는 건 거의 99%가 보법입니다. 보법은 뭐냐? 작은 맥을 크게 하는 것이죠. 그러니까 맥이 작은 사람한테는 침을 놓으면 안 됩니다.

어떤 할머니가 맥이 작아요. 그런데도 침을 계속 맞으러 다녔어요. 계속 오니까 침을 계속 놔 주잖아요. '내일 또 오세요' 해서 오면 또 침을 놔요. 그러면 사법을 쓰는 거니까 맥이 작아지게 되겠죠. 한 달, 두 달, 세 달 계속 침을 맞아 봐요. 여기 있던 큰 힘이 중(中) 쯤에서 멈췄어야 했는데 소(小)가 되어 버립니다. 그러니 기력이 약해지고 나중에 가면 '아이고, 오늘 또 침 맞으러 가야 되는데 갈 기력도 없네' 하게 되는 겁니다. 사법으로 계속 기운을 끌어내려서 그렇게 된 거죠.

그래서 맥이 작은 사람한테는 침이나 뜸이 급한 게 아니고 맥을 크게 하는 게 더 급선무입니다. 그걸 약이나 음식으로 한다는 거죠. 맥이 클 때는 중(中)으로 끌어내려야 되니까 사법인 침이나 뜸이 유리하고, 맥이 작을 때는 중으로 끌어올려야 되니까 음식이나 약이 유리합니다. 보법에는 자석테이프 보법(MT 보법)이 아주 탁월한 효력이 있습니다. 그러니까 맥의 대소를 알아야 되겠죠.

자, 그 다음에 활삽에 대해서. 활(滑)은 맥이 미끄러운 걸 말합니다. 맥이 미끄러우면 일시적으로 열이 있으므로 그 곳의 열을 흩어지게 한다. 괄호 열고 운동. 이때는 운동이 굉장히 유용합니다. 전신에 열이 나게 하고 기운을 확산시키게 하려면 먹는 것보다도 운동이 좋습니다. 산책이나 등산 같은 건 굉장히 좋은 운동입니다.

삽(澁)은 껄끄럽고, 맥이 꺼끌꺼끌하다는 뜻입니다. 어떤 게 미끄럽고 어떤 게 껄끄러운지 앞으로 그것도 알 수 있어요. 껄끄럽다는 건 기가 울체되어 있다는 말이죠. 그건 기가 한쪽으로 뭉쳐서 흐름이 원활하지 않다는 뜻이에요. 울체되어 있으므로 그 곳의 기운을 소통시켜야 되겠죠. 괄호 열고 신경통. 저리고 쑤시고 하는 것 있죠? 어느 부분의 통증을 유발시키는 상황. 그 곳에 기가 뭉쳐 있다는 얘기는 묵은 기운이 안 나가고 있다는 얘기와도 같아요. 탁기가 안 나가니까 정상적인 에너지 공급이 안 되고 있는 거죠. 그러니 그 곳에 있는 세포들 입장에서 보면 죽을 맛이겠죠. 지금 탁한 기운을 먹고 있으니까 그것이 싫다고 표현하는 것이 통증과 저림증입니다. 통증이다 그러면 아픈 부위를 두드리세요. 두드리면 일시적으로 소통이 됩니다. 그리고 어깨가 아플 때는 어깨를 두드리고 돌리면 묵은 기운이 빠져나가게 되겠죠.

기가 갇혀서 순환이 안 되면 찌뿌둥하고 무겁잖아요. 한번 털어볼까요. 깍지를 꽉 껴 보세요. 들숨 내쉬고 후~~~ 쭉쭉 앞으로 그대로 올리고. 자, 들이쉬고 내쉬면서 후~~~ 최대한도로 옆구리를 열고. 들이쉬고 반대로 내쉬고 후~~~ 들이쉬고 자, 내리고 다시 쭉 올리고. 천정으로 쭉쭉. 최대한 쭉쭉. 자, 그대로 틀고. 후~~ 배를 밀고. 후~~~ 반대로 배를 미세요. 배를 이렇게. 후~~ 내리시고. 1분도 안 했는데 몸이 개운해지죠?

애기들이, 예를 들어 밖에 있는 준혁이가 잠을 잘 잤어요. 잘 자고 나면 이렇게 기지개를 펴죠. 오랫동안 가만히 있으면 기가 닫혀서 피곤하고 무거워지게 되죠. 그러면 생명은 기(氣)가 닫힌 걸 알아요(知). 이때 기운을 열어(開)야 돼요, 닫아야 돼요?

(열어야 돼요.)

지금처럼 열어야 되겠죠. 즉시 열어라. 따라서 하세요. 기지개(氣知開).

(기지개)

기지개가 그겁니다. 애기들은 안 시켜도 알아서(知) 다 해요. 애기들을 보면 쭈욱 기지개를 하잖아요. 기(氣)의 문을 열어(開) 줘야 소통이 되어서 원활해진다 그 애깁니다. 우리가 맨손체조, 요가, 선도체조, 도인술, 스트레칭 하는 것도 전부 기지개를 하는 겁니다. 경맥을 틀어주고 하는 것도 전부 기지개를 하는 것이고. 기지개를 하면 열린(開) 그 기운 줄을 타고 기가 움직(運)이잖아요. 그러면 우리가 개운해져요, 개운하지 않게 돼요?

(개운해지게 돼요.)

기운을 열어서 가면 개운(開運)하다고 하는 겁니다. '아, 개운해' 그러죠. 이제 운이 열렸다 그 뜻입니다. 그러니까 우리가 내 일생에서 운명을 끌고 가는데 이걸 열거냐, 닫을 거냐는 자신에게 달려 있다는 거죠.

그런데 생각으로는 아무리 열어도 꽝이에요. 내 몸속에 있는 기운줄을 움직여서, 실제 몸을 움직여서 열어야 됩니다. 기가 닫혔다 그러면 몸이 무거워진다고 그랬죠? 내 몸이 비록 무거워(重)질지라도 힘(力)써 움직(動)이면 운(運)이 열린다고 했죠? 그걸 뭐라고 그랬어요? 운동(運動)이라고 그랬잖아요. 따라 하세요. 운동.

(운동)

운명(運命).

(운명)

우리 몸이 무거워지는 걸 계속 방치하면 병이 나게 됩니다. 그런데 내 몸이 무거울지라도 스스로 움직(動)이면 운(運)이 열리고, 운이 열리(開)면 운명(運命)이 바뀌고, 운명이 바뀐 사람은 찌뿌둥하게 사는 게 아니라 개운(開運)하게 살 수 있습니다. 그러면 개운하게 살고 싶은 사람은 박수 한 번 치고. (일동 박수친다) 이건 제가 어거지로 말을 조합해서 만들어낸 게 아닙니다. 있는 그대로를 얘기하는 거예요. 기지개를 이렇게 설명해야지, 오늘 가서 뭐라고 나와 있는가 기지개를 사전에서 찾아보세요. 사전을 편찬한 국문학 박사들도 이런 뜻이 있다는 것까지는 모를 겁니다. 저도 아직 안 찾아봤는데 맞을 것 같아요. 생명이 하는 몸짓이 기를 여는 거잖아요. 그래서 기지개(氣知開) 하고 살자는 겁니다. 거기 보세요. 소통시킨다. 기를 소통시켜야 개운해지고, 시원해지고, 건강해집니다.

예를 들어 구맥이 나오고 부완삭(浮緩數)하면 '부'는 맥이 떠 있다는 이야기죠. '완'하다는 것은 맥이 벌렁벌렁 느리다는 얘기고. '삭'은 맥이 빠르다는 얘기입니다. '부(浮)'하면 체표에 병이 있고, '침(沈)'하면 체내에 병이 있다고 했죠. '완(緩)'하다는 얘기는 열이 있다는 걸 뜻해요. 그런데 삭(數), 이건 염증이 있어서 그것을 빨리 배출시키기 위해 맥이 빠르다는 겁니다. 그러면 부완하다면 체표에 열이 발생하겠다 이렇게 보는 거죠. 구맥이면서 부하다고 하면 쓴 걸 먹으면 되고, 현맥이면서 부하다면 신 걸 먹으면 되겠죠. 처방은 이렇듯 간단해요. 그래서 이때는 체표에 열이 있으며, 염증이 있고. '삭'은 아까 염증이 있으면 그걸 제거하기 위해서 피가 빨리 돌아야 된다고 했죠. 염증이 있으니까 우리는 뭘 먹으면 되겠어요? 염증을 잡는 게 뭐예요?

(짠맛)

그렇죠. 모든 염증은 짠맛으로 다스리죠. 그러면 모든 통증은 뭐로 다스리죠?

(따뜻한 걸로)

따뜻하게 해서 열로 다스립니다. 침완(沈緩)하면 체내에 열이 있고, 침급(沈急)하면 뭐가 있다고 했어요? 체내에 냉기가 있다.

그 다음 증상 변화. 급하면 대개 간질과 같은 발작이나 적취가 있고, 완하면 농이 든 종기가 있거나 구토증이 있다. 소(小)하면 식욕이 항진되는 것이 보통이고, 아주 작으면 잘 먹지를 못한다. 활(滑)하면 대개 생식기에 이상이 있고. 성병이 있다든지, 여성들 같은 경우엔 생리중이라든지, 임신했다든지 해서 자궁에 무슨 문제가 있으면 석맥이 나오면서 미끄러워요. 석맥 자체가 약간 미끄러운 기운이 있거든요.

삽(澁)하면, 맥이 껄끄럽거나 까실까실하면 부종 또는 저린 증상이 있다. 괄호 열고 자율신경계의 이상. 그래서 무기력증, 저림증, 쑤시는 증, 땡기는 증상이 있다. 황제내경 침법과 뜸법과 MT 보법은 아래와 동일하게 하는데, 구맥이 나오고 인영이 2성일 때는 심경의 소부혈과 소장경의 소택, 완골을 쓰고, 인영이 4~5성일 때는 기경팔맥의 병인 독맥의 병이니까 소장경의 후계를 사한다. 촌구 2성일 때는 심경의 두 개 혈을 사하고 소장경의 한 개 혈을 보한다. 요건 내일 나눠드릴 부교재를 갖고 설명하고, 자세한 침법 처방까지 같이 하도록 하겠습니다.

집중하는 연습(골에 글씨 쓰는 연습)

지금 먼저 한 것처럼 정신 집중하는 연습을 하겠습니다. 확철대오, 대자대비, 환골탈태, 전지전능 이 글씨 쓰는 연습 해봤어요?

(아니요.)

골에 글씨를 써본 학생이 하나도 없단 말인가요? 반드시 정신을 집중하는 연습을 꾸준히 해야 됩니다. 맥은 집중해서 봐야 구분할 수 있는 분별력이 생깁니다. 우리가 앞으로 진맥(診脈)을 해야 되거든요. 지금 현재의 생명 상태를 살핀다. 그런데 왜 말씀 언(言)이 여기 들어 있을까요? 진맥하는 건 말하는 게 아니죠. 그런데 말은 입으로만 하는 게 아닙니다. 몸으로 하는 것도 말이 될 수 있어요. 바디 랭귀지라는 게 있잖아요. 말이라는 건 그 사람의 내면에 있는 뜻과 생각, 의사를 전달하는 겁니다. 커뮤니케이션의 가장 중요한 수단이 말이지만, 그렇다고 100% 말만 갖고 하는 건 아니거든요. 다른 방법도 있습니다.

고대의 문자를 만든 사람들이 말이라는 글자를 만들 때 이렇게(言) 만들었어요. 말(言)이 '머리 두, 근본 두(亠)'에, '거듭 이(二)'에, '펼칠 구(口)' 이렇게 되어 있잖아요. 요건 박소천 선생의 『파자비결』을 참조한 건데, 그래서 말이라는 것은 '자신의 내면 안에 있는 근본적인 것을 거듭해서 펼친다'는 뜻을 갖고 있습니다. 제가 섭생법이나 맥진법을 전하는 것이 거듭해서 근본되는 것을 펼쳐 나가는 거잖아요. 근본을 설명하기 위해서 근본에 이르지 못하는 말도 한 번씩 하는 거죠.

그리고 말(言) 옆에 살펴보니 '사람 인(人)'에 '다듬을 삼(彡)' 자가 있잖아요. 거듭해서 근본을 펼치는데 그걸 다듬어서 살핀다. 그래서 사람(人)의 내면을 세밀하게 다듬(彡)어 살펴서 근본 되는 것을 펼치는 것을 진(診)이라고 하는 겁니다. 진료, 진찰, 진단 그런 말 쓰죠. 그러면 그걸 집중된 상태에서 해야 됩니다. 맥을 살펴보기 위해서는 생각을 모으는 연습이 필요한 이유도 거기에 있습니다.

골에 글씨 쓰는 연습을 전철 타고 오가면서 하라고 했는데, 한 사람이 한 명도 없으니까 강의를 접어야 되겠습니다. (수강생들 웅성웅성) 말귀를 못 알아먹고 숙제를 한 번도 안 해온 사람들하고는 대화가 진짜 안 되는 겁니다. 그냥 털레털레 왔다리 갔다리 하면 안 돼요.

자, 그러면 정신을 모을 때는 어떻게 하느냐? 머리 속에서 합니다. 몸에서 힘을 다 빼야 된다고 했죠. 자세를 바르게 하시고 허리와 엉덩이를 가지런하게. 척추는 반듯하게 세우고, 턱은 약간 당기는 것이 유리합니다. 그러면 목이 편안해지게 됩니다. 눈은 자기 코끝을 보세요. 어깨와 팔다리에서 힘을 다 뺍니다. 세상만사를 밑에다 다 내려놓으세요. 내가 살아오면서 가졌던 모든 생각, 누구 만나야 될 것 이런 것을 잠시만 내려놓으세요.

전신에서 힘을 다 빼고 육체가 편안하다고 느껴 보십니다. 어깨와 팔다리에서도 힘을 다 빼세요. 어깨와 팔다리가 없는 것 같다고 느끼십니다. 몸통에서도 힘을 다 빼고 몸통이 없는 것 같다고 느끼세요. 뱃속에서도 힘을 다 빼세요. 육장육부 뱃속 거기서 힘을 다 빼시고, 내장이 없는 것 같다고 느끼세요. 머리통에서도 힘을 다 빼고 머리통 속이 텅 비워진 것 같다고 느껴보세요. 눈 코 입 귀 오관에서도 힘을 다 빼고 오관이 사라졌다고 느끼세요. 그냥 생각으로 느껴보는 겁니다. 없다고 생각하면 편합니다. 자식이 없다고 생각하면 편한 것처럼. 신랑이 없다고 생각하면 됩니다. 또 잠시만 아내가 없다고 생각하세요. 한순간이라도 없다고 생각하면 편해집니다. 아무것도 없습니다. 내 육체도 없습니다. 그럼 더 편해지겠죠. 현재 내 생각만 있습니다. 없다고 한 그 생각. 그 생각을 잡아서 부려서 골속에다 글씨만 써 보는 연습을 하는 겁니다. 소리에 맞춰서 한 획씩 써 보세요.

똑-똑-똑-똑-(메트로놈 소리)

'큰 대(大)'자 하나만 써도 됩니다. 눈으로 쓰지 말고 생각으로, 머리 한복판에다가 써야 됩니다. 눈앞에서 쓰면 눈으로 쓰는 거예요. 그 생각을 잡아서 엄지손가락으로 가져가세요. 엄지손 끝으로. 엄지손 끝에서 소리가 울린다 라고 느껴 보시고. 머리 속은 없고 엄지손가락만 있는 겁니다. 가느다란 머리카락도 만져보고 굵은 털실도 만져 보고. 팽팽한 줄, 기타줄 같은 것, 바이올린 줄 같은 걸 당겨보기도 하고. 부드러운 고무줄과 그 긴장감을 비교해 보는 겁니다. 까실까실한 모래알과 굵은 은행알을 비교해 봅니다. 지금 엄지손으로 대소를 구분하는 겁니다. 집중된 생각으로. 자, 눈을 뜨세요.

깨어나는 연습

집중된 상태에서 머리카락을 손가락 끝으로 만져보면 굵다 가늘다, 거칠다 부드럽다 등을 비교할 수 있습니다. 그러니까 지금처럼 아무 생각도 하지 말고, 눈을 지그시 감고 엄지손가락 끝에서의 느낌만 보는 겁니다. 집중됐을 때 여기서 느껴지는 맥의 상이 손끝에 입력됩니다. 그걸 기억해야 된다고 했어요. 지금 글씨와 말만 기억하는 게 아니라 이 맥의 형상, 느낌을 기억해야 됩니다. 우리가 만져봤던 느낌을 기억해야 돼요. 우리가 집중된 상태에서 만져보면 그 모양이 굵은지 가는지 알 수 있습니다. 그 형상을 기억하라. 집중하면 기억이 금방 됩니다.

그래놓고 힘을 빼고 다른 사람과 인사하고, 어깨에서도 힘을 빼고 손도 터시고. 처음엔 손을 털면서 힘을 빼야 됩니다. 손에 힘이 들어가 있으면 감각이 예민해지지 않거든요. 자꾸 힘을 빼는 연습을 해야 돼요.

과거에 입력된 기운 있죠? 그런 힘이 사람을 뻣뻣하게 만들어요. 그래서 자꾸 힘을 빼고 만사를 놓고, 그 시간만큼은 가족도 놓고, 철학도, 이념도, 종교도, 신앙도 다 놓으세요. 맥 보는 시간만큼은 맥만 봐야 되니까. 그렇게 하면 되는 겁니다.

지금 촉지한 맥상을 기억한 뒤에 다른 사람의 맥을 만져 보면 비교를 할 수 있게 됩니다. 앞으로 시간이 많이 남아 있잖아요. 그러면 제가 여러분들이 만져봤던 그 기억을 설명을 해 드릴 겁니다. 그걸 듣다보면 여러분들에게 분별하는 능력이 생기게 됩니다. '아! 이건 석맥 4~5성이다. 이건 모맥이다' 그게 분별이 되죠. 자, 자세를 바르게 하고 눈을 감고. 눈을 꽉 감으세요. 눈을 꽉 감고, 눈을 활짝 크게 뜨세요. 눈을 왕눈이처럼 떴다가 다시 꽉 감으세요. 다시 뜨세요. 다시 감으세요. 이 소리만 듣습니다.

똑 똑 똑 똑 -(메트로놈 소리)

그만 들으시고. 머리에서 힘을 다 빼세요. 머리에 있는 힘을 다 내려 놓으세요. 머리가 맑아졌다고 느껴보세요. 눈 코 입 귀 오관에서 힘을 다 빼세요. 오관이 완전 정상화되었다, 모든 감각기관이 완전 정상화되었다고 생각합니다. 어깨와 팔다리, 손에서도 힘을 다 빼고 어깨와 팔다리, 손의 기능이 정상화되었다고 느낍니다. 가슴통과 뱃속에서도 힘을 다 빼고 가슴과 뱃속에 있는 모든 장부가 정상화되었다고 느끼십니다. 내 몸이 완전 정상화되었다고 생각합니다. 밝고 명랑하고 완전한 인간으로 박수소리와 함께 활짝 깨어납니다. (박수) 딱 칠 때 눈을 딱 떠야 돼요.

눈을 딱 떠야만 집중된 상태에서 현실로 나오게 됩니다. 집중된 상태에서 안 나오면 항상 뿌연 상태로 살아가게 됩니다. 내가 업무를 보잖아요. 그러면 그때만큼은 옆에 누가 지나가도 모를 정도로 집중해야 됩니다. 그러다가 일이 끝나면 현실로 돌아와야 되는데, 업무에 집중된 상태에서 못 깨어나면 그 일거리를 집에까지 갖고 오게 됩니다. 그러니까 우리는 무슨 일에 집중했다가도 거기서 빠져나올 수 있어야 되겠죠.

연속극에 집중했다가도 눈을 딱 감았다 뜬 후 현실을 봐야 돼요. 누구하고 연애하게 되면 거기 집중하게 되잖아요. 그러다가 거기서 빠져나와야 되거든요. 안 빠져 나오면 항상 피곤하고 머리가 찌뿌듯한 채로 남아 있게 됩니다. 신앙에 몰두한 나머지 안 빠져 나와요. 그러면 항상 피곤하게 살게 됩니다. 매일 죄짓는 것 같고. 그런데 사는 게 죄 짓는 게 아니잖아요.

그래서 현실을 직시하는 연습을 해야 된다는 겁니다. 왜냐하면 맥은 지금 뛰고 있잖아요. 이게 현실이거든요. 1분 전에 뛴 건 만지고 싶어도 못 만지잖아요. 30초 전에 뛰었다 간 맥은 확인할 재간이 없는 겁니다. 1분 후에 뛸 맥, 지금 확인이 불가능해요. 그래서 맥을 보는 건 절대적인 현실을 보는 겁니다.

맥상 질의 응답

지금부터 일어나서 힘을 다 빼고 가지런히 인사하고 도반들의 맥을 살핍니다. 자, 일어나세요. 두 분씩 짝을 만드세요. 맥의 느낌만 보는 겁니다. 인사하시고. 너무 꾹 누르지 말고 똑같은 압력으로 천천히 살짝 짚어보고, 그 다음에는 약간 눌러보고 그러는 겁니다. 맥이 잘 안 잡히죠? 퍼져 있어서 그래요. 안에서 뛰고 있는 게 있긴 있어요. 제일 큰 맥을 살피는 거예요. 제일 큰 맥을 찾아서 그놈이 굵은지 가는지, 딴딴한지 연한지 느껴 보세요. 한 사람이나 두 사람 맥을 봐선 몰라요. 더 가는 맥이 있을 수 있고, 더 단단한 맥이 있을 수가 있어요. 요건 구삼맥이죠. 꼭꼭꼭 찌르잖아요. 바로 전에 촉지한 상태, 그 압력으로 만져

보는 겁니다. 확실하게 큰 맥은 정확하게 알 수가 있어요. 아! 이렇게 큰 맥이 있구나. 진안에서 온 학생들은 확실하게 촌구맥이 크고 인영맥이 작아요. 맞히려고 하지 말고 느낌만 보세요. 맥을 볼 때 '이게 홍맥인 것 같다, 석맥인 것 같다' 맞히려고 하면 안 돼요.

맥을 보기만 하라고 했지, 무슨 점쟁이도 아니고 맞히려고 하면 안 됩니다. 진맥은 점치는 것이 아니라 그냥 보는 공부입니다. 그래서 맥상을 느껴 보라고만 그랬어요. 지금 짝을 바꾸신 분들은 바로 앞전에 보신 맥과 같은가 다른가만 봐야 됩니다. 같다, 안 같다 그걸 알아야 돼요. 무슨 맥인지 찾지 말고 앞 사람 것과 지금 사람 것을 비교해 보세요.

질문 : 지금 이분 맥은 뭐가 뛰는 것 같은데 형태를 모르겠는데요?

대답 : 맥이 확 퍼져 있어서 그래요. 그러니까 그 느낌을 보라는 겁니다. 지금 그 맥은 모맥이라서 형태가 없는 것 같이 느껴지는 겁니다. 그러면 제가 그걸 설명해 드릴 겁니다. 맥이 일정하게 가지런하게 뛰는지, 가다가 한 번씩 거르는지 그런 것도 보도록 합니다.

질문 : 잘 안 잡히면 더 눌러보면 됩니까?

대답 : 그렇지요. 안 잡히면 꾹 눌러보는 거예요. 처음부터 꽉 누르면 알 수가 없어요. 처음엔 살짝 잡고 약간 더 지그시 눌러보고. 그래도 안 잡히면 더 눌러 보면 맥이 뛰는 것을 확인할 수 있습니다. 서로 맥을 자꾸 봐 주면 맥이 같이 좋아져요. 지금 상대방은 나의 맥을 보기 위해서 정신을 집중하고 있잖아요. 그러면 상대방의 기운이 나한테 들어오게 됩니다. 지금 보고 있는 인영 촌구 네 개 중에서 제일 큰 맥이 바로 앞 사람의 맥과 같은지 다른지만 보세요. 맥을 촉지한다 그랬어요. 너무 세게 누르면 다 크게 느껴지니까 살짝 누르기만 합니다. 걸쭉한지 퍼져 있는지, 가는지 굵은지, 빨리 뛰는지 천천히 뛰는지 이런 걸 비교하는 겁니다. 너무 오래 보지 말고 집중해서 느낌을 몇 번에 다 느껴야 됩니다.

질문 : 이 분은 촌구맥에서 뭐가 꼭꼭꼭 찌르는 것 같은데요?

대답 : 촌구에서 꼭꼭꼭 찌르는 건 90% 구삼맥으로 봐도 무방합니다. 저쪽에 가서 인사하고 맥을 보세요. 맥 공부할 때는 무조건 많은 사람을 보는 것이 왕도예요. 그리고 고요하게 집중을 해서 그 맥상을 기억해야 됩니다. 석맥과 구맥은 만져보면 다릅니다.

질문 : 말랑말랑 하고 꼭꼭꼭 찌르는데요. 구맥인가요?

대답 : 아! 구맥을 봤네요. 축하 합니다.

질문 : 이 분은 딴딴하고 미끌 거리고 굵고 긴 느낌인데요?

대답 : 그럼 어떤 맥이죠?

(석맥? 현맥?)

작대기 같은 긴 게 있잖아요. 굵어도 길면 현맥이죠. 그건 현맥이 더 커진 겁니다. 그러면 시고 쓰고를 많이 먹어야 되겠죠. 오늘 맥진 실습 한 내용을 머릿속에 기억해야 합니다. 지금 본 현맥의 느낌을 기억해야만 앞으로 우리가 볼 맥하고 비교해서 판단할 수 있기 때문에 그래요.

석맥 4~5성의 모양은 바둑돌처럼 생겼어요. 그런데 이 여사님 맥 모양은 바둑돌이 아니라 긴 작대기 같잖아요. 그래서 굵어도 길면 현맥이 6~7배로 커진 거라고 하는 겁니다.

질문 : 그런데 이 여사님 맥은 딴딴하고 속에서 툭툭 치던데요?

대답 : 지금 그 툭툭치는 맥을 급하다고 하는 겁니다. 장부가 냉한 거죠.

질문 : 태연이 학생 맥은 촌구는 알겠는데, 인영맥이 없는 것 같은데요? 제가 못 찾는 건지…

대답 : 촌구맥이 커서 그래요. 보통 인영맥이 크기 때문에, 인영맥이 크다는 선입견을 갖고 찾으려고 하니까 인영맥이 없는 것처럼 느껴지는 겁니다. 작으면 작은대로 느껴 보라고 했죠. 그리고 촌구가 크면 인영을

무시하라고 했잖아요. 아까 큰 맥을 찾아서 읽으라고 했죠. 왜? 큰 맥을 찾아서 그놈 갖고 처방을 해야 되기 때문이거든요. 지금 진안 산골에서 잘 큰 학생들은 촌구가 발달되어 있습니다. 산으로 들로 짐승처럼 막 뛰어 다니잖아요. 저 아이들 학교는 유치원부터 고등학교까지 한 울타리 안에 다 있다고 그래요. 그러니 애들이 얼마나 잘 크겠습니까?

 학생답게 크는 거죠. 그래서 애들이 육체가 발달된 겁니다. 인영이 큰 애들 같으면 불안해서 여기 못 앉아 있어요. 그런데 저 아이들은 내일 모레 수능인데도 여기 와서 이러고 있거든요. 인영이 작으니까 여기 와서 앉아 있을 수 있는 겁니다. 애들은 저렇게 커야 되거든요. 육체를 발달시켜야 돼요. 머리는 나중에 대학 들어간 뒤에 써도 되는 겁니다. 그리고 쟤네들은 엄마가 권유해서 여기 와서 강의도 듣고 하지만, 그렇다고 해서 아무나 따라올 수 있는 게 아니거든요. 전생의 선업이 있고 조상 대대로 공을 들여서 온 것이지, 여기는 그냥 올 수 있는 곳이 아닙니다.

 질문 : 현맥은 맥을 만져 봤을 때 느낌이 위아래로 길게 나타나나요?

 대답 : 현맥은 가늘고, 길고, 팽팽한 긴장감이 있어서 만지면 미끌미끌합니다. 가늘고 긴 요 놈이 1성이고, 팽팽하고 긴장감이 있는 이놈은 4~5성입니다. 처음엔 현맥이 가늘고 길더라도, 병이 오래되고 넘쳐나면 가는 것이 굵어지면서 길어져요. 그러니까 4~5성인 이놈의 병이 더 큰 겁니다.

 이 여사님은 처음 왔을 때 맥을 보니 현맥 20성이더라구요. 간이 다 오그라들어서 소화액이 분비가 안 되니까 뭐 드시지도 못하고 큰일나게 생겼어요. 이 여사님 처음 왔을 때 '공부 좀 해 보세요' 감히 이런 말을 못 붙였어요. 그래서 몇 년 다듬어서, 3년 넘게 왔죠? 4년째 오고 계시거든요. 4년을 계속 여기 생식원에 와서 몸을 따뜻하게 하고 생식만 먹고 해서 맥이 저만큼 작아졌어요. 그래서 이제는 붙들고 얘기해도 되겠다 싶어서 지난번에 공부를 시켜서 지금은 재수강하고 있는 것이거든요. 또 맥이 이렇게 크면 하나도 못 알아먹어요. 들어가도 다 튀어나옵니다. 그런데 지금은 맥이 좋아지고 하니까 힘도 생기고 해서 조금 알아들을 겁니다. 그러니까 이렇게 맥이 너무 큰 사람들은 바로 공부를 시킬 게 아니라, 말이 들어갈 수 있도록 몸부터 만들어 놓은 뒤에 가르쳐야 돼요. 그래서 말뚝에도 기운만 붙이면 일어설 수 있다는 거죠.

오계맥의 특징

오계맥은 허실의 균형이 깨져서 생기는 맥입니다. 그래서 반드시 그 맥상을 기억해야 된다고 그랬어요. 제가 먼저 운을 넣을 테니 따라서 합니다.

현맥 (현맥) 금극목 하였다. (금극목 하였다) 가늘고 길고 미끄럽고 긴장감 있고 팽팽하다. (가늘고 길고 미끄럽고 긴장감 있고 팽팽하다)

더 크게, 구맥 (구맥) 수극화 하였다. (수극화 하였다) 연하고 말랑말랑하고 꼭꼭 찌르고 터질 것 같다. (연하고 말랑말랑하고 꼭꼭 찌르고 터질 것 같다)

구삼맥 (구삼맥) 육장육부의 균형이 깨졌다. (육장육부의 균형이 깨졌다) 가늘고 길고 연하고 말랑말랑하고 꼭꼭꼭 찌른다. (가늘고 길고 연하고 말랑말랑하고 꼭꼭꼭 찌른다)

홍맥 (홍맥) 목극토 하였다. (목극토 하였다) 굵고 넓고 짧고 완만하고 부드럽다. (굵고 넓고 짧고 완만하고 부드럽다)

모맥 (모맥) 화극금 하였다. (화극금 하였다) 굵고 넓고 짧고 솜과 같이 확 퍼졌다. (굵고 넓고 짧고 솜과 같이 확 퍼졌다)

확 퍼지면 뭐가 없는 것 같잖아요. 지금 그런 분이 학생들 중에 있어요. 그러니 공부하기 얼마나 좋습니까? 우리 김 선생님 맥이 확 퍼져 있거든요. 그런 맥을 보기가 거의 어려워요. 우리 회원 중에 한 분도 처음 오셨을 때 확 퍼져 있었어요. 모맥 6~7성이니까 몸이 아무것도 못 하는 겁니다. 그래서 처음 오셨을 때 매운 것을 엄청 먹였어요. 그렇게 조금 오므려 놓으니까 기운이 내부에서 가지런하게 정리가 되면서 힘도 좀 생기는 겁니다. 그러니까 지금 학생들 중에 현맥 확실한 것 하나 있고, 석맥은 많고, 홍맥과 모맥도 있고, 확실한 구맥이 없어요. 제가 다행히 구맥이 나옵니다. 그래서 구맥을 잘 만들어 갖고 여러분들이 만져 볼 수 있도록 할게요. 그리고 나중에는 맥 만드는 방법까지 다 알려 드릴 겁니다.

따라 합니다. 석맥. (석맥) 토극수 하였다. (토극수 하였다) 미끄럽고, 단단하고, 걸쭉하고, 바둑돌 같다. (미끄럽고, 단단하고, 걸쭉하고, 바둑돌 같다) 그러니까 더 오래되면 오래될수록 딱딱해지게 됩니다. 딴딴한 맥이 툭툭 뛰잖아요. 현대인들은 70~80%가 석맥입니다. 짠 것 먹지 말라고 해서 다 석맥이 되었어요. 그래서 지금 기본적으로 짠 게 다 필요합니다. 맥의 이름과 상극관계 그리고 맥의 모양과 상, 요게 아주 입에 달려 있어야 됩니다. 저희들이 처음 공부할 때는 이런 판넬도 없었습니다. 첫날 따라서 외우라는 말도 없이 칠판에 요걸 적어놓고 조금 있다가 싹 지우면 그걸로 끝이었어요. 그렇게 하니까 못 따라오는 사람들도 많았어요. 맥 모양이 이렇게 됐으니까 맥을 짚으면서 계속 하세요.

맥도 만들 수 있다, 독(毒)을 중화하는 방법, 좋지 않은 물

질문 받겠습니다.

질문 : 아까 맥을 만든다고 했잖아요. 그리고 맥대로 병이 생길 수도

있잖아요. 그러면 의도적으로 병을 만들 수도 있다는 얘기입니까?

대답 : 예, 만들 수 있죠. 병이라고 하는 건 허실의 균형이 깨져서 오는 거잖아요. 허실의 균형이 깨지게 되면 오계맥이 뜨게 됩니다. 가령 금극목 하게 되면 현맥이 뜨잖아요. 내 마음대로 맥을 만들려면 일단은 인영 촌구 네 개의 크기를 같게 만들어 놓으세요. 그러면 이 사람이 네 개의 맥의 크기가 똑같으니까 자신이 의도하는 맥을 쉽게 만들 수 있습니다. 만일 석맥을 없애려면 뭘 먹어야 되겠어요?

(짠맛)

짠맛을 많이 먹어야 됩니다. 그런데 계속 먹으면 어떻게 되겠어요? 수극화를 하죠. 그럼 무슨 맥이 나와요? 구맥이 나옵니다. 그 상태에서 술을 먹으면 어떻게 돼요? 술에 취하죠. 또 마약을 먹었다 그러면 마약 먹은 상태가 되겠죠. 몸은 속에 뭘 집어넣었느냐에 따라서 반응을 합니다. 그러니까 원하는 맥을 만들 수가 있는 거죠. 인영이나 촌구 중 어느 한쪽이 커진 특정한 맥이 나왔다는 건 허증(虛症)이잖아요. 그걸 크기가 같게 만들었다는 것은 허증을 고쳤다는 걸 의미해요. 건강해졌다는 겁니다. 건강한 사람은 내부에서 무엇이든 다 만들 수 있어요. 내가 모맥을 만들고 싶다 그러면 어떻게 하면 돼요?

(쓴맛을 먹어요.)

그렇습니다. 쓴맛을 먹으면 됩니다. 양주 같은 것, 독한 빼갈 같은 것이 쓴맛이죠. 사람이 만취하면 어떤 상태가 됩니까? 힘이 딱 모아져요, 풀어져요?

(풀어져요.)

화극금 하니까 풀어지는 거예요. 화기는 확산시키니까 팔다리에 힘이 다 빠지잖아요. 그러니까 네 개 맥을 같게 한 사람은 술 몇 잔만 먹으면 화극금이 되어서 바로 모맥이 나타나게 됩니다. 모맥이 나타나면 이 사람은 안주로 뭘 먹고 싶겠어요? 얼큰한 게 먹고 싶어져요. 현맥 만들고 싶다 그러면 음식에다가 매운 고춧가루를 잔뜩 넣어서 먹어 보세요. 아니면 새벽에 일어나서 생강차를 진하게 타서 먹는다든지. 그러면 가늘고 긴 현맥이 바로 뜨게 됩니다.

그러니까 우리가 건강해져야 되겠어요, 말아야 되겠어요? 건강해야 됩니다. 그러면 뭐든지 다 할 수 있게 됩니다. 저는 오래전에 맥을 다 만들어 봤어요. 그러니까 제가 '구맥을 만들어서 보여 드릴게요' 그러잖아요. 하루 만에 홍맥을 만들어 줄 수도 있다니까요. 우리 같은 경우는 식초를 한 컵만 먹으면 바로 홍맥이 나옵니다. 여기 젊은 학생들도 금방 될 수 있어요. 그런데 4~5성으로 맥이 치우쳐 있는 분들은 금방 되지가 않아요.

질문 : 저 같은 초보자가 맥을 인위적으로 만들었을 때 탈이 나지 않을까요?

대답 : 괜찮아요. 탈이 안 납니다. 강의를 3분의 2 정도 들으면 맥을 어떻게 조절해야 되는지 스스로 처방을 내릴 수 있게 되거든요. 허실에 대한 처방, 한열에 대한 처방, 음양에 대한 처방, 오행에 대한 처방을 다 전수해 드릴 겁니다. 그걸 따져서 하면 탈이 날 수가 없죠.

예를 들어 술을 계속 많이 먹으면 술독(毒)에 빠지잖아요. 우리가 술독 또는 주독(酒毒)이라고 하듯이 술기운도 넘쳐나면 독이 됩니다. 그 독을 받으면 즉시 화극금을 당하니까 심장이 아니라 대장에서 문제가 생깁니다. 그러면 이 독을 이겨내야 되잖아요. 이때 무슨 기운을 써야 되겠어요? 수극화를 시키면 되겠죠. 수극화를 시키면 콩팥이 건강해져서 술독을 오줌으로 잘 빼내게 됩니다. 그래서 어떤 사람들은 오줌에서 술 냄새가 나기도 합니다. 짠 것을 먹으면 술독이 금방 빠져 나오니까 그래요.

그리고 간수 같이 짠맛을 갖고 있는 독에 감염되었다면 토극수를 시키면 되겠죠. 사카린 같은 건 단맛을 갖고 있는 독이잖아요. 그러면 토극수를 하니까 사카린으로 짠맛 독을 중화시킬 수 있는 거죠. 또 단맛이 강한 사카린을 많이 먹어서 죽게 생겼다면 신맛이 강한 식초로 목극토 시키면 중화가 되겠죠. 독도 어떤 맛이 나는 독이냐 하는 걸 따져보면 됩니다.

자연계에는 여러 기운이 있는데 그 중 특정한 기운이 아주 센 것을 독(毒)이라고 합니다. 독은 생명을 살상시킬 수도 있습니다. 독이 있다면 반드시 그것을 중화(中和)시키는 물질도 있어요. 중화가 안 되어 있다면 우리가 공기를 이렇게 마시지 못할 겁니다. 공기는 완벽하게 중화가 이루어진 상태잖아요. 강물이나 하천의 물, 지하수, 수돗물 같은 거 있죠. 중화가 거의 이루어진 물입니다. 지하수를 팠는데 그 물이 식수로 적합하지 않다면 거기에 어떤 특정한 물질이 많다는 걸 의미해요. 그러면 그 특정한 물질이 나를 해칠 수도 있습니다. 그러니까 식수로 써서는 안 된다는 거죠. 그런 것을 많이 섭취를 하면 청색증이다 뭐다 하는 이상한 병에 걸리잖아요. 그러면 그런 건 근본적으로 먹지 말아야 됩니다. 그런 걸 잔뜩 먹은 뒤에 중화시키면 뭡합니까? 이미 병든 걸 고치는 건 차선책이고 병에 안 걸리게 하는 게 최선책입니다. 또 질문하세요.

질문 : 선생님, 물은 아무 맛이 없잖아요. 그러면 오행 중에서 어떤 기운에 해당됩니까?

대답 : 물은 기본적으로 상화라고 했죠. 물과 공기는 생명을 탄생시킬 수 있는 가장 근본적인 질료입니다. 우리가 화성에 우주선 보내고 하는 게 왜 그래요? 물의 흔적이 있냐, 없냐를 확인하기 위해 보내는 겁니다. 그게 뭐냐 하면, 생명을 탄생시킬 수 있는 본질적인 질료가 있냐 없냐를 찾는 겁니다. 그러니까 모든 생명체는, 외계인은 어떻게 생겼는지는 모

르나 개들도 생명체라면 피가 있겠죠. 어쨌든 생명체 안에는 수분이 들어 있어야 되니까요.

상화의 성질을 띤 물은 무색, 무취, 무향이죠. 그런데 천안 어디 약수터에 가면 사이다 냄새나는 약수가 있다고 그럽니다. 또 설악산 어디에 가면 오색약수가 있잖아요. 그런 건 톡 쏘는 탄산수 성분이 많아서 좋지 않은 물이라고 봐야 됩니다. 본질적으로 안 좋은 물이거든요. 그런데도 좋은 물이라고 자꾸 떠다 먹으니. 참견할 일은 아니지만 우리는 그런 물을 좋지 않은 물, 균형이 깨진 물로 봅니다. 콜라? 그건 균형을 깨트린 거잖아요. 술? 균형을 깨트린 겁니다. 그래서 그걸 우리가 보통의 물마시듯 하면 병이 나게 됩니다.

생명의 법도, 현성 스승님의 공덕

자연계를 보면 물(物)을 끌어들이는 판도로서 이법계가 있어요. 불교에서 말하는 이법계는 기가 작용해서 통과하는 틀과 같은 겁니다. 만일 이것이 참외다, 마늘이다, 쑥이라고 치면 밭에다 그 씨를 뿌리면 각기 참외나 마늘, 쑥이 생겨나게 되겠죠. 그러니 이 씨들이 가지고 있는 유전자 구조판이, 그 틀이 같지 않다는 겁니다. 이 유전자 구조, 생명의 짜임새, 틀을 리(理)라고 합니다. 참외씨를 밭에다가 뿌린다면 하늘로부터 천기를 받고, 땅으로부터는 지기를 받아서 싹을 틔우고 꽃을 피워서 열매를 맺게 됩니다. 그러면 무슨 맛이 나겠어요? 단맛이 나잖아요. 그러니까 참외는 만 년 전이나, 5천 년 전이나, 천 년 전이나, 지금이나 항상 단맛만 만들어 왔습니다.

변화를 주지 않고 똑같은 일을 하는 그것을 정도(正道) 혹은 법도(法道)라고 합니다. 생명이 가는 본질적인 길을 도(道)라고 해요. 흐트러뜨리지 않고 500년 전이나 천 년 전에 갔던 길을 똑같이 가는 것. 참외가 올해는 단맛을 만들었는데 느닷없이 내년에는 매운맛을 만들면 정신이 없을 겁니다. 마늘씨도 참외씨와 똑같이 하늘로부터 천기를 받아 내리고, 땅으로부터 물기와 거름기를 받아서 싹을 틔우고 이파리를 만들고 열매를 맺죠. 그러면 마늘은 똑같은 기를 빨아들여서 무슨 맛을 만들었어요? 매운맛을 만들었잖아요. 생명의 틀, 이치를 통과해서 말입니다. 이치라는 틀은 끊임없이 기를 빨아들입니다.

그렇기 때문에 기(氣)가 없으면 리(理)도 작용을 못하죠. 하늘기운과 땅기운이 작용을 안 해주면 이치가 아니라 이치의 할애비라도 변화를 줄 수가 없습니다. 쑥의 성질, 본성이 있죠. 그 본성이 유전정보입니다. 모든 생명은 어쨌든 천지의 기운을 받아야만 본성을 꽃피울 수 있습니다. 그것이 자기 할 일을 하는 거니까. 그래서 봄 여름 장하 가을 겨울 이렇게 오계(五季)가 도는데, 봄은 자기 일을 다 하고 목생화 하여 여름을 만듭니다. 여름은 자기 할 일을 다 하고 화생토 하여 장하(長夏)를 만들어요. 봄기운 끌어들이고 여름 기운 끌어들일 때마다 변화가 무쌍하게 일어나죠. 그런데 이놈이 가다가 거꾸로 간다거나 안 가거나 하면 생명의 법도가 깨지게 됩니다.

우리가 맥 공부를 하지만 생명이 만들어낸 게 맥이거든요. 생명이 어떤 작용을 해서 맥을 만들어냈다면, 그 맥을 따져 보는 것이 곧 허실을 따져보고, 음양의 기운을 따져보고 또 한열관계를 따져보는 겁니다. 따져서 현재의 생명상태인 맥상을 알아내고, 거기에 합당한 방법을 찾는 게 처방이잖아요. 봄이 되면 간이 허약한 사람이 더 피곤해지고, 겨울에는 콩팥이 허약한 사람이 더 피곤해집니다. 그러면 그때 뭘 먹어야 되느냐 하는 걸 선인(先人)들이 다 찾아냈어요. 여기서 하는 이 공부는 우리 현성 선생님이 전부 다 만들어낸 건 아니었어요. 원래 있었는데 현성 스승님이 거기에다 많은 것을 더해서 누구나 공부하기 쉽게, 알아보기 쉽게 정리해 놓은 겁니다. 좌우지간 현성 스승님은 역사 이래 가장 위대한 일을 하신 겁니다.

링게르에 숨겨진 기득권 계층의 사고방식

일기(一氣)가 이치(理致)를 통과해서 나오는 것과 관련된 복잡한 이론들이 있어요. 조선조 500년은 순전히 이런 성리학(性理學)의 원리에 의해서 사람의 본질, 본성이 뭐냐를 따져서 지배논리를 만들고 통치논리를 만들고 했었던 겁니다. 그런데 기(氣)가 먼저라고 주장한 사람들은 전부 숙청시켜 버렸어요. 자기네 논리와는 다른 주장을 하면 사문난적으로 몰아서 정치적 숙청을 가하고, 귀양 보내고 했어요. 왜? 기가 먼저라는 주장을 받아들이면 자기네들 기득권이 무너지기 때문에 그랬던 겁니다. 이치가 사물을 만든다는 주리론에 의하면, 원래 양반 상놈이 정해져 있다고 해요. 양반 씨가 따로 있고 상놈 씨가 따로 있다는 겁니다.

양반들은 그렇게 가야 자기 자손들이 자손만대 기득권을 누릴 수 있거든요. 그걸 주장하는 세력들이 지금까지도 세상을 지배하고 있잖아요. 그들을 소위 엘리트 그룹이라고 해요. 전 세계를 지배하는 엘리트들은 자신들의 기득권을 유지하기 위해서 의학, 약학, 생명공학의 모든 주도적인 이론들을 자신들의 기득권 유지에 맞춰놓고 전개해 나가고 있습니다. 그 틀 속에서. 저도 이걸 몰랐는데 생명공부 하면서 알았다니까요. 사람들이 아파서 병원에 가면 제일 먼저 해주는 게 뭐예요? 옷 딱 갈아입히면 제일 먼저 하는 처방이 링게르 꽂는 거죠? 그게 뭡니까?

(생리식염수죠.)

생리식염수(生理食鹽水). 그게 소금물이잖아요. 소금을 절대 못 먹게 하면서, 병원에 가면 제일 먼저 몸에다가 소금물 집어넣는 것부터 해요. 거기다가 포도당 조금 섞어서 넣을 수도 있고. 포도당은 넣을 수도, 안 넣을 수도 있는 선택사항이죠. 그런데 소금물은 필수사항이죠?

(네)

그러니 한번 봐요. 엘리트들은 모든 언론매체와 그리고 유치원부터 대학에 이르는 모든 교육과정을 통해서 사람들로 하여금 소금은 절대 먹으면 안 된다는 생각을 갖도록 만들어 놨잖아요. 그래놓고 그 기득권 세력들은 이름만 생리식염수로 바꿔서 환자들에게 소금물(링게르)을 쓰고 있단 말입니다. 식도가 아니라 혈관을 통해서 몸에다가 집어넣는단 말이에요. 그건 전부 뭐냐? 엘리트들이 일반 민중들의 눈과 귀를 가리고 있다는 걸 의미합니다. 우민화 정책을 써서 전부 세뇌시켜 버린 겁니다. 그래서 지금 사람들은 소금을 안 먹는 것을 당연시하게 되었어요.

내가 밥상에서 소금을 먹으면 왜 안 됩니까? 밥상에서 먹으면 병난다고 말하죠. 그렇게 못 먹게 해서 병 걸리게 해놓고 전부 병원으로 오게 만들어요. 그렇게 해야 제약회사들은 매출을 자손만대에 확보할 수 있게 되거든요. 그런 잘못된 학설을 조작하는 자들이 바로 지배 엘리트들, 다국적 제약회사의 경영자들, 오너들입니다. 지금은 그 자리까지 올라가기가 보통 힘든 게 아니죠. 그건 조선조 때 과거시험 봐서 입신양명하기보다 더 힘들어요. 걔네들은 이런 것들을 자꾸 까발리는 데가 있으면 전부 죽여 버리죠. 자꾸 소송 걸고 해서 일을 못하게 만들어 버려요.

그래서 우리 선생님이 그러시더라구요. "그 강의를 계속하면서 절대로 뜨지 마. 단체 만들지 마." 저는 처음에 그게 무슨 말씀인지 몰랐어요. 그러다가 돌아가시고 몇 년 지나고 나서야 무슨 말인지 깨달았어요. 그래서 단체 만들지 마라 그랬구나. 뜨면 안 된다고. 이 강의를 계속하는 것이 중요하지 개인이 광내고 뜨는 것은 하나도 중요하지 않습니다. 그런데 어쨌든 간에 모든 사람은 짠 것이 필요하고, 매운 것이 필요하고, 단 것도 필요하다고 보는 거죠. 그렇게 먹는 게 자연 질서니까요. 한 분만 더 질문 받고 오늘은 끝내겠습니다.

생명력이 깨어나야 자신을 알아차리게 된다

질문 : 제가 석맥이라서 지난 1주일 동안 콩을 가루내어 계속 먹었거든요. 콩이 비린맛이죠?

대답 : 비릿한 맛도 있고, 지린맛입니다. 원래는 지려요.

질문 : 그런데 제가 원래 신거는 전혀 안 먹었는데 갑자기 신 게 먹고 싶어 지더라구요. 그 원리가 궁금해서요.

대답 : 지금 만약에 이 분이 신장 방광이 약해서 탈모가 있다면 그 원인이 뭐겠어요? 석맥이 나온 원인. 토극수죠? 생식이든 콩을 갈아서 먹었든 그 안에 생명력이 있잖아요. 그러면 그걸 먹으면 우리 안에 있는 생명력이 똑똑해져요, 멍청해져요?

(똑똑해져요.)

그걸 먹으면 똑똑해지죠. 그럼 우리 안에 있는 상화(相火), 생명력이 깨어나는 겁니다. 깨어나면서 이놈이 힘이 생기니까 뭘 하느냐? 수기를 귀찮게 하고 힘들게 하는 놈이 토잖아요. 그럼 이놈(토)을 견제하는 놈이 뭐겠어요?

(목요.)

목이죠. 그럼 이 생명은 뭘 먹고 싶어 하겠어요?

(신맛)

신 게 땡길 것 아닙니까. 그게 내가 나를 깨우치는 겁니다. 생명력이 살아나면 내가 나를 알아차리게 돼요. 반대로 생명력이 약해지게 되면 나를 다 잃어버리게 되고. 사실 기운이 빠지고 힘이 없을 땐 뭘 먹어야 될지도 모르게 됩니다. 그런데 기력이 만들어지면 내 몸 속에 있는 잠재 능력들이 활성화 되어서 나한테 필요한 것들을 절로 땡기게 만듭니다.

병을 고치는 것도 결국은 내 안에 다 들어 있어요. 복원 능력이 내 몸 안에 잠재하고 있는데, 그 잠재능력을 계속 깨워야 됩니다. 그 깨우는 게 이거(月)라고 했잖아요. 이 고깃덩이(肉)는 죽은 놈이라서 아무것도 몰라요. 멍청하면 고깃덩이가 되는 것이고, 똑똑하면 요놈(月)이 되는 겁니다.

 힘써 움직이는 놈을 늘 새롭게(辰) 하는 걸 맥(脈)이라고 했잖아요. 신 것이 땡겼다면 맥이 변하기 시작했다는 걸 의미하죠. 그건 축하할 일입니다. 그걸 했네요. 생콩을 가루내서 먹는 게 쉬운 일이 아니거든요. 그러니까 제가 말로써 이치를 설명한지 불과 며칠 만에 콩가루를 먹게 만들었잖아요. 이치를 알아들으면 그걸 실천하는 기운이 내부에서 형성되는 겁니다.

 내일까지 심소장경과 독맥을 공부하고 또 경혈학 침법 강의하고, 처방까지 다 끝내면 화(火)는 끝나게 됩니다. 그러면 3분의 1이 끝나는 겁니다. 그리고 세 번째 상화를 공부할 때 왜 그런 기운이 형성될까 하는 것을 확연히 다 배우게 됩니다. 전 세계의 모든 자연건강법이다, 무슨 대체의학이다, 한의학이다, 양의학이다 하는 곳에서도 간심비폐신 이 5장은 모두 다뤄요. 그러나 생명을 다루는 데는 없습니다. 심포 삼초를 다루는 데가 없어요. 중국에도 없고 일본에도 없어요. 그래서 심포 삼초를 가지고 한 20시간 이상 설명하면 생명 속에 감춰져 있던 이치를 깨닫게 됩니다. 그렇게 되면 우리는 깨닫는 만큼 자유로워질 수 있는 거죠. 시간이 됐으니까 여기서 끝내겠습니다.

심소장 鉤脈편 제4강

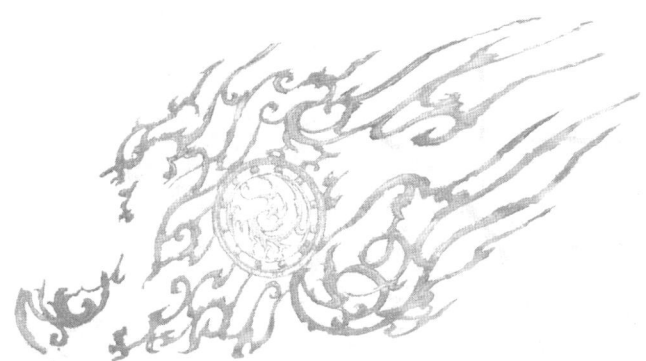

심소장 鉤脈편 제 4 강

맥박이 빨리 뛰면 명(命)이 짧아진다, 수전증이 생기는 이유

질문 : 제가요 평상시 맥박수를 재어 보니까 1분에 80박에서 83박 정도 뛰는데 이렇게 빨리 뛰면 건강상 어떤 점이 안 좋은가요?

대답 : 애기 엄마가 맥이 그 정도로 빠르게 뛴다면 일단 성격이 느긋하지 못하고 급하게 돼요. 그리고 맥박이 저렇게 빨리 뛴다는 것은 생명의 입장에서 보면 에너지가 과소비 되는 겁니다. 그러면 저게 얼마나 에너지를 더 사용하는가 계산을 해보자구요. 1분당 20박을 더 뛰니까 한 시간이면 몇 번을 더 뛰는 겁니까? 여기다 곱하기 60 해야 되죠. 60이면 1,200박이네요. 내 심장이 한 시간 동안 쓸데없이 1,200박을 더 뛰는 겁니다. 그러면 하루면 몇 번 더 뛰는 거죠? 24시간이니까, 하루에 28,800번을 더 뛰는 거죠.

(대략 3만 번이네요.)

저것 봐요. 왜 앞서나? 본인이 빨리 뛰니까 그렇다니까요. (웃음) 이 사람이 한 달을 살았어요. 그러면 몇 번을 더 뛰는지 따져보자구요. 한 달에 864,000번이에요?

(예)

일생을 사는 동안에 심장이 뛸 수 있는 최대 숫자가 있겠죠. 그러면 이렇게 빨리 뛰면 명(命)을 늘리는 게 돼요, 재촉하는 게 돼요?

(재촉하는 거죠.)

그래서 몸을 따뜻하게 해서 맥을 천천히 뛰게 해야 된다는 겁니다. 이치적으로 봐도 몸이 차면 빨리 죽게 돼요. 그러나 애들 때는 몸을 만들어야 되니까 심장이 빨리 뛰어야 됩니다. 성장이 끝날 무렵까지는 빨리 뛰어줘야 맞고, 성장이 다 끝난 안정된 생명체들은 우주의 속도, 생명의 속도로 뛰어주는 게 유리합니다. 어떤 사람은 100박을 뛰기도 해요. 그러면 몸이 흔들립니다. 120박 뛰는 사람들도 봤어요. 반대로 60박 이하로 뛰면 대사속도가 느려지고 몸에 적체 현상이 일어난다든지 해서 기력에 문제가 생기게 됩니다. 그러니까 너무 빨라도 문제, 느려도 문제인 겁니다.

질문 : 수전증 같은 건 왜 생기는가요?

대답 : 그건 몸이 추워서 생깁니다. 나이 먹게 되면 열 생산능력이 떨어져서 수전증이 자주 옵니다. 젊은 사람이라도 술 같은 걸 많이 먹잖아요. 술을 먹으면 안에서 만들어진 열이 확산이 되잖아요. 열이 확산되면 날아가 버리니까 술에서 깨면 몸이 금방 식게 됩니다. 그 행위를 계속 반복하면 체열이 소진되어 몸이 전반적으로 다 식게 되겠죠. 몸이 식으면 말초부분까지 에너지 순환이 잘 안 될 것이구요. 이 끝에까지 에너지가 똑같이 공급되어야 되는데 식으니까 가느다란 모세혈관이 오그라들 것 아닙니까. 그러면 그 부분으로 그만큼 피가 덜 간다고 봤을 때, 그 동네에 있는 세포들은 숨을 못 쉬겠죠. 그러면 거기까지 피를 공급해 줘야 되는 입장에선 가만히 있는 게 유리해요, 떠는 게 유리해요?

(떠는 게 유리해요.)

떠는 게 유리하겠죠. 피가 안 가니 피를 보내려고 떠는 겁니다. 다리 떠는 놈들 있죠? 전철만 타면, 아니면 수업 시간에 다리 떠는 사람들 천지예요. 그런데 왜 떨어요? 피를 순환시키려고 저도 모르게 떠는 겁니다. 가만히 있으면 세포가 멍청해지거든요. 그러니 떠는 것이 편한 겁니다. 다리 떠는 것까지는 괜찮지만 손 떠는 것은 병이죠. 수전증은 다 냉증입니다. 그래서 배를 따뜻하게 해야 되고 찬 것을 드시면 안 되겠죠. 한번 볼까요? 우리가 찬 맥주를 들이키면 몸을 떨면서 '으~~ 추워' 그러잖아요. 왜 그런 행동이 나옵니까? 열 만들려고 그러는 거잖아요.

그런데 더우면 어떻게 돼요? 떠는 게 아니라 축 늘어지게 됩니다. 이완된다 그 말입니다. 추우면 수축되고, 떠는 것은 식으려고 하는 것에 대한 반작용이죠. 떨어야 순환이 잘 되기 때문입니다. 미세하게 떠는 것은 병이라고 않지만, 떠는 게 심하면 병이라고 합니다. 맥박이 아까처럼 120박씩 뛰면 자신도 모르게 떨어요. 말도 떨리고 그래요.

우리 몸 안에서는 염소와 나트륨이 해리(解離)되지 않는다

질문 : 독을 없애는 것이 가능한가요?

대답 : 독은 없애는 것이 아니고 중화시키는 거죠. 어떻게 없애려고요?

질문 : 아니요. 저도 주위들었는데요. 태국에서 어떤 사람들이 관광을 했는데요, 술을 너무 많이 마셔서 죽기 직전까지 갔대요. 그래서 가이드한테 물어보니 어디로 데리고 가서 코브라 술을 주더래요. 그걸 먹으니까 술 먹고 죽으려던 사람이 아무렇지도 않게 되었다고 그러더라구요.

대답 : 그러니까 그건 술독을 중화시킨 거죠. 우리가 치약을 쓰잖아요. 그게 화학물질이거든요. 화학물질 몇 가지를 희석시켜 안전한 중(中)으로 만든 겁니다. 과학적으로 따져보면 물이란 놈이 있는데, 요건 수소 분자 두 개와 산소 분자 하나가 만난 거잖아요. 그리고 소금을 화학기호로 $NaCl$이라고 하는데, 소금 먹으면 병 걸린다고 해서 지금은 절대 먹으면 안 되는 걸로 되어 있잖아요. 특히 뉴스 같은 데서는 매일 나트륨

먹으면 안 된다고 떠들어대고 있어요. 사실 바닷물이 NaCl로 다 되어 있는데, 소금이 그렇게 해롭다면 바다 생명체가 이미 다 죽었어야죠. 그러니 그게 말이 됩니까?

소금 또는 짠맛을 먹었는데 나트륨만 따로 먹을 수 있습니까? Cl을 빼고 Na만 따로 먹을 수 있냐 그거예요. 거기에 든 나트륨(Na)과 염소(Cl)를 해리시키려면 어느 정도의 열이 필요하겠어요? 그냥 될 것 같아요? 비커에다가 바닷물을 담아서 수백도로 가열하면 가스가 생깁니다. 그때 화학반응이 일어나게 되죠. 그런데 우리 뱃속은 절대 80도를 넘지 못하게 되어 있어요. 그러면 우리 몸 안에서는 절대로 해리작용이 일어나지 않기 때문에 중(中)의 상태로 계속 가는 겁니다.

우리는 짜다고 할 때 그 맛을 나타내는 여러 표현들을 갖고 있어요. 싱겁다, 심심하다, 짭짜름하다, 찝찌름하다, 되게 짜다, 짜다 못해 소태 씹은 것 같다 등등 여러 가지가 있잖아요. 영어로 소금이 뭔가요?

(솔트)

이거 맞나요? salt. 짠맛이 영어로 뭐예요? 솔티(salty) 맞아요? 그럼 '짭짜름하다'는 뭐예요? 마일드 솔티 그래야 되나? (웃음) 연한 솔티. 그러니 서양 사람들은 구조적으로 혓바닥이 무지 짧은 사람들이라고 봐야 돼요. 개네들은 짠맛 보고도 솔티라 그러고 짭짜름하다는 것도 솔티라 그런단 말이에요. 그러니 자연계에 있는 맛을 표현하고 활용하는 것에 있어서는 우리와는 게임이 안 되는 동네죠.

신부전증에 걸린 사람, 한줌도 안 되는 알량한 의학지식의 폐해(弊害), 투석받는 사람들의 맥

엊그저께 김 선생과 같이 온 분은 자기는 건강을 위해서 평생 싱겁게 먹었대나? 아무튼 무염식, 저염식을 실천하려고 김치도 물에 씻어서 먹었다고 그래요. 그래서 어떻게 됐습니까? 콩팥이 다 떡이 되어 갖고 신부전증이 생겨서 투석하게 생겼어요. 맥을 보니까 석맥이 엄청 사나워요. 그 정도 맥이 나오면 장딴지는 이미 떡이 되어 있는 상태거든요.

질문 : 그 정도가 되면 발가락 같은 데도 썩어 들어가지 않나요?

대답 : 다 썩게 됩니다. 발가락은 물론이고 장딴지도 썩기 시작했더라구요. 살을 눌러보면 쑤욱 들어가서 안 나와요. 피가 원활하게 순환하지 못하고 거기에 고여 있어서 그래요. 만지니까 '나 거기 부었어요' 그래요. 석맥이 크고 사납게 나오니까 피가 탁해져서 장딴지 살이 이상해진 겁니다. 그 정도면 골수에도 문제가 있다는 말이거든요. 그런데도 자율신경이 다 망가져서 통증을 못 느껴요.

그래서 말을 해줬는데 본인이 잘나서 아는 체를 하니까 '그러면 알아서 하시라'고 그랬어요. 짠 거 먹고 떫은맛 먹고 해야 된다고 하니까 자기는 아무렇지도 않다, 괜찮다고 그래요. 그래서 알아서 하시라고 했어요. 신장이 병난 사람들은 누가 무슨 말을 하건 무조건 반대부터 합니다. 석맥 나오면 반대를 하고 부정하거든요. 그런 사람들은 긍정을 할 줄 모릅니다. 끝까지 반대해서 이겨 먹으려고 들어요. 자기가 그 멀리서 도움 받으러 왔으면, 나한테 무슨 이야기 들으러 왔으면 이야기를 들어야 되는데 들을 생각은 않고, 본인 이야기만 더 하고 자신의 주장만 관철하고 그래요. 그럼 그 사람이 잘한 겁니까? 알아서 하시라고 그랬죠. 그 사람이 생식 안 사먹어도 저는 본전이죠. 손해 난 것 하나도 없어요.

아까 이야기하던 것 마저 할게요. 한번 봐요. NaCl이 이렇게 있는데 만약에 그 사람들 이야기대로 해리되어서 나트륨만 복용하게 되었다 칩시다. 그러면 나트륨이 독립적으로 존재하려면 뭐가 떨어져 나가야 되겠어요? 뭐와 해리가 돼요?

(염소)

염소와 해리가 되잖아요. 여기서 나트륨과 염소 중 어떤 놈이 인체에 더 해를 주겠습니까? 어떤 놈이 독극물입니까?

(염소)

염소가 독극물이죠. 이건 인마 살상용으로도 쓰는 거예요. 수도사업소에서 수돗물 정제할 때 모든 균들을 다 때려잡는 소독제로 저걸 쓰잖아요. 이걸 고도로 압축시킨 건 독극물로 취급을 하거든요. 그런데 그게 다 어디로 갔을까요? 나트륨만 남으려면 반드시 염소가 떨어져 나가야 되거든요. 그러면 그게 몸속 어디에 있냐는 겁니다.

왜 과학자들은 그 이야기는 안 합니까? 인체 내에서 염소만 따로 떨어져 나간다면 세포가 다 터져 죽습니다. 소금물을 비커에 담고 수백도로 가열하면 가스가 나오잖아요. 만일 몸속에서 그 가스가 발생한다면 우리 몸이 감당을 못합니다. 그런데 떨어져 나간 요놈은 어디로 갔느냐 아무도 이야기를 못 해요. 생각조차 안 합니다. 지배 세력들이 지금 사람들을 이렇게 세뇌시켜 놨어요. 일반 중생들은 가방끈 긴 놈들이 얘기하면 그냥 깨갱입니다. 아무 생각도 없이 맹신한다니까요. 한 번도 돌아서서 다른 방식으로 생각을 안 합니다. 우리가 지난 수천 년 동안 먹어와서 아무 문제가 없는 거라면, '어! 우리가 그 동안에는 저것 없이 못 살았는데?' 하고 한번 정도는 뒤돌아서서 생각해 봐야 되거든요. 그런데 아무도 그런 생각을 안 합니다.

학교의 과학 시간마다 그런 이야기를 하잖아요. '나트륨 섭취를 많이 하면 콩팥에 병이 생기고 하니까 먹으면 안 된다. 짜게 먹는 건 만병의 근원이다. 고혈압을 유발시킨다. 중풍을 맞게 한다.' 그런데 그게 아닙니다. 저는 따져 보니까 우리가 나트륨을 먹은 역사가 단 한 번도 없더라구요. 그냥 간장을 먹고 소금을 먹었지. 그리고 백번을 양보하더라도 NaCl을 먹었지, Na 따로 Cl 따로 먹은 적이 없었어요. 화학기호의 역사는 길어봐야 2,3백년 밖에 안 되었습니다. NaCl이라는 기호가 나온 역사가 5백년이 되었어요, 천 년이 되었어요? 그렇게 안 됐잖아요. 그런데 소금이라는 단어는 예수님 이전부터, 부처님 이전부터 있었습니다.

그리고 우리가 김치 담궈 먹고, 젓갈 담궈 먹고, 발효를 시켜 먹을 때 꼭 소금을 쓰는데, 그 역사로 말하면 이 따위 한줌도 안 되는 화학기호와는 비교가 안 된다 그겁니다. 그래서 더 이상 그런 거짓말에 속지 말자는 겁니다. 소금이 나쁘다는 걸 증명해 보세요. 그러면 저도 오늘부터 소금을 안 먹을 테니까. 염소가 여기에 있는데 그걸 인체는 어떻게 처리를 해요? 그럼 나트륨만 남기고 콧구멍으로 염소 가스를 막 내보낼까요? 어떻게 방귀로 나가나? 제가 그 이야기를 어떤 의사한테 했더니 아무 소리도 않고 '그럴 수 있겠네요' 하고는 그냥 가더라구요.

여기 신림 4거리에서 개인병원 하는 분인데 모친이 신부전증이라고 그래요. 동생은 변리사고. 동생은 여기 와서 요법사 공부했어요. 그런데 모친이 신부전증에 걸려서 투석을 하게 되었어요. 처음에는 자기 가족 얘기를 안 하죠. 자기 형이 의사다 하는 얘기를 않는데, 나중에 강의에서 이런 이야기가 나오니까 자기 엄마가 신부전증이라서 투석을 해야 된다고 그래요. 그러면 투석을 하면 고쳐집니까? 안 고쳐집니다. '예를 들어서 앞으로 5년을 더 산다 그러면, 5년 동안 투석하고 사는 것보다 적절히 섭생하고 짠 것 먹으면서 5년을 사는 게 낫다.' 저는 그렇게 말씀드렸어요. 투석하는 게 얼마나 고통스러운지 알아요?

혈관을 끊어서 피를 기계에다 넣고 돌리면 그 동안에 따뜻했던 피가 다 식게 돼요. 피가 몸에서 빠져나가기 때문에 인공투석기를 통과하는 동안에 식은 피가 됩니다. 그 차가워진 피가 다시 들어오잖아요. 그래서 투석을 하면 몸이 다 식게 됩니다. 투석하는 사람들 맥을 만져보면 얼마나 무섭게 뛰는지 알아요? 겁나서 만지지를 못해요. 그냥 소름이 쫙쫙

끼칩니다. 그런 상태에서 생명이 살아가는 겁니다. 불쌍한 거죠. 자식 노릇 한답시고 투석시키면서 돈 들이는 것보다, 그냥 5년을 살게 하시라 그랬어요. 5년은 사니까. 그런데 도저히 자기 형 설득이 안 되어서 형을 데리고 왔더라구요. 이런 저런 이야기를 하면서 이 얘기를 했더니 '그거 일리가 있네요.' 그래요. '일리가 있네요' 하고 끝이에요. 결국 모친을 투석시켰어요. 그러면 우린 더 이상은 생각을 안 합니다. 밖에서 일어난 일에 대해서는 일절 신경 안 써요.

수소음심경의 중요 혈자리들

자, 그러면 경혈학을 하겠습니다. 교재 78페이지를 폅니다. 심장경은 소음경이죠. 심장경은 새끼손가락 소충에서 시작해서 겨드랑이 극천까지 갑니다. 극천(極泉)에 밑줄 칩니다. 극천은 겨드랑이의 중심부에 있습니다. 저는 심장이 약해서 여기에 임파가 오돌토돌해요. 겨드랑이 땀나는 데 있죠? 이곳을 누르면 어떤 사람들은 되게 아파합니다. 이 겨드랑이 깊숙한 곳에 극천이라는 혈자리가 있어요. '지극할 극(極)' 자, '샘 천(泉)' 자. 온몸을 따뜻하게 하는 지극한 기운이 샘솟는 곳입니다. 심장에 에너지를 불어넣어 주는 지극한 생명기운이 샘솟는 곳을 겨드랑이 깊숙이 감춰 놨어요. 만져보면 움푹 들어갑니다.

자신이 여기를 내려서 그 안을 자극해 주세요. 저 깊은 곳에 극천이라는 샘, 이 우주에서 가장 지극한 샘이 들어 있습니다. 이런 샘 봤습니까? 심장이 허한 사람들이 거기를 자꾸 자극해주면 심장이 편안해집니다. 그래서 적으세요. 땀나는 곳, 겨드랑이, 때리면 심장이 멎는다는 자리. 거기가 급소입니다. 다른 말로 액와저라고도 하는데 잘못 맞으면 사람이 죽을 수도 있어요.

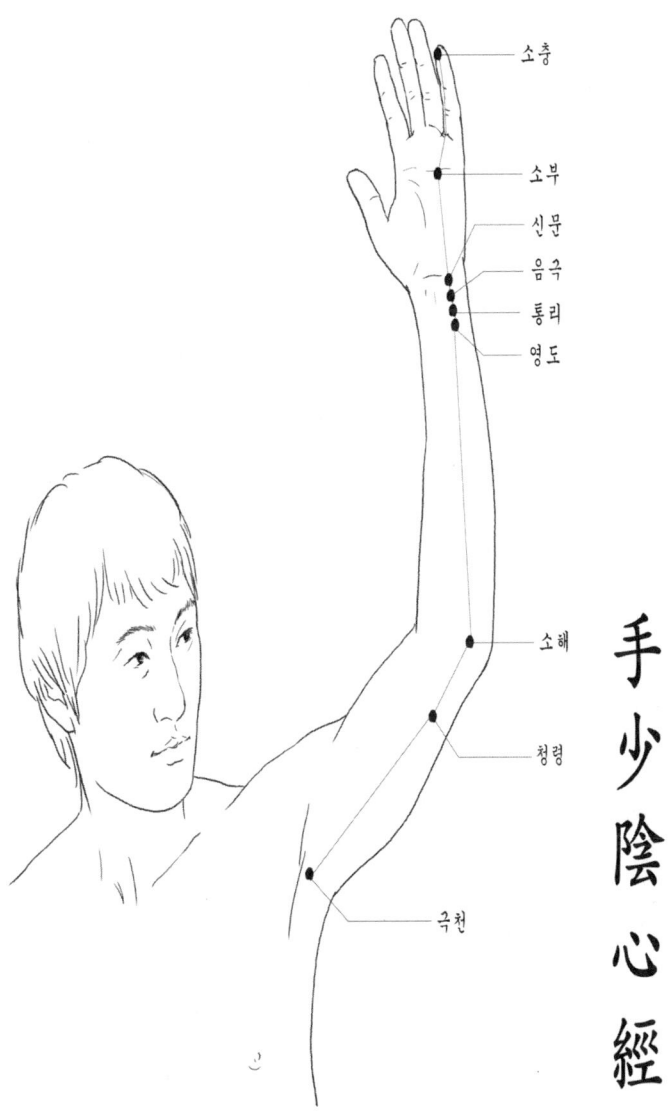

질문 : 지금 그 극천이라는 곳에서 땀이 많이 나면 쓴 걸 먹으면 좋겠네요?

대답 : 그럼요. 쓴 것을 먹어야지요. 심장이 약한 사람은 땀이 뚝뚝 떨어져요. 저는 화기가 약해서 여름철에 강의를 하면 극천에서 땀이 뚝뚝 떨어집니다. 여기에 땀이 배는 건 심장이 허해서 그런 겁니다.

청령을 지나서 3번 소해에 밑줄 치고. 그때의 청은 '푸를 청(靑)' 자 잖아요. '영(靈)이 젊다' 그 뜻이죠. 극천에서 나오는 생명의 영 기운이 젊어지게 한다는 혈자리입니다. 청령은 극천과 소해 사이에 있는데 3등분 하여 소해로부터 3분의 1 지점에 있습니다. 여기 소해(少海)는 요렇게 하면 여기 접히는데 있죠? 여기가 소해입니다. 거기를 이렇게 잡으면 되게 아파요. 팔꿈치 내측의 돌기뼈가 있는데 이를 상완골이라 합니다. 그 안쪽에 소해가 있어요. 소해는 두 개죠. 여기 상완골이라는 돌기가 있죠? 자기 것 만져 보세요. 요 안쪽은 심장경의 소해. 그리고 요 돌기하고 척골의 팔꿈치 뼈 사이에 홈이 있어요. 요 홈으로 지나가는 소해. 전기 통한 것처럼 찌징찌징 하죠. 거긴 소장경의 소해. 심경의 소해는 팔꿈치 접히는 곳 주름 끝에 있습니다. 심장경의 전체 혈자리는 아홉 개 밖에 안 되어서 다 알아야 합니다.

영도(靈道), 통리(通里), 음극(陰隙), 신문(神門), 소부(少府)에다가 요렇게 밑줄을 치세요. 자석테이프 붙일 수 있는 자리. 영도혈은 손목의 신문과 팔꿈치의 소해 사이로 신문에서 8분의 1 지점에 있고, 신문혈은 손목의 주름에서 소지측 움푹 들어간 곳에 있습니다. 음극혈은 신문혈에서 대략 1센티미터 지점이고, 통리는 음극에서 대략 1센티미터 지점입니다. 영도는 영혼이 다니는 길이고, 신문은 신(神)이 들고 나는 문이라는 뜻입니다. 또 완전한 이룸으로 통하게 한다는 통리혈이 옆에 있습니다. 통리에다가 동그라미 치고, 15낙맥이라고 적으세요. 통리가 병이 나면 갑자기 말문이 막히게 됩니다. 무슨 일이나 사고를 크게 당해서 심장이 크게 놀라면, 갑자기 언어장애가 오거나 벙어리가 되거나 하죠. 그

때 통리에다가 뜸을 뜨면 풀립니다. 그 다음에 소부. 소부에다가 밑줄 치고, '태충의 보조혈' 이라고 쓰세요. 소부는 어디냐? 요렇게 주먹을 가볍게 쥐면 새끼손가락이 손바닥에 닿는 데가 있어요. 손바닥에서 제4, 5중수골 사이 중앙 거기가 소부입니다.

그리고 소충은 새끼손가락 안쪽. 새끼손가락이 이렇게 있으면 손톱끝 부분의 안쪽에 있어요. 소장경의 소택은 바로 바깥쪽에 있습니다. 새끼손가락으로 심장경과 소장경이 다 지나가기 때문에 심소장이 허약한 사람은 새끼손가락이 꼬부라졌다든지, 짧다든지, 못 생겼다든지, 울퉁불퉁하게 됩니다. 심소장이 튼튼한 목화형들은 새끼손가락이 잘 빠져 있어요. 여기 소충혈은 많이 쓰는 자리입니다.

박수를 계속 쳐서 심장경의 소부혈과 심포경의 노궁혈을 자극하면 열이 나기도 하고, 심장경이 자극이 되어서 흥분이 되기도 합니다. 기도회 같은데 가서 막 박수치면 흥분이 되고 그러잖아요. 심장 박동수가 빨라지게 되어서 맥박수가 80 정도면 열이 나기 시작해서, 100박이면 흥분이 되고, 120박이면 뭐가 막 보이고 들리고 한다고 했잖아요. 그런데 160박 정도 뛰면 심장이 더 이상 감당을 못해서 죽기도 합니다.

수태양소장경의 중요 혈자리들

두 장 넘겨서 이번에는 수태양소장경. 1번 소택(少澤). 소택은 새끼손가락 바깥쪽 요기죠. 소택은 양경, 소충은 음경. 3번 후계에 밑줄 치고, '후계(後谿)'혈은 제 5중수지절 관절부분에서 움푹 들어가는 뼈 머리 부분에 있습니다. 구맥 인영 4~5성이라고 쓰시고 독맥의 통혈입니다. 독맥에 병이 났을 경우 이 후계라는 자리를 사하면 구맥 인영 4~5성이 작아지면서 독맥이 부드러워집니다. 척추가 굳는다든지, 머리가 뼈개지는 것처럼 아프다든지, 고혈압이 있다든지 그러면 독맥에 병이 있는 겁니다. 완골, 양곡, 양로에다가 이렇게 표시를 하고 MT라고 쓰세요.

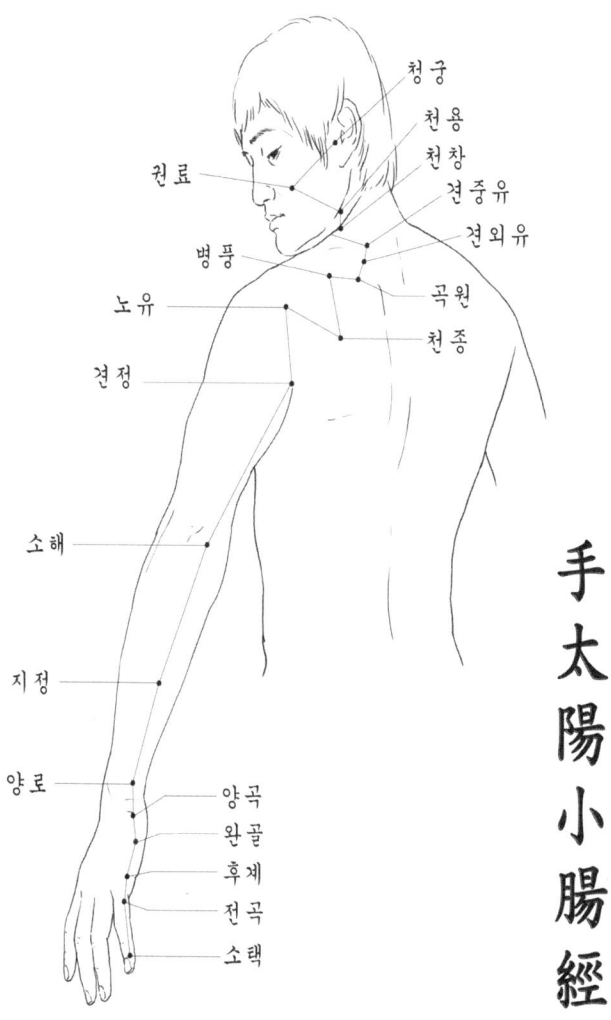

완골(腕骨)은 손등 손목쪽 삼각골과 제 5중수골 사이에 있고, 양곡(陽谷)은 완골 바로 옆 삼각골과 척골경상돌기 하단 손목관절에 있습니다.

그리고 양로(養老)는 아래팔뚝 척골두(돌기뼈)의 밑 부분 움푹 패인 곳에 있습니다.

그 다음에 지정(支正)에다가 밑줄 치고, 지정이라는 혈자리는 소장경을 타고 손목의 양로혈과 팔꿈치의 소해혈의 중간쯤 요부분에 있어요. 15낙맥이라고 쓰세요. 지정에 병이 나면 풍 맞은 사람처럼 갑자기 손목의 골근(骨筋)이 늘어지게 됩니다. 그래서 손이 이렇게도 안 되고, 저렇게도 안 되고 그래요. 다른 데는 멀쩡한데 손목만 이렇게 늘어졌다 그러면 거기를 사법으로 뜸을 뜨면 해결이 됩니다. 뜸뜨는 자리라고 쓰면 되겠죠.

다음에 소해(小海)는 아까 팔꿈치 요기에 있어요. 살이 이 정도로 빠지면 돌기뼈가 보이잖아요. 팔꿈치 접히는 데서는 안쪽에 심장경의 소해. 요 돌기하고 척골의 팔꿈치 뼈 사이에 요렇게 홈이 있어요. 그 홈 사이에 소장경의 소해가 있습니다. 어떻게 장난하다 탁 부딪히면 전기가 찡하는데 있잖아요. 그 자리가 소해입니다.

그 다음에 11번 천종(天宗). 주걱뼈 한 가운데서 약간 위쪽, 견봉과 견갑골 하각 사이에서 위쪽에서 3분의 1 지점에 있습니다. 그림을 보시면 여기 천종이라고 있어요. 하늘마루라는 뜻인데, 빙의되거나 이상한 기운이 들어올 때는 여기 천종으로 들어옵니다. 그런 이상한 기운이 어깨에 매달려서 막 짓눌러요. 그러니 항상 어깨가 아프고 무거운 겁니다. 저도 한 때는 여기에 탁한 기가 있어서 항상 어깻죽지가 쑤시고 견갑골 저 속까지 아팠었는데, 3년 정도 고생하고 나니까 없어지더라구요.

그 다음에는 이중 또는 청궁(聽宮). 청궁은 어디냐? 귀 중앙의 바로 앞 하악골, 입을 열면 움푹 들어가는 곳에 있습니다. 소장경이 이렇게 와서 광대뼈 바로 아래의 권료(顴髎) 있는 데로 지나가는데, 심소장이 허약하면 거기가 연지곤지 찍은 것처럼 빨개진다고 그랬잖아요. 빨개지는 건 거기가 식어서 그래요. 권료에서 요기 귓불 있죠? 가운데 거기 대고 아~ 해봐요. 아~ 하면 쑥 들어가죠? 다시 닫아 보세요. 닫으면 절대 못 찾는 자리입니다. 귓병 같은 것 고칠 때, 이명 나는 것 치료할 때 거기를 마사지 해줍니다. 소장경이 거기서 끝납니다. 청궁은 침놓는 자리가 아니에요.

어떤 사람이 '아~ 하세요' 하고 그 자리에 침을 딱 꽂아놓고는 '입 다물면 안 됩니다' 한 뒤에 어디 가서 장기 한판 두고 있는 사이에 입을 다물 수 있잖아요. 그때 닫힐 때의 턱의 힘은 침을 휘게 만들 정도로 강력합니다. 이 턱의 힘이 어마어마하거든요. 그래서 여기는 절대 침을 놓아서는 안 됩니다. 다만 지압은 해줄 수 있어요. 위험한 데는 아무리 좋다고 해도 쓰지 않는 게 본전입니다. 잘못 쓰면 손해만 봐요. 그러면 어디다 쓰느냐? 우리가 쓰는 침법은 구궁팔괘침법이든, 황제내경침법이든, 사관침법이든간에 팔꿈치 아래에서 쓰고 무르팍 아래에서 씁니다. 그러면 절대 안전합니다.

그리고 중요한 혈자리도 다 거기에 있어요. 무르팍 위, 팔꿈치 위엔 중요한 혈자리가 거의 없습니다. 그리고 잘못 놓으면 괜히 위험하기만 하고 효과도 별로 없습니다. 실제로 에너지는 끄트머리인 그 아래에서 제일 많이 사용하거든요. 다른 나라는 소 같은 걸 잡으면 다리나 발과 같은 끄트머리를 다 버립니다. 그런데 우리는 안 버리잖아요. 거꾸로 비싸잖아요. 소꼬리 이런 게 얼마나 비쌉니까? 왜냐하면 그 부분이 에너지 사용량이 많고 중요한 혈자리가 집중되어 있어서 그래요. 거기하고 내장 부분이 그렇죠. 그렇기 때문에 우리 조상들은 그 부분을 약재로 사용했습니다.

소택, 후계, 완골, 양곡, 양로는 MT를 쓰고 7번 지정은 15낙맥이라고 표시하고. 11번 천종 19번 청궁까지 해서 소장경은 그 라인선상으로 지나갑니다. 뒤에서 보면 새끼손가락 안쪽으론 심장경, 바깥쪽으론 소장경이 지나가죠. 자기 팔을 이렇게 기역자로 만들어 보세요. 팔 안쪽이 아니라 늘어진 부분이 있어요. 그 늘어진 부분으로 심장경, 소장경이 지나갑니다. 상완은 심소장이 지배한다고 했습니다. 그래서 심소장이 허약한 사람들은 여기를 마사지하면 되게 아파 해요. 거기는 수십 년 동안 건드리지 않고 그냥 놔뒀잖아요. 그래서 거기를 이렇게 지압을 해주면 풀립니다.

그러면 벌써 심장이 뛰는 게 달라집니다. 극천하고 소해까지만 만져주면 얼굴이 벌써 훤해지고 그래요. 우리 청원이는 심장 수술했다고 그랬지? 그래서 저렇게 깜짝깜짝 놀라는구나. 하지 마. 건드리지 마. (웃음) 저 같은 경우는 여기에 고래심줄 같은 게 있었어요. 그래서 처음에 공부할 때 만져보면 아파서 죽는 줄 알았어요. 요즘도 심심하면 한 번씩 이렇게 해줍니다.

이렇게 올리면 안 되고 내려서 해야 돼요. 내려야 여기가 늘어집니다. 심장경맥과 소장경맥은 축 늘어져 있어요. 좌우 대칭이니까 우측과 좌측에 똑같이 있습니다. 우리 몸에 있는 경맥을 한쪽만 치면 12경맥인데 좌우 합쳐 24경맥이라고 하는 겁니다. 그리고 정중앙선에 임맥과 독맥이 있어서 우리 인체에는 26경맥이 독립적으로 존재합니다.

독맥을 통제하는 혈자리와 독맥이 병났을 경우에 오는 증상들

두 장 넘기시고. 독맥이 나옵니다. 적으세요. 기경팔맥 중 하나. 괄호 열고 양경맥의 대표. 기경팔맥에는 양경맥이 네 개, 음경맥이 네 개가 있습니다. 그 중에서도 독맥은 양경맥을 대표하는 경맥입니다. 그래서 수련하는 사람들은 이걸 다 알아야 돼요. 구맥 인영 4~5성이라고 쓰세요. 맥을 봐서 구맥 인영 4~5성이면 독맥에 병이 있습니다. 그러니까 이건 체질적으로 금수형들한테 많이 생기겠죠. 통제하는 혈자리는 소장경의 후계입니다. 그 다음에 '인체의 정후면을 지난다' 라고 적으세요. 척추 정중앙을 타고 넘어가서 머리 정중앙으로 해서 콧등을 타고 내려와서 윗입술, 윗잇몸 안의 은교까지 옵니다.

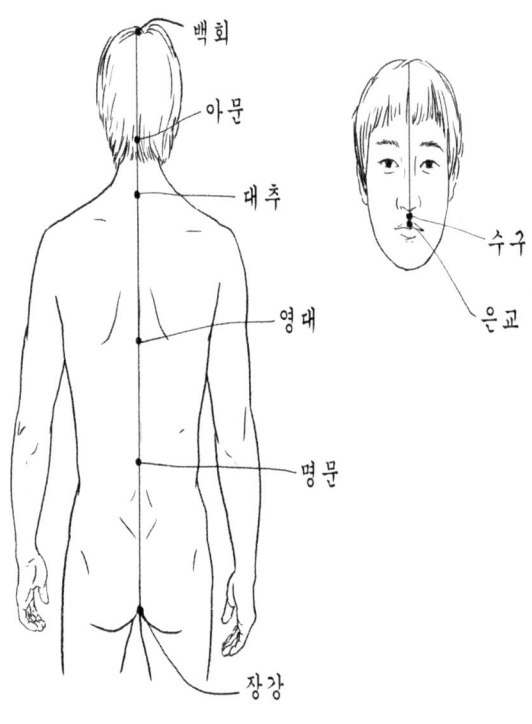

그림 독맥의 주요 혈자리

그래서 독맥에 냉기가 흐르면 머리통이 쩍 갈라지는 것처럼 아파요. 텔레비전에 보면 자식이 속 썩이고 남편이 속 썩이면 앓는 두통, 머리를 질끈 동여매게 만드는 두통 있죠? 그건 독맥에 병이 있어서 그래요. 새끼가 속 썩이면 심장이 벌렁벌렁 거리고, 남편이 노름했다 그러면 벌렁벌렁 거립니다. 전화만 와도 벌렁벌렁. 그게 심장에 병이 나서 그런 겁니다. 대가리가 뻐개지는 것처럼 아파요. 그래서 벌어지지 말라고 질끈 동여매는 겁니다.

질문 : 동여매는 게 효과가 있나요?

대답 : 효과가 상당히 있죠. 일단은 동여매면 기운이 가운데로 모아지게 되거든요. 그리고 우리는 무슨 맛을 먹으면 되겠어요?

(쓴맛)

쓴맛을 강력하게 먹으면 됩니다. 집에 쓴 게 별로 없다고 하면 커피를 열 봉 타서 물에 살살 개서 숟가락으로 떠먹어도 돼요. 그래도 안 낫는다면 약국으로 달려가면 마이신이 있습니다. 마이신이 뭔지 알죠? 굉장히 쓴 것. 그놈을 열 개를 사다가 다섯 개만 따서 한 번에 먹어봐요. 그러면 그 자리에서 딱 해결이 됩니다. 소염제로 쓰는 게 아니고 우리는 그냥 쓴맛 나는 음식으로 쓰는 겁니다. 염증은 어차피 없으니까 소염시킬 게 없잖아요. 그렇게 하면 그 자리에서 낫게 됩니다. 현성 선생님이 해보라고 해서 옛날에 다 해봤어요.

또 적으세요. 독맥이 병나면 고혈압이 올 수가 있고, 독감이 올 수가 있고, 척추병이 올 수가 있다. 척추가 굳기도 합니다. 그 다음에 중풍이 올 수가 있다. 그리고 독맥이 허하면 머리가 뻐개지는 것처럼 아픈 중증 두통이 온다고 했죠. 그리고 육체적으로 구맥 제증상이 올 수 있습니다.

독맥과 임맥에서 나오는 힘

독맥에서는 자기를 통제하는 힘이 나와요. 자기가 뭘 해야 되겠다 하면 그놈을 하게 하는 힘. 자꾸 스스로 해야 된다, 해야 된다고 하는 것 있죠. 자기가 옆으로 새나가려고 하면 못 새나가도록 하는 것 있잖아요? 나쁜 짓 하려고 하면 못하게 하는 것이 내 안에 있어요. 나를 감시하고, 격려하고, 제어하고, 통제하는 에너지가 바로 이 독맥에서 나옵니다. 독맥할 때 독 자(字)가 무슨 독자입니까? '감독할 독(督)' 자잖아요. 나를 감독하는 힘이 이 맥을 통해서 발현됩니다.

반대로 앞쪽으로 흐르는 임맥이 있어요. 임맥의 임(任) 자는 임무할 때의 '맡길 임(任)' 자입니다. 그래서 임무를 수행하고자 하는 의지는 임맥에서 나옵니다. 실천력 있죠? 하기 싫어도 하는 것 있잖아요. 그 힘은 임맥에서 나온다 그 얘깁니다. 그래서 수술해서 임맥이 끊어지면 실천력이 떨어지게 됩니다. 임무 수행능력, 실천력은 임맥에서 나오고 그것을 감독하고, 통제하고, 격려하는 힘은 독맥에서 나옵니다. 뒤에서 밀고 앞에서 끈다고 하죠? 뒤에서 미는 건 독맥이고 앞에서 끄는 건 임맥이 하는 겁니다. 이런 이름을 붙여 놓은 분들 보면 참 예사 분들이 아니잖아요. 사실은 우리 공부를 먼저 하고 남의 공부(서양 공부)를 하는 것이 순서인데, 지금은 순서가 거꾸로 되어 버렸습니다.

꼬리뼈통, 장강혈에 병이 나면, 독맥의 중요 혈자리

그러면 중요한 혈자리를 체크합니다. 1번 장강(長强)에 밑줄치고, 꼬리뼈와 항문 사이라고 쓰세요. 자기 꼬리뼈 한번 만져 보세요. 마지막 꼬리뼈 밑을 만져보면 말랑말랑해요. 거기가 아플 때가 있습니다. 의자에 앉아도 아프고, 누워도 아프고, 걸어가도 아프고. 심포 삼초가 크게 병나거나 심장이 병나면 꼬리뼈통이 생겨요. 그러면 보통 심란해지는 게 아닙니다. 통증이 생기면 불안하고 초조해지게 되고, 더 밑으로 가면 똥구멍이 있잖아요. 꼬리뼈와 항문의 중간, 꼬리뼈 앞 끝 움푹 들어간 데가 장강혈이에요. 15낙맥 중 하나인데 거기가 병이 나면 척추가 빳빳이 굳어져서 굴신이 안 되고 돌리는 게 안 됩니다. 그리고 뛰거나 하면 척추 전체가 울려 갖고 아파요. 그래서 플라스틱으로 된 보호대 같은 것 있죠. 갑옷처럼 채우는 것. 그놈 채우고 다니는 분들도 있어요. 그건 거의 다 장강이 병나서 그래요. 그때 뜸을 뜨거나 곡식주머니를 뜨겁게 데워서 그걸 깔고 앉으면 장강을 타고 독맥으로 뜨거운 기가 쫙 올라가겠죠. 그러면 굳어졌던 게 풀어지게 됩니다.

그 다음에 4번 명문(命門)에 밑줄 치고, 명문이라는 데는 목숨이 들어왔다 나갔다 하는 자리입니다. 누우면 허리가 뜨는, 요추 2번과 3번 사이 거기가 명문혈 자리입니다. 명문에서 앞으로 그대로 보면 소장의 모혈인 관원, 하단전쯤 됩니다.

그 다음에 쭉 올라와서 10번 영대(靈臺)라는 자리는 허리 위 등짝 흉추 6번과 7번 사이에 있어요. 안수 기도 할 때 쓸어주는 자리 있죠? 엎혀서 답답할 때 두드려 주면 시원한 자리, 술 먹고 토할 때 뒤에서 쳐주는 자리. 거기가 영대라는 자리입니다. 거기가 뭐가 사는 집이라고 했어요? 신명이 사는, 영혼이 거주하는 곳이죠. 이게 엄청난 자리입니다. 그러니 이런 데가 막혀 봐요. 영혼이 어떻게 되겠어요? 그 다음에 신도(神道), 신주(身柱) 그런 이름 있죠? 신이 다니는 길. 야! 이거 엄청나죠. 신이 왔다 갔다 하는 길. 신주는 몸을 세우는 기둥입니다.

문자공부는 일찍 시작해야 한다

누가 이런 것 공부 좀 해봤으면 좋겠어요. 제가 365혈자리를 전부 파자(破字)해서 해석해 보려고 하다가 '아이고 쌀이 나와, 밥이 나와' 하면서 때려 치웠어요. 좀 하려면 전화 오고, 좀 하려면 누가 찾아오고 해서 하다가 말았는데, 그 하다가 만 책이 있습니다. 제가 문자를 모르니 무지 시간이 걸려요. 전부 옥편 찾아야 되고 또 그놈을 쪼개야 되고, 쪼갠 걸 맞춰야 되고. 하다가 보니까 글씨 하나에 며칠씩 매달리게 되더라구요. 그래도 몇 개는 했습니다.

담경, 심장경 같은 건 다했는데, 그걸 하고 나서는 우리 조상들이 생명기운이 움직이는 원리를 문자 속에 다 넣어 놓았다는 걸 절감했습니다. 혈자리 이름을 파자(破字)해서 들어가 보니까 생명 기운이 우리 몸에서 만들어지고 이동하고 하는 원리가 이름 속에 다 들어 있더라니까요. 물론 옛날부터 그냥 대충 지어 놓은 것은 아닐 거라고 생각은 했었어요. 거기에 무슨 뜻을 담고, 공력을 담아 놓았을 것이다. 그래서 죽기 전까지는 제가 이걸 끝내려고 합니다.

우리 김은정 선생님하고 같이 하면 좋을 것 같은데. 김 선생님은 우리나라에서 한문 최고 고수잖아요. 고전, 고문헌 번역하고 해설하는 기관에서도 최고수입니다. 연구는 못하고 필기하기 바빠요? 필기만 하는 걸 보니까 연구는 다 끝났나 보네요. 어쨌든 한문으로 된 문헌은 그 기관에서 다 하니까. 우리나라에서 열 손가락 안에 들어가는 고수입니다. 그래서 처음 왔을 때 그 사실을 알아갖고는 '야! 저 양반을 어떻게 꼬셔서 공부를 시킬까? 그러면 인체와 우주의 비밀을 다 들춰낼 수 있을 텐데' 하고 생각했어요. 우주와 생명의 비밀을 다 밝혀낼 수 있는 단서가 되는 것이 바로 문자인데, 저는 가방끈이 짧아서 어떤 놈 꼬셔다가 이걸 시켜야 되겠다 싶어서 생각다 못해 우리 아들을 꼬셔서 한문학과로 보냈어요. 그런데 보내고 나니 그것도 이미 늦은 거더라구요. 우리 아들이 한문학과를 수석으로 들어갔다는 얘기 안했어요?

(한문학과 다닌다는 말씀은 했는데, 수석으로 들어갔다는 얘기는 안 했어요.)

우리 애가 공부를 하나도 안 했는데도 수석으로 들어갔어요. 공부를 못해서 서울에 있는 대학에는 원서를 못 넣고, 저기 지방에 있는 대학에 보냈어요. 40명 정도 뽑는데 한 35등 정도로 붙은 것 같았어요. 그런데도 수석으로 입학을 했어요. 왜 수석 했느냐? 한문공부 안 하려고 앞에 있는 34명이 다 다른 대학으로 가 버렸거든요. (하하하) 왜냐하면 복수 지원 하잖아요. 그래서 할 수 없이 수석으로 전액 장학금을 받아서 들어갔다니까요. (웃음) 참 나, 그런 웃지 못할 전설이 있습니다.

어문학 전공 중에서도 제일 꼴찌인 학과가 한문학과입니다. 그런데 앞으로 한번 봐요. 진짜 인류의 정수들만 몇 놈 추려갖고 문자 공부를 시키는 때가 올 겁니다. 나중에 우리가 그런 학교를 만들자니까요. 그러기 위해선 먼저 몸을 만들어야 됩니다. 내 소원이 문자를 배우는 학교를 누가 좀 했으면 하는 건데, 그런 공부를 하기 위해선 먼저 맥을 알고 우주를 알아야 됩니다. 아는 사람이 그런 고대 문헌을 번역하고 해야지, 하나도 모르고 책만 외워서는 번역이 안 된다는 겁니다. 똑같은 경전을 열 명이 번역한 걸 읽어봤어요. 해석이 다 달라요. 『천부경』 해설서를 50가지를 읽어봤는데 50가지가 다 다릅니다. 왜 다르냐? 다를 수밖에 없죠. 일단 그 분들 전공 분야가 달라요. 어떤 사람은 건축학자, 어떤 사람은 의학자. 한문학자는 문자로만 해석하고. 그래서 '이건 아니다. 뭔가 사람을 알고 하늘을 아는 사람이 그것을 해설하면 더 좋겠다' 싶더라구요. 우리 애는 중학교 때부터 맥을 가르쳐서 그때 맥보고 체질 분류하는 걸 다 뗐습니다. 어렸을 때 가르치니 금방 되더라구요.

그래놓고 애한테 한문을 가르치려고 했더니 공부를 해야 말이죠. 이미 늦었어요. 그래서 걔가 아들을 낳으면 아예 어려서부터 손자를 가르치려고 합니다. 무슨 말이냐 하면 그런 공부에는 백 년은 투자해야 되겠다 그겁니다. 3대, 백 년 정도의 공력을 들여야 뭐가 나오지, 저 혼자 일이십년 한 정도로는 안 돼요. 사실 우리 김은정 선생님 같은 분이 나오도록 하려면 그 할아버지, 증조할아버지 때부터 공력을 들여야 됩니다. 본인의 인연도 있지만, 그런 인물이 그냥 대충해서 나오는 게 아닙니다.

독맥의 중요 혈자리, '풍'자가 들어간 혈자리들

자, 다음은 10번 영대(靈臺)혈. 영혼이 머무는 곳 또는 영혼이 일을 집행하는 관청 이렇게도 읽을 수 있습니다. 등에다 안수 기도 하는 자리죠. 정중선 흉추 6번과 7번 사이에 있습니다.

다음에 대추(大椎)혈, 책에는 대퇴라고 쓰여 있는데 대추혈이라고도 합니다. 척추할 때 추. 14번 대추혈은 1번 흉추와 7번 경추 사이를 연결하는 자리입니다. 척추뼈와 목뼈 사이에 있어요. 그 자리가 굉장히 피곤한 사람들이 많습니다. 거기에 스트레스가 누적되어 있는 경우가 많거든요.

질문 : 저도 거기가 딱딱하게 뭉쳐져 있는데요?

대답 : 김 선생님은 척추 수술했다면서요? 여기에 살이 딱딱하게 뭉쳐 있으면 독맥으로 기운 소통이 잘 안되기 때문에 곡식자루를 가져다가 그 부분에 찜질을 해주세요. 그리고 회사에도 곡식자루를 하나 갖다 놓고는 일하실 때 그걸 전자렌지에 데워서 올려놓고 하시면 좋아요. 그렇게 해서 대추혈 같은 데가 순환이 잘 되면 머리가 맑아지게 됩니다. 중추신경을 타고 올라온 에너지가 흉추에서 경추로 전환될 때 대추혈이 굉장히 중요한 역할을 하거든요. 그리고 절 운동을 하루에 100번씩 하세요.

다음은 15번 아문(啞門)에 밑줄치고. 아문은 어디냐? 목뼈 끄트머리. 그러니까 두개골을 목뼈에 올려놓은 자리 있죠? 그 자리가 아문입니다. 요렇게 하면 쏙 들어간 데가 있어요.

16번 풍부(風府)는 어디냐? 후두골이 푹 꺼지는 요기가 풍부. 바로 밑 부분 요기가 아문. 한 치 차이니까 바로 밑이죠. 풍부는 독맥 상에서는 중요한 자리가 아닌데 바람을 가두는 창고를 뜻합니다. 만일 찬 데서 잤다 그러면 냉기가 등골을 타고 올라오잖아요. 그런데 냉기가 바로 뇌를 치고 들어가면 안 되잖아요. 바로 치게 되면 뇌세포가 냉기에 의해서 충격을 받을 것 아닙니까? 그래서 여기다가 바람을 가둬놓는 창고를 만들어 놨어요.

야! 이런 걸 보면 기가 막히잖아요. 거기 창고에 계속 냉기가 쌓이는데, 그 쌓인 것을 해소시켜 놓지 않으면 나중에 풍 맞게 됩니다. 풍부 바로 옆에 풍지가 있고, 지난주에 이야기 한, 담경에 풍지가 있었죠. 그리고 그 옆에 조금 더 가면 삼초경의 예풍(翳豊)이라는 자리가 나옵니다. 물론 요 풍 자는 글자가 다르지만, 풍 자 들어간 혈자리 다섯 개가 나란히 있어요.

그 다음에 20번 백회(白會 또는 百會). 백회혈은 신정과 뇌호의 중앙에 있는데, 거기는 모든 양기운을 다 모아서 환하게 밝히는 혈자리입니다. 하늘 기운을 받는 자리라고도 해석하죠. 백회 다음이 전정(前頂)이고 다음이 신회(顖會)인데 거기가 숨구멍입니다. 애기들이 처음 태어나면 코로 호흡하는 것만으로는 감당을 못합니다. 그래서 신회로 숨을 쉬는데 그 자리를 정수백이 또는 정수리라고도 합니다. 아기 때는 신회로 호흡하다가 때가 되면 거기가 닫히면서 백회로 하늘기운을 받아들이게 됩니다. 백회는 '밝게 할 백, 흰빛 백(白)' 자, '모을 회(會)' 자. 백(白)은 밝은 빛을 말합니다. 하늘에서 오는 밝은 빛과 내안의 밝은 기운이 만나서 모이는 혈자리라고 해석해도 무방합니다. '일백 백(百)'으로도 쓰는데, 여기서의 백(百)은 일이삼사 할 때의 자연수 100이 아니라 모든 것, 전체를 뜻해요. 다 모아 놨다는 뜻이죠.

그 다음에 26번 수구(水溝). 수구에 밑줄치고 28번 은교에다가도 밑줄치고. 수구는 코 바로 밑 부분 인중 상단에 있습니다. 거기가 수기(水氣)의 고랑이죠. 아까 인중이 잘 혈면 짠 것을 먹어야 된다고 했잖아요. 거기가 '물 수'에 '도랑 구' 자잖아요. 수기가 흐르는 도랑. 그래서 거기가 고장났다 그러면 당연히 짠 걸 먹어야 됩니다.

은교(齦交)는 윗입술 안쪽 잇몸에 있는 혈자리죠. 임맥에서 올라온 음기운을 입안에서 공명시킨 후에, 이 은교혈을 시점으로 해서 양기운으로 바꿔서 독맥으로 넘겨주는 혈자리라는 뜻을 가지고 있습니다. 여기에서 은(齦) 자는 '잇몸 은' 자이고, 교(交) 자는 '오고가다, 건네주다, 교차하다, 섞이다' 등으로도 쓸 수 있습니다. 야! 어떻게 이런 이름을 붙여 놓았는지. 우리 조상님들 참 대단합니다.

사람 몸을 잴 때 이용하는 치수

침법 공부에 들어가기 전에 치수의 기본을 알고 가야 됩니다. 우리 치수는 몇 밀리, 몇 센티 이렇게 안 되어 있고, 사람 몸에다가 재는 치수가 따로 있습니다. 그리고 목수가 집 지을 때 사용하는 치수도 따로 있어요. 그러면 두 개가 같냐? 같지 않습니다. 그런데 지배 엘리트들은 세계의 모든 치수와 단위를 통일시키려고 하고 있어요. 금도 한 돈, 두 돈 하던 것을 온스로 하고 소고기도 한 근, 두 근 하던 것을 그램, 킬로그램으로 하잖아요. 또 땅 면적을 재는 단위도 옛날엔 한 평, 두 평 그랬는데 지금은 제곱미터로 통일시켜 놓았어요. 그게 바로 삶의 다양한 측면들을 획일화시켜서 민중들을 통제하려는 생각에서 나온 것이거든요. 단위가 다양하면 위에서 통제하기가 어려워집니다.

침을 놓을 때 어디서 어디까지가 몇 치고 몇 촌이라는 것을 따지잖아요. 가령 족삼리에서 상거허까지 2촌이다, 3촌이다 할 때 그 촌을 몇 밀리라고 하면 안 맞습니다. 그 사람 몸 안에서의 절대 길이가 있어요. 그러니까 절대값 1센티가 이 사람한테도 적용되고 저 사람한테도 적용되는 것이 아니다 그겁니다. 키가 큰 대학생하고 키가 작은 유치원생하고 같습니까? 족삼리에서 상거허까지의 길이가 다르죠. 왜냐하면 몸길이가 다르니까요. 그래서 그것을 재기 위해서 우리 조상들은 완전무결한 치수법을 만들어 놓았습니다.

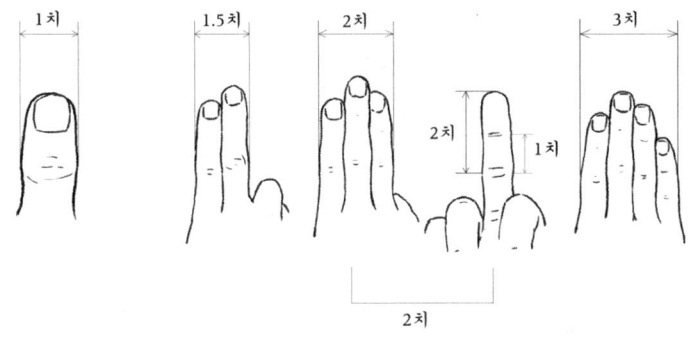

그림 치수와 촌

먼저 촌이 나오는데 한 촌은 그 사람 양 젖꼭지 사이를 8등분 한 걸 말합니다. 그러면 가슴팍이 넓은 사람과 좁은 사람한테도 정확하게 촌을 적용할 수가 있게 됩니다. 그래서 애기들한테 침을 놓을 때나 거인인 최홍만한테 침을 놓을 때 그 치수가 똑같이 적용이 된다는 겁니다. 실제 자를 대고 재보면 아기한테 적용되는 촌과 최홍만한테 적용되는 촌의 길이는 다르지만, 그 사람 안에서는 정확하게 적용되겠죠.

두 번째는 치가 나와야 됩니다. 치는 그 사람의 엄지손가락의 폭. 엄지손가락이 이렇게 있으면 마디가 있잖아요. 요폭, 요것이 한 치입니다. 그러면 애기 엄지손가락하고 어른 엄지손가락하고 폭이 다르겠죠. 중지의 가운데 마디의 폭도 엄지손가락의 폭과 얼추 같아요.

그리고 1.5치가 있어요. 그건 어떻게 따지는 거냐? 요건 검지와 중지의 폭. 이 두 개의 폭이 1.5치입니다. 마디를 잴 때는 가운데 마디로 잽니다.

그리고 두 치가 있어요. 요건 중지의 두 마디 길이 또는 2,3,4지의 폭. 그러니까 그 사람 손가락으로 재보면, 요 두 마디 길이나 요 세 마디 폭이나 얼추 같다는 거죠. 똑같지 않아도 돼요. 혈자리가 거기서 약간 유동이 있을 수 있습니다. 그러니까 족삼리에서 상거허까지가 두 치 간격이라고 하면 요 2,3,4지 3개를 쓰면 됩니다. 그리고 상거허와 하거허 사이가 한 치 반이라면 검지와 중지 두 개. 그 치수를 잴 때는 이걸 이용해서 잽니다.

그래서 가령 홍길동의 혈자리를 찾는다면 내 손으로 재는 게 아니라 길동이 손으로 재야 되겠죠. 사람마다 손가락 길이가 다 다르고, 굵기도 다 다르기 때문에 어디서 어디까지는 몇 센티쯤이라고 하면 백 프로 안 맞게 되어 있어요. 그 사람 손으로 해야 맞습니다. 맥 연습할 때 제가 한 분씩 나오시라고 해서 혈자리 다 찍어 드릴게요.

구맥 침법 - 인영 2성

그 사람의 육장육부 중에서 심소장이 제일 허약하면 구맥이 나온다고 했습니다. 그때 침을 사용해서 병을 고치고 싶다면, 우리는 그 사람의 맥에 따라 황제내경침법과 구궁팔괘침법 그리고 사관침법과 MT 보법을 자유자재로 처방해서 쓰면 그 자리에서 효과를 볼 수 있습니다.

자, 그러면 구맥이 나오고 인영이 2성이면 어떻게 해야 되느냐? 이때는 일체의 이유 없이 쓴 것을 먼저 먹습니다. 2성 정도는 침 맞고 뜸뜨기 전에 영양만 하면 저절로 나을 수가 있어요. 그런데 빨리 고치고 싶다고 할 때는 침도 상당히 유용합니다. 그리고 호흡은 들숨을 길게 하고, 운동은 하체 운동을 조금 더 많이 합니다. 인영이 큰 사람은 하체운동을 많이 하면 무조건 촌구맥은 커지고 인영맥은 작아지게 되어 있어요. 그러면 기왕이면 침도 놓아보자는 거죠. 이때는 심장경과 소장경의 주요 혈자리를 알아야 되겠죠.

  심장경의 주요 혈자리는 소충, 소부, 신문, 음극, 통리 그렇게 나갑니다. 소충은 종점이니까 알아야 되고 소부는 태충의 보조혈이라서 꼭 알아놔야 돼요. 그리고 MT 붙이는 자리로 신문, 음극, 통리 요 정도는 꼭 알아야 됩니다. 그 다음에 소해, 극천. 이 정도만 알아도 심장에서 생긴 병을 다루는데 상당히 유용합니다. 그리고 소장경의 주요 혈자리는 새끼손가락 끄트머리 바깥쪽에 있는 소택 그리고 후계. 이 후계는 독맥을 통제하는 혈자리니까 소장경에서는 제일 중요한 자리죠. 그 다음에 양곡, 양로. 요건 MT를 붙일 수 있는 자리. 그 다음에 지정, 소해, 천종, 청궁 요 정도만 알아도 쓰는데 전혀 지장이 없습니다.

  침법은 심장경 이 안에서 한 개의 혈을 보하고, 소장경 이 안에서 두 개의 혈을 사한다. 사하면 큰 맥이 작아지고 보하면 작은 맥이 커진다고 했죠. '보'라고 하는 건 기운이 약한 놈을 북돋아서 크게 해 주는 걸 말하고, 사법은 기운을 끌어내립니다. 끌어내리니까 작아지는 거죠. 소장경은 양경이고 심장경은 음경이니까, 음경을 보해서 이놈(촌구맥)을 크게 만들어 주고 소장경을 사해서 요놈(인영맥)을 작게 해줘라 그 얘깁니다. 그러면 인영이 작아지는 순간 구맥 인영 2성으로 생긴 모든 병은 그냥 정리되어 버려요. 지금 여러분들이 갖고 있는 저리고 쑤시고, 소화가 좀 안 되고, 똥이 좀 안 나오는 것들은 맥만 조절하면 거의 다 없어지는 것들입니다. 그런데 머리털이 빠졌다 이런 건 시간이 꽤 걸립니다.

  MT(자석테이프) 보법을 써 보자. 보법은 맥이 작은 쪽만 쓰면 됩니다. 심장경의 하나 또는 두 곳을 보합니다. 보한다는 말은 붙인다는 말과도 같아요. 붙여 놓으면 보법이 되어서 작은 맥이 점점점점 커집니다. 그러면 소충에다 붙이든, 소부에다 붙이든, 신문, 음극 어디에다 붙이든 간에 하나 또는 두 개를 붙이라는 거죠. 요건 부교구입니다. 한번 열어

보세요. 열어보면 큰놈인 파란색이 있고 작은놈 분홍색이 있어요. 사관을 통제하는 혈자리, 기경팔맥을 통제하는 혈자리는 요 파란 것을 씁니다. 그러면 작은 것에 비해 두세 배 정도 효과가 낫겠죠. 그런데 이 대자(大者)는 낮에 붙이면 침이 커서 찔리기도 하니까 밤에 주무시기 전에 붙이고 아침에 일어나서 떼면 됩니다. 대략 8시간 정도 하는 겁니다.

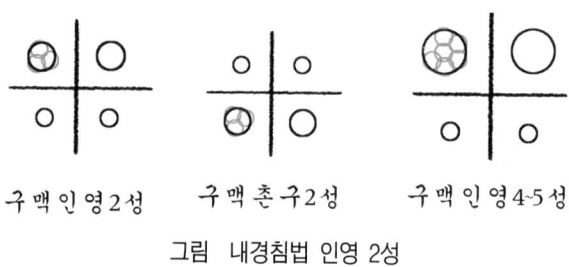

그림 내경침법 인영 2성

분홍색 소자(小子)가 있는데 그건 말초부위에 붙이는 겁니다. 손끝 같은 데는 아주 예민한데, 거기다가 5밀리짜리 큰 걸 찌르면 안 되잖아요. 우리가 처음 공부할 때는 작은 게 없어서 다 큰 걸로 중충, 관충 이런 데를 무지막지하게 찔렀어요. 그러니까 다 자지러지는 거예요. 그런데 지금은 대자와 소자를 적절하게 만들어 놓아서 쓰기가 아주 좋아졌습니다. 만약에 내가 심소장이 약하다 그러면 심장경의 어디든 붙여 보시라는 겁니다. 일단 수형들은 붙이면 좋겠죠. 졸업할 때까지 이걸 다 써서 맥을 고치세요. 만약에 졸업할 때 검사해서 남았다 그러면 종아리 열 대씩 맞는 겁니다.

구맥 침법 - 인영 4~5성

구맥이 나오고 인영이 4~5성이라면 이건 독맥의 병이죠. 병이 오래되어서 커진 겁니다. 이건 인영의 편차도 많이 생겼지만 오행 안에서도 심소장의 허증이 굉장히 진행된 거예요. 그래서 아까 말했듯이 풍이 올 수 있다든지, 골이 뻐개지는 것처럼 아픈 증상이 생기는 겁니다. 땀이 비 오듯 한다든지, 독감 같은 것에 잘 걸리기도 하는데 이건 열 생산능력이 떨어져 있기 때문에 그래요. 이때는 구궁팔괘침법을 씁니다. 구궁팔괘침법은 말은 어마어마하지만 기경팔맥을 통제하는 혈자리를 침 하나로 쓰는 걸 말해요. 약간 굵은 침이죠. 이때는 소장경의 후계혈을 사합니다. 그러니 후계라는 자리를 꼭 알아놔야 되겠죠.

우리가 후계를 침으로 사할 수도 있는데 MT를 붙여서 살살 쳐줘도 사가 됩니다. 침놓기 어려운 사람들은 MT를 붙여서 10분에 한 번씩 톡톡 쳐 주세요. 그건 사법이기 때문에 이 맥이 점점 작아지게 되어 있어요. 애기들은 침놓으려 들면 도망가니까 자석테이프를 써야 되겠죠. MT는 어디다 쓰느냐? 독맥의 상대혈은 임맥이죠. 임맥의 상대는 독맥이고. 그러니까 그 상대혈을 쓰는 겁니다. 소장경의 상대혈은 심장경이고 심장경의 상대혈은 소장경이잖아요. 마찬가지로 기경팔맥 안에서도 상대혈이 있어요.

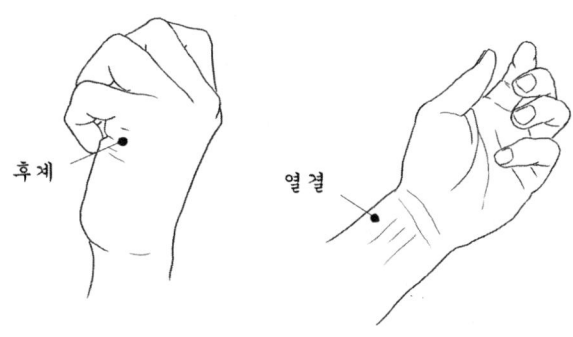

그림 후계혈과 열결혈

이게 독맥의 병이니까 상대혈로서 폐경상의 열결이라는 혈자리가 있습니다. 그 열결혈을 보해야겠죠. 열결이라는 자리는 임맥을 통제하는 자리입니다. 열결은 어디 있느냐? 여기 주먹을 딱 쥐면, 이렇게 해 보세요. 이렇게 움직여보면 심줄 가운데에 맥 보는 자리 있죠? 촌구맥 보는 태연혈 바로 옆에 움푹 들어가 있는 자리가 있어요. 거기가 열결입니다. 열결이 허해서 병이 나면 소변을 찔끔찔끔 거리기도 합니다. 금기가 약한 경우엔 열결을 누르면 아파요. 그래서 거기를 계속 비벼 주면 폐대장 쪽에 힘이 생기죠. 좌우가 동일하니까 자기가 그 근처를 이렇게 비벼 보세요. 기경팔맥을 통제하는 혈자리는 만져보면 푹 꺼져 있어요. 그래서 독맥을 통제하는 후계와 임맥을 통제하는 열결 두 개를 알았습니다.

열결이 병나면 뱃가죽이 늘어진다든지, 뱃가죽이 가렵다든지, 회음 부위가 축축하다든지 또 소변을 자신도 모르게 찔끔거리게 됩니다. 그때는 여기에 뜸을 뜨거나 MT를 붙여서 잘 보한다든지, 마사지를 한다든지 해서 기운을 소통시키면 임맥의 기운이 잘 돌 것 아닙니까. 기운이 잘 소통되면 건강을 회복하는 겁니다. 건강이 회복되면 병은 저절로 없어지게 되죠. 그런데 지금의 모든 제도권 의학은 건강을 회복시키지 않고 증상을 고치려 하고 있어요. 그렇지만 증상을 일시적으로 고쳐 놓아도 병의 원인은 그대로 남아 있게 됩니다. 우리는 그렇게 하지 말고 원인을 근본적으로 다스려서 건강을 회복해야 되겠지요.

구맥 침법 - 촌구 2성과 6~7성

자, 이번에는 구맥이 나오고 촌구가 2성이면 이 사람은 쓴맛을 먹고, 낼숨을 길게 하고, 상체운동을 많이 해야 됩니다. 거기 태현이, 준범이 그리고 청원이는 몸이 좋으니까 아직은 상하체 운동을 골고루 해도 돼. 내가 촌구가 크다고 막 어떻게 하지 말고 똑같이 하면 돼요. 쟤네들은 맥을 만져보면 촌구가 약간 크거든요. 저 아이들은 아직 육체를 성장시키는 과정에 있잖아요. 그러니 정신보다는 육체 쪽으로 기운을 많이 쓰는 것이 맞죠. 또 시골의 좋은 자연환경에서 잘 생활하고 있기 때문에 몸들이 아주 좋아요. 그런데 도시에서 사는 애들은 일곱 살만 되어도 벌써 인영이 벌떡벌떡 거립니다.

촌구가 더 크다면 뭐를 사하고, 뭐를 보해야 돼요? 심장경 두 개를 사하고, 소장경 한 개를 보한다. 2사1보를 한다. 촌구를 작게 하고 인영을 크게 하면 아래 위가 같아져요. 아래 위가 같아진다는 것은 기운이 전신에 골고루 잘 돈다는 걸 의미합니다. 심장이 허한 상태니까 쓴 것을 먹어야 되는데, 구맥이 없어질 때까지 그와 같은 섭생을 꾸준히 하라는 겁니다. 그러면 심장의 기운이 확보될 뿐만 아니라 전체의 균형이 맞아지면서 건강해지는 겁니다. 사실 우리는 병 고치는 사람들이 아니라, 힘의 균형을 맞추고 힘을 길러서 건강하게 만드는 사람들입니다. 지금의 미개한 의학을 하는 사람들이 볼 때는 도저히 이해를 못하는 존재들인 거죠. 자, 그러면 MT는 어디에 붙이면 되겠습니까?

(소장경)

그렇죠. 소장경의 하나 또는 두 개혈을 보한다. 구맥에서의 침법은 요게 전부입니다. 이놈이 더 커졌다 그러면 태충이나 소부를 사하면 되겠죠. 만약 구맥이 나오고 촌구 6~7성이면 이때는 태충을 사하거나 또는 심장경의 소부혈을 사할 수도 있습니다. 그러면 촌구 6~7성이 작아지게 됩니다. 이때 MT를 쓸 수도 있어요. MT는 태충의 상대혈에 쓰는데 태충은 모든 음경의 대표라고 그랬잖아요. 그러면 모든 양경의 대표도 있다고 했죠? 그게 대장경맥의 합곡입니다. 합곡을 보한다. 인영이 큰 사람들이 합곡에다 MT를 붙이면 인영맥이 더 커집니다. 그러면 안 되겠죠.

진리는 지극히 단순하고 간단명료해요. 균형이 깨지면 균형을 바로 잡으라는 게 진리입니다. 진리는 절대로 복잡하거나 난해하지 않습니다. 허약한 건 실하게 하고, 뜨거운 건 차게 하고, 식은 건 따뜻하게 해 주라는 게 진리죠. 피곤하면 쉬고, 목마르면 물 먹고, 배고프면 밥 먹고. 단 과식하지는 말고. 요렇게 하고 생식으로 맛있게 점심 식사하고 제가 심소장경의 주요 혈자리, 간담경의 주요 혈자리를 표시를 해드릴 테니 집에 가서 '아! 간담경이 요렇게 지나가는구나, 주요 혈자리가 여기구나' 그 위치만 알아도 앞으로 공부하는데 훨씬 용이해질 겁니다. 그리고 심소장이 병났을 때 처방하는 것도 있어요. 그것만 알면 이번 주 공부는 다 끝나게 됩니다.

맥을 볼 때 유의할 점

할아버지들은 맥을 보면 거의 석맥이 나와요. 간이 크게 병나서 현맥이 나오고, 위장이 크게 병나서 홍맥 나오기 전에는 십중팔구 거의 석맥이 나옵니다. 병이 있어서 허실의 균형이 깨지면 맥이 확실하게 나타나게 됩니다. 여기 계신 분들은 그래도 아직 나이가 젊고, 자기가 어느 정도 병이 있다 하더라도 생식 한 끼라도 먹고, 기원 한주먹이라도 먹고 하잖아요. 여기는 확연하게 드러난 몇몇 분들 빼고는 얼추 맥들이 비슷해요. 그런데 동네 노인정 같은 곳만 가도 맥 차이가 어마어마하게 납니다. 지금까지 들은 강의로도 모른다면 요걸(맥의 모양을 표로 만든 것) 적어서 옆에다 놓고 맥을 보면 어떤 맥인지 금방 알아요. 거기 있는 분들 가늘고 굵고 한 걸 다 압니다.

맞추려고 하지 마라 그랬죠? 굵고 넓다 그러면 '아, 이건 홍맥 아니면 모맥이다' 하고 추측을 해야 된다고 했습니다. 처음에는 '이게 현맥이다, 홍맥이다, 석맥이다' 하고 자신 있게 말할 순 없어요. 더군다나 표상수 앞에서는 자신 있게 말을 못 합니다. 원래 굿판에 가면 큰 무당 앞에선 새끼 무당이 굿이 잘 안 되잖아요. 작두를 못 타요. 큰 무당 앞에서 작두 탔다가는 발바닥 다 베게 됩니다. 여기서도 그럴 수밖에 없어요. 그렇지만 여러분들이 직장에 가서 동료 맥을 딱 보니 인영이 크다 하는 거라든지, 그 큰 맥이 단단한지 연한지 하는 건 알 수 있습니다. 만져봐서 딱딱하다면 석맥의 증상을 말해주면 얼추 다 맞다고 그래요. 석맥의 증상을 다 외우진 못했잖아요. 그러면 책을 읽어주면 80%는 맞습니다.

우리 홍 선생 맥을 보니 홍맥이잖아요. 홍맥이 나오면 맥아리가 없어져요. 또 홍맥이면 무릎이 아플 수 있고 뱃속이 느글느글할 수 있다고 증상을 얘기해주면 얼추 맞아요. 홍맥이면 단 것이 땡길 수 있으니 귤보다는 감이 맛있을 거라고 말할 수 있죠. 그리고 석맥이라고 하면 '된장찌개가 맛있다. 김치찌개가 맛있다. 김이나 미역이 맛있다' 이렇게 말할 수 있습니다. 지금 사람들한테 짠 거 먹으라고 하면 다 반대를 하고 싶다고 해요. 짠 거 좋아하는 사람이 어디 있습니까? 짠 것, 단 것, 매운 것 이야기는 여기 공부방에서 하고 밖에 나가서 '매운 것 먹어라, 짠 것 먹어라'고 하면 안 됩니다. 촌놈이 무식한 소리 한다고 더 이상 들으려고 하지 않기 때문입니다.

모맥이 나오는 사람에게는 매운맛인 매운탕, 겉절이가 맛있고, 칼국수집, 설렁탕 집에 가면 다데기를 좀 더 넣어야 맛있고, 깍두기가 맛있고, 콩나물국 끓이면 고춧가루를 반 숟가락 더 넣어야 맛있고, 청양고추를 먹을 수 있고, 떡볶이가 맛있다. 맛이 뭔지도 모르는 중생들에게는 이런 식으로 말해야 됩니다. 실제 음식 이름을 대 줘야 됩니다. 그런데 여기서 강의하는 사람이 그런 식으로 말하면 진도가 못 나가죠. 그래서 거두절미하고 매운 것, 짠 것 이렇게 쉽게 얘기하는 겁니다. 강의하는 용어를 현장에서 쓰면 사람들이 다 도망가요. 가족들을 설득시키는데 고생하는 이유도 처음부터 덮어놓고 '짠 것 먹어라, 소금 먹어라'고 하니까 그런 겁니다. '소금 먹어라' 라고 하면 안 된다니까요.

왜냐? 우리보다 수십 배 잘난, 밥 먹을 줄도 모르는 교수, 의사, 약사, 기자 등이 사람들 보고 다 소금 먹으면 안 된다고 하잖아요. 소금이 무슨 독극물인양 떠들어대고 있으니 우리가 현실적으로 그 거대한 벽을 뛰어넘을 수가 없습니다. 이 법(자연의 원리)이 아무리 맞다 하더라도 정서적으로 그 사람들을 극복할 수가 없어요. 가족들이나 주변 사람들을 건강으로 인도하려면 현실에 맞게 접근해 줘야 돼요. 그 사람이 내 이야기를 듣고 이해할 수 있는 수준으로 말해줘야 됩니다. 사실 여기서 말하는 내용들은 굉장히 수준이 높거든요. 가령 오미(五味)에 대한 이야기는 『부도지』라든가 『황제내경』에 나오는 이야기 아닙니까?

오계맥 맥상 연습

맥을 살펴서 큰 맥이냐 작은 맥이냐, 긴 맥이냐 굵고 벙벙한 맥이냐? 또 속이 말랑말랑한 맥이냐, 딱딱한 맥이냐 하는 걸 안다는 건 굉장한 겁니다. 가는 맥인데 촌구에서 뭔가 까실까실한 게 하나라도 있으면 구삼맥으로 봐라 그겁니다. 현맥은 꼭꼭 찌르는 게 하나도 없고 그냥 팽팽하고 매끄러워요. 현맥과 구삼맥은 전혀 달라요. 가는 것은 같은데 아무것도 없고 그냥 긴장감만 있고 팽팽하면 현맥입니다. 팽팽하냐, 아니면 뭔가 까실까실한 게 움직이는 것 같고 흔들리는 게 있느냐 하는가를 살펴서, 있으면 구삼맥으로 봐라 그겁니다. 그래서 요걸 다시 한번 읽고 정신집중 연습하고 맥 연습하면서, 그 사이에 한 분씩 혈자리를 알려드리겠습니다. 큰소리로 따라서 합니다.

현맥 (현맥) 금극목 하였다. (금극목 하였다) 가늘고 길고 미끄럽고 긴장감 있고 팽팽하다. (가늘고 길고 미끄럽고 긴장감 있고 팽팽하다)

구맥 (구맥) 수극화 하였다. (수극화 하였다) 연하고 말랑말랑하고 꼭꼭 찌르고 터질 것 같다. (연하고 말랑말랑하고 꼭꼭 찌르고 터질 것 같다)

구삼맥 (구삼맥) 육장육부의 균형이 깨졌다. (육장육부의 균형이 깨졌다) 가늘고 길고 연하고 말랑말랑하고 꼭꼭꼭 찌른다. (가늘고 길고 연하고 말랑말랑하고 꼭꼭꼭 찌른다)

그러니까 구삼맥은 가늘고 긴데, 현맥하고 다른 게 뭐냐하면 가는 상태에서 연하고 말랑말랑하고가 있잖아요. 현맥과 구맥이 섞인 거죠. 같이 하십니다.

홍맥 (홍맥) 목극토 하였다. (목극토 하였다) 굵고 넓고 짧고 완만하고 부드럽다. (굵고 넓고 짧고 완만하고 부드럽다)

모맥 (모맥) 화극금 하였다. (화극금 하였다) 굵고 넓고 짧고 솜과 같이 확 퍼졌다. (굵고 넓고 짧고 솜과 같이 확 퍼졌다)

석맥 (석맥) 토극수 하였다. (토극수 하였다) 미끄럽고 단단하고 걸쭉하고 바둑돌 같다. (미끄럽고 단단하고 걸쭉하고 바둑돌 같다)

이게 아주 입에 달려 있어야 됩니다. 이게 입에 달려 있으면, 집중된 상태에서 맥을 보는 순간 자신도 모르게 이게 튀어나와요. 리듬만 내 입에서 따라 갈 수 있으면, 장구 리듬을 들으면 저게 중모린지 자진모리인지 뭔지 다 알 수 있잖아요. 우리 공부는 원래 그렇게 하는 겁니다. 미분 적분하듯이 막 분석하면 공부가 안 돼요. 이렇게 공부한 후에 많은 사람들 맥을 살피는 것 말고는 방법이 없습니다. 여기 아침에 일찍 오시면 차 한 잔 마시고 일찍 오신 분들끼리 인사하고 '맥 한번 봐 주십시오' 하고 맥을 먼저 보게 하고, 그 다음에 내가 보는 식으로 해야 돼요. 집중해야 그 맥상이 입력됩니다. 그 모양과 뛰는 속도와 크기를 집중해서 자꾸 머리에다 입력을 시켜야 돼요. 그러면 이미 들어와 있던 데이터와 비교를 할 수 있게 됩니다. '어! 이 사람 맥은 저 사람 맥과 다르네.' 이렇게 비교를 해봐야 굵은 것과 가는 것, 짧은 것과 긴 것, 연한 것과 단단한 것, 넓은 것과 좁은 것을 분간할 수 있게 되겠죠. 그러니 여러 사람 맥을 봐야 됩니다.

요법사 공부와 생식원 경영

제가 그 전에 생식원을 시작할 때 '나는 앞으로 1년간 500명의 맥을 보겠다. 그래서 생식원에 500명을 오게 해야 되겠다' 이런 목표를 세우고 일을 했습니다. 일단 내가 공부하기 위해서 생식원으로 사람을 오게 했어요. 또 생식원 밖을 나가서 맥을 보면 돈이 안 됩니다. 제 입장에서는 오도록 해야 돈이 되었어요. 오게 만들어야 생식을 팔 수 있잖아요. 오게 해서 당신 어디가 안 좋다고 이야기해야 제가 먹고 살 것 아닙니까. (웃음) 그리고 주인이 판 벌려놓고 나가면 임대료는 누가 냅니까? 일은 그렇게 하는 겁니다. 만약에 생식원을 내겠다고 하면 생식원 운영하는 방법에 대해서도 제가 이틀 정도 강의를 해 드릴게요. '나는 이렇게 하니까 되더라, 이렇게 하니까 안 되더라' 하는 경험담 있잖아요. 그러니까 똑같은 걸 가지고도 안 되는 사람은 안 되게 하니까 안 되는 것이고, 되는 사람은 되게 하니까 되는 거죠. 공부하는 것하고 경영하는 것은 별개거든요.

제가 이 이야기를 왜 하느냐 하면 지금 일을 저지른 분이 하나 앉아 있어서 그래요. 여기 어떤 선생이 먼저 점빵부터 차려서 간판을 내걸고 인테리어도 쫙 해놓고, 효소통부터 하나 갖다 놓은 뒤에 기초반 공부를 했습니다. 맥이 빨리 뛰고 벌떡벌떡 하니까 일부터 저질러 놓게 되거든요. 생식원 내야 되겠다고 그러는데 못 내줘요. 공부도 안 된 사람한테 생식원 내줬다가 욕먹을 일 있냐구요? 저렇게 먼저 일부터 저질러 놓으면 골치만 아파요. 생식원을 안내면 본전인데, 왜 내놓고 속을 썩냐구요? 안내면 편한데. 내는 건 하나도 중요하지 않습니다. 그런데 기왕에 냈을 땐 어떻게 해야 되느냐? 성공해야 된다는 겁니다. 왜? 오늘도 임대료가 발생이 되니까. 집주인이 임대료 안 깎아줘요. 내가 공부 안했다고 안 깎아줍니다. 그건 아주 얄짤 없어요. 임대료 안내면 보증금에서 까잖아요. 꼼짝 마라 이겁니다. 그래서 기왕에 낸 사람들은 그걸 성공적으로 해야 돼요.

우리가 성공할 수 있는 길은 뭐냐? 딱 하나 밖에 없어요. 무조건 사람을 살리는 겁니다. 사람을 건강하게 해야 됩니다. 사람을 건강하게 못 만들면 절대 성공 못해요. 사기를 치든, 공갈을 때리든 어떻게 해서라도 사람만 살려 놓으면. (웃음) 사람만 건강하게 해 놓으면 나중에 건강해진 그 사람이 와서 절을 해요. 저절로 '선생님'이라고 하고 '도사님'이라고 그래요. 병만 고쳐 놓으면 그렇게 됩니다. 우리 이 여사님 처음에 왔을 때는 힘이 하나도 없었는데, 자기가 죽게 생겼으니까 시작을 했잖아요. 생식 먹고 해보니 좋잖아요. 그래서 입 딱 다물고 있다가, 1년이나 2년이나 지나서 입을 열더라니까요. 몸이 풀리는 만큼 입이 열리는 겁니다.

정신집중 연습과 이완하는 연습

자, 그러면 정신집중 연습을 5분만 하겠습니다. 정신을 집중해서 글씨를 쓰는 겁니다. 집중된 생각도 내 것이니까 내가 쓸 수 있습니다. 그 생각으로 머리 속에다가 한 획씩 글씨만 쓰는 겁니다. 확철대오 쓸 때도 한 획씩. 똑똑똑 이렇게.

(메트로놈 똑똑똑…) 힘을 다 뺀다고 했습니다. 힘을 다 빼고, 자세를 바르게 하고, 어깨에서 힘을 빼고, 팔다리에서도 힘을 빼고, 다 뺀

다음에 육체가 있는지 없는지 모르게 만들어 놓고 글씨만 쓰세요. 그러면 생각으로 머리 속에다 똑똑똑... 확(確) 자 쓰고 지우고, 한 획씩 정확하게.

처음부터 잘 안 되니까 생각으로 막 쓰세요. 처음에는 글씨가 머리 바깥으로 빠져나가고 그래요. 집중이 안 되기 때문에 가지런하게 이 안에서 안 모아집니다. 그리고 맥이 퍼져 있는 사람은 아무리 반듯하게 쓰려고 해도 글씨가 흐트러지게 되어 있어요. 좌우 맥이 삐뚤어져 있는 사람은 글씨도 삐딱하게 써집니다. 자기 몸 안에 자기 생각이 들어 있습니다. 내 몸 밖에 있으면 그건 정신이 나간 거죠? 우리 생각이 여기 있어야 되는데, 집에 가 있다면 육체(精)에서 생각인 신(神)이 빠져 나간 겁니다. 내 것이니까 그 빠져나간 신을 잡아서 글씨만 써야 됩니다.

자세를 바르게 하시고, 어깨에서 힘을 다 뺍니다. 팔다리에서 힘을 다 빼고 팔다리가 편안하다고 느낍니다. 몸통에서도 힘을 다 빼고 몸통 속이 텅 비워진 것 같다 라고 느낍니다. 뱃속에 있는 육장육부에서도 힘을 다 빼고 장부가 없어진 것 같다고 느끼세요. 눈 코 입 귀 오관에서도 힘을 다 빼고 오관도 사라졌다 라고 느끼세요. 다시 한번 전신에서 힘을 다 빼고 육체가 없는 것 같다. 육체가 없는 것 같다고 한 그 생각을 잡아서 부려서 한 획씩 글씨만 씁니다. (메트로놈 똑똑똑똑...)

자, 그만 쓰시고 눈을 뜨시고 어깨를 움직이세요. 반대로도 돌리시고, 손을 털고 자, 쭈욱 올리시고 좌측으로 쭉~~ 반대로 내쉬고 후~~. 자. 다시 한 번 쭈욱 올리시고 후~~. 자, 그대로 왼쪽으로 틉니다. 자, 천천히 틀어서 반대로 완전히 트세요. 후~~ 내리시고 후~~. 자, 갈비뼈 들기. 갈비뼈를 들어서 호흡을 세 번씩 합니다. 인영맥이 크신 분은 들숨을 길게, 촌구가 크신 분은 낼숨을 길게 해서, 자기 맥에 맞춰서 자기 호흡을 세 번씩 합니다. 들숨 천천히. 들이쉬면서 갈비뼈를 천천히 들어 올리세요. 들숨 들숨 들숨 들이쉬고 갈비뼈를 쭉 드세요. 숨을 내쉬면서 후~~~.

다시 천천히 들숨 들숨 쭉 들이마시고 최대한 들고 갈비뼈를 탁 내리세요. 후~~. 팔을 내리면 힘이 들어가거든요. 그러니까 몸통의 갈비뼈를 탁 내리는 겁니다. 마지막으로 들숨 쭈우욱~~~ 최대한 들이마시고 멈췄다가 갈비뼈를 내리면서 후~~~. 호흡을 할 때 갈비뼈를 아코디언처럼 최대한 늘렸다가 천천히 내리는 겁니다. 그러면 몸에서 힘이 잘 빠집니다. 열도 빨리 만들 수가 있고. 지금 낼숨을 아주 짧게 했는데, 나중에는 1 : 4로 맥을 고치는 호흡도 연습해 보기로 합시다.

감각집중 연습과 깨어나는 연습

자, 자세를 바르게 하시고 세상만사를 다 놓으세요. 머리에서 힘을 다 빼고 이 소리만 듣습니다. (메트로놈 똑똑똑똑) 아까 글씨 쓴 생각을 잡아 부려서 이 소리를 잡습니다. 생각을 잡아서 양쪽 엄지손 끝으로 가져갑니다. 손끝에서 진동이 느껴진다 라고 느낍니다. 손끝을 통해서 진동이 퍼져 나간다. 소리에서 나오는 진동이 따뜻해진다고 느끼십니다. 점점점 더 따뜻하다. 소리가 점점점 더 따뜻해져서 엄지손 끝이 아주 부드럽고 예민하고 감각이 살아났다. 이번에는 그 소리의 진동이 시원하다고 느끼세요. 손끝이 시원하다. 찬 기운이 퍼져나간다. 점점 더 차가워져서 얼음을 만지는 것 같다. 이번에는 엄지손 끝으로 모래알을 만지는 것과 콩알을 만지는 것을 구분한다. 보드라운 솜털을 만지는 것과 뻣뻣한 가죽을 만지는 것을 구분할 수 있다. 팽팽한 바이올린 줄을 만지는 것과 부드러운 고무줄을 만지는 것을 구분할 수 있다. 아주 가느다란 머리카락을 만지는 것과 굵은 연필을 만지는 것을 구분할 수 있다.

전신에서 힘을 다 빼고 육체가 편안하다고 생각하세요. 머리통에서 힘을 다 빼고 머리가 시원하다고 느끼세요. 눈 코 입 귀 오관이 아주 맑아졌다고 느끼세요. 밝고, 명랑하고, 완전한 인간으로 박수 소리와 함께 활짝 깨어납니다. (박수 소리) 딱 깨어났는데 컴컴한 게 있거나, 뿌연 게 있다면 아직 덜 깨어난 것이거든요. 그럼 자기가 알아서 눈을 감았다 떴다를 두어 번 하면 딱 깨어나게 됩니다.

우리가 일을 할 때 집중했잖아요. 그 일이 끝났다 그러면 거기서 깨어나야 됩니다. 어디에 몰두했다가 다른 일을 하게 되면 정신은 먼저 하던 일에서 빠져 나와야 돼요. 눈을 감았다 떴다를 반복하면 머리에 혼란이 안 생기고 스트레스를 덜 받습니다. 전에 하던 일에서 제대로 빠져 나오지 못하면, 여러 가지 일들이 머릿속에서 뒤엉키게 되어서 스트레스만 더 받거든요.

그런데 한 번에 한 가지 일만 보면 스트레스 받을 일이 거의 없게 됩니다. 똥 눌 때는 똥만 누고, 밥 먹을 때는 밥만 먹으면 스트레스 안 받습니다. 일할 때는 일만 하고, 맥 볼 때는 맥만 보면 되거든요. 여기 학교 선생님들은 학교에서 아이들 가르칠 때는 집 걱정하지 말고 아이들만 가르치세요. 그 시간에 집 걱정해봐야 소용없습니다. 그러니 어떤 걸 할 때는 그걸 제외한 다른 만사는 다 내려놓고 그것만 해야 됩니다. 그것이 내 안에 있는 생명력을 잘 쓰는 길입니다.

맥진 연습 및 침법 실제

자, 모두 일어나서 두 분씩 짝을 만듭니다. 부정맥과 대맥이 나오는 사람은 정해져 있으니까, 이제 50박씩 안 세어도 됩니다. 바른 자세로 집중해서 보세요. 먼저 인영 촌구 중에서 어디가 크고 작은가, 그리고 네 곳 중에서 제일 큰 놈을 찾아서 그놈을 살피는 겁니다. 지금부터 30분 동안 다섯 명 이상 살피세요. 그리고 한 분씩 호명하면 나오셔서 혈자리에다가 자석테이프(MT) 붙이는 실습을 하면서 이번 주 공부를 마무리 짓겠습니다.

맥을 봐서 인영이 크면 촌구를 크게 해야 되잖아요. 그러면 음경의 대표혈인 태충에다가 MT를 하나 붙이면 됩니다. 침을 반듯하게 세워서 탁 치고 눌러주면 안 아파요.

질문 : 혈자리에 정통으로 안 놓아도 된다 그거죠?

대답 : 그렇죠. 처음에는 정통으로 명중시키기가 쉽지 않습니다. 그리고 사실 태충 자리는 움푹 들어갔고 또 넓어서 모를 수가 없어요. 엄지손가락이 닿을 정도로 넓잖아요. 그러니까 그 안에만 들어가면 돼요. 정통으로 들어가면 좋은데 이 안에만 들어가도 무조건 효과가 있습니다. 그러니 얼마나 쉽습니까? 우리가 항상 쓰는 주요 혈자리는 넓어서 찾기도 쉽고 아프지도 않아요. 이거 붙이고 조깅해도 안 아파요.

간경의 주요 혈자리인 태돈, 태충은 꼭 알아야 되고, 담경에서는 규음을 꼭 알아야 됩니다. 또 임읍이라는 혈자리 있죠? 현맥 인영 4~5성. 임읍이라는 혈자리가 어디 있냐 하면 발가락 살짝 들면 요 심줄이 다 똑같이 있습니다. 인영이 큰 사람들은 요 심줄을 누르면 되게 아파요. 심줄 뒤에 있는 요 자리가 임읍입니다. 그리고 심소장경. 새끼손가락 안쪽에는 소충, 바깥쪽에는 소택. 안쪽은 음경, 바깥쪽은 양경이죠. 안사람은 음이고 바깥사람은 양이잖아요. 그러니까 우리 몸도 여긴 안이고 여긴 밖이어서, 안쪽으론 음경만 지나가고 바깥쪽으론 양경만 지나가는 겁니다.

이렇게 자연스럽게 주먹을 잡으면 닿는 데가 소부죠. 심장이 안 좋은 사람들은 여기를 누르면 아주 자지러져요. 주먹을 꽉 쥐어 보세요. 여기가 새끼손가락의 심줄이거든요. 심줄 안쪽으로는 음경인 심장경, 바깥쪽으로는 양경이니까 소장경. 여기가 후계. 그러면 다 됐어요. 여기 신문,

음극, 통리는 표시했죠? 여기 소부도 표시했죠? 그러면 소해는 어디냐? 요렇게 했을 때 여기 팔꿈치 접히는 자리가 소해입니다. 요 안쪽에서 요 자리가 소해고, 소장경의 소해는 요 뼈, 돌기가 없어요. 주먹 딱 쥐어보세요. 벌써 홈이 파였잖아요. 요 라인에다가 붙이면 떨어지지 않습니다. 만약 인영이 크다면 음경에, 촌구가 크다면 양경에, 뭔지 모르겠다면 양쪽에 다 해도 좋아요.

맥이 약하다면 어떻게 하면 좋으냐? 맥을 키워야 되잖아요. 그러면 쉽게 사관에 MT를 붙이는 겁니다. 그리고 여기 곡천을 알아야 돼요. 곡천은 다리를 기역자로 만들었을 때 누구든지 줄이 생깁니다. 이 줄 끝 지점을 만져보면 움푹 들어가 있어요. 그 자리가 곡천이죠. 모를 수가 없어요. 그 라인을 타고 가는 게 간경맥이거든요.

질문 : 태충은요?

대답 : 태충 찾을 때는 여기에 뼈가 있어요. 자기 것 만져보세요. 뼈와 뼈 사이 그 가운데 홈이 굉장히 넓어요. 요 태충의 힘으로 사람이 걸어 다니고 움직입니다. 여기다가 MT를 붙여놓고 자면 기운이 이쪽으로 오게 됩니다. 그러면 피가 내려오니까 촌구맥이 커지게 되겠죠. 반대로 합곡에다 붙이면 위로 가겠죠. 그러면 인영맥이 커지게 됩니다. 사관에 다 붙였다면 인영 촌구가 함께 활성화되니까 온 몸의 기운이 돌게 돼요. 그래서 뭔지 모를 때는 합곡과 태충에다가 무조건 붙이는 겁니다. 애기 같은 경우는 합곡 태충에만 붙이면 됩니다. 감기 들려고 한다 그러면 합곡 태충에다가 MT만 붙여도 감기가 안 들어와요. 애기들은 작은 것을 붙이면 되고, 침이 크다면 침을 빼고 자석만 붙여도 됩니다. 피 속의 헤모글로빈이 철 성분이잖아요. 그러면 자석만 붙여도 자석의 NS가 서로 밀고 당기면서 피가 잘 흐르게 되어 있어요. 자석을 거기다 붙여주면 거기에 자장이 걸려서 와류(소용돌이)가 생기니까 혈행(血行)을 촉진시키

게 됩니다.

혈자리는 눈으로만 보고 찾는 게 아니라 만져보고 찾아야 됩니다. 심줄 위에다 찌르면 효과도 떨어질 뿐 아니라 자칫 심줄이 잘못될 수가 있어요. 그러니까 임읍혈에 쓸 때는 심줄 뒤에다 붙여야 되겠죠. 일단은 사관에 쓰는 법을 알아야 합니다. 사관에 잘 써야 맥이 살아나니까요. 그러면 다음에 그놈을 더 강화시키는 MT 보법을 씁니다. 1단계는 않고 2단계, 3단계만 원하는데 그건 안 되는 겁니다. 모든 것에는 단계가 있거든요. 그런데 사람들은 그런 단계는 생략하고 빨리 좋아지게만 해 달라고 그럽니다. 그런 법은 없어요. 일단 기본적인 기운이 잘 돌아야 됩니다. 그리고 붙인 MT는 일회용이지만 두 번 세 번 써도 상관없습니다.

여기 발톱이 두꺼워졌잖아요. 발톱은 간이 지배한다고 했잖아요. 간이 안 좋으니까 그렇게 두꺼워지는 겁니다. 새끼발톱이 안 좋은 건 방광이 안 좋기 때문이죠. 지금 나이가 어린데도 불구하고 손톱이 깨지기 시작했는데, 그건 간이 스트레스 받기 시작했다는 겁니다. 그냥 붙이고 놔두면 보법이고, 자극하면 사법이라고 했죠.

심장과 소장을 영양하는 음식, 자본의 노예가 된 학자들

우리 몸 안의 심장이나 소장이 허약해져 병이 나면 협심증이나 심근경색 등이 생길 수 있고, 심장경맥, 소장경맥, 독맥, 혀, 피, 혈관, 주관절, 상완, 견갑골, 얼굴 등 심소장이 지배하는 부위에 통증이나 기타 육체적, 정신적으로 여러 가지 병이 생깁니다. 이때 약을 먹거나 침이나 뜸을 사용한다거나 아니면 심리치료나 정신과적 치료를 하는데, 그보다는 허약해진 심장과 소장을 영양하는 식사를 먼저 하는 것이 사리와 이치에 맞습니다.

지금 세상에는 도사도 많고, 의사, 교수, 박사, 약사, 법사, 여러 종교인 등이 사람을 위한답시고 수많은 사상과 가르침들을 내놓았는데, 그 누구도 심장을 영양하여 튼튼하게 하는 방법을 제시하지 못했습니다. 이러한 때에 언어와 문자가 생긴 이래 최초로 현성 사부님께서 심장과 소장을 영양하는 식품을 이렇게 정리해 놓았어요. 먹어서 쓴맛, 불내나는 맛, 단내나는 맛이라면 심장을 영양하는 먹거리로 분류할 수 있는데, 여기에는 다음과 같은 것들이 있습니다.

먼저 곡식으로는 수수 한 가지가 있습니다. 더 있으면 좋겠는데 이 땅에는 수수 밖에는 없어요. 다음으로는 과일 중에서 살구, 은행, 자몽, 탱자, 해바라기 씨가 있습니다.

그 다음에는 야채가 있습니다. 풋고추, 근대, 냉이가 있는데 이 중 풋고추는 매운맛 나는 것이 아닌 씁쓰름한 맛이 나는 것을 말합니다. 상추, 쑥갓. 본래 상추와 쑥갓은 상당히 쓴맛이죠? 요즘 나오는 품종 개량한 것들 말고, 토종 상추와 쑥갓은 잎이나 줄기를 따면 그 자리에 허연 진물이 생깁니다. 그것이 심장을 편안하게 하는 강력한 영양소예요. 옛날에 논밭에서 일하다가 점심이나 참을 먹을 때 상추, 쑥갓을 많이 먹으면 잠이 와서 일 못한다고 많이 못 먹게 했는데, 먹으면 심장이 편안해지기 때문에 잠이 온 거였죠. 요즘 비닐하우스에서 재배하는 것에서는 그러한 쓴맛이 나는 것은 찾아 볼 수 없고 그냥 무늬만 상추, 쑥갓들이 대부분입니다. 이어서 샐러리, 쑥, 씀바귀, 고들빼기, 취나물, 영지, 익모초, 민들레, 케일, 치커리 등 굉장히 많습니다. 이 중에서 야생 씀바귀는 상당히 씁니다.

그리고 영지는 성질이 뜨거우면서 인영맥을 크게 하는 먹거리 입니다. 과거 촌구맥이 클 때는 아주 영험한 약재로도 쓰였는데, 요즘은 대부분 인영맥이 커서 영지를 복용할 때는 반드시 인영 촌구맥을 따져서 먹어야 탈이 없습니다. 영지보다는 따뜻한 성질의 익모초가 쓴맛이 더 강한 음식입니다. 보통은 구하기 어렵고 비싼 것이 좋다고 생각하는데, 사실 사람에게 제일 좋은 것은 가장 흔하고 구하기 쉽고 값이 싼 것들이죠. 쑥도 굉장히 좋은데, 떡 해먹을 때 쓰는 것 말고 약으로 쓰는 쑥은 굉장히 써요.

다음에는 심장 소장을 영양하는 육류, 고기로는 염소, 참새, 칠면조, 메뚜기가 있습니다. '염소소주는 여자에게 좋고, 개소주는 남자에게 좋다' 라는 속설이 있는데 일절 근거가 없는 소리이고, 남자고 여자고 간에 간담이 허약해서 현맥이 나오는 사람한테는 개고기가 좋고, 구맥이면 염소가 좋은 겁니다. 홍맥이면 소, 토끼. 모맥이면 생선, 말, 고양이. 석맥이면 돼지고기. 구삼맥이면 양고기, 오리고기가 좋은데, 육류도 오행에 따라 각 장부에 유리한 것을 먹을 수 있다 그거죠. 그리고 새고기 즉 조류는 오행상에서도 화기에 속하는 놈들인데 실제로 회를 떠서 먹어보면 쓴맛이 납니다. 또 동물의 심장과 소장, 그리고 동물의 피도 심소장을 영양합니다. 피로 만든 선지국은 약간 쓴맛인데, 심소장이 작은 금수형들이 좋아합니다.

다음에는 쓴맛 나는 조미료가 있는데 술, 짜장, 면실유가 있습니다. 짜장은 쓴맛이라서 중국 음식점에 가면 심장이 허약한 사람은 짜장면을 시키고, 폐대장이 허약한 사람은 매운맛인 짬뽕을 시킵니다. 지금 그 사람의 생명이 무엇을 필요로 하는가에 따라 시키는 메뉴가 달라진다 그겁니다. 술은 아주 쓴 것이 많이 있어요. 안동소주, 진도홍주, 고량주, 보드카, 위스키 등이 아주 써요.

질문 : 저희 남편이 술을 너무 좋아해서 많이 먹는데, 술을 적게 먹게 하거나 끊게 하려면 뭘 먹어야 합니까?

대답 : 술을 적게 먹게 하려면 지금까지 살펴본 쓴맛 나는 식품을 많

이 먹게 하면 쓴맛인 술을 당연히 적게 먹습니다. 심장에 필요한 먹거리를 충분히 섭취했기 때문에 많이 먹을 필요가 없게 되겠죠. 예를 들자면 목마른 사람한테는 물이 필요한데, 수박을 한통 다 먹으면 더 이상 물이 땡기지 않은 이치와 같은 겁니다.

다음에는 근과류가 있습니다. 더덕, 도라지, 잔대가 근과류에 속하는데 그 중에서 야생 도라지는 혀가 아릴 정도로 쓴맛이 강합니다. 더덕, 잔대도 마찬가지고. 한약재는 대개 쓴맛이 많습니다. 한약을 먹으면 입맛이 돌아와서 밥을 잘 먹게 되는데, 그건 쓴맛인 한약이 화극금을 하기 때문에 그래요. 화극금을 하면 폐대장이 극을 당해서 금극목을 못하게 되고, 이때 간담의 기운이 실해지므로 당연히 담즙을 많이 분비해서 소화력이 좋아지게 되는 거죠. 그래서 한약 먹은 뒤에 밥 많이 먹어서 살이 찐 사람도 제법 있습니다.

마지막으로 차류가 있는데, 쓴맛이 나는 차에는 홍차, 녹차, 작설차, 일엽차, 영지차, 커피가 있습니다. 영지차와 커피는 보기성이 있어서 인영맥을 커지게 하는데, 인영이 큰 사람이 커피를 너무 많이 먹으면 화극금이 되면서 피부가 가려워지고 항문에 병이 생길 뿐만 아니라, 우울증이 생길 수도 있고 극단적으로는 염세주의에 빠지기도 합니다. 그래서 특히 모맥이 나오는 사람은 쓴 커피 대신에 매운맛인 생강차나 율무차, 계피차, 수정과를 먹어야 힘도 생기고 우울증도 고쳐지는 것입니다. 전세계 모든 영양학자, 보건학자, 의학자를 다 모아놔도 이런 이치를 아는 사람이 없는데, 우리 조상들은 이미 5천 년 전에 이런 이치에 통해 있었어요.

폐대장이 허약해서 모맥이 나오는 사람이 커피를 먹으면 화극금이 되어서 힘이 빠지지만, 현맥이나 구맥이 나오는 금형이나 수형들은 하루에 열잔, 스무 잔을 먹어도 괜찮습니다. 지금 학자들이 카페인이 몸에 해롭니 어쩌니 떠들고 있는데 그건 일고의 가치도 없는 소리예요. 인류가 커피를 먹어온 역사가 얼마입니까? 수백 년이 넘었을 건데, 이제껏 커피 먹고 죽었다는 기록은 단 한 줄도 없습니다. 마약 먹고, 술 먹고 죽었다는 기록은 있어도 커피 먹고 죽은 사람은 없었어요. 그것은 커피가 해롭거나 위험한 음식이 아니기 때문입니다. 커피나무에서 열리는 것이 커피 열매인데, 그게 왜 해로워요?

지금 우리 아이들 입에 과자, 아이스크림, 청량음료, 무슨 초코파이 어쩌구 하는 것들이 끊임없이 들어가고 있잖아요. 그런데 그 속에는 수많은 식품첨가물, 각종 색소, 표백제, 방부제, 유화제, 아스파탐 등이 함유되어 있습니다. 그런 첨가물들은 우리 몸에 들어가면 독극물처럼 작용하기 때문에 대학에서 가르치는 학자들이 장사치들이 만들어내는 이러한 먹거리가 사람을 병들게 한다고 말해야 합니다. 이러한 문제에 입 다물고 있다면 그들은 장사꾼들의 하수인에 불과할 뿐 진정한 지식인도 학자도 아니에요. 거기에 비해 잣, 호두, 은행, 커피, 모과, 사과, 배, 무화과 등등 자연에서 얻어지는 먹거리는 몸에 아무런 해도 끼치지 않는 가히 신선급 음식입니다.

심장 소장을 건강하게 하는 운동법과 호흡법

심장 소장을 건강하게 하고 튼튼하게 하려면 먼저 쓴맛이 나는 음식으로 영양하고, 다음에 심소장이 지배하는 부위를 운동해야 합니다. 그런데 현대의 체육학 전문가라 하는 사람들이 심장을 튼튼하게 하는 운동법이 뭔지 모르고 있어요.

운동의 원칙과 운동의 순서, 운동의 방법 등에 대해서는 따로 실습을 할 시간이 있으니 그때 가서 자세히 설명하기로 하고, 심장 소장을 튼튼하게 하려면 심장경맥이 지나가는 부위와 소장경맥이 지나가는 부위를 움직여 줘야 합니다. 심소장이 주관절과 상완, 견갑골을 지배하니까 그곳을 돌리거나 전후, 좌우로 움직이거나, 당기고, 밀고, 비틀고, 버팁니다. 구체적으로는 팔굽혀 펴기, 턱걸이, 철봉 매달리기, 어깨 돌리기, 견갑골 돌리기가 심소장의 기운을 돌리는데 유용한 운동입니다. 그리고 얼굴 전체를 마사지 한다거나 혀를 돌려주는 운동 등도 좋습니다. 골고루 운동을 한 다음에 지금 이야기한 운동을 조금 더 해주면 심장 소장이 힘이 세지고 건강해집니다.

심소장이 허약하여 구맥이 나오는 사람은 영양하고 운동한 후에, 다음과 같이 호흡을 하면 빨리 건강을 회복하게 됩니다.

먼저 구맥이 나오고 인영맥이 크고 촌구맥이 작으면, 들숨을 길게 하고 낼숨을 짧게 해야 인영 촌구가 같아지면서 심소장이 빨리 건강해집니다.

구맥이 나오면서 인영맥이 작고 촌구맥이 큰 사람은, 들숨을 짧게 하고 낼숨을 길게 하면 그냥 가만히 있는 것보다 음양기운이 균형을 이루는데 백배는 유리합니다.

그러면 오늘 공부는 여기까지 하고 숙제를 내겠습니다. 오늘까지 공부한 교재를 다섯 번씩 읽고, 교재 앞부분에 있는 오행속성표도 세 번씩 읽으세요. 그리고 다음 토요일 오실 때까지 다섯 명 이상 맥을 보시고 1분에 몇 번 뛰는지, 인영 촌구 중 어디가 큰지 그리고 현맥인지 구맥인지 살피는 것을 숙제로 내겠습니다. 그리고 또 매일 두 번 이상 골속에 확철대오 그리시면 되겠습니다. 오늘은 여기서 마치겠습니다.

찾아보기

【ㄱ】
가슴이 두근거리는 경우 / 114
가슴통 / 211
각 체질별 설득방법 / 293
각 체질의 정신적 특성 / 222
각자(覺者) / 154
각혈 / 270
간적 / 162
감각집중 연습과 깨어나는 연습 / 393
개운(開運) / 331
건강한 변(쾌변) / 96
건성피부병 / 189
견갑골통 / 158, 160
고혈압 / 169
곡식자루 / 58
골수 / 359
공(空) / 92
과소비 / 117
관상동맥 / 267
관원혈 / 269
관절통 / 158
관충 / 125
광대뼈 / 218
구궁팔괘침법 / 383
구맥 / 140, 299
구맥 인영 4~5성 / 166, 365
구맥 침법 / 380, 382, 384

구맥의 변화 / 309, 320, 322, 329
구맥출(鉤脈出) / 315
구삼맥 / 140, 299, 300
구삼맥 인영 4~5성 / 179
굵은 작대기변 / 84, 95
궁합(宮合) / 247
걸음인 / 238
균 / 268
극천(極泉) / 362
근시 / 286
금형의 신체적인 특징 / 215
기(氣) / 89
기경의 두통 / 264
기경의 병 / 240
기경팔맥 / 369
기경팔맥의 병 / 241
기지개 / 331
긴 작대기변 / 79, 95
꼬리뼈통 / 372

【ㄴ】
나트륨(Na) / 358
나팔관 복원 수술 / 254
난법 / 75
난소 / 281
난자 / 281
남녀칠세부동석 / 317

눈 미백 수술 / 286
눈 안에서의 오행 / 286
눈썹뼈(미릉골) / 218

【 ㄷ 】

다크써클 / 286
다한증 / 158, 266
단(丹)을 형성하는 방법 / 68
단맛 / 82
단위 / 378
단전 호흡 / 269
단전(丹田) / 269
담경 / 263
당뇨 / 241
대뇌 / 237
대맥 / 125, 128
대맥의 병(현맥 인영 4~5성) / 241
대변 / 77
대사활동 / 316
대소(大小) / 329
독(毒)을 중화하는 방법 / 343
독맥 / 224, 292, 369
독맥과 임맥에서 나오는 힘 / 371
독맥을 통제하는 혈자리 / 369
독맥의 병(구맥 인영 4~5성) / 241
독맥의 중요 혈자리 / 376
독맥의 통혈 / 365
동성동본 금혼제도 / 38
동양인과 서양인의 비교 / 230
동양학 / 48
동자료 / 291
되풀이해서 말하는 사람 / 228
두통 해소법 / 262

두통이 오는 이유 / 262
들숨과 낼숨 / 268
딸꾹질 / 106

【 ㄹ 】

리(理) / 89
링게르 / 177, 349

【 ㅁ 】

마디 촌(寸) / 198
말더듬이 / 118, 165
매운맛 / 88, 89, 92
맥 공부 / 309, 311
맥박수 / 355
맥상 / 137, 338
맥을 볼 때 유의할 점 / 386
맥의 부침 / 324
맥이 커지는 과정 / 305
맥진 순서 / 125
먹거리 / 99, 100
면역력 / 316
면홍(面紅) / 291
명(命) / 355
명뼈 밑통 / 265
명치 부위 / 161
명품족 / 117
모맥 / 140, 299, 301
모유합혈 통증 / 155
목기가 지배하는 곳 / 223
목형의 육체적인 특징 / 209
목형이 건강할 때의 본성 / 223
몸에서 나는 냄새 / 114
문자공부 / 373

물똥 / 88
미릉골 / 218

【ㅂ】

바닷물 / 358
바이러스 / 268
반말하는 버릇 / 118
방광경 / 263
방사선 / 73
배란과 생리 / 281
배란기 / 281, 282
백내장 / 287
백년해로하는 궁합 / 250
변비 / 77, 94, 276
병났을 때의 성격 / 223
병의 진행 방향 / 194
병이 고쳐지는 순서 / 194
보기제 / 100, 238
보혈제 / 100, 238
본래의 체질 / 207
본태성 고혈압 / 171
볼 넓이 / 221
부정맥 / 125, 128
부정맥과 대맥을 고치는 방법 / 127
부정맥과 대맥의 확인 / 125
부정맥의 종류 / 133
부종(浮腫) / 156
부종(붓는 것)의 종류 / 156
부침(浮沈) / 322
부침과 지삭 / 322
부흥회 할 때 일어나는 일 / 326
분류와 분석 / 205
불임 / 279

불임수술 / 53
비린 맛 / 351
비염 / 268

【ㅅ】

사관혈(사해의 혈) / 241
사기 / 241
사람 몸을 잴 때 이용하는 치수 / 378
사맥(死脈) / 133
사물차 / 236
사상의학의 한계 / 200
사생결단 / 106
사시(斜視) / 289
사시의 원인과 그 해법 / 289
사죽공 / 291
사춘기 / 316
사해 / 240
사해의 병 / 240
삽(澁) / 330
상극의 순 / 194
상극의 역순 / 194
상생 상극의 원리 / 260
상완(윗 팔뚝) / 292
상화(相火) / 351
상화형 / 218
새끼손가락 / 155
색(色) / 92
생각(生覺) / 154
생리곤란 / 285
생리도벽 / 226
생리불순 / 25, 279, 285
생리식염수(生理食鹽水) / 349
생리통 / 279

생리통과 체온 유지의 중요성 / 282
생명력 / 218, 316, 351
생명에 가장 알맞은 온도 / 40
생명의 법도 / 347
생식원 경영 / 390
생이지지와 학이지지 / 153
서양의학의 맹점 / 60
석맥 / 140, 299, 301
석맥 4~5성 / 175
석맥 인영 4~5성 / 176
선의의 거짓말 / 226
설(說) / 153
설탕 / 259
성리학(性理學) / 90, 349
성장촉진 호르몬 주사 / 280
성형수술 / 252
소금 / 46, 122, 349, 358
소금물 / 349
소금이 만들어지는 이치 / 120
소금이 해롭다는 것은 미신 / 175
소변 / 77
소부(少府) / 364
소양인 / 201, 236
소음인 / 238
소장경맥 / 297
소장의 모혈(募穴) / 269
소지 부자유 / 161
소택(少澤) / 365
소해(少海) / 364
손가락, 발가락 혈의 종시점 / 126
손목 통증 / 297
수리학 / 303
수사변 / 88, 95

수소음심경의 중요 혈자리 / 362
수전증이 생기는 이유 / 355
수태양소장경의 중요 혈자리 / 365
수형의 신체적인 특징 / 216
순소금 / 256
술 빨리 깨는 법 / 115
숨(호흡) / 268
숨이 차다 / 267
습관성 유산 / 278
습성피부병 / 189
승읍 / 291
시간 / 197
시력 / 288, 291
신경질 / 106
신맛 / 81
신문(神門) / 364
신부전증 / 358, 361
신장성 고혈압 / 175
신적 / 162
실열 / 55
심근경색증 / 267
심소장이 허약할 때의 성질 / 112
심장 소장을 건강하게 하는 운동법과
　호흡법　401
심장 통증 / 158
심장경 / 362
심장과 소장을 영양하는 음식 / 397
심장성 고혈압 / 173
심장판막증 / 267
심적 / 162, 265
심포 삼초(생명력)가 허약해지는 원인/280
심포 삼초성 고혈압 / 179
심포 삼초증 / 265, 266

12정경의 병 / 241
15낙맥 / 364, 367
15낙맥의 병 / 240, 242
쌍화차 / 236
쓴맛 / 87
쓴맛이 땡기는 체질 / 86
씨(氏) / 35

【ㅇ】
아기(我氣) / 155
아리랑 / 238
아토피 / 186
안짱다리 / 23
안짱다리가 생기는 까닭 / 23
암 / 50, 52, 56, 73, 241
암세포 / 56, 58
암이 창궐하는 원인 / 60
앞머리 / 263
액와저 / 362
양교맥 / 175
양명인 / 201, 236, 237
양수의 염도 / 178
양체질 / 230, 234
얼간이 / 149
얼굴 상기 / 158
얼굴 체형의 기하학적 구조 / 221
얼굴과 몸체의 비율 / 231
얼굴과 몸통이 서로 다를 때의 체질
  분류법 / 222
MT 보법 / 381
여드름 / 164, 247
역삼각형 모양 / 211
열결 / 384

염소(Cl) / 358
염소똥 변비 / 86
염소똥변 / 95
염증 / 189, 328
영도(靈道) / 364
예방접종 / 280
예방접종의 실상 / 205
오계맥 / 137, 299
오계맥 맥상 연습 / 388
오계맥의 특징 / 342
오행체질분류 / 208
온열요법 / 264
왕소금 / 258
욕(辱) / 198
우리 / 150
우주를 먹고 마음을 먹는 민족 / 63
우주변화의 원리 / 110
운(韻) / 309
운동(運動) / 332
운명(運命) / 332
원시 / 286
원시반본 / 194
위장병 / 297
유동기 / 162
육기섭생법 / 241
육두문자(욕) / 197
육합혈 / 156
음교맥 / 175
음극(陰隙) / 364
음양교맥의 병(석맥 4~5성) / 241
음양오행 / 48
음양유맥의 병(구삼맥 4~5성) / 241
음양의 차이가 났을 때 맥을 조절

하는 방법들 / 312
음양체질분류법 / 230
음체질 / 230, 234
의복 문화 / 279
의심을 잘 하는 경우 / 226
이마 넓이 / 221
이빨 가는 것 / 297
이팔청춘 / 317
익모초 / 278
인생의 시기별 오행 / 316
인영 촌구의 차이를 같게 만든다는
　것 / 312
일기(一氣) / 33, 349
일년 안에서의 화기(火氣) / 48
일생에서의 화기 / 48
일월(日月) / 35
임맥을 통제하는 자리 / 384
임맥의 병(모맥 촌구 4~5성) / 241
임신 / 281
입장단 / 309

【 ㅈ 】

장강혈 / 372
장부의 허실관계 / 222
저항력 / 79, 316
적(積) / 161, 265
적혈구 / 272
정경 / 240
정경의 두통 / 264
정경의 병 / 240
정기신(精氣神) / 300
정상인 혈압 / 169
정신 집중하는 연습 / 334

정신집중 연습과 이완하는 연습 / 391
정자 / 281
제(臍) / 161
제왕절개 / 253
조리개 / 286
좋은 약 / 86
좌골신경통 / 164
주관절 / 292
주관절통 / 160
주기론(主氣論) / 90
주리론(主理論) / 90
줄기세포 / 32
중증 두통 / 264
중충 / 125
중풍 / 241
지린맛 / 351
지삭(遲數) / 324
지정(支正) / 367
진맥(診脈) / 334
진법 / 75
진통제 / 280, 282
질병의 분류 / 240
집중하는 연습(골에 글 쓰는 연습) / 334
짠맛 / 85

【 ㅊ 】

천기 / 69
천식 / 268
천지개벽 / 259
청년기 / 316
청령 / 364
청명(정명) / 291
체력장의 중요성 / 28

체열 / 356
체온유지 / 69
체질분류 / 71
체질분류의 기준점 / 220
체질을 볼 때 고려해야 될 점 / 207
체질을 분류하는 기준 / 220
초경 / 317
초여름 / 316
출혈 / 270, 272
충맥 / 226
충맥의 병(홍맥 촌구 4~5성) / 241
충혈 / 286
취(聚) / 161
치매 / 117
치수법 / 379
치아교정 / 252
침법 / 394

【 ㅋ 】

커피 / 259
커피의 효능 / 261
코골이 / 295, 296
코피 / 272

【 ㅌ 】

탁기 / 241
탈모 / 92, 351
태아의 체질 형성 / 145
태양인 / 201, 236
태양혈 / 218
태을주 공부 / 66
태음인 / 238, 240
태충 / 396

턱 / 220
턱 깎는 성형수술(양악수술) / 252
턱 넓이 / 221
토기인 비위장이 지배하는 곳 / 226
토사변 / 82, 95
토혈 / 270
토형 / 226
토형의 본성 / 226
토형의 신체적인 특징 / 213
통리(通里) / 364
투석 / 358, 361
특이한 대맥 / 132

【 ㅍ 】

파자(破字) / 373
팔꿈치 관절 / 292
팔물차 / 236
편두통 / 263
폐결핵 / 268
폐의 역할 / 186
폐적 / 162
포도당 / 349
폭력에 기반한 서양적 질서관 / 42
표준형 / 218
풍수지리의 기본 / 48
피부병 / 186
피임약 / 281

【 ㅎ 】

하나님 / 152
하단전 / 269
하품 / 157
하혈 / 274

하혈, 혈뇨, 토혈, 혈변, 각혈 / 270
학자(學者) / 153
한(전체와 개체)의 정체성 / 148
한민족 / 148, 152
한얼님 / 149
한열(寒熱) / 315, 320
한열과 완급 / 320
한열관계 / 315
한울님 / 150
합곡 / 396
항암제 / 73
해리(解離) / 357
해열제 / 280
햇볕 / 120, 122
햇빛 / 120, 122
햇살 / 120, 122
허실(虛實) / 15
허열 / 55
혀 이상(설암) / 164
현맥 / 140, 298, 299
현맥 위장병 / 298
현성 스승님 / 347
현재의 체질 / 207
혈관 / 270
혈뇨(血尿) / 272
혈변(血便) / 272
혈통 계보도 / 36
협심증 / 267
혓바늘 / 164
호르몬제 / 280
호언장담하는 사람 / 228
호흡기 질환 / 268
호흡법 / 66

혼(婚) / 37
혼인(婚姻) / 36
혼인(결혼) / 35
홍맥 / 140, 299, 301
화기 / 48, 49, 50
화기가 지배하는 곳 / 224
화기의 속성 / 44
화학반응 / 358
화형 / 224
화형 체질의 특징 / 293
화형과 금형의 차이 / 224
화형의 본성 / 102, 105
화형의 신체적인 특징 / 211
화형이 건강할 때의 본성 / 224
환시(幻視) / 326
환절기 / 316
환청 / 326
활(滑) / 330
활삽 / 330
후계 / 365, 370, 384
후계혈 / 383
후두통 / 263
후중 / 94, 95
휴지 / 134

【 책 】

『부도지』 / 388
『우주변화의 원리』 / 110
『정역(正易)』 / 112
『천부경』 / 153
『파자비결』 / 334
『포박자』 / 317
『황제내경』 / 388